La perte

Le fil rouge

Section 2 Psychanalyse et psychiatrie de l'enfant

fondée par J. de Ajuriaguerra
René Diatkine
Serge Lebovici

dirigée par Gilbert Diatkine
Bernard Golse
Philippe Jeammet

John Bowlby

Attachement et perte

VOLUME 3

La perte

tristesse et dépression

Traduit de l'anglais
par Didier E. Weil

Presses
Universitaires
de France

Le présent ouvrage est la traduction française de
Attachment and Loss
Volume III : *LOSS. Sadness and Depression*
by John BOWLBY
publié par « The Hogarth Press and the Institute
of Psycho-Analysis », Londres, 1980

ISBN 978-2-13-052923-1
ISSN 0768-066X

Dépôt légal — 1ère édition : 1984, février
3e édition : 2002, octobre
5e tirage : 2014, novembre

6, avenue Reille, 75014 Paris

Sommaire

Deuxième Partie

LE DEUIL CHEZ L'ADULTE

Troisième Partie

LE DEUIL CHEZ L'ENFANT

Avant-propos

A mes patients
qui ont durement travaillé
pour m'éduquer

Ceci est le troisième et dernier volume d'un travail qui explore les conséquences pour la psychologie et la psychopathologie de la personnalité des modes de réactions des jeunes enfants à la perte temporaire ou permanente de la figure maternelle. Les circonstances dans lesquelles cette recherche a été entreprise ont été décrites dans les préfaces des volumes précédents. Dans le premier chapitre du premier volume, la stratégie globale a été présentée. Elle implique une approche prospective des problèmes classiques de la psychanalyse. On peut la résumer de la façon suivante : les données de base sont des observations de comment de jeunes enfants se comportent dans des situations bien définies ; à la lumière de ces données une tentative est faite de décrire certaines phases précoces du fonctionnement de la personnalité et à partir de là d'extrapoler plus loin. En particulier, le but est de décrire certains modèles (pattern) *de réactions qui se produisent régulièrement dans la petite enfance et à partir de là de retrouver des modèles similaires de réaction dans le fonctionnement ultérieur de la personnalité.*

Pour de nombreuses raisons mon cadre initial de référence fut, et à beaucoup d'égards demeure, celui de la psychanalyse. Il faut dire d'abord que lorsque cette recherche a débuté la psychanalyse était la seule science comportementale qui prêtait une attention systématique aux phénomènes et aux concepts centraux à mon travail : les liens affectifs, l'angoisse de séparation, le chagrin et le deuil, les processus mentaux inconscients, la défense, le traumatisme, les périodes sensibles de la première partie de la vie. Pourtant, sur de nombreux points la théorie proposée ici en est arrivée à se différencier des théories classiques proposées par Freud et poursuivies par ses successeurs. En particulier, j'ai emprunté énormément aux découvertes et aux idées de deux disciplines, l'éthologie et la théorie cybernétique de la régulation (control theory) *qui commençaient tout juste à sortir des limbes à la fin de la vie de Freud. De plus, dans ce volume, j'ai fait appel à des travaux récents sur la psychologie cognitive et sur le traitement de l'information chez l'homme, dans une tentative de clarifier les problèmes de défense. Le résultat en est que le cadre de référence qui est maintenant proposé pour comprendre le développement de la personnalité et la psychopathologie, aboutit à un nouveau paradigme qui est de ce fait étranger aux cliniciens habitués à penser de manière différente. Les difficultés de compréhension qui en résultent sont aussi regrettables qu'elles sont inévitables.*

Cependant, j'ai été très encouragé en m'apercevant qu'un autre psychanalyste avait de son côté adopté une position théorique presque identique à la mienne. Il s'agit d'Emmanuel Peterfreund dont la monographie Information, Systems and Psychoanalysis *fut publiée en 1971. Il est intéressant de noter que, bien qu'influencé par les mêmes considérations scientifiques que moi-même, les problèmes que le Docteur Peterfreund cherchait initialement à résoudre, c'est-à-dire « les processus analytiques cliniques et le phénomène de la compréhension de soi* (insight) », *étaient entièrement différents des miens. Les cadres théoriques de référence que chacun d'entre nous a élaborés se sont cependant avérés « étonnamment concordants », comme il le dit lui-même dans une brève note au bas de la page 149 de son ouvrage, rajoutée juste avant la mise sous presse.*

Nos deux ouvrages sont à bien des égards complémentaires. Les caractéristiques spécifiques du travail du Docteur Peterfreund sont d'abord sa critique tranchante de la théorie psychanalytique courante ; deuxièmement son exposé brillant des concepts fondamentaux de l'information, du traitement de l'information, et de la théorie cybernétique de la régulation (control theory) ; *et troisièmement sa façon systématique d'appliquer ses concepts aux problèmes cliniques auxquels les analystes se trouvent quotidiennement confrontés avec leurs patients. En particulier, il montre comment les phénomènes compris sous les termes de :*

« transfert », « défense », « résistance », « interprétation » et « évolution thérapeutique », sont explicables par référence au paradigme que nous préconisons tous deux. Les analystes qui ont du mal à comprendre mon travail non seulement à cause du paradigme inhabituel, mais aussi parce que mon approche prospective leur paraît étrange, auront donc intérêt à lire le travail du Docteur Peterfreund. Mon travail se différencie du sien par la place centrale que je donne au concept d'attachement en tant que catégorie de comportement qui a sa propre dynamique, distincte du comportement alimentaire et du comportement sexuel, et d'importance au moins égale.

Un certain nombre de psychanalystes attirent actuellement l'attention sur les mérites d'un paradigme qui s'appuie sur des concepts courants en biologie, dans la théorie cybernétique de la régulation, et dans le traitement informatique de l'information (information processing). *Le travail de Rosenblatt et Thickstun (1977) en est un exemple.*

Mes premiers essais de formulation de mon propre schéma apparaissent dans une série d'articles publiés entre 1958 et 1963. Le présent ouvrage en trois volumes est une tentative plus avancée. Le premier volume, L'attachement, *est consacré aux problèmes qui, à l'origine, ont été étudiés dans le premier article de la série « La nature des liens d'un enfant à sa mère » (1958). Le deuxième volume,* La séparation, angoisse et colère, *a trait à des thèmes qui ont été abordés dans deux articles ultérieurs : « L'angoisse de séparation » (1960*a*) et « L'angoisse de séparation : une revue critique de la littérature » (1961*a*). Ce troisième volume se rapporte aux problèmes du chagrin et du deuil ainsi qu'aux processus de défense auxquels l'anxiété et la perte peuvent conduire. Il inclut une révision et une élaboration plus poussée du matériel d'abord publié dans des articles qui succédaient à la première série : « Le chagrin et le deuil chez le nourrisson et dans la petite enfance » (1960*b*), « Processus de deuil » (1961*b*) et « Le deuil pathologique et le deuil durant l'enfance » (1963). Il fait appel également à deux articles ultérieurs concernant la perte et les processus de défense écrits durant la première partie des années soixante, qui sont peu connus et qui n'ont pas été publiés jusqu'ici.*

Depuis lors j'ai eu l'immense avantage d'avoir mon ami Colin Murray Parkes comme proche collègue. Ceci veut dire que non seulement j'ai eu la possibilité d'accéder aisément à sa collection de documents de grande valeur sur l'affliction chez l'adulte, mais j'ai également eu la possibilité de suivre l'évolution de sa pensée.

La plupart des données fondamentales dont je me sers sont exposées dans les premiers chapitres des volumes précédents (voir tout spécialement le premier volume, chapitre 2, et le deuxième volume, chapitres 1 et 3) et de ce fait sont maintenant assez bien connues. C'est pourquoi, dans le premier chapitre de ce volume, un bref résumé seulement sera donné. Cependant, de manière à rappeler au lecteur l'aspect poignant des réactions observées, et pour attirer son attention sur les données qui me paraissent être d'une grande importance pour comprendre la genèse des processus psychopathologiques, j'ai ajouté du matériel supplémentaire particulièrement illustrant.

Dans le cours de cet ouvrage seront présentées un certain nombre d'observations tirées de publications faites par d'autres cliniciens. Comme la plupart d'entre elles ont été complètement remaniées, une explication s'avère nécessaire. Les raisons de cette reconstitution des histoires sont de trois types. Dans certains cas, le récit originel était trop long et exigeait d'être raccourci. Dans d'autres cas l'observation était infiltrée de termes techniques qui non seulement rendaient obscure la simple narration des événements et des réactions sur lesquels je me centre, mais étaient également incompatibles avec le paradigme que j'adopte.

Enfin dans certains cas j'ai pensé qu'il était utile de présenter la séquence des événements et les réactions du patient à ceux-ci d'une manière plus chronologique que dans l'original ; j'ai pris soin de noter précisément la source d'où provient cette observation, ou semble avoir été tirée. Bien entendu dans cette réécriture, j'ai fait tout mon possible pour préserver l'essence de l'original. Une difficulté cependant est inévitable. Quand une observation est raccourcie une partie du matériel est éliminée ; les critères de sélection que j'ai pu utiliser peuvent bien avoir été différents de ceux que l'auteur lui-même aurait adoptés ; à ceux qui trouveraient que dans mon récit de leurs données des déformations se sont produites, je présente mes sincères excuses.

Remerciements

Une fois encore en préparant ce volume, j'ai été aidé et encouragé par de nombreux amis et collègues qui ont très généreusement donné leur temps et leurs idées. A tous, je suis profondément reconnaissant.

Je tiens à citer tout particulièrement Colin Murray Parkes. A un moment au cours des années soixante, où je me débattais pour arriver à clarifier la nature du deuil, il attira mon attention sur les idées de Darwin et sur la part que joue le besoin de l'endeuillé de récupérer la personne perdue. Par la suite, nous avons uni nos forces et il commença ses études sur les veuves, d'abord à Londres, puis à Boston, études qui ont joué un si grand rôle dans notre compréhension du sujet. Il a parcouru les différents chapitres de la deuxième partie de ce volume concernant le deuil chez les adultes et m'a fait part d'un grand nombre de critiques et de suggestions importantes. Parmi les autres personnes ayant également lu ces chapitres et fait des suggestions de grande valeur figurent Robert S. Weiss et Emmy Gut. Je pense que de leur fait, ces chapitres ont été très améliorés ; je suis seul responsable des défauts qui subsistent.

Beverley Raphael avec gentillesse a vérifié l'exactitude de l'exposé que j'ai fait de son travail dans le chapitre 10 et Georges Brown a fait de même pour l'exposé du sien aux chapitres 14 et 17. La dernière section du chapitre 4 doit beaucoup à une discussion avec Mary Main. Mary Salter Ainsworth et Dorothy Heard ont toutes deux lu les esquisses de presque chaque chapitre et ont fait de nombreuses suggestions de grande utilité.

Une fois encore le texte a été préparé par ma secrétaire Dorothy Southern, qui du début à la fin a tapé chaque mot de ces volumes parfois à plusieurs reprises avec un zèle et un dévouement sans faille.

L'aide bibliothécaire a été fournie avec leur efficience habituelle par Margaret Walker et le personnel de la Tavistock Library. Pour la préparation de la liste des références et pour le travail de rédaction, je suis reconnaissant à Molly Townsend qui a également préparé l'index. A tous, mes remerciements les plus chaleureux.

On trouvera dans le premier volume la liste des différents organismes qui à partir de 1948 ont soutenu les recherches sur lesquelles est basé ce travail. A l'égard de tous je demeure profondément reconnaissant. Pour la préparation de ce volume, j'ai bénéficié de l'hospitalité de la Tavistock Clinic et de la Tavistock Institute of Human

Relations qui depuis ma retraite ont très généreusement mis à ma disposition des bureaux et d'autres services.

Je dois remercier les auteurs, les éditeurs et les autres personnes citées ci-dessous pour m'avoir donné l'autorisation de citer leurs ouvrages. Les détails bibliographiques de ces ouvrages sont donnés à la fin du volume dans la liste des références.

La Tavistock Publications, London, et International Universities Press Inc., New York, pour *Bereavement : Studies of Grief in Adult Life* par C. M. Parkes ; International Universities Press Inc., New York, pour Aggression : its role in the establishment of object relations par R. A. Spitz, in *Drives, Affects and Behavior* publié par R. M. Loewenstein ; de Notes on the development of basic moods : the depressive affect par M. S. Mahler in *Psychoanalysis : A General Psychology* publié par R. M. Loewenstein, L. M. Newman, M. Schur et A. J. Solnit ; et de Contribution to the metapsychology of schizophrenia in *Essays on Ego Psychology* par H. Hartmann ; Academic Press Inc., New York, pour Episodic and semantic memory par E. Tulving, in *Organization of Memory* publié par E. Tulving et W. Donaldson ; McGraw Hill Book Co., New York. pour Social use of funeral rites par D. Mandelbaum, in *The Meaning of Death* publié par H. Feifel ; Prentice-Hall International, Hemel Hempstead, Herts., pour The provisions of social relationships par R. S. Weiss, in *Doing Unto Others* publié par Z. Rubin ; John Wiley, New York, pour Death, grief and mourning in Britain par G. Gorer, in *The Child and his Family* publié par C. J. Anthony et C. Koupernik et de *The First Year of Bereavement* par I. O. Glick, R. S. Weiss et C. M. Parkes ; Basic Books, New York, pour *Marital Separation* par R. S. Weiss ; l'éditeur de la *Psychological Review* pour A new look at the new look par M. H. Erdelyi ; l'éditeur de la *Psychosomatic Medicine*, pour Is Grief a Disease ? par G. Engel ; l'Université de Chicago et l'éditeur de *Perspectives in Biology and Medicine*, pour Toward a neo-dissociation theory par E. Hilgard ; International Universities Press Inc., New York et l'éditeur du *Psychoanalytic Study of the Child*, pour Children's reactions to the death of important objects par H. Nagera et de Anaclitic Depression par R. A. Spitz ; l'éditeur du *American Journal of Psychiatry*, pour Symptomatology and management of acute grief par E. Lindemann ; l'éditeur du *Journal of the American Psychoanalytic Association*, pour Separation-individuation and object constancy par J. B. McDevitt ; l'éditeur de *Archives of General Psychiatry*, pour Children's reactions to bereavement par S. I. Harrison, C. W. Davenport et J. F. McDermott Jnr.

PREMIÈRE PARTIE

Observations, concepts et controverses

CHAPITRE 1

Le traumatisme de la perte

« La définition de phénomènes scientifiques devrait être fondée sur les phénomènes tels que nous les voyons. Nous ne devrions en aucun cas fonder notre définition sur ce que nous pensons que ces phénomènes *devraient* être. La recherche de telles pierres de touche semble provenir d'une conviction intime que des lois simples et des distinctions absolues sous-tendent nécessairement toute série de phénomènes apparentés. »

(C. F. A. Pantin,
The Relation between the Sciences,
La relation entre les sciences)

Prélude

Durant ce dernier siècle un certain nombre de psychanalystes et de psychiatres ont recherché des liens de causalité entre la maladie psychiatrique, la perte d'une personne aimée, le deuil pathologique et les expériences de la première enfance.

Pendant quelques décennies, les seuls points de départ de ces études étaient les malades. Puis durant les années quarante, les cliniciens ont commencé à prêter attention à l'intense détresse et aux perturbations émotionnelles qui succédaient immédiatement à l'expérience d'une perte. Dans quelques-unes de ces études, il s'agissait de la perte d'un époux ; dans d'autres cas il s'agissait de la perte de sa mère par un jeune enfant.

Bien que chacun de ces points de départ ait fourni des renseignements de grand intérêt, quelques années passèrent avant que l'on ne comprenne comment chaque série de données pouvait être reliée l'une à l'autre. Une difficulté constante était que les généralisations établies à partir des renseignements provenant de la première série d'études rétrospectives étaient souvent trompeuses, tandis que les explications théoriques qu'on proposait à leur sujet étaient mal adaptées pour les séries ultérieures, prospectives, de recherche.

Dans ce volume, je cherche à relier entre elles les différentes séries de données, et à définir une théorie qui puisse s'appliquer à toutes ces séries. De même que dans les deux volumes précédents, priorité sera donnée tout au long de cet ouvrage aux données qui proviennent d'études prospectives.

Du fait que la perte en tant que champ de recherche est de nature bouleversante, la personne qui étudie ce domaine se retrouvera face à des problèmes émotionnels autant qu'à des problèmes intellectuels.

La perte de l'être aimé est l'une des expériences les plus intensément douloureuses qu'un être humain puisse subir. Or non seulement elle est douloureuse à ressentir, mais elle est également douloureuse à observer, ne serait-ce qu'à cause de notre impuissance à aider l'autre. Pour la personne affligée, en effet, seul le retour de la personne perdue peut amener un vrai réconfort ; le fait que ce que nous pouvons proposer soit toujours inférieur à cette attente est ressenti presque comme une insulte. Ceci explique peut-être un des préjugés qui parcourt une assez grande partie de la littérature plus ancienne concernant la manière dont les êtres humains réagissent à la perte. Les auteurs qui traitent du sujet de la perte chez un adulte, ou chez l'enfant, ont généralement tendance à en sous-estimer les conséquences. Ils méconnaissent l'importance des perturbations et de l'invalidité dues à la perte et surtout la durée de ces perturbations et de cette invalidité.

Par ailleurs, on a tendance généralement à considérer qu'une personne normale et en bonne santé peut, et doit, surmonter son deuil à la fois rapidement et complètement.

Tout au long de ce livre, je vais m'opposer à ces préjugés. L'accent sera régulièrement mis sur la longue durée de l'affliction, sur la difficulté à se remettre de ses effets, et sur les conséquences fréquemment nocives de la perte sur le fonctionnement de la personnalité. Ce n'est qu'en tenant compte de ces données que nous pourrons atténuer la douleur et l'invalidité et diminuer le « taux de morbidité ».

Malheureusement, malgré l'attention croissante accordée à ce sujet durant ces dernières années, les données concernant la manière dont des sujets de divers âges réagissent à des pertes de types divers, et dans des circonstances diverses restent encore rares. Le mieux sera donc de recourir essentiellement aux données systématisées, et beaucoup plus prudemment à celles qui ne sont pas systématisées. Parmi ces dernières, une partie des comptes rendus sont autobiographiques mais la plupart sont des observations d'individus en cours de traitement. Elles représentent à la fois une mine d'or et un piège : une mine d'or parce qu'elles éclairent très utilement les évolutions défavorables des réactions à la perte ; mais aussi un piège par les généralisations erronées auxquelles elles peuvent conduire. Celles-ci sont de deux types. D'une part, c'est de penser que certains aspects dont on sait maintenant qu'ils sont tout à fait caractéristiques des évolutions défavorables des réactions à la perte, sont rencontrés fréquemment, et sont d'importance tout à fait générale ; et d'autre part que les aspects dont on sait maintenant qu'ils sont communs à toutes les formes de réactions sont typiques de la pathologie. Un exemple du premier type d'erreur est la supposition que la culpabilité est intrinsèque au deuil, et du second type, de présumer que le refus d'une personne de croire qu'une perte a vraiment eu lieu (souvent désigné sous le terme de « déni ») soit un signe de pathologie. Le deuil normal, comme nous le soulignerons fréquemment, a un certain nombre de caractéristiques dont on a pu penser à un moment donné qu'elles étaient pathologiques, tandis qu'il lui en manque d'autres dont on a pu penser autrefois qu'elles lui étaient typiques.

Du fait que mon entrée dans ce champ de recherche s'est faite par le biais de l'étude des effets sur de jeunes enfants de la perte de leur mère, c'est sur ces données et sur certaines des controverses auxquelles elles ont donné lieu que j'attirerai l'attention du lecteur dans ce chapitre qui est le premier de cinq chapitres introductifs.

Dans le second chapitre, je passerai en revue les idées élaborées à partir du traitement de patients dont les problèmes émotionnels semblent être liés à la perte, et je ferai l'esquisse des théories auxquelles de telles études ont donné lieu. Dans le cours de ce chapitre, nous soulignerons l'existence d'un certain nombre de questions autour desquelles la controverse persiste et pour lesquelles des réponses seront recherchées dans les chapitres qui suivent.

Dans le troisième et quatrième de ces chapitres introductifs, j'ai donné une esquisse du cadre de travail conceptuel qui ayant d'abord été mis au point en relation avec cette étude va maintenant me servir pour la présentation et l'interprétation des données. Le décor ainsi planté, je vais m'embarquer dans le corps propre de ce travail.

L'affliction chez le nourrisson et dans la petite enfance

Nous allons d'abord examiner les données à l'origine de cette étude, c'est-à-dire les observations des réactions de jeunes enfants entre l'âge de douze mois et trois ans lorsqu'on les éloigne de la figure maternelle[1] à laquelle ils sont attachés et qu'ils se trouvent placés auprès d'étrangers dans un lieu inconnu. Comme les lecteurs des volumes précédents se le rappelleront[2], leur réaction initiale sera de protester et de faire un effort intense pour récupérer leur mère perdue. « Il va souvent pleurer fortement, secouer son berceau, s'agiter dans tous les sens et regarder vivement en direction de tout mouvement ou de tout bruit qui pourrait s'avérer être sa mère manquante. » Ceci va se poursuivre avec des hauts et des bas pendant une période d'une semaine, voire davantage. Pendant ce temps, l'enfant semble être soutenu dans ses efforts par l'espoir et l'attente que sa mère revienne.

Tôt ou tard cependant le désespoir s'installe. L'attente ardente du retour de la mère ne diminue pas, mais l'espoir de sa réalisation va en diminuant. Finalement les demandes bruyantes et agitées cessent : l'enfant devient apathique et

1. Bien qu'à travers ce travail le texte se réfère habituellement à « la mère » et non à « la figure maternelle », il faut comprendre que dans chaque cas on se réfère à la personne qui soigne l'enfant et à laquelle il s'est attaché. Pour la plupart des enfants évidemment cette personne est également sa mère naturelle.

2. Voir volume 2, chap. 2.

renfermé, dans un désespoir qui est marqué par moments par un gémissement intermittent et monotone. Il est dans un état de souffrance indicible.

Bien que cette description soit connue depuis des siècles, ce n'est que dans les dernières décennies qu'elle a été décrite dans la littérature psychologique et désignée par son nom exact : l'affliction. C'est le terme utilisé par Dorothy Burlingham et Anna Freud (1942), par Spitz (1946*b*) dans le titre de son film *Grief : A Peril in Infancy (L'affliction : un péril dans l'enfance)* et par Robertson (1953) qui depuis vingt-cinq ans étudie attentivement ses conséquences pratiques. De l'enfant âgé de dix-huit à vingt-quatre mois, Robertson écrit :

> « Si un enfant est retiré à sa mère à cet âge-là, quand il est aussi possessivement et passionnément attaché à elle, c'est en fait comme si son monde se trouvait brisé. Son besoin intense d'elle est insatisfait, et la frustration et la nostalgie peuvent le rendre fou de chagrin. Il faut un effort d'imagination pour comprendre l'intensité de cette détresse. Il est aussi débordé que n'importe quel adulte qui aurait perdu une personne aimée du fait de sa mort. Pour l'enfant de deux ans avec son absence de compréhension et son incapacité complète à tolérer la frustration, c'est réellement comme si sa mère était morte. Il ne connaît pas la mort, mais seulement l'absence ; et si la seule personne qui peut satisfaire son besoin impérieux est absente, elle pourrait aussi bien être morte, tant est débordant son sentiment de perte. »

A une certaine époque, on croyait sincèrement qu'un jeune enfant oubliait rapidement sa mère et ainsi surmontait son désespoir. L'affliction dans l'enfance, pensait-on, était de courte durée. Maintenant des études plus fouillées ont montré que c'est inexact. Le désir ardent du retour de la mère persiste. Ceci a été clairement établi dans la plupart des premières études de Robertson sur de jeunes enfants en pouponnière ou à l'hôpital, et a été amplement confirmé dans les deux études systématiques d'enfants en pouponnières conduites par Heinicke (Heinicke, 1956 ; Heinicke et Westheimer, 1966)[1].

1. Le détail des études de Heinicke est donné dans le premier chapitre du volume 2.

La réaction principale de l'enfant surtout durant les trois premiers jours, était de pleurer après ses parents. Bien qu'ils aillent en diminuant, on continuait d'observer ces pleurs de manière sporadique chez tous les enfants durant les neuf premiers jours. Ils étaient particulièrement fréquents au coucher et durant la nuit. L'enfant, de plus, recherchait sa mère.

Bien que l'on puisse penser que c'est l'envie d'y croire qui a contribué à l'idée que l'affliction d'un jeune enfant est de courte durée, certains aspects de son comportement sont cependant trompeurs. Par exemple, après cette phase critique de protestation, l'enfant va devenir plus calme et moins explicite dans ce qu'il communique. Cependant, une observation attentive montre que loin d'avoir oublié sa mère, il continue d'être très préoccupé par elle. Robertson a observé de nombreux cas de jeunes enfants dont la nostalgie pour la mère absente restait apparente, même quand par moments elle était si discrète et déguisée qu'elle tendait à être méconnue. De Laura, le sujet de son film *A two year old goes to the hospital (Un enfant âgé de 2 ans va à l'hôpital)* (1952), il écrit : « Elle intercalait sans émotion et apparemment sans à-propos les mots « Je veux ma Maman, où est partie ma Maman ? » au milieu de remarques concernant quelque chose de tout à fait différent ; si on ne prêtait pas attention à ces mots intercalés, elle cessait de répéter cette remarque « hors de propos ». » La même enfant permettait de temps à autre à une pensée déguisée de surgir dans ses chansons, et apparemment sans le savoir elle-même elle substituait le nom de « Maman » à celui d'un personnage de comptine. Ainsi elle souhaita revoir un rouleau compresseur qui venait de passer le long de la route qui longeait l'hôpital où elle se trouvait. Elle disait : « Je veux voir le rouleau compresseur, je veux voir ma Maman, je veux voir le rouleau compresseur »[1].

Un autre enfant âgé de trois ans et demi qui était hospitalisé depuis dix jours fut observé jouant tout seul un jeu répétitif qui paraissait à première vue le rendre tout à fait heureux. Il s'inclinait, tournait sa tête vers la gauche et levait

1. Pour une étude plus approfondie de comment Laura réagit durant son hospitalisation et après celle-ci, voir les chap. 23 et 25.

le bras. Ceci paraissait tout à fait anodin mais sans aucun sens. Pourtant quand on s'approchait, on s'apercevait qu'il se murmurait à lui-même « ma Maman vient bientôt — ma Maman vient bientôt » ; et manifestement il pointait son doigt en direction de la porte à travers laquelle on pouvait s'attendre à ce qu'elle entre. Ceci se produisait au moins trois heures avant le moment prévu de sa visite[1].

Pour l'observateur attentif, une orientation aussi persistante vers la mère perdue est évidente même chez des enfants beaucoup plus jeunes. Ainsi Robertson a noté le cas de Philip, âgé seulement de treize mois quand il est placé dans une pouponnière. Bien qu'il soit trop jeune pour pouvoir verbaliser son désir de sa mère, le personnel avait noté que durant les premiers jours, il était énervé. Puis par la suite quand il était dans un état de frustration ou d'irritation, il mimait les mouvements qui accompagnaient habituellement la comptine que sa mère chantait pour le calmer quand il était énervé chez lui.

Aux Hampstead Nurseries, Anna Freud et Dorothy Burlingham ont noté de nombreux cas de nostalgie persistante mais étouffée pour une mère absente (Freud et Burlingham, 1974)[2]. Un exemple frappant est celui d'un garçon âgé de trois ans et deux mois qui avait déjà eu deux expériences de séparation d'avec sa mère, la première quand il fut évacué vers un foyer d'accueil (où il devait s'agiter), la seconde quand on l'hospitalisa du fait d'une rougeole. En le laissant à la pouponnière on lui avait intimé l'ordre d'être un gentil petit garçon et de ne pas pleurer — sinon sa mère ne viendrait pas lui rendre visite.

1. Cette observation faite par James Robertson est rapportée dans Bowlby, Robertson et Rosenbluth (1952).

2. L'exposé des observations faites aux Hampstead Nurseries fut publié pour la première fois en Grande-Bretagne durant la guerre (Burlingham et Freud, 1942, 1944) ainsi qu'aux Etats-Unis (Freud et Burlingham, 1943). Elles sont maintenant éditées dans l'un des volumes des œuvres complètes d'Anna Freud (Freud et Burlingham, 1974) et les références données dans ce texte se rapportent à cette édition. Dans le récit qui suit le pseudonyme Patrick utilisé à l'origine dans la publication de 1943 (puis changé en celui de Billie en 1974) a été retenu parce que dans mes publications précédentes où je faisais référence au cas, le pseudonyme de Patrick avait été utilisé (voir Bowlby et coll., 1952).

Patrick essaya de tenir sa promesse et on ne le vit pas pleurer. Au lieu de cela, il hochait la tête quand il se savait observé et affirmait alors pour lui-même comme pour quiconque l'écoutait... que sa mère viendrait le chercher, qu'elle lui mettrait son manteau et qu'elle le ramènerait à la maison avec elle. Quand la personne qui écoutait paraissait le croire, il était tout à fait satisfait ; mais quand on le contredisait il éclatait en sanglots violents.

Ceci persista durant les deux ou trois jours qui suivirent avec quelques modifications. Les hochements de tête prirent un caractère plus compulsif et automatique : « Ma mère me mettra mon manteau et me ramènera à la maison. » Par la suite, une liste sans cesse grandissante de vêtements que sa mère devait lui mettre fut ajoutée : « Elle me mettra mon manteau et mes chaussons, elle va me fermer ma fermeture-éclair, elle me mettra mon bonnet. » Quand les répétitions de cette formule devinrent monotones et sans fin, quelqu'un lui demanda s'il ne pouvait pas s'arrêter de la dire. Alors Patrick essaya d'être le gentil garçon que sa mère voulait qu'il fût. Il s'arrêta de répéter la formule à voix haute mais ses lèvres montraient qu'il se la répétait sans cesse à lui-même.

En même temps, il substituait aux mots, des gestes qui montraient la position de son bonnet, l'acte de se mettre un manteau imaginaire, la fermeture d'une fermeture-éclair, etc. Ce qui apparaissait comme un mouvement très expansif un jour était réduit le lendemain à un geste abortif de ses doigts. Tandis que les autres enfants pour la plupart s'occupaient avec leurs jouets, jouaient ensemble ou faisaient de la musique, Patrick qui paraissait totalement indifférent était debout dans un coin, remuant ses doigts, ses mains, et ses lèvres, avec une expression tout à fait tragique sur son visage.

Malheureusement, peu de temps après l'arrivée de Patrick à la pouponnière, sa mère contractait une grippe sévère et fut hospitalisée durant plus d'une semaine ; ce n'est donc qu'après sa sortie d'hôpital qu'il lui fut possible de séjourner à la pouponnière avec Patrick.

« L'état de Patrick se modifia immédiatement. Il abandonna son symptôme et à la place se mit à s'agripper avec la plus grande force à sa mère. Pendant plusieurs jours et nuits, il ne la quitta pratiquement jamais. Quand elle montait ou descendait l'escalier, Patrick était sans cesse à la suivre. Quand elle disparaissait pendant une minute, on pouvait entendre ses appels anxieux à travers la maison ou le voir ouvrant la porte de chaque pièce et fouiller du regard chaque coin. Personne n'avait la permission de le toucher ; seule sa mère lui donnait son bain, le couchait le soir dans son lit et elle avait son lit à côté du sien » (Freud et Burlingham, 1974, p. 19 et 20).

Ce cas sera examiné de manière plus poussée au chapitre 23 puisqu'il constitue une illustration d'un des cours possibles que l'affliction infantile peut prendre, et qu'il éclaire certaines caractéristiques des réactions d'un adulte dans une évolution pathologique. Les caractéristiques qu'il convient de noter sont : premièrement, l'attente persistante de Patrick de retrouvailles avec sa mère ; deuxièmement, la contrainte exercée sur lui par des adultes (partant de bonnes intentions) pour le persuader de se débarrasser de son deuil et de penser à autre chose ; troisièmement, la tendance qu'avait son attente à persister néanmoins, mais désormais exprimée d'une manière de plus en plus obscure et dirigée vers un objectif également de plus en plus obscur ; quatrièmement, les circonstances dans lesquelles il va être amené à mettre en scène le rôle de sa mère manquante. A mon avis, c'est ce dernier point qui permet de comprendre le processus d'identification avec la personne perdue dont Freud a fait la clef de voûte de sa théorie du deuil.

L'attente persistante d'un enfant pour sa mère est souvent imprégnée d'une hostilité intense et généralisée. Ceci a été rapporté par différents chercheurs, par exemple Robertson (1953) et Spitz (1953), et a été l'un des résultats les plus frappants de la première des études systématiques que Heinicke a conduites. Heinicke a comparé le comportement de deux groupes d'enfants qui avaient tous entre seize et vingt-six mois ; un groupe se trouvait dans une pouponnière en internat, tandis que l'autre était dans une crèche diurne. Non seulement les enfants qui se trouvaient dans la pouponnière en internat pleuraient davantage après leur mère que ceux de la crèche diurne, mais ils faisaient montre également d'une violente hostilité qui n'est que rarement observée dans les crèches diurnes. Les cibles de cette hostilité étaient tellement diverses qu'il était difficile de comprendre vis-à-vis de qui elle était principalement dirigée.

Néanmoins, il y a de bonnes raisons de penser qu'à l'origine une bonne partie de la colère des enfants ainsi séparés de leur mère se trouvait dirigée vers l'image maternelle manquante. Ceci était tout à fait clair dans le cas de Reggie, un petit garçon de deux ans et huit mois (décrit dans les premières pages du volume 2) qui s'était fortement attaché à une infirmière des Hampstead Nurseries mais qui refusa tout nouveau rapport avec elle lorsqu'elle vint lui rendre visite quinze jours après être partie se marier. Après sa visite, il fixa intensément la porte fermée, et le soir dans son lit il exprima clairement ses sentiments ambivalents : « Ma Marianne à moi ! », s'exclama-t-il. « Mais je ne l'aime pas » (Freud et Burlingham, 1974).

Dans les chapitres ultérieurs, il sera fait fréquemment référence à la colère qui est si souvent suscitée par le départ d'une personne aimée quelle que puisse être la raison de ce départ.

De même que dans le cas d'un adulte endeuillé à qui manque une personne donnée dont il a la nostalgie, et qui de ce fait ne trouve aucun réconfort avec d'autres compagnons, un enfant dans un hôpital ou dans une pouponnière en internat va tout d'abord rejeter les soins de ceux qui s'occupent de lui. Bien qu'il appelle à grands cris à l'aide, souvent son comportement va s'avérer aussi ambigu et frustrant pour la personne qui cherche à le réconforter que peut l'être celui d'un adulte récemment endeuillé. Par moments, il la rejette. A d'autres moments, il sanglote en s'agrippant à une infirmière en appelant sa mère. Anna Freud et Dorothy Burlingham ont rapporté le cas d'une petite fille de dix-sept mois qui ne dit rien d'autre que « Mum, Mum, Mum » pendant trois jours et qui, bien qu'aimant s'asseoir sur les genoux d'une infirmière tandis que celle-ci mettait ses bras autour d'elle, insistait pour avoir le dos tourné à l'infirmière de manière à ne pas la voir.

Néanmoins le rejet complet ou partiel d'un adulte inconnu ne va pas se poursuivre indéfiniment. Après une phase de retrait et d'apathie que nous avons déjà décrite, l'enfant va commencer à chercher de nouvelles relations. A condition qu'il y ait une figure maternelle particulière à laquelle il puisse se référer et qui le materne de manière aimante, il pourra au bout de quelque temps s'attacher à elle et la traiter presque comme si elle était sa propre mère. Dans les cas, inversement, où un enfant n'a pas une personne unique à aquelle il puisse s'attacher, ou quand il y a une succession de personnes auxquelles il s'attache de manière brève, le résultat est différent ; en général il va se renfermer de plus en plus sur lui-même et aura tendance à élaborer des relations éphémères et peu profondes avec tout un chacun. Cet état est de mauvais aloi pour son développement futur s'il devient un mode de fonctionnement bien établi.

Les petits enfants font-ils l'expérience du deuil ? Une controverse

Dans l'article « Grief and Mourning in Infancy and Early Childhood » (« L'affliction et le deuil chez le nourrisson et dans la petite enfance »), publié en 1960, dans lequel j'attirais pour la première fois l'attention sur ces observations, je soulignais les ressemblances frappantes entre les réactions de jeunes enfants après la perte de leur mère et les réactions des adultes endeuillés. Le nombre et l'étendue de ces ressemblances n'avaient pas été soulignés auparavant. Ceci était dû en partie au fait que l'image traditionnelle que l'on se faisait de comment les adultes et les enfants réagissent respectivement à la perte avait considérablement exagéré les quelques différences réelles qui existent, et en partie parce que l'on avait encore mal compris la nature du comportement d'attachement et son rôle dans la vie humaine. Puisque les similitudes entre les réactions de l'enfant et de l'adulte à la perte sont le point central de ma thèse, elles seront examinées complètement dans la Troisième Partie de cet ouvrage. En attendant, j'avais conclu en 1960,

> « puisque les données que nous possédons font clairement ressortir au niveau descriptif que les réactions sont similaires dans les deux catégories d'âge, je pense qu'il est plus sage d'un point de vue méthodologique de supposer que

les processus sous-jacents sont également similaires et de postuler l'existence de différences seulement quand il existe des indices très nets en leur faveur. J'ai peu de doutes sur le fait que certaines différences existent puisque chez les nourrissons et les jeunes enfants les expériences de perte aboutissent plus fréquemment à un résultat psychologique néfaste. A mon avis cependant ces différences doivent être comprises comme étant dues à des variations particulières du processus de deuil lui-même et non à des processus d'un type qualitativement différent. C'est ainsi que je pense que nous pouvons à la fois voir comment les données concernant les réactions de jeunes enfants à l'expérience de séparation se relient au corps central de la théorie psychanalytique et reformuler cette théorie d'une manière plus simple ».

Cette ligne de pensée a été poursuivie dans les deux articles suivants[1] dans lesquels je soulignais en particulier que :

« les manifestations de deuil qui sont habituellement observées chez les nourrissons et dans la petite enfance présentent de nombreux aspects typiques du deuil pathologique de l'adulte » (1963 : 504).

En particulier, j'attirais l'attention sur quatre variantes pathologiques du deuil de l'adulte déjà décrites dans la littérature clinique, et sur la probabilité que des individus qui ont ce type de réactions aient fait l'expérience de la perte d'un parent durant l'enfance ou l'adolescence. Les quatre variantes décrites ici dans les termes que je préfère actuellement sont les suivantes :

— le languissement *(yearning)* inconscient pour la personne perdue ;
— les reproches inconscients à l'égard de la personne perdue mêlés à des auto-accusations conscientes et souvent incessantes ;
— les soins compulsifs à d'autres personnes ;
— le refus persistant de croire que la perte est définitive (souvent désigné sous le terme de déni).

1. « Processes of Mourning » (« Processus de deuil ») (1961*b*) et « Pathological Mourning and Childhood Mourning » (« Le deuil pathologique et le deuil dans l'enfance ») (1963).

Une vive controverse devait suivre ces premiers articles. Parmi les nombreux points litigieux, l'un nécessite un commentaire immédiat : à savoir l'utilisation du terme « deuil » *(mourning)*.

Comme je l'ai expliqué dans la première série d'articles, il semble utile d'employer le terme « deuil » dans un sens très large pour désigner diverses réactions à la perte, y compris celles qui aboutissent à une issue pathologique, parce qu'il devient alors possible de relier un certain nombre de processus et d'états dont les données montrent qu'ils sont en relation les uns avec les autres — de la même manière que le terme « inflammation » est utilisé en physiologie et en pathologie pour relier un certain nombre de processus, dont certains aboutissent à un résultat favorable et dont d'autres avortent et conduisent à un état pathologique. Le terme « deuil » fut retenu parce qu'il avait été introduit en psychanalyse au moment de la traduction du travail fondamental de Freud, « Deuil et mélancolie » (1917), et depuis de nombreuses années avait été largement utilisé par les cliniciens.

Ma thèse se heurtait cependant à une forte opposition, particulièrement de la part de psychanalystes qui étaient proches de Freud ou dans sa lignée[1]. Les difficultés soulevées par eux ont trait en partie à des questions de fond et en partie à des questions de terminologie. Pour nous permettre de délimiter les questions de fond, nous allons nous occuper d'abord des questions de terminologie.

Les difficultés terminologiques proviennent du sens restrictif donné par certains de mes critiques au commentaire de Freud : « Le Deuil a une tâche psychique extrêmement précise à accomplir : sa fonction est de détacher du mort les souvenirs et les espoirs du survivant » (*SE 13* : 65) (*Totem et Tabou*, p. 80)[2]. Le terme « deuil » d'après ces critiques ne

1. Voir les trois articles critiques, par Anna FREUD, Max SCHUR et René SPITZ publiés dans le volume 15 de *The Psychoanalytic Study of the Child* (1960) qui a suivi le premier de mes trois articles ; voir aussi WOLFENSTEIN (1966).

2. L'abréviation *SE* fait référence à la *Standard Edition of The Complete Psychological Works of Sigmund Freud*, publiée en 24 volumes par Hogarth Press LTD, Londres, et distribuée en Amérique par W. W. Norton, New York. Toutes les citations de Freud dans le présent travail sont tirées de cette édition.

peut être appliqué qu'aux processus psychologiques qui ont uniquement ce résultat : aucune autre utilisation n'est permise.

Une telle rigidité terminologique est contraire à l'esprit scientifique car une fois qu'une définition est posée, elle tend à enfermer la pensée et à contrôler ce que le chercheur se permet d'observer ; de sorte qu'au lieu que la définition puisse évoluer pour tenir compte des nouveaux faits, les faits non compris dans la définition d'origine sont négligés. Ainsi, si nous devions accepter l'injonction de restreindre le terme « deuil » de la manière proposée, nous devrions le limiter aux processus psychologiques dont le résultat non seulement est prédéterminé comme étant optimal, mais dont nous avons de bonnes raisons de savoir maintenant, comme Freud lui-même le soupçonnait très justement, qu'il n'est jamais totalement atteint (voir les chap. 6 et 16). Les processus conduisant à un résultat différent seraient par définition exclus et devraient de ce fait être décrits en d'autres termes.

Une telle restriction de l'utilisation d'un terme est tout à fait inacceptable. Une des contributions principales de la psychanalyse a été d'aider à intégrer la psychopathologie dans le cadre des théories générales sur la personnalité. Le fait d'utiliser des termes différents pour un processus ou des processus suivant que le résultat est favorable ou défavorable mettrait en danger cette intégration. En particulier des problèmes insolubles surgiraient si l'on estimait nécessaire de définir à un stade très précoce, où se terminent les processus normaux, et où commencent les processus pathologiques. Si une telle définition s'avérait par la suite erronée, une très grande confusion s'ensuivrait. De fait, c'est ce qui s'est produit dans notre champ de recherches.

Puisque j'estime que ces considérations dominent toutes les autres, l'usage adopté dans les articles précédents sera maintenu. Ainsi, le terme « deuil », avec des adjectifs qualificatifs convenables, est utilisé pour désigner un grand nombre de processus psychologiques déclenchés par la perte d'une personne aimée, quel qu'en soit le résultat. Un autre terme déjà largement utilisé est « l'affliction » *(grief)* et l'on peut avancer un certain nombre d'arguments en faveur de son utilisation à la place de « deuil ». Outre le fait que son utilisation permet d'éviter la controverse autour du terme de deuil dont nous avons parlé ci-dessus, il permet également d'éviter une autre tradition issue des études d'anthropologie où l'on restreint le terme « deuil » à l'expression publique du deuil. L'expression du deuil étant toujours dans une certaine mesure déterminée culturellement, on peut la distinguer, au moins conceptuellement, des expressions spontanées de l'individu. (Cet usage est confirmé par le *Webster Dictionary of the English Language* et adopté par Averill en 1968 dans une revue générale.) Une autre raison encore d'utiliser le mot affliction dans un sens plus large serait que, comme nous l'avons vu, il a déjà été utilisé par des psychanalystes de renom et il n'existe de ce fait aucune contestation sur le fait que de très jeunes enfants peuvent éprouver de l'affliction.

Néanmoins, il existe de bonnes raisons de conserver le terme « deuil » et de l'utiliser pour se référer à tous les processus psychologiques conscients et inconscients qui sont déclenchés par la perte. D'abord il a été utilisé depuis longtemps de cette manière en psychopathologie. Ensuite, en l'employant ainsi on laisse libre le terme « affliction » pour pouvoir l'appliquer à la description de l'état d'une personne qui ressent une détresse devant une perte et qui en fait l'expérience d'une manière plus ou moins ouverte. Non seulement ceci s'avère être l'usage habituel, mais ce sera particulièrement utile quand nous en viendrons à discuter de cet état paradoxal connu sous le terme de « l'absence de deuil » (Deutsch, 1937). Pour désigner l'expression publique du deuil, nous pouvons utiliser : « les coutumes de deuil ».

Une fois que nous avons reconnu les différences dans l'utilisation du terme « deuil » une grande partie de la controverse s'évanouit. Par exemple comme le note Miller (1971) les cliniciens conviennent maintenant très largement de ce que les réactions à une perte survenant durant l'enfance vont souvent prendre un cours pathologique. Néanmoins, il reste d'importants points de désaccord.

Le désaccord le plus important étant de savoir si un enfant préadolescent est capable dans n'importe quelle circonstance de réagir à la perte d'un parent par un deuil normal que nous pouvons définir, en adaptant la définition donnée par Anna

Freud[1], comme l'effort réussi d'un individu pour reconnaître qu'une modification s'est produite dans son monde extérieur et qu'il doit donc effectuer les modifications correspondantes dans son monde interne de représentations, et réorganiser, voire réorienter son comportement d'attachement de manière concordante. Dans la controverse se trouvent d'un côté un certain nombre d'analystes influents qui, impressionnés par les nombreux patients qu'ils ont traités dont la réaction à une perte dans l'enfance a pris un cheminement pathologique, en ont conclu qu'une forme pathologique de réaction est inévitable, et ont cherché à expliquer cette prétendue inévitabilité en postulant que le Moi de l'enfant est trop faible et trop peu développé pour « soutenir l'effort du travail de deuil ». Ce point de vue d'abord proposé par Deutsch en 1937 a été ensuite suivi, avec des variantes dans l'accent mis sur tel ou tel point, par de nombreux autres y compris Mahler (1961), Fleming et Altschul (1963), Wolfenstein (1966) et Nagera (1970). De l'autre côté se trouvent des chercheurs formés à étudier ce problème d'un point de vue psychanalytique, et qui du fait de leurs observations, affirment qu'il est possible qu'un très jeune enfant fasse le deuil d'un parent perdu aussi bien qu'un adulte, si une information honnête lui est donnée et s'il est soutenu. Ce point de vue avancé par Robert et Erna Furman (R. A. Furman, 1964*a* ; E. Furman, 1974) et également par Gilbert et Ann Kliman (G. Kliman, 1965) est étayé par les descriptions d'un certain nombre d'enfants, âgés de deux ans et plus, dont le deuil d'un parent fut observé et enregistré.

Le deuxième point de controverse concerne la nature des réactions qui ont lieu après la perte d'un parent durant la première ou deuxième année de vie de l'enfant. Entre autres choses il s'agit de savoir quand, durant son développement, un enfant devient capable de maintenir une image de sa mère absente. Ceci soulève des questions à la fois sur le développement cognitif et également sur le développement

1. « Le processus de deuil *(Trauerarbeit)* pris dans son sens analytique désigne pour nous l'effort de l'individu pour accepter un fait situé dans le monde extérieur (la perte de l'objet investi) et l'effectuation des modifications correspondantes dans le monde interne (le retrait de la libido de l'objet perdu, l'identification avec l'objet perdu) » (A. Freud, 1960, p. 58).

socio-émotionnel, qui seront discutées au chapitre 25 en référence aux concepts de la permanence de la personne et de la permanence de l'objet libidinal.

Vis-à-vis de cette controverse ainsi que d'autres, les points de vue exprimés dans ce volume ne sont pas bien différents de ceux que j'ai exprimés dans mes articles antérieurs. Les différences proviennent essentiellement de la prise en compte de faits publiés depuis que ces articles ont été écrits et concernent l'influence sur les réactions d'un enfant de ses expériences avec ses parents ou ses substituts parentaux avant, durant et après la perte subie. Ce sujet ainsi que d'autres seront discutés dans les chapitres 15 et suivants.

En attendant, pour aider le lecteur, j'attire son attention sur les deux thèmes complémentaires poursuivis dans ce volume. Le premier thème sur lequel nous avons beaucoup insisté dans des articles précédents est que les réactions à la perte telles qu'on les observe dans la première partie de la vie ont beaucoup de points en commun avec les réactions telles qu'on les observe à l'âge adulte, et qu'il n'est pas justifié, et même qu'il est trompeur, de faire des distinctions. Le deuxième thème est que certaines différences existent qui nécessitent un examen détaillé comme on le reconnaît d'ailleurs largement. A certains moments dans l'exposé l'un ou l'autre de ces thèmes se verra accorder le premier plan ; mais il est espéré que le lecteur n'oubliera jamais l'importance égale des deux.

Le détachement

Avant de terminer ce chapitre introductif, je voudrais revenir à la dernière des trois phases que Robertson et moi avons observé dans les réactions d'un jeune enfant à la perte de sa figure maternelle, à savoir la phase que nous avons dénommée « le détachement ». Cette phase, déjà décrite au début des premiers volumes (chap. 2 du volume 1 et chap. 1 du volume 21), mais que nous n'avons pas discutée jusqu'ici, est régulièrement observée chaque fois qu'un enfant âgé de six mois à trois ans passe une semaine ou davantage éloigné de sa mère sans qu'un substitut spécifiquement désigné s'en occupe. Elle est caractérisée par la presque totale absence de comportement d'attachement quand il va à nouveau retrouver sa mère[1].

Ce phénomène étonnant a été observé avec une attention particulière par Heinicke et Westheimer (1966) dans leur étude de dix jeunes enfants âgés de treize à trente-deux mois qui avaient passé un minimum de douze jours dans l'une des trois pouponnières étudiées[2].

En retrouvant leur mère pour la première fois après des jours ou des semaines de séparation tous les dix enfants ont manifesté un certain degré de détachement. Deux ont semblé ne pas reconnaître leur mère. Les huit autres se sont détournés, ou bien même se sont éloignés de celle-ci. La plupart d'entre eux, soit pleuraient, soit étaient près des larmes ; un certain nombre oscillaient entre un visage larmoyant et un visage dénué de toute expression.

Contrastant avec ces retraits déconcertés et larmoyants devant la mère, neuf des enfants allaient exprimer leur affection en retrouvant leur père. De plus, cinq d'entre eux se montraient également affectueux vis-à-vis d'Ilse Westheimer.

En ce qui concerne le détachement, deux notions issues des recherches antérieures furent nettement confirmées dans celle-ci. La première c'est que le détachement est particulièrement caractéristique du comportement de l'enfant séparé qui retrouve sa mère, alors qu'il est beaucoup moins évident à l'égard du père ; la seconde c'est que la durée du détachement d'un enfant de sa mère dépend de manière importante et significative de la durée de la séparation.

Dans neuf cas, le détachement vis-à-vis de la mère se poursuivra d'une manière plus ou moins importante durant presque toute la durée des trois premiers jours de réunion. Pour cinq enfants, ce comportement était si marqué que les mères

1. On doit noter que cette utilisation du terme « détachement » est radicalement différente de celle des soignants qui s'en servent pour désigner, soit la tendance d'un enfant à étendre son champ d'exploration en s'éloignant de sa mère, soit l'indépendance croissante dont il fait montre en devenant plus vieux (ce thème est discuté dans le volume 2, chap. 21).

2. Le détail de leurs découvertes dont il va maintenant être fait mention a été tiré du premier chapitre de *Séparation, Anxiety and Anger (La séparation, angoisse et colère)*.

devaient se plaindre que leur enfant les traitait comme une étrangère ; aucun de ces enfants n'a eu tendance à s'agripper à elle. Seule une enfant, Elisabeth, qui était la plus âgée et dont la séparation fut parmi les plus courtes fut affectueuse envers sa mère vers la fin du premier jour de son retour chez elle.

Quand une mère ne reçoit pas les réponses normales qu'elle attend de son enfant, elle trouve cela étonnant et même blessant. Même s'il se fait mal, il pourra ne pas rechercher un réconfort auprès d'elle et même rejettera ses tentatives de le lui fournir. Pour quiconque est familier avec de jeunes enfants, ce comportement paraît tout à fait extraordinaire.

Il y a quelques années, Robertson a observé ce comportement chez un jeune enfant qui avait été admis à l'hôpital à l'âge de treize mois et y était resté pendant trois ans. Dans le mois qui suivit son retour chez lui et durant lequel il resta complètement détaché, il se brûla la main dans la cheminée. Au lieu de pousser des hurlements et de rechercher un réconfort comme le font d'habitude les enfants, il sourit et resta sur sa réserve. (Rapporté dans Ainsworth et Boston, 1952.)

Le même comportement fut observé chez un enfant de la série de Heinicke et de Westheimer (p. 112 à 158) :

> « Owen était âgé de deux ans et deux mois au début de ce qui allait s'avérer être une séparation de onze semaines. Au cours du trajet pour rentrer chez lui avec son père et après qu'il fut entré dans la maison et qu'il eut retrouvé sa mère, il demeura comme engourdi, silencieux et sans réaction d'une manière tout à fait caractéristique de ces états ; de fait, cinquante minutes devaient passer avant qu'il ne manifeste la moindre étincelle d'animation. Puis les deux jours suivants il lui arrivait quelquefois de commencer à se tourner vers son père ; mais il continuait d'ignorer sa mère. Dans le courant de la deuxième journée après son retour chez lui, il se cogna le genou ; comme il paraissait sur le point de pleurer, sa mère se proposa de le réconforter. Mais Owen lui passa devant et s'adressa à la place à son père. Bien naturellement, la mère ressentit ceci comme une cruelle rebuffade. »

Il est clair que de nombreux points de vue peuvent être soutenus concernant le phénomène du détachement et ils ont déjà fait l'objet de discussions (A. Freud, 1960 ; Bowlby, 1963). Le point de vue que j'ai adopté dans mes articles précédents est que le détachement est une expression de ce qui, dans la tradition psychanalytique a toujours été considéré comme une défense, ou mieux, comme le résultat d'un processus de défense. Ce que je suggère, c'est que les processus de défense sont un constituant habituel du deuil à n'importe quel âge, et que ce qui caractérise la pathologie n'est pas leur survenue mais les allures qu'ils peuvent prendre et tout spécialement leur degré de réversibilité. Chez les nourrissons et les enfants, il semble que les processus défensifs une fois mis en œuvre ont tendance à s'établir et à persister.

Ma thèse est donc que chez un jeune enfant une expérience de séparation ou de perte de la figure maternelle est susceptible de provoquer la survenue de processus psychologiques aussi cruciaux en matière de psychopathologie, que l'inflammation et le tissu cicatriciel qui en résulte peuvent l'être en physiopathologie. Ceci ne veut pas dire qu'une invalidité de la personnalité en sera le résultat inévitable ; mais que, comme par exemple dans le cas du rhumatisme articulaire aigu, trop souvent du tissu cicatriciel sera produit, qui par la suite conduira à un dysfonctionnement plus ou moins sévère. Les processus en question, d'après moi, sont des variantes pathologiques de certains des processus caractérisant le deuil normal.

Bien que cette position théorique soit proche de celles prises par d'autres, elle apparaît néanmoins différente. Sa force principale réside dans la relation établie entre les réactions pathologiques chez des patients plus âgés, avec les réactions à la perte ou à des menaces de perte de l'enfance, établissant ainsi un lien possible entre des états psychiatriques chez les adultes et leurs expériences infantiles. Dans la deuxième moitié du chapitre qui suit et avec plus de détails dans Bowlby (1960*b*), cette formulation est comparée avec celles de certains de mes prédécesseurs. Savoir s'il s'agit là d'un procédé utile pour ordonner et comprendre les données, et dans l'affirmative quelles élaborations peuvent s'avérer nécessaires, sont des thèmes auxquels ce volume est consacré.

CHAPITRE 2

La place de la perte et du deuil en psychopathologie

« Bien que nous sachions qu'après une telle perte l'aspect aigu du deuil va s'apaiser, nous savons également que nous allons demeurer inconsolables et que nous ne pourrons jamais trouver de substitut à la personne perdue. Quoi qui puisse remplir le vide produit, si tant est qu'il puisse être rempli complètement, de toute manière ce ne sera jamais qu'autre chose... Et, de fait, c'est ainsi que cela doit être. Car c'est la seule manière de perpétuer cet amour auquel nous ne voulons pas renoncer. »

(Sigmund FREUD[1])

Une tradition clinique

Voici quatre-vingts ans que Freud a le premier ébauché l'idée qu'aussi bien l'hystérie que la mélancolie sont des manifestations de deuil pathologique succédant à une perte plus ou moins récente[2], et soixante ans que dans « Deuil et Mélancolie » il a fait progresser cette hypothèse plus explicitement (1917). Depuis lors une quantité d'études ont été publiées, l'étayant de diverses manières. L'expérience clinique et un examen des données laissent peu de doutes sur la valeur de la proposition principale : une bonne partie des maladies psychiatriques sont une expression de deuil pathologique ; et cette notion de maladie inclut de nombreux cas d'état anxieux, de maladie dépressive et d'hystérie, et différents types de

1. Dans une lettre à Ludwig Binswanger qui avait perdu un fils.

2. D'après Strachey (1957), la première référence se trouve dans un manuscrit daté du 31 mai 1897, dont une copie fut envoyée par Freud à Fliess (Freud, 1954).

troubles du caractère. Il est évident que Freud a découvert un très grand et prometteur champ de recherches qui n'a été que récemment l'objet de l'attention qu'il méritait.

Les controverses, jamais absentes, sont encore nombreuses. Pour les comprendre, nous devons faire un peu d'historique. Il est nécessaire de retracer l'évolution des idées à propos de deux types distincts de problèmes :

— sur la nature des processus de deuil eux-mêmes et sur la manière dont les processus normaux et pathologiques se différencient ;
— sur les raisons qui font que certains individus et non d'autres vont réagir à la perte d'une manière pathologique.

En ce qui concerne la première série de problèmes, les premiers travaux ont été presque exclusivement centrés sur le deuil des adultes. Pour la deuxième, il s'agit essentiellement des événements et des réactions durant l'enfance. Mais sur la nature des événements de l'enfance, les phases de développement pendant lesquelles les enfants sont particulièrement sensibles, et la manière dont les événements et les réactions suscitées sont conceptualisés, de profonds clivages existent entre les différentes écoles de pensée psychanalytique.

En retraçant l'évolution des idées sur ces sujets au fil des ans jusqu'en 1960 environ, nous nous permettrons d'indiquer les directions que semblent prendre ces idées, en fonction du matériel qui est actuellement à notre disposition.

Quelques idées concernant la nature des processus de deuil normaux et pathologiques

Dans l'histoire de la pensée psychanalytique, l'étude du chagrin et du deuil a généralement été abordée par le biais de l'étude de la maladie dépressive chez l'adulte. De ce fait, il s'avère que peu de tentatives ont été faites par des psychanalystes pour conceptualiser les processus de chagrin et de deuil en tant que tels. Jusqu'en 1960 seuls Freud, Melanie Klein, Lindemann et Edith Jacobson avaient abordé ce problème ; Lindemann paraît avoir été le seul à faire de l'étude du chagrin aigu son principal centre d'intérêt. Une grande partie de la littérature clinique, en effet, concerne exclusivement la maladie dépressive et ne fait pas ou peu référence au deuil ou à la perte elle-même. Même quand les rôles du deuil et de l'affliction sont clairement reconnus, la plus grande partie de la littérature clinique s'intéresse plus aux variantes pathologiques du deuil qu'au processus normal. Un compte rendu du développement des théories psychanalytiques du deuil est donné dans Bowlby (1961*b*).

Il est dommage que depuis un demi-siècle ou plus la tradition clinique soit démeurée aussi déséquilibrée, car ce déséquilibre aurait pu être redressé grâce aux contributions d'autres types de pensée psychologique dont les plus notables sont celles de Darwin (1872) et Shand (1920). Du fait de sa passion pour les études comparatives, l'intérêt de Darwin pour l'expression des émotions se centrait sur les fonctions desservies et les muscles utilisés. En accord avec des conclusions atteintes dans d'autres domaines, il pense trouver l'origine d'une bonne partie des expressions du visage de l'adulte au moment d'un deuil dans la manière de pleurer du nourrisson[1]. Shand, qui tire son matériel des œuvres produites par des poètes anglais et des prosateurs français, non seulement décrit la plupart des principales caractéristiques du chagrin comme nous les connaissons maintenant, mais étudie aussi leurs rapports à la peur et à la colère. Par ses qualités de sensibilité et de perspicacité, son livre se situe au tout premier plan et mériterait d'être mieux connu. Parmi les sociologues et les psychosociologues dont les publications datant des années trente mériteraient l'attention des cliniciens, il faut citer Eliot (1930, 1955), Waller (1951) et Marris (1958).

1. Dans les chapitres 6 et 7 de *The Expression of the Emotions in Animals and Man (L'expression des émotions chez les animaux et l'homme)*, DARWIN analyse les mouvements musculaires et les expressions utilisés dans l'anxiété, le chagrin et le désespoir, et il avance le point de vue qu'ils dérivent tous du hurlement d'un nourrisson. « Dans tous les cas de détresse, qu'elle soit petite ou grande, nos cerveaux du fait d'une longue habitude ont tendance à envoyer l'ordre à certains muscles de se contracter, comme si nous étions encore des nourrissons sur le point de hurler ; mais cet ordre... nous sommes capables partiellement de le neutraliser » par des moyens qui nous sont inconscients.

Du fait que les processus psychologiques en cause dans le deuil aussi bien normal que pathologique sont nombreux et reliés de manière complexe les uns aux autres, les points de controverse ont été et restent encore nombreux. Il est pratique de les classer sous huit rubriques :

I — Quelle est la nature des processus psychologiques en cause dans le deuil normal ?

II — Comment peut-on rendre compte du caractère douloureux du deuil ?

III — Quel est le lien entre le deuil et l'anxiété ?

IV — Quelles sortes de motivations sont présentes dans le deuil ?

V — Quel est le rôle dans le deuil de la colère et de la haine ?

VI — Quel est le rôle dans le deuil de l'identification avec la personne perdue ?

VII — De quelles manières le deuil pathologique se différencie-t-il du deuil normal ?

VIII — A quelle étape du développement et au moyen de quels processus un individu arrive-t-il à un état qui lui permette par la suite de répondre à la perte d'une manière favorable ?

I — Tous ceux qui ont étudié *les processus en cause dans le deuil normal* sont d'accord qu'entre autres choses ils assurent dans une certaine mesure au moins le retrait de l'investissement émotionnel dans la personne perdue et qu'ils pourraient préparer à l'établissement d'une relation avec une nouvelle personne. Comment nous concevons la réalisation de ce changement cependant, dépend de notre manière de conceptualiser les liens affectifs. Puisque c'est sur ce point que les concepts adoptés dans ce travail se différencient le plus de ceux de Freud et d'autres analystes, c'est à l'égard de ces processus qu'il est le plus nécessaire de proposer de nouvelles formulations.

Dans les écrits psychanalytiques, l'accent a été traditionnellement mis sur l'identification avec l'objet perdu qui serait le processus principal en cause dans le deuil, cette identification étant considérée comme compensatoire de la perte subie. De plus, d'après Freud, la dynamique du deuil est habituellement incluse dans une formulation théorique qui *(a)* considère le processus d'identification comme presque exclusivement oral dans son caractère et *(b)* considère la libido comme une quantité d'énergie qui subit ces transformations. Il y a lieu de rejeter chacune de ces formulations. Premièrement, certains faits sont en faveur de l'idée que l'identification n'est ni le seul, ni même le principal processus en cause dans le deuil. Deuxièmement, l'identification est presque certainement indépendante de l'oralité, bien qu'elle puisse devenir quelquefois liée à elle. Troisièmement, comme cela a été établi dans un volume précédent (Bowlby, 1969), le modèle hydro-dynamique de la pulsion, qui conçoit les pulsions à l'image d'un liquide qui varierait en quantité et en pression, a des limites certaines. Une description différente des processus de deuil normaux, pour tenir compte du nouveau paradigme, est de ce fait nécessaire.

II — Pour rendre compte du *caractère douloureux* du deuil, deux hypothèses principales ont été proposées :

— du fait du caractère persistant et insatiable du languissement pour la personne perdue, la douleur est inévitable ;
— la douleur qui succède à une perte est la résultante d'un sentiment de culpabilité et de la peur de représailles.

Il faut noter que ces hypothèses ne s'excluent pas mutuellement et qu'il y a de ce fait trois écoles possibles de pensée. En fait, il n'y en a que deux. La première, à laquelle Freud appartient, soutient que la douleur du languissement est d'une grande importance en tant que telle ; elle peut éventuellement être exacerbée et compliquée par un sentiment de culpabilité ou la peur de représailles. La seconde, représentée surtout par Melanie Klein, prête moins d'attention au languissement en tant que chose douloureuse par elle-même et soutient que puisque la culpabilité et la peur paranoïdes sont toujours présentes dans l'affliction et sont toujours à l'origine d'une détresse, en lui-même le caractère douloureux du languissement n'est que d'importance secondaire. Les données paraissent être en faveur de la première de ces écoles de pensée.

III — Notre troisième thème, *le lien entre le deuil et l'anxiété*, a déjà été discuté dans le volume précédent. J'avais adopté et développé le point de vue avancé par Freud dans les dernières pages de *Inhibition, symptôme et angoisse* : Lorsqu'une personne aimée est supposée être temporairement absente, la réaction est faite d'angoisse, tandis que lorsqu'elle paraît être absente de manière permanente, cela devient de la douleur et du deuil. J'avais également montré combien ce point de vue est différent de celui de Melanie Klein, qui considère la peur de l'annihilation et l'angoisse persécutive comme étant primaires. Dans la décennie précédant la formulation de Freud, Shand avait déjà proposé un point de vue fortement similaire. La crainte, d'après lui, présuppose l'espoir. C'est seulement quand nous tentons d'obtenir, et que nous espérons, des choses meilleures, que nous sommes angoissés à l'idée que nous pourrions ne pas les obtenir. « Alors adieu l'espoir, et avec l'espoir adieu la peur », écrivait Milton[1]. Puisque cependant l'espoir peut être présent à n'importe quel niveau, il existe toujours une continuité de sentiments entre l'anxiété et le désespoir. Durant l'affliction, les sentiments vont et viennent tantôt plus près de l'angoisse, tantôt plus près du désespoir.

IV — En explorant cette ligne de pensée, Shand a également contribué à une compréhension de notre quatrième thème, les complexes *motivations présentes dans les situations provoquant l'affliction* ou, pour utiliser le mot qu'il préfère, le chagrin *(sorrow)*. Le besoin de récupérer la personne perdue, comme il le souligne, est puissant et va souvent persister plus longtemps que la raison ne l'estime utile. Les expressions de ce besoin se font par les pleurs et une demande d'assistance, demande qui inévitablement s'accompagne de la reconnaissance de sa propre faiblesse : « Ainsi les expressions et les gestes du chagrin — le coup d'œil indiquant la direction de l'attente, les veilles et les attentes aussi bien que les cris pathétiques —, tout prouve que le but essentiel de ce système est d'obtenir la force et l'aide des autres pour remédier à sa propre faiblesse reconnue » (p. 315). Shand considère, et je pense qu'il a raison, que cet appel a son origine dans des racines primitives ayant

1. Un autre célèbre Anglais à avoir exprimé des sentiments semblables est Winston Churchill. En décrivant ses sentiments durant son évasion d'un camp de prisonniers, il écrit : « Quand l'espoir avait disparu, la peur avait disparu également. »

une valeur pour la survie : « Le cri de chagrin... tend à préserver la vie des jeunes en faisant venir ceux qui doivent les protéger. » Ce mode de conceptualisation est étayé par les descriptions, par Darwin (1872), des mouvements expressifs qui surviennent lorsque du chagrin est ressenti. Dans les chapitres qui suivent, nous soutiendrons ces idées de Shand et de Darwin et nous leur donnerons une position centrale. Leur thème principal est qu'un endeuillé, sciemment ou non, est saisi répétitivement par le besoin d'appeler, de chercher ou de récupérer la personne perdue et qu'il va souvent agir en accord avec ce besoin. « Deuil » *(bereavement)* comme nous l'avons noté, vient de la même racine que le mot « vol » *(rob)*.

Cependant quand nous étudions les diverses traditions cliniques de théorisation autour du deuil, nous sommes frappés par leur absence de perception de ce besoin de récupérer la personne perdue, et des actions auxquelles ce besoin va conduire. Certes, on ne manque pas de mentionner les émotions accompagnant ce besoin. Par exemple Freud se réfère de manière répétée à la nostalgie pour l'objet perdu, un thème qui sera ensuite repris et élaboré de manière plus complexe par Jacobson (1957) ; Klein (1948) estime que les défenses sont dirigées contre la nostalgie, et Bibring (1953) attire l'attention sur le désir de l'endeuillé de récupérer l'objet perdu, et l'impuissance et le désespoir qui en résultent. Ce qui manque, c'est la perception claire que ces émotions et désirs ne sont que des contrecoups subjectifs du besoin de l'endeuillé d'agir — d'appeler et de chercher la personne perdue — et que fréquemment il va s'engager précisément dans ces actes aussi fragmentés et incomplets qu'ils puissent être.

V — Le cinquième thème, et l'un des plus controversés, concerne les rôles de *la colère et la haine dans le deuil.* Alors que tous conviennent que la colère contre la personne perdue (souvent inconsciente et dirigée ailleurs) joue un rôle majeur dans le deuil pathologique, par contre l'accord n'est pas fait quant à savoir si sa présence est compatible avec un deuil normal. La position de Freud n'est pas tout à fait conséquente. D'un côté dans de nombreux passages, il fait clairement ressortir que de son point de vue toutes les relations sont caractérisées par l'ambivalence[1], et le corollaire de ceci semblerait être que l'ambivalence doit faire partie de toutes les formes de deuil. D'un autre côté, on note le point de vue exprimé dans « Deuil et mélancolie », apparemment jamais modifié, suivant lequel l'ambivalence est absente dans le deuil normal, et que sa présence transforme ce qui aurait été un deuil normal en un deuil pathologique : « La mélancolie... est marquée par un déterminant qui est absent dans le deuil normal : s'il est présent, il transforme ce dernier en deuil pathologique. La perte d'un objet d'amour est une excellente occasion pour que l'ambivalence dans les relations d'amour puisse devenir effective. » « La mélancolie contient quelque chose de plus que le deuil normal... la relation à l'objet n'est aucunement simple ; elle est compliquée par le conflit dû à l'ambivalence » (*SE 14* : 250 et 256) (« Deuil et mélancolie », p. 160 et 170).

Dans le chapitre 6, nous montrons que les données tirées des études sur le deuil des adultes ne sont pas en faveur de ce point de vue : l'ambivalence à l'égard de la personne perdue caractérise de nombreux cas dans lesquels le deuil suit un cours normal bien qu'elle soit plus intense et plus persistante chez ceux qui vont évoluer de manière pathologique.

Il ne fait guère de doute que la règle dans le deuil normal, c'est que la colère s'exprime à l'égard d'une cible quelconque. Des explosions de colères durant le deuil ont été rapportées comme extrêmement fréquentes, par des sociologues, par exemple Eliot (1955), Marris (1958) et Hobson (1964), tandis que la littérature anthropologique donne des exemples soit de l'expression directe de la colère, par exemple chez les aborigènes australiens (Durkheim, 1915), soit d'interdits sociaux particuliers contre son expression. Shand (1920) dans sa description de l'affliction donne à la colère une place centrale : « La tendance du chagrin à susciter la colère dans certaines

1. Par exemple « jusqu'à un certain point une ambivalence de sentiment de cette sorte paraît normale » (The Dynamics of the Transference, *SE 12* : 106 ; La dynamique du transfert, in *De la technique psychanalytique*, Paris, PUF, 1953). « Cette ambivalence est présente à un degré plus ou moins grand dans le caractère inné de tout le monde » (Totem and Taboo, *SE 13* : 60 ; *Totem et Tabou*, Paris, Payot, 1947). « L'inconscient de tous les êtres humains est plein de tels désirs de mort, même contre ceux qui sont aimés. » (A case of Homosexuality in a Woman, *SE 18* : 162-163 ; Psychogenèse d'un cas d'homosexualité féminine, in *RFP*, 1933, nº 2.)

conditions paraît être une partie fondamentale de la constitution de l'esprit » (p. 347). Ainsi ni la survenue, ni la fréquence de la colère ne peuvent encore être considérées comme objet de litige.

De plus, il existe de bonnes raisons de croire que, même dans un deuil normal, la colère est souvent dirigée contre la personne perdue, bien qu'elle puisse également être dirigée contre d'autres personnes y compris soi-même. Par conséquent, parmi les nombreux problèmes qui exigent une étude approfondie, citons les causes de ces différentes expressions de colère, leurs fonctions (si tant est qu'elles en ont une), les cibles en direction desquelles elles peuvent être dirigées, et les vicissitudes que les impulsions coléreuses peuvent subir (dont une bonne partie est de nature pathologique).

VI — Depuis les contributions initiales de Freud aux problèmes cliniques du deuil, *les processus d'identification avec l'objet perdu* ont constitué la pierre angulaire de toute théorie psychanalytique. Alors qu'initialement Freud pensait que ce processus ne se produisait que dans le deuil pathologique, par la suite (1923) il en est venu à le considérer comme la caractéristique principale de tout deuil. Pour parvenir à cette conclusion, il a été très influencé par la théorie qu'il proposait à peu près à la même époque (« Psychologie collective », 1921) selon laquelle « l'identification est la forme originaire du lien émotionnel avec un objet (et que) d'une manière régressive, elle devient un substitut au lien libidinal » (*SE 18* : 107-108). Un grand édifice de théorie psychanalytique a été construit sur ces propositions.

Remettre en question les bases à partir desquelles l'identification s'est vue attribuer un rôle aussi fondamental conduit ainsi à rompre avec une tradition déjà ancienne et très influente. Et pourtant elle doit être remise en question pour plusieurs raisons. Tout d'abord, en dehors du poids de la tradition, il n'existe que peu d'arguments en faveur de l'hypothèse selon laquelle l'identification serait la forme originaire de tout lien émotionnel. En second lieu, il n'existe aucune donnée systématique permettant d'étayer l'idée que l'identification avec la personne perdue soit centrale au processus de deuil, alors qu'une bonne partie des faits qui ont été interprétés jusqu'ici en ces termes (par exemple Smith, 1971) peuvent, à mon avis, être mieux compris en termes de poursuite de l'effort pour récupérer la personne perdue (même si cet effort est déguisé) (voir chap. 6). Enfin, la superstructure théorique bâtie par Freud ainsi que d'autres à partir de sa première suggestion est remplacée dans le paradigme adopté ici par d'autres formes de théories. En définitive, le rôle attribué aux processus d'identification dans la théorie proposée ici est un rôle mineur : ils sont considérés comme se produisant de manière sporadique ; par contre s'ils sont au premier plan, ils sont une indication d'état pathologique.

VII — Ceci nous amène à notre septième thème, celui de *la différence entre le deuil normal et pathologique.* Dans « Deuil et mélancolie », Freud suggère trois critères qui ont tous influencé les théories cliniques mais dont aucun n'a été adopté dans ce travail. Son premier critère, que l'existence de haine pour l'objet perdu (exprimé soit directement, soit indirectement sous forme de reproches adressés à soi-même) témoigne d'un état pathologique, a déjà été examiné et rejeté comme ne tenant pas compte des faits. Le deuxième, selon lequel l'identification avec l'objet perdu serait présente seulement dans le deuil pathologique, a été abandonné par lui quelques années après qu'il l'eut proposé (« Le Ça et le Moi », 1923), davantage peut-être à cause de l'importance plus grande donnée à l'identification dans sa théorie de la relation d'objet qu'en raison de nouvelles observations sur l'évolution du deuil. Sa troisième suggestion a été formulée en termes de théories de la libido et n'a par conséquent pas de rapport avec le paradigme présent (elle s'exprime ainsi : une forme de deuil pathologique, à savoir la mélancolie, se différencie du deuil normal par l'agencement de la libido ; dans le deuil normal la libido qui se retire de l'objet perdu est considérée comme étant transférée à un nouvel objet, tandis que dans la mélancolie elle se retire dans le Moi et donne lieu au narcissisme secondaire).

L'approche adoptée ici est la même que celle de Lindemann qui, comparant les différents processus morbides de deuil qu'il décrit, avec leur contrepartie saine, les considère comme des exagérations ou des distorsions des processus normaux. Plus l'image que nous réussissons à obtenir d'un deuil normal est détaillée et plus il est clair que les variantes pathologiques sont le résultat de l'intervention de processus défensifs qui ont détourné son cours.

VIII — Ceci soulève notre huitième et dernier problème : *A quelle étape du développement et au moyen de quels processus un individu arrive-t-il à un état qui lui permette désormais de répondre à la perte d'une manière favorable ?* Cette question est habituellement posée lorsqu'on tente de comprendre à quel niveau de fixation les mélancoliques ont régressé au cours de leur maladie. De nombreuses formulations psychanalytiques postulent que cette phase se produit durant la toute petite enfance et comportent comme corollaire que la capacité à répondre à la perte d'une manière favorable doit, si tout se passe bien dans le développement, être atteinte durant cette période très précoce. Cette phase critique du développement psychique est dénommée par Klein et son école « position dépressive ». La description de la manière dont ces idées et des idées voisines se sont développées sera donnée dans la section suivante de ce livre.

De fait, il est tout à fait douteux que cette phase de développement puisse se situer à une date précoce. Comme nous le verrons dans les chapitres ultérieurs, les données suggèrent au contraire que la capacité à réagir à la perte d'une manière telle qu'avec le temps une reprise de relations personnelles puisse avoir lieu ne se développe que très lentement durant l'enfance et l'adolescence, et même qu'elle n'est peut-être jamais aussi complètement atteinte que nous voudrions le croire.

Ceci complète notre brève revue de quelques-uns des principaux thèmes qui doivent être pris en considération dans toute discussion sur le deuil. Ce qui est impressionnant dans le deuil, c'est non seulement le nombre et la diversité des systèmes de réactions qui sont en cause, mais aussi comment ils tendent à entrer en conflit les uns avec les autres. La perte d'une personne aimée donne lieu non seulement à l'intense désir de la retrouver, mais aussi à de la colère que la personne soit partie et, par la suite, généralement à un certain degré de détachement ; elle conduit non seulement à demander de l'aide, mais également quelquefois à rejeter ceux qui répondent. Il n'est pas étonnant que cela soit douloureux à vivre et difficile à comprendre. Comme Shand conclut fort justement : « La nature de l'affliction est si complexe, ses effets sur des caractères différents si variés, qu'il est rare sinon impossible qu'un auteur puisse comprendre intimement chacun d'eux » (Shand, 1920 : 361).

Quelques idées pour rendre compte des différences individuelles de réaction à la perte

Pour rendre compte des différences individuelles des réactions des adultes à la perte, la plupart des cliniciens ont adopté une théorie attribuant de l'importance aux événements et réactions de l'enfance. Cependant, à partir de ce point, ils sont très divisés quant à la nature des événements pertinents, aux phases de développement durant lesquelles on peut penser qu'ils ont eu l'impact le plus grand, et à la manière dont les événements et les réactions peuvent être conceptualisés.

Nous avons le sentiment que dans la pensée de l'école classique psychanalytique, une grande signification étiologique est attribuée aux expériences infantiles d'un certain type, dont nous soutenons ici qu'elles peuvent être interprétées sans difficulté en termes de perte, ou de menace de perte, mais qui dans cette tradition classique sont perçues dans un sens tout à fait différent. Par conséquent, conceptualisant les processus psychologiques mis en œuvre par les expériences en question, les représentants de l'école classique n'ont pas utilisé les concepts en relation à la perte et au deuil, mais ont à la place élaboré une série de concepts différente. Puisque cette forme de pensée a été la première en date et a été très influente, il est bon de commencer par passer en revue les travaux et les concepts de ces pionniers et, à partir de là, premièrement d'évaluer la pertinence des données cliniques sur lesquelles ils attirent l'attention, et deuxièmement essayer de comprendre et reformuler ces mêmes données dans le cadre des concepts de séparation, de perte et de deuil que nous préconisons ici. Dans une étape ultérieure, nous examinerons les idées d'une école concurrente de pensée : les kleiniens. Alors que des représentants de cette école mettent en cause, comme moi-même, les expériences de perte durant la petite enfance en tant qu'agents étiologiques et conceptualisent les processus psychologiques qu'ils déclenchent en termes de deuil, la nature des pertes et également la phase de vie impliquée sont très différentes de ce qui me paraît important. De plus, le paradigme théorique qu'ils adoptent est très éloigné de celui qui a été adopté ici.

Peu après la publication du travail de Freud « Deuil et Mélancolie », Abraham (1924*a*) a avancé une hypothèse qui a influencé tous les chercheurs ultérieurs d'orientation psychanalytique. A la suite du traitement de plusieurs patients mélancoliques, il était arrivé à la conclusion que, « en dernière analyse, la dépression mélancolique dérive d'expériences désagréables dans l'enfance des patients ». Il a supposé par conséquent que, durant leur enfance, les mélancoliques avaient souffert de ce qu'il a dénommé « parathymie primaire ». Dans ces passages cependant, Abraham n'utilise jamais les mots « chagrin » et « deuil », bien qu'il ait déjà épousé le point de vue selon lequel la mélancolie est à comprendre comme une variante pathologique du deuil. Il n'a pas non plus clairement reconnu que, pour un jeune enfant, l'expérience de la perte de sa mère, ou de la perte de son amour, constitue en vérité un deuil.

Depuis lors, de nombreux autres psychanalystes, essayant de retrouver les racines infantiles de la maladie dépressive et de la personnalité exposée à la développer, ont attiré l'attention sur les expériences malheureuses des premières années de vie de leurs patients. A l'exception de Melanie Klein et de ses proches cependant, peu nombreux sont ceux à avoir conceptualisé les expériences en termes de perte, ou menace de perte, ou de deuil infantile. Néanmoins, quand on étudie les expériences auxquelles ils se réfèrent à la lumière de ce qui est maintenant connu sur le développement de l'attachement d'un enfant à sa figure maternelle, il semble évident que c'est ce cadre de référence qui leur convient le mieux. Nous allons prendre comme exemples trois patients décrits dans la littérature.

En 1936, Gero rapportait le cas de deux patients souffrant de dépression. Il devait conclure que l'un d'entre eux avait été « affamé d'amour » lorsqu'il était enfant ; l'autre avait été placé dans une pouponnière et n'était rentré chez lui qu'à l'âge de trois ans. Ils manifestaient tous deux une extrême ambivalence à l'égard de toute personne aimée, un état dont Gero pensait qu'il était lié à leur expérience précoce. Dans le second cas, il parle à la fois d'une fixation à la mère et d'une incapacité à lui pardonner la séparation.

Jacobson, dans ses nombreux écrits sur la psychopathologie de la dépression, fait référence très régulièrement à une patiente, Peggy, dont elle a décrit l'analyse dans deux articles (1943, 1946). A l'époque de sa première consultation, Peggy, âgée de vingt-quatre ans, était dans un état de dépression sévère avec des impulsions suicidaires et des moments de dépersonnalisation ; ces symptômes avaient été précipités par une perte, celle de son amoureux. L'expérience infantile à laquelle Jacobson attribue une signification majeure eut lieu lorsque Peggy avait trois ans et demi. Sa mère était allée à l'hôpital pour accoucher tandis qu'elle et son père devaient demeurer avec la grand-mère maternelle. Il y eut des disputes et le père s'en alla. « L'enfant fut laissée seule, déçue par son père et attendant avec impatience le retour de sa mère. Cependant quand la mère revint, c'était avec un bébé. » Peggy se rappelait ce qu'elle avait ressenti : « ce n'était pas ma mère, c'était une personne différente » (un vécu qui n'est pas exceptionnel chez de jeunes enfants qui ont été séparés de leur mère pendant plusieurs semaines). C'est peu de temps après cela, pense Jacobson, « que la petite fille devait tomber dans sa première dépression profonde ».

Nous pourrions douter de la possibilité pour ces patients de pouvoir se rappeler avec précision le vécu de leur petite enfance et questionner la valeur étiologique que les analystes leur attribuent. Mais si nous acceptons, comme j'ai tendance à le faire, à la fois la validité de ces vécus et leur signification, le concept de deuil infantile convient non seulement pour décrire la manière dont le patient avait réagi à l'époque, mais également pour relier l'expérience infantile à la maladie psychiatrique ultérieure. Cependant aucun de ces auteurs n'utilise ce concept. A la place, ils utilisent des mots tels que

« déception » *(disappointment)* et « désillusionnement » qui véhiculent des sens très différents.

Plusieurs autres analystes reconnaissent à un degré plus ou moins grand le rôle pathogénique de telles expériences dans l'enfance, mais ne conceptualisent pas la réaction d'un enfant à la perte en termes de chagrin ou de deuil. L'un d'entre eux est Fairbairn (1952). Un deuxième est Stengel qui, dans ses études sur l'errance compulsive (1939, 1941, 1943), attire tout particulièrement l'attention sur le besoin de récupérer une figure aimée perdue. Un troisième est le présent auteur dans ses travaux précédents (1944, 1951). D'autres, Anna Freud (1960) et René Spitz (1946*b*), qui ont tous deux rejeté l'idée que de jeunes enfants puissent éprouver un deuil, ont exclu d'examiner même l'hypothèse selon laquelle des caractères névrotiques ou psychotiques pourraient dans certains cas être le résultat du cours défavorable pris par des processus de deuil durant l'enfance, exposant de ce fait la personne à réagir à des pertes ultérieures d'une manière pathologique.

Comme nous l'avons vu, il existe une tradition qui restreint l'usage du concept de deuil aux formes ayant une évolution favorable. Cette tradition constitue l'une des raisons pour lesquelles la réaction d'un enfant à la perte n'est si souvent pas reconnue comme une forme de deuil. Les difficultés liées à cet usage restreint sont illustrées par un article important : « L'absence de deuil », par Hélène Deutsch (1937). Dans sa discussion à propos de quatre malades, elle reconnaît nettement à la fois la place centrale occupée par la perte infantile dans la production de symptômes et anomalies de caractère et également un mécanisme de défense qui, succédant à la perte, peut conduire à une absence d'affects. Néanmoins, bien qu'elle relie ce mécanisme au deuil, il est présenté plus comme une alternative qu'une variante pathologique du deuil. La distinction n'est pas sans portée. Considérer les processus défensifs succédant à la perte infantile comme une alternative au deuil, conduit à méconnaître que les processus défensifs d'un type similaire mais d'un degré moindre et d'une survenue plus tardive entrent également dans le cadre du deuil normal, mais aussi que ce qui est pathologique n'est pas tant le processus défensif lui-même que son étendue, son intensité et sa tendance à persister.

De même, bien que Freud ait été profondément intéressé par le rôle pathogénique du deuil et qu'il ait également reconnu le rôle pathogénique de la perte infantile, il semble néanmoins ne jamais avoir prêté attention au deuil infantile et à sa tendance à prendre un cours pathologique en tant que concept liant ces deux séries d'idées. Ceci est clairement illustré par sa discussion du « clivage du Moi dans les processus de défense », auquel il devait prêter une attention particulière à la fin de sa vie (1938).

Dans l'un de ses articles (1927), Freud décrit deux patients chez qui un clivage du Moi avait succédé à la perte du père.

> Au cours de l'analyse de deux jeunes hommes, j'appris que chacun d'entre eux — l'un dans sa deuxième année et l'autre dans sa dixième année — avait refusé de reconnaître la mort de leur père... et cependant ni l'un ni l'autre n'avait développé de psychose. Une partie importante de la réalité avait ainsi été niée par le Moi... (Mais) seul un des courants de leurs processus mentaux n'avait pas reconnu la mort du père ; un autre était pleinement conscient de ce fait ; celui qui était en accord avec la réalité (à savoir que le père était mort) demeurait au côté de celui qui s'accordait avec un désir (à savoir que le père devrait encore être vivant) (*SE 21* : 155-156).

Pourtant dans cet article, ainsi que dans d'autres qui en sont voisins, Freud ne relie pas sa découverte de tels clivages à la pathologie du deuil en général ni au deuil infantile en particulier. Il les a reconnus néanmoins comme la séquelle fréquente de deuils de la petite enfance. « Je soupçonne », remarque-t-il quand il discute de ces résultats, « que de tels événements ne sont aucunement rares dans l'enfance ». Les études ultérieures ont montré que ses soupçons étaient bien fondés.

Ainsi la lecture de la littérature montre que (sans manquer d'attribuer une signification pathogénique à la perte d'un parent et à la perte de l'amour), dans la tradition principale de théorisation psychanalytique, les origines du deuil pathologique chez l'adulte (ou comme certains préfèrent dire, des alternatives pathologiques au deuil) et des maladies psychiatriques auxquelles elles pourraient mener ne sont rapportées ni au deuil infantile, ni à la tendance qu'ont les processus de deuil qui se sont produits durant les premières années et la petite enfance, à prendre un cours pathologique.

Une des contributions principales de Melanie Klein (1935, 1940) est d'avoir établi ce lien. Les nourrissons et les jeunes enfants éprouvent des deuils et des phases de dépression, affirmait-elle, et leur manière de réagir à de tels moments est déterminante de la manière par laquelle plus tard dans leur vie, ils réagiront à de nouvelles pertes. Elle estime que certains modes de défense sont à comprendre comme étant « dirigés contre la « nostalgie » de l'objet perdu ». A cet égard mon approche non seulement ressemble à la sienne, mais a été influencée par elle. Néanmoins, il existe de nombreuses différences de grande portée entre nos positions respectives. Elles concernent la nature des expériences de perte auxquelles nous reconnaissons une valeur étiologique, les limites d'âge durant lesquelles de telles pertes se produisent, la nature et l'origine de l'angoisse et de la colère, et également le rôle des conditions du moment et ultérieures ayant une influence sur la manière dont l'enfant réagit à la perte. Tandis que, comme nous le verrons dans la troisième partie, il existe des données qui tendent à prouver que les réactions d'un enfant sont considérablement influencées par les conditions prévalentes dans sa famille au moment de la perte et par la suite, Klein non seulement n'évoque pas cette possibilité, mais également, en mettant l'accent sur d'autres points, laisse penser que ces conditions seraient de peu d'importance.

Les expériences de perte que Klein considère comme pathogéniques appartiennent toutes à la première année de la vie et sont principalement liées au nourrissage et au sevrage. L'agression est considérée comme l'expression d'un instinct de mort et l'angoisse comme un résultat de sa projection. Rien de tout ceci n'est convaincant. D'abord les données qu'elle avance, concernant l'importance écrasante de la première année et du sevrage, sont, à l'examen, loin d'être impressionnantes (Bowlby, 1960*b*). Ensuite, ses hypothèses concernant l'agression et l'angoisse, ajoutées à son paradigme d'ensemble, ne peuvent être conciliées avec une pensée biologique. Puisqu'une grande partie de sa théorisation est improbable, on pourrait facilement rejeter ses idées utiles avec le reste. Ce serait dommage.

Tout en rejetant le paradigme adopté par Klein ainsi que les hypothèses qu'elle avance pour tenir compte des différences individuelles de réaction à la perte, on peut tirer de ses idées les prémisses d'un système pratique de mise en ordre des données. Nous prétendons que les données sont en faveur d'une conceptualisation selon laquelle l'objet le plus signifiant qui puisse être perdu est non pas le sein, mais la mère elle-même (et quelquefois le père), que la période vulnérable n'est pas limitée à la première année, mais qu'elle s'étend sur un certain nombre d'années d'enfance (comme Freud l'a toujours soutenu), se poursuit également jusqu'à l'adolescence, et que la perte d'un parent donne lieu non seulement à l'angoisse de séparation et au chagrin, mais à des processus de deuil dans lesquels l'agression, dont la fonction est de réussir la réunion, joue une part majeure. Tout en suivant de près les données, cette formulation a le mérite supplémentaire de s'accorder facilement avec une théorie biologique.

Une description plus détaillée de la manière dont les réactions à la perte durant l'enfance ont été abordées dans la littérature psychanalytique sera trouvée dans un article antérieur (Bowlby, 1960*b*).

CHAPITRE 3

Cadre conceptuel de travail

« En fonction de l'époque et de notre expérience, nous représentons le monde naturel et humain par une grande série d'images. A cette série d'images, nous appliquons comme jauge le système d'hypothèses qui nous apparaît cohérent. La difficulté pour le progrès scientifique surgit lorsqu'une nouvelle expérience nécessite un réassemblage de l'ordonnancement de nos images. »

(C. F. A. PANTIN,
La relation entre les sciences.)

La théorie de l'attachement : un exposé général

Puisque le cadre conceptuel que je propose pour l'étude du deuil est différent de ceux qui sont habituellement retenus, il est bon de passer en revue ses caractéristiques principales, et d'approfondir l'étude de celles qui sont tout particulièrement utiles.

Lorsque j'ai commencé à étudier les effets sur de jeunes enfants, de leur séparation de leur mère et de leur placement dans un lieu étranger auprès de personnes inconnues, mon cadre théorique de référence était celui de la psychanalyse. Cependant, comme j'ai trouvé sa superstructure métapsychologique insatisfaisante, je me suis mis à développer un paradigme qui, tout en incluant une bonne part de la pensée psychanalytique, se différencie de la tradition par l'adoption d'un certain nombre de principes dérivant des disciplines relativement neuves de l'éthologie, et de la théorie cybernétique de la régulation *(control theory)*. Ce faisant, le nouveau paradigme est en mesure de se dispenser d'utiliser nombre de concepts abstraits, y compris ceux de l'énergie psychique et de la pulsion, et d'établir des liens avec la psychologie cognitive. Les arguments en sa faveur sont que ses concepts, tout en étant d'ordre psychologique, et bien adaptés aux données cliniques qui intéressent les psychanalystes, sont compatibles avec ceux de la neurophysiologie et de la psychologie du développement, et, d'autre part, qu'ils sont à la hauteur des exigences habituelles d'une discipline scientifique[1].

Un avantage particulier attribué au paradigme est qu'il permet de conceptualiser d'une manière nouvelle et éclairante la propension des êtres humains à établir des liens affectifs puissants avec des personnes particulières, et d'expliquer nombre de formes de détresse émotionnelle et de perturbations de la personnalité, y compris l'angoisse, la colère, la dépression et le détachement émotionnel, auxquels la séparation et la perte involontaire donnent lieu. Le corps théorique qui en résulte, que par commodité j'ai appelé théorie de l'attachement, traite des phénomènes qui jusqu'ici ont été dénommés « besoin de dépendance » ou « relations objectales », ou « symbiose et individuation ». Cependant contrairement à ces théories, la théorie de l'attachement considère que :

a / Le comportement d'attachement comprend n'importe quel type de comportement dont le résultat est qu'une personne obtient ou conserve une proximité à un autre individu donné pour lequel existe une préférence. Aussi longtemps que la personne d'attachement demeure accessible et prête à répondre, le comportement consistera seulement à vérifier (par l'œil ou par l'oreille) la situation de cette personne, et à lancer de temps à autre des regards ou des saluts. Dans certaines circonstances cependant, l'enfant va suivre ou s'agripper à la figure d'attachement ou bien encore va appeler

1. Pour un exposé plus détaillé de ce paradigme, voir les chapitres 3 à 10 du premier volume de ce travail. En outre, le lecteur est prié de se référer à la monographie d'Emmanuel PETERFREUND (1971) à laquelle nous avons fait référence dans la préface, et tout spécialement à sa critique des concepts d'énergie psychique et d'énergie du Moi (chap. 3 et 4), et à son exposé très clair des concepts fondamentaux de l'ordre, de l'organisation, de l'information et du contrôle biologique (chap. 7 à 12). Voir aussi son article récent sur « Les modèles tirés de la théorie de l'information et de la théorie des Systèmes appliqués à la psychanalyse » (« On Information and System Models for Psychoanalysis »).

ou pleurer, ce qui tendra à susciter de la part de cette personne son attention.

b / En tant que catégorie de comportement avec sa propre dynamique, le comportement d'attachement est compris comme étant distinct du comportement alimentaire et du comportement sexuel, et d'une signification au moins égale dans la vie humaine.

c / Durant le cours du développement normal, le comportement d'attachement aboutit à la constitution de liens affectifs ou d'attachement, au début entre l'enfant et ses parents, et par la suite entre un adulte et un autre adulte. Ces formes de comportement, et le lien auquel elles conduisent, sont présentes et actives durant tout le cours de la vie (et ne sont pas du tout limitées à l'enfance comme d'autres théories le considèrent).

d / Le comportement d'attachement, comme d'autres formes de comportements instinctifs, est médiatisé par des systèmes comportementaux qui, très rapidement dans le cours du développement, vont devenir auto-adaptatifs *(goal-corrected)*. Des systèmes homéostatiques de ce type sont si structurés, que par le moyen du rétro-contrôle *(feedback)*, une évaluation continuelle est faite de tout décalage qui pourrait exister entre les instructions initiales et l'exécution en cours, de sorte que le comportement se trouve modifié en conséquence. Pour organiser et guider les comportements auto-adaptatifs, seront utilisés des modèles de représentations *(modèles opératoires) (representational models)* des capacités du soi, et des caractéristiques de l'environnement qui se rapportent à la situation. En l'occurrence, le but du comportement d'attachement est de maintenir une certaine mesure de proximité ou de communication avec la ou les figures d'attachement reconnues.

e / Tant que le lien d'attachement persiste, les différents types de comportement d'attachement qui y contribuent ne sont actifs que lorsqu'ils sont nécessaires. Ainsi les systèmes qui médiatisent le comportement d'attachement ne sont mis en œuvre que dans certaines conditions, par exemple l'étrangeté, la fatigue, tout ce qui pourrait être effrayant, ou encore l'inaccessibilité ou l'absence de réaction de la figure d'attachement, et il n'y est mis fin que dans certaines autres conditions particulières, par exemple un environnement familier, la disponibilité et la sensibilité de la figure d'attachement. Cependant, quand un comportement d'attachement a été provoqué fortement, sa terminaison va quelquefois nécessiter le besoin de toucher ou de s'agripper, ou un comportement activement réassurant de la part de la figure d'attachement.

f / Une bonne part des émotions les plus intenses peuvent apparaître au cours de la formation, du maintien, de la rupture ou du renouvellement de relations d'attachement. La formation d'un lien se décrit comme « tomber amoureux », maintenir un lien comme « aimer quelqu'un », et perdre un partenaire comme « être en deuil de quelqu'un ». De la même manière, la menace de perte suscite l'angoisse, et la perte effective donne lieu au chagrin, tandis que chacune de ces situations aura tendance à faire naître la colère. Le maintien d'un lien sans aucune menace est ressenti comme une source de sécurité, et le renouveau d'un lien comme une source de joie. Comme de telles émotions sont habituellement le reflet de l'état des liens affectifs d'une personne, la psychologie et la psychopathologie des émotions se trouvent être en grande partie la psychologie et la psychopathologie des liens affectifs.

g / Le comportement d'attachement est devenu la caractéristique d'un grand nombre d'espèces animales durant le cours de leur évolution parce qu'il contribue à la survie de l'individu en le maintenant à proximité de la ou des personnes qui en prennent soin, réduisant ainsi le risque d'être mis en danger, par exemple du fait du froid, de la faim ou de la noyade, et dans l'environnement humain où existe une adaptation évolutionnaire, vis-à-vis des prédateurs.

h / Un comportement associé au comportement d'attachement servant une fonction de protection de l'individu attaché est la fonction de soins *(caregiving)*. Ceux-ci sont habituellement donnés par un parent, ou un autre adulte, à un enfant ou un adolescent, mais peuvent également l'être par un adulte à un autre, spécialement en cas de mauvaise santé, de tension ou de vieillesse.

i / Puisque le comportement d'attachement est potentiellement actif durant toute la vie, et également en raison de la fonction biologique que nous proposons, nous considérons comme une erreur grave de supposer que lorsqu'il est actif chez un adulte, le comportement d'attachement est significatif soit de pathologie, soit de régression à un comportement immature. Ce dernier point de vue qui est typique de pratiquement toutes les autres théorisations psychanalytiques, est le résultat de conceptualisations dérivées de théories de l'oralité et de la dépendance rejetées ici car elles ne correspondent pas aux données.

j / La pathologie est considérée comme la conséquence de ce que le développement psychologique d'une personne ait suivi un cheminement déviant, et non de ce qu'elle ait souffert d'une fixation ou d'une régression à une étape précoce de son développement.

k / Des modèles perturbés de comportement d'attachement peuvent exister à tout âge si le développement a suivi un cheminement déviant. Une des formes les plus habituelles de perturbation est la mise en œuvre trop fréquente d'un comportement d'attachement dont la conséquence est un attachement angoissé. Une attention particulière lui sera donnée dans ce volume ainsi qu'à la désactivation partielle ou complète du comportement d'attachement.

l / Les facteurs principaux déterminant le cheminement du comportement d'attachement d'un individu et la forme du modèle *(pattern)* qu'il prendra, sont constitués par ses expériences avec ses figures d'attachement durant ses années d'immaturité : la première enfance, l'enfance et l'adolescence.

m / De la manière dont le comportement d'attachement d'un individu s'organise dans le cadre de sa personnalité, dépend le modèle *(pattern)* des liens affectifs qu'il pourra organiser durant sa vie.

Ce cadre étant défini, il n'est pas difficile d'expliquer comment on comprend les effets de la perte, et les états de tension et de détresse auxquels elle peut conduire.

Facteurs de tension et états de tension et de détresse

La caractéristique d'un système homéostatique est qu'il n'est capable d'un fonctionnement efficace que lorsque les conditions de l'environnement dont son fonctionnement dépend restent dans certaines limites. Lorsqu'elles n'y sont plus, le système devient étiré et finalement cesse de fonctionner. Citons l'exemple en physiologie du système responsable du maintien de la température corporelle dans les limites de la normale. Aussi longtemps que la température ambiante reste à l'intérieur de certaines limites supérieures et inférieures, il fonctionne efficacement. Mais quand la température ambiante demeure au-dessus ou au-dessous de ces limites trop longtemps, le système devient incapable d'atteindre son but. Le résultat en est que la température du corps s'élève ou s'abaisse et l'organisme va souffrir d'une hyper ou d'une hypothermie. Les conditions de l'environnement qui produisent ces états physiologiques sont appeleés des facteurs de tension *(stressors)*, les états eux-mêmes des états de tension *(stress)*. Le vécu de la personne est celui de la détresse *(distress)*.

Puisque le but du comportement d'attachement est de maintenir un lien affectif, toute situation qui semble pouvoir mettre en danger ce lien suscite une action dont le but est de la préserver ; et plus le danger de la perte apparaît grand, plus les actions suscitées pour l'empêcher vont être intenses et diverses. Dans de tels cas, les formes les plus puissantes de comportement d'attachement vont être mises en œuvre : agrippement, pleurs ; parfois rétention de la colère. Il s'agit de la phase de protestation qui comporte une tension physiologique intense ainsi qu'une détresse émotionnelle. Quand ces actions sont réussies, le lien est restauré, les activités cessent et l'état de tension et de détresse s'apaise.

Cependant, lorsque l'effort pour restaurer le lien ne réussit pas, tôt ou tard cet effort s'affaiblit. Mais généralement il ne cesse pas. Au contraire, les données montrent que périodiquement l'effort pour restaurer le lien se renouvelle : les affres du chagrin, et peut-être le besoin de chercher, sont alors à nouveau ressentis. Ceci signifie que le comportement d'attachement d'une personne demeure constamment amorcé, et que dans des conditions qui restent à définir, il va à nouveau être activé. L'état de l'organisme est alors celui d'une tension chronique, et est ressenti comme celui d'une détresse chronique. De plus par intervalles, à la fois la tension et la détresse risquent à nouveau de devenir aiguës.

Ce bref aperçu va être considérablement développé dans les chapitres suivants. En attendant, il est nécessaire d'indiquer la manière dont les termes « normal » et « pathologique » vont être appliqués. En suivant un exemple tiré de Freud (1926), Engel (1961) fournit une analogie de grande valeur. La perte d'une personne aimée, d'après lui, est aussi traumatique psychologiquement que le fait d'être sévèrement blessé ou brûlé peut l'être physiologiquement. Faisant appel à des principes homéostatiques, il poursuit : « L'expérience d'un chagrin sans complication représente une déviation manifeste et importante par rapport à l'état dynamique qui est considéré comme la représentation de la santé et du bien-être... Il comprend une souffrance et une atteinte à la capacité de fonctionner qui vont parfois durer des jours, des semaines, ou même des mois. » Les processus de deuil peuvent ainsi être assimilés aux processus de cicatrisation qui succèdent à une blessure ou une brûlure sévères. De tels processus de cicatrisation, nous le savons, prennent un cours qui peut, au bout d'un certain temps, mener à une restauration de la fonction complète ou presque ; ou bien ils peuvent au contraire prendre l'un des nombreux cours de fonctionnement qui ont pour aboutissement une altération de fonctionnement d'un degré plus ou moins grand. De même, les processus de deuil peuvent prendre un cours qui mène au bout d'un moment à une restauration plus ou moins complète du fonctionnement, à savoir au renouvellement de la capacité de créer et de maintenir des relations d'amour ; ou bien ils peuvent prendre un cours qui laisse cette fonction altérée. De la même manière que les termes « normal » et « pathologique » sont applicables aux différents cours pris par les processus physiologiques de cicatrisation, ils peuvent être appliqués aux différents cours pris par les processus de deuil. Néanmoins on doit reconnaître qu'en matière de santé et de pathologie, aucune frontière nette ne peut être dessinée et que ce qui apparaît comme une restauration du fonctionnement peut souvent masquer une sensibilité accrue à des traumatismes ultérieurs.

La façon qu'a Engel d'aborder ce problème est très productive. Une fois que l'endeuillé est considéré comme étant dans un état de déséquilibre biologique entraîné par le changement subit de l'environnement, les processus en cause et les conditions qui influent leurs cours peuvent être l'objet d'une étude systématique, de la même manière qu'ils l'ont été pour des blessures, des brûlures et des infections.

Pour pouvoir traiter des divers types de réactions normales et pathologiques qui succèdent à la perte, le cadre conceptuel tel qu'il a été défini jusqu'ici doit être étendu. Il n'est guère de domaine où cela soit aussi nécessaire qu'en ce qui concerne les concepts de défense.

CHAPITRE 4

Un abord de la défense par le biais du traitement de l'information[1]

Nous ne voyons que ce que nous connaissons.

(GŒTHE)

Une nouvelle approche

Aucune compréhension des réactions à la perte, qu'elles soient normales ou pathologiques, n'est possible sans constamment faire appel aux concepts de processus défensif, de croyance défensive et d'activité défensive dont je soutiens qu'il s'agit là des trois rubriques qui permettent le mieux de regrouper les différentes catégories de défense. Dans ce chapitre, une esquisse est donnée de la manière dont les phénomènes observés et les processus que nous postulons peuvent être compris dans le cadre conceptuel adopté. Bien qu'ici et là des comparaisons soient faites entre la théorie présente et certains concepts de Freud de défense et de structure mentale, aucune tentative systématique de relier les deux modèles ne sera faite en raison du manque de place.

Les outils conceptuels auxquels j'ai fait appel nous ont été fournis par des chercheurs qui ont étudié le traitement humain de l'information. Ces outils nous permettent d'examiner les phénomènes défensifs d'un nouveau point de vue, de recueillir les données de manière plus systématique et de formuler des

1. *Information processing.*

hypothèses dans un langage qui est partagé par d'autres chercheurs s'occupant du comportement. Il s'agit là d'un grand avantage. Néanmoins, il reste manifestement un long chemin à parcourir avant que la théorie esquissée ne soit en mesure de rendre compte de la grande diversité des phénomènes défensifs que l'on rencontre en clinique. De ce fait, tant que l'on n'aura pas poursuivi davantage les travaux, on ne pourra avoir de certitude sur la valeur de cette nouvelle approche.

L'exclusion de l'information de la poursuite de son traitement[1]

Dans le premier volume de cette œuvre, à la fin du chapitre 6 et durant tout le chapitre 7, j'ai attiré l'attention sur des travaux récents de neurophysiologie et de psychologie cognitive qui mettent l'accent sur le contrôle central de l'influx sensoriel. Que l'influx provienne de l'environnement par l'intermédiaire d'extérocepteurs, ou de l'organisme lui-même par l'intermédiaire d'intérocepteurs, l'influx sensoriel va passer à travers plusieurs stades de sélection, d'interprétation et d'évaluation avant qu'il ne puisse avoir une influence sur le comportement, soit dans l'immédiat, soit ultérieurement. Ce traitement se produit par une succession d'étapes qui nécessitent toutes, sauf les toutes premières, que l'influx soit comparé à des informations correspondantes déjà stockées dans une mémoire de longue durée. Tout traitement de ce type est influencé par le contrôle central, et se fait à des vitesses extraordinaires ; tous, sauf les plus complexes, sont faits en dehors de toute prise de conscience.

En général l'influx intéressant est celui qui ayant été sélectionné, interprété et évalué, va se poursuivre, influençant l'humeur et le comportement et/ou être mis en réserve dans la mémoire de longue durée. Le fait qu'au cours de son traitement une grande partie de l'influx initial soit exclue, pour une raison ou une autre, reste méconnu. Or pour la compréhension d'états pathologiques, l'intérêt réside au contraire dans

1. « Traitement » = *processing*. *(N.d.T.)*

ce qui a été exclu, par quel moyen cela est exclu, et peut-être plus que toute autre chose, pourquoi cela doit être exclu.

Dans le cours habituel de la vie d'une personne, la plupart des informations qui lui parviennent sont exclues de la poursuite de leur traitement afin que ses capacités ne soient pas surchargées et que son attention ne soit pas constamment distraite. De ce fait, la plupart des exclusions sélectives sont donc à la fois nécessaires et adaptatives. Comme les autres processus physiologiques et psychologiques, cependant, dans certaines circonstances, l'exclusion sélective peut avoir des conséquences qui sont d'une valeur adaptative douteuse ou variable. Par exemple, dans certaines circonstances défavorables durant l'enfance, l'exclusion sélective de l'information peut être adaptative. Cependant quand durant l'adolescence ou la vie adulte, la situation se modifie, l'exclusion persistante des mêmes sortes d'informations peut devenir maladaptative. Les processus défensifs postulés par les psychanalystes appartiennent, d'après moi, à cette catégorie. Pour distinguer ces cas inhabituels d'exclusion sélective qui n'ont qu'une valeur adaptative temporaire, de la vaste majorité des cas adaptatifs, il est pratique de se référer à une « exclusion défensive ».

Le concept de base dans la théorie de défense proposée est celui de l'exclusion de la poursuite du traitement de certains types spécifiques d'information pendant des périodes relativement longues, ou même de manière permanente. Une partie de cette information est déjà emmagasinée dans la mémoire de longue durée, auquel cas l'exclusion défensive a comme résultat un certain degré d'amnésie. D'autres informations arrivent par l'intermédiaire des organes sensoriels, et dans ce cas l'exclusion défensive a comme résultat un certain degré de blocage perceptuel. Comme cela sera précisé plus loin, les différents autres phénomènes décrits par les cliniciens comme défensifs, notamment certains types de croyances, et certains modèles *(patterns)* d'activité ou d'inactivité liés aux sentiments associés, peuvent être compris dans ce cadre comme étant dus à l'exclusion de certaines informations significatives. De même, les thérapies analytiques peuvent être comprises comme des procédés dont le but est de permettre à une personne d'accepter de traiter des informations qu'elle a jusqu'à présent exclues, dans l'espoir que les conséquences en seront profondes.

Dans la présentation de cette théorie, notre attention se portera d'abord sur les questions fondamentales qui sont de savoir comment l'information, de quelque type que ce soit, peut d'abord être sélectionnée, puis ensuite exclue, de manière délibérée. Puis nous examinerons brièvement la nature des informations spécifiques susceptibles d'être sélectionnées en vue d'une exclusion défensive et prolongée. Ce n'est qu'ensuite que nous aborderons les deux questions suivantes : quelles sont les conditions qui amènent certaines informations à être exclues pour de longues périodes ? Et quels en sont les avantages et les inconvénients ? En procédant ainsi, nous passons des questions les moins controversées à celles qui le sont davantage.

En ce qui concerne les résultats tirés des travaux expérimentaux, il faut noter que jusqu'à présent, on a davantage appris sur l'exclusion sélective de l'information durant le traitement de l'influx sensoriel que sur l'exclusion sélective des informations déjà emmagasinées. Pour cette raison, notre attention se portera d'abord sur les études des perceptions subliminaires et de la défense perceptuelle *(perceptual defence)*. Du fait cependant qu'aucune perception n'est possible sans l'interprétation de l'influx sensoriel par comparaison avec l'information déjà emmagasinée, il est permis de supposer que les mécanismes employés pour empêcher que certaines informations ne soient récupérées là où elles ont été emmagasinées, ressemblent quelque peu aux mécanismes employés pour l'exclusion de la poursuite du traitement des informations d'importance similaire ou proche, arrivant par l'intermédiaire des organes sensoriels. Ceci admis, ce qui est connu de la perception subliminaire et de la défense perceptuelle peut être considéré comme un paradigme[1].

1. Dans ce qui suit, je dois beaucoup au travail de DIXON (*Subliminal perception*, 1971), au travail de NORMAN d'introduction au traitement de l'information chez l'homme (1976), et à un article de ERDELYI (1974) sur la défense perceptuelle et la vigilance.

Perception subliminaire et défenses perceptives

L'idée que des informations ayant une certaine signification pouvaient être sélectivement exclues de la perception se heurta à un scepticisme considérable quand elle fut proposée pour la première fois autour des années cinquante. Comment, demanda-t-on, une personne peut-elle sélectivement exclure un stimuli particulier, si elle n'a déjà perçu le stimuli qu'elle souhaite exclure. A première vue, ceci peut paraître un argument décisif, particulièrement si on admet que la perception est une sorte d'événement unitaire qui, ou bien se produit, ou bien ne se produit pas. Mais comme Erdelyi l'a souligné, cette objection perd toute sa force une fois que l'on a admis que la perception est un processus comprenant de multiples étapes. En effet durant le traitement de l'information au travers d'une série d'étapes, il serait possible à certaines informations d'être exclues avant qu'elles n'atteignent l'étape finale associée à l'idée de la prise de conscience. On possède maintenant d'abondantes preuves que ceci peut se produire.

Après plusieurs décennies de controverses, et avec des techniques d'expérimentation de qualité progressivement croissante, une théorie de la perception comprenant plusieurs étapes est maintenant largement acceptée. On peut résumer quelques-unes de ses caractéristiques intéressantes à considérer dans le cadre d'une théorie de la défense.

La reconnaissance d'un modèle comme cela se produit au cours de la perception, procède dans deux directions simultanées. D'un côté, l'arrivée d'un stimuli sensoriel déclenche une série automatique d'analyses qui commencent au niveau des organes sensoriels et se poursuivent en direction des centres tout au long des étapes du traitement de l'information. D'un autre côté et simultanément, la situation dans laquelle les événements sensoriels se produisent déclenche une expectative basée sur l'expérience passée et sur des connaissances générales. Cette expectative entraîne un traitement de l'information lié à des conceptualisations, au cours duquel des conjectures ont lieu sur le sens probable des informations entrantes *(input)*. Lorsque les deux formes de traitement de l'information se rencontrent, les conjectures sont confrontées avec les données et le travail s'achève.

En procédant dans deux directions simultanément, le processus de reconnaissance est considérablement accéléré. Pourtant en se fondant à ce point sur des expectatives liées à des connaissances et à des expériences passées, la possibilité d'erreur est énormément accrue. Par exemple, parce que cela ne fait pas partie des connaissances, un trois de carreau noir vu brièvement est habituellement méconnu et pris pour un trois de pique. Des découvertes de ce type éclairent différents aspects typiques des réactions à la perte.

Un deuxième aspect de la théorie moderne de la perception, c'est que les influx sensoriels peuvent être traités sans prise de conscience par la personne jusqu'à un niveau suffisant pour qu'une grande partie de sa signification puisse être comprise. Après quoi, ils vont influer ses comportements consécutifs, y compris ses réactions verbales sans qu'elle s'en rende compte. Des expériences utilisant la technique de l'écoute double simultanée *(dichotic)* illustrent ces points.

Dans ce type d'expériences, deux messages différents sont transmis à une personne, un message étant reçu par une oreille, et un message différent par l'autre. On demande alors à la personne de prêter attention à l'un de ces messages seulement, par exemple celui reçu par l'oreille droite. Pour vérifier que la personne prête une attention ininterrompue, on lui demande de « suivre » ce message en le répétant mot à mot, comme elle l'entend. Maintenir les deux messages distincts s'avère relativement facile, particulièrement lorsqu'ils sont dits par deux voix différentes. A la fin de la séance, le sujet ignore généralement tout à fait quel est le contenu du message négligé. Il y a cependant certaines exceptions. Par exemple si son nom ou un mot ayant une signification personnelle se produit dans le message négligé, un traitement relativement avancé du message négligé doit se produire.

Les résultats de deux expériences qui utilisent cette technique illustrent la manière dont les informations qui proviennent du message négligé peuvent influencer la pensée, ou des réactions automatiques, bien que le message n'ait jamais atteint le niveau de la conscience[1].

Dans l'une des expériences, on demande à des sujets de prêter attention et de suivre des messages ambigus dont le suivant est un exemple :

« Ils jetèrent des pierres sur la rive ce matin. »

Simultanément avec ce message, soit le mot « rivière » était présenté à l'oreille négligée, soit le mot « monnaie ». Par la suite, on soumettait les sujets à un test de reconnaissance du sens de la phrase dans lequel on leur demandait de choisir entre les deux phrases suivantes :

a / « Ils jetèrent des pierres sur le bord de la rivière ce matin » ;

b / « Ils jetèrent des pierres en direction de la Caisse d'Epargne ce matin »[2].

Les sujets à qui l'on avait fait entendre le mot « rivière » à l'oreille négligée avaient tendance à choisir la première de ces phrases tandis que les sujets à qui le mot « monnaie » avait été introduit dans l'oreille négligée tendaient à choisir la deuxième de ces phrases. Aucun des sujets ne se souvenait du mot émis dans l'oreille négligée, et ignorait également que sa capacité de juger du sens des phrases entendues avait pu être influencée de quelque manière que ce soit.

Manifestement, pour que le mot soumis à l'oreille négligée ait cet effet, il fallait qu'il soit soumis à un traitement de l'information suffisant pour que son sens puisse être reconnu. Une conclusion similaire se dégage d'une autre expérience qui utilise également cette technique de l'écoute double simultanée.

Avant l'expérience elle-même les sujets subissaient quelques séances d'entraînement durant lesquelles ils étaient soumis à un choc électrique quand l'une ou l'autre d'une série de mots choisis leur était donnée. De ce fait, les sujets devinrent condi-

1. Les descriptions données ici sont tirées de celles de Norman (1976, p. 31-32).

2. Le mot « rive » est la traduction du mot *bank* qui signifie également « banque ». *(N.d.T.)*

tionnés à la combinaison mot-choc de sorte que chaque fois que l'un des mots choisis était entendu, il lui était répondu par une modification dans le GSR (une mesure de la sudation). Durant l'expérience proprement dite, on demandait aux sujets de prêter attention et de suivre le message d'une oreille, tandis qu'une liste de mots était soumise à l'autre oreille, celle qui était négligée. Les mots de cette liste étaient de trois types : des mots neutres, quelques-uns des mots dont on avait entraîné le conditionnement au choc et enfin des synonymes ou des homonymes de ces mots. Bien qu'on n'ait donné aucun choc durant l'expérience elle-même, il y eut une élévation appréciable dans les GSR chaque fois qu'un mot qui avait subi un conditionnement était soumis à l'oreille négligée. D'un intérêt encore plus grand est le fait qu'il y eut une élévation substantielle, bien que moindre, lorsque les homonymes et les synonymes étaient présentés. Ici encore, les résultats montrent que chaque mot présenté à l'oreille négligée avait dû subir un traitement considérable et avoir son sens bien établi.

A partir de ces découvertes, il est facile de comprendre que le jugement d'une personne et ses réponses réflexes peuvent être influencés par un traitement cognitif en dehors de toute prise de conscience, comme peut l'être son humeur. Une fois que ceci a été admis, on dispose d'un mécanisme permettant de comprendre des modifications d'humeur qui seraient autrement inexplicables.

A partir de ces résultats, les psychologues cognitifs suggèrent qu'un mécanisme d'analyse existe effectuant une série de tests, sans prise de conscience, sur tous les messages entrants. Du fait de ces tests, l'information peut subir l'un ou l'autre des différents destins suivants :

— elle peut être exclue sans laisser de traces ;
— elle peut être retenue suffisamment longtemps en dehors d'une connaissance consciente dans une zone-tampon temporaire, pour qu'elle puisse influencer le jugement, les réponses réflexes, et je pense aussi, l'humeur ;
— elle peut atteindre l'étape de traitement avancée liée à la prise de conscience et, ce faisant, influencer les plus hauts niveaux de prise de décision et également devenir candidate au stockage de longue durée.

Les critères servant au travers de la série de tests, à évaluer les informations en vue de leur affectation, sont manifestement nombreux, et vont du large et simple, au spécifique et complexe. De plus, une bonne partie de ces critères, et même peut-être tous, peuvent être modifiés par un contrôle central. Certaines de ces modifications, nous le savons bien, sont le résultat d'un contrôle conscient et volontaire, comme par exemple quand après avoir reçu une nouvelle instruction, l'attention est déplacée d'une oreille à l'autre ou d'une voix à une autre. D'autres modifications, nous le savons également, surviennent involontairement et sans prise de conscience, comme par exemple quand l'attention d'une personne se déplace vers une autre voix lorsqu'elle entend son nom mentionné par elle.

Une fois que la possibilité d'une perception subliminaire a été acceptée, les objections théoriques à l'idée d'une défense perceptuelle, et à sa contrepartie la vigilance perceptuelle, disparaissent. Car ce que montrent les résultats tirés des centaines d'expériences entreprises dans ce champ de recherche, c'est que non seulement le traitement sans prise de conscience de l'information sensorielle en vue de la recherche de sa signification influence le jugement et les réactions végétatives, mais également l'écoulement proprement dit de ces informations. L'écoulement peut être réduit, comme dans la défense perceptuelle, ou il peut être renforcé comme dans la vigilance perceptuelle. Des exemples seront trouvés dans le travail de Dixon (1971) où il a examiné attentivement toutes les données.

De nombreuses expériences ont été faites utilisant un tachistoscope qui permet de projeter des mots ou des images, soit à des vitesses variables, soit à des niveaux de luminosité variables. Puisque ces vitesses ou ces niveaux de luminosité incluent ceux qui sont soit trop rapides, soit trop réduits pour qu'une perception soit possible, la technique habituelle est de commencer en montrant un mot ou une image à une vitesse ou à un niveau de luminosité qu'on sait ne pas pouvoir être perçu, puis de réduire graduellement la vitesse ou accroître la luminosité jusqu'à ce que la personne devienne capable de reconnaître le stimuli. Un des résultats largement démontré à partir d'expériences qui utilisent cette technique est que lorsque des images ou des mots pouvant éveiller de l'émotion ou provoquer de l'angoisse sont présentés, le temps qui s'écoule avant qu'ils puissent être correctement reconnus est significativement différent de celui qui s'écoule pour la reconnaissance de mots ou d'images de caractère neutre. Pour démontrer que ces résultats sont dus à des modifications dans les cheminements sensoriels et non pas dans les cheminements des réactions, bien d'autres expériences ont été conduites. Dans certaines d'entre elles, une modification significative de la sensibilité pour l'influx sensoriel qui est en train d'être reçu à travers une des modalités sensorielles, par exemple la vue, se trouve survenir quand le stimuli qui est transmis à travers une autre modalité, par exemple l'audition, passe d'un type susceptible de susciter une émotion à un type neutre, ou bien *vice versa*.

Le sens dans lequel une modification de ce type se produit varie suivant les individus. Chez certains, la sensibilité à des mots qui suscitent de l'émotion s'est trouvée généralement accrue, alors que chez d'autres elle est habituellement diminuée.

Dans les expériences décrites jusqu'ici, les modifications produites dans l'influx sensoriel le sont uniquement par des moyens involontaires. Dans certaines autres expériences cependant, il a été noté que les sujets peuvent également régler l'influx au moyen d'un mouvement oculaire ou d'une immobilisation des yeux. Ce faisant, les sujets emploient leur musculature volontaire bien que n'étant pas conscients de le faire, et dans toutes ces expériences, sans être conscients de la nature des stimuli qui leur sont présentés. En utilisant ainsi à la fois des effecteurs volontaires et involontaires, note Dixon, les systèmes qui règlent l'influx sensoriel ressemblent aux systèmes qui maintiennent la température corporelle, un réglage qui peut être obtenu soit par des moyens involontaires, par exemple en réduisant la circulation périphérique au moyen d'une constriction capillaire, soit par des moyens volontaires, par exemple en mettant des vêtements supplémentaires.

Mécanismes physiologiques

Il n'est pas sans conséquences pour le statut scientifique des théories de la perception subliminaire et de la défense perceptuelle proposées par les psychologues cognitifs, que ces théories soient pleinement compatibles avec les théories du traitement de l'information sensorielle proposées par les neurophysiologues. Il existe de fait de nombreux mécanismes physiologiques qui pourraient en principe jouer le rôle requis.

Une possibilité décrite par Horn (1965, 1976) et en faveur de laquelle les données s'accumulent, est que des diminutions temporaires peuvent se produire dans la capacité de réaction des neurones dans les voies sensorielles. Il semblerait que cela se fasse par l'intermédiaire de réductions du niveau des entrées *(input)* amorçantes spéciales que ces neurones requièrent. Une autre possibilité, différente bien que pleinement compatible avec la première, est décrite par Dixon (1971)[1] dont la revue de la littérature neurophysiologique a été dirigée par le Dr R. B. Livingston. Que les défenses perceptuelles et la vigilance perceptuelle soient médiatisées par des mécanismes de cette sorte ou par d'autres n'est pas d'une grande importance pour nous. Ce qui nous importe, c'est que nous avons de bonnes bases expérimentales pour penser, comme tous les cliniciens, que l'influx sensoriel peut subir un traitement sans prise de conscience, et qu'en fonction de la signification qui lui est attribuée, la poursuite des influx peut être soit accrue, soit réduite. Ceci dit, il convient maintenant d'examiner s'il n'existe pas d'autres étapes de traitement de l'information sans prise de conscience, au niveau desquelles il serait possible que des processus analogues d'exclusion défensive puissent opérer.

1. Les données suggèrent que la perception consciente exige que des influx de deux types différents, chacun d'une intensité convenable, soient reçus au niveau d'un centre supérieur. Un des types porte des informations spécifiques et chemine par l'intermédiaire du système afférent classique. L'autre type porte des stimulations non spécifiques et chemine par l'intermédiaire du système réticulaire activateur. Du fait que la vitesse de conduction à travers le système classique est plus rapide qu'elle ne l'est dans le système réticulaire, il y a suffisamment de temps pour que tout à la fois *(a)* l'influx sensoriel à travers le système classique soit l'objet d'un traitement pour sa signification sans prise de conscience et également *(b)* qu'un message qui dépende de cette signification soit adressé au système réticulaire, avant que ne puisse être déterminée l'intensité de la stimulation non spécifique qui doit être transmise à partir du système réticulaire. De cette manière, il serait possible de régler l'intensité de la stimulation non spécifique transmise plus loin de sorte qu'elle soit, ou bien au-dessus du niveau requis pour qu'une perception consciente se fasse, ou au-dessous d'elle, en fonction de la signification qui a été attribuée à l'influx durant son évaluation préliminaire sans prise de conscience.

Etapes au niveau desquelles les processus d'exclusion défensive peuvent opérer

Dans une tentative de clarification des processus sous-tendant la défense et la vigilance perceptuelles, Erdelyi (1974) a proposé un schéma de l'écoulement *(flow)* que je trouve séduisant et qui est compatible, du moins en principe, avec les idées proposées par Norman (1976), MacKay (1972), Mandler (1975) et Hilgard (1974), les travaux dont je me suis également inspiré. Parmi leurs divers mérites, les propositions faites par Erdelyi permettent de comprendre le rôle de cette infime, mais si importante, partie du traitement de l'information qui se produit à l'intérieur de la conscience.

On peut imaginer l'appareil mental comme étant constitué d'un grand nombre de systèmes de contrôles complexes, organisés d'une manière vaguement hiérarchique, reliés entre eux par un énorme réseau de communications à double sens. Au sommet de cette hiérarchie, nous supposons qu'il existe un ou plusieurs évaluateurs et contrôleurs principaux, en liaison étroite avec une mémoire de longue durée comprenant un très grand nombre d'échelles d'évaluation *(appraisal)* qui sont disposées suivant un ordre de priorité quelconque. Je désignerai sous le terme de Système principal, ce système ou fédération de systèmes, laissant ainsi ouverte la question de savoir si on peut mieux le comprendre au singulier ou au pluriel.

Du côté de l'influx, la tâche de ce Système principal est de sonder tout le matériel brut au fur et à mesure qu'il devient disponible (pendant des fractions de secondes, ou au plus une seconde ou deux, en « enregistrement sensoriel »)[1], d'entreprendre une analyse et une évaluation préliminaires en fonc-

1. On estime que les informations perçues par l'intermédiaire des organes sensoriels sont retenues initialement dans un certain nombre de lieux de stockage brefs, chacun relié à une voie sensorielle unique, capable de distribuer une grande quantité d'informations qui n'ont été que peu traitées. Les lieux qui reçoivent les données visuelles ou auditives ont été dénommés par Maisser (1967) respectivement *iconic* et *echoic*.

tion du savoir accumulé, et d'échelles pertinentes, puis d'adresser des ordres à un « encodeur » qui prend en considération ce qui doit être sélectionné en vue de la poursuite d'un traitement, et ce qui doit être rejeté. Non seulement tous ces sondages et triages préliminaires se produisent en dehors de toute prise de conscience, mais l'information rejetée à cette étape va vraisemblablement être perdue de manière définitive (bien que comme le montre l'étude expérimentale de l'hypnose, que nous verrons plus loin, ceci peut ne pas toujours être vrai). C'est à cette étape que l'on suppose que se produisent la défense ou la vigilance perceptuelles.

Les raisons de ce sondage préliminaire d'après Erdelyi sont que les voies engagées dans le traitement plus avancé n'ont qu'une capacité limitée, et sont de ce fait incapables de faire face à plus qu'une petite fraction de l'influx. Les lieux « d'embouteillage » principaux semblent être les étapes d'encodage, d'abord pour le stockage de courte durée, et ensuite pour le stockage de longue durée.

L'information sélectionnée après un triage préliminaire en vue d'un traitement poursuivi, qui a déjà été encodée pour un stockage de courte durée, est alors sous une forme qui a tendance à donner lieu à une perception consciente d'objets, dans un continuum d'espace-temps. Ainsi, comme le dit Erdelyi, la perception est « le terminus conscient d'une séquence de processus préalables non conscients » et se produit probablement dans la région du stockage de courte durée. « Tandis que l'étendue de la conscience, ou de la perception consciente est faible, l'étendue du traitement et de l'analyse perceptuelles est probablement vaste. »

Après l'étape du stockage de courte durée et du traitement conscient, une partie de l'information est sélectionnée en vue d'en encodage poursuivi et d'un éventuel stockage dans la mémoire de longue durée ; toute autre information, ayant déjà servi son but, est rejetée.

L'état de conscience (consciousness)

Durant la dernière décennie, les psychologues expérimentalistes ont prêté beaucoup d'attention au concept d'état de conscience qui est maintenant accepté comme étant scientifiquement « respectable, utile et nécessaire », pour citer Mandler (1975)[1].

L'état de conscience peut être considéré comme l'état des structures mentales qui facilite énormément la survenue de certains types distinctifs de traitement *(processing)*. Parmi ceux-ci, on peut citer les suivants :

a / la mise en ordre, la catégorisation et l'encodage de l'information (qui est déjà dans un état avancé de traitement) de façon renouvelée et plus poussée avant tout stockage ;

b / la récupération d'informations provenant du stockage de longue durée, en formulant des adresses simples, de façon à les extraire des structures de mémoires complexes ;

c / la juxtaposition d'informations de types variables, par exemple des modèles, des plans et des influx sensoriels représentationnels, dérivés de sources diverses ; ceci rend possible la pensée réflexive ;

d / découlant de *c* /, l'établissement de plans à long terme, en préparant un éventail de plans et de sous-plans alternatifs, puis leur évaluation, rendant ainsi possibles des décisions de haut niveau ;

e / l'inspection de certains systèmes d'action trop bien appris et automatisés, en même temps que les modèles de représentation qui leur sont liés et qui peuvent s'avérer mal adaptés. Du fait d'une telle inspection, des systèmes et des modèles qui ont longtemps été ignorés, deviennent disponibles pour une réévaluation à la lumière des nouvelles informations, et, si cela est nécessaire, il est alors possible d'essayer de les réorganiser, ou éventuellement de les remplacer.

Inspection, réévaluation et modification des systèmes automatisés

La pertinence et la valeur de cette cinquième et dernière fonction du traitement conscient pour la pratique de la psychothérapie sera immédiatement évidente ; elle permet

1. Tous les chercheurs reconnaissent combien il est difficile de relier le monde phénoménal de la conscience aux concepts du traitement de l'information. Shallice (1972) soutient que ce problème ressemble à celui de la mise en relation de deux champs voisins de la science.

en effet à certaines structures (ou programmes) fondamentaux de la personnalité, d'être réévalués et, si nécessaire, dans une certaine mesure, d'être modifiés. Examinons deux structures fondamentales de ce type *(a)* celle qui médiatise le comportement d'attachement et *(b)* celle qui applique toutes les règles permettant l'évaluation de l'action, de la pensée et des sentiments dont l'ensemble est ce que l'on considère habituellement comme constituant le Surmoi. On suppose que deux programmes sont stockés dans la mémoire de longue durée, prêts à être mis en œuvre pour participer dans le traitement et l'organisation de l'action qui semble requise en fonction des indications données par les influx provenant d'extéro et d'intérocepteurs.

Les Modèles de Représentation *(representational models)* de ses figures d'attachement qu'une personne s'est construite, ainsi que la forme sous laquelle son comportement d'attachement s'organise, sont considérés dans ce travail comme étant le résultat d'expériences d'apprentissages qui commencent durant la première année de vie et sont répétés presque journellement durant toute l'enfance et l'adolescence. Par analogie avec une compétence technique qui aurait été acquise de manière semblable, on estime que les composants, tant cognitifs que d'action de l'attachement, sont devenus si bien engrammés (en termes techniques : trop bien appris *(overlearned)*) qu'ils en viennent à fonctionner automatiquement et en dehors de toute prise de conscience. De même, les règles qui permettent l'évaluation de l'action, de la pensée et des sentiments *(feeling)* et de l'ordre de priorité qui doit être attribué à chacun d'entre eux, et qui sont liées au concept de Surmoi, sont également considérées comme étant devenues trop bien apprises *(overlearned)* dans le cours de l'enfance et de l'adolescence. Le résultat en est qu'ils vont également être mis en œuvre automatiquement et en dehors de toute prise de conscience.

Manifestement, cet aménagement possède à la fois des avantages et des inconvénients. D'un côté, il permet d'économiser les efforts et en particulier de ne pas exercer d'exigence à l'égard des voies à capacité limitées qui doivent transmettre les informations dont le traitement sera poursuivi. D'un autre côté, l'inconvénient est qu'une fois que la connaissance et l'action ont été automatisées, elles cessent d'être aisément accessibles en vue d'un traitement conscient et, de ce fait, deviennent difficiles à modifier. L'état psychologique peut dès lors être assimilé à celui d'un ordinateur qui, une fois programmé, produit ses résultats automatiquement chaque fois qu'il est activé. A condition que le programme soit celui requis, tout va bien. Mais qu'une erreur s'insinue et sa correction non seulement demandera une très grande attention mais pourrait s'avérer problématique et nécessiter beaucoup de temps.

Si les modèles et programmes de représentation sont bien adaptés, y faire appel de manière automatique et sans prise de conscience constitue un grand avantage. Quand ils ne sont pas bien adaptés, pour quelque raison que ce soit, les inconvénients de cet arrangement deviennent graves. Comme le savent bien les personnes qui ont un défaut de style dans une activité physique, revoir les composants cognitifs et d'action d'un système qui a longtemps été automatisé et le changer est à la fois ardu et souvent frustrant ; de plus, il n'est pas toujours possible d'y arriver, d'où certaines difficultés rencontrées au cours des psychothérapies.

Ceci cependant ne constitue ni le seul problème, ni le plus important. La tâche de modifier un programme d'action et/ou d'évaluation trop bien appris est considérablement exacerbée quand des règles depuis longtemps établies par le système d'évaluation interdisent sa réévaluation. Un exemple très voisin de ce qui va suivre est constitué par l'incapacité dans laquelle se trouve une personne de revoir le, ou les modèles de représentation qu'il s'est construit, de sa, ou ses, figures d'attachement parce que le faire transgresserait une règle apprise depuis longtemps : qu'il est contraire au désir de l'un de ses parents, ou des deux, qu'il les étudie objectivement ou qu'il étudie objectivement leur comportement à son égard. Un état psychologique de ce type où une interdiction de réexaminer des systèmes de modèles et des systèmes d'action est en œuvre en dehors de toute prise de conscience est fréquemment rencontré au cours des psychothérapies. Il indique l'existence d'une autre étape de traitement où l'exclusion défensive peut aussi avoir lieu, différente de l'étape au niveau de laquelle la défense perceptuelle se produit.

Le traitement de l'information sous hypnose

Des preuves supplémentaires de la part jouée par le traitement de l'information en dehors de toute prise de conscience, et du pouvoir de l'exclusion sélective à le maintenir ainsi, sont tirées d'études sur l'hypnose.

Après un programme d'expérimentation très prolongé, Hilgard (1973) conclut que durant l'hypnose, à la suite des suggestions de l'hypnotiseur, ce qu'il appelle le Moi Exécutif, et que j'appellerai Système principal A assigne un contrôle à un Système subordonné que j'appellerai Système principal B. Après la transmission du contrôle par le Système A, les ordres de l'hypnotiseur sont reçus et traités, et conduisent à une action par le Système B sans que le Système A soit conscient de ce qui est traité. De plus, ces ordres sont continuellement examinés par un système d'évaluation, toujours à l'insu du système A. Ceci devient manifeste lorsque le Système B reçoit un ordre dont l'exécution serait contraire à l'éthique et refuse de s'y soumettre. Aux critiques qui prétendent que le Moi exécutif fait seulement semblant d'ignorer quels ordres sont en train d'être reçus, Hilgard rétorque avec justesse en insistant sur la surprise authentique exprimée par les sujets lorsque dans un deuxième temps ils voient ou entendent des enregistrements de leurs séances.

Une bonne partie des expériences d'Hilgard sont centrées sur l'analgésie hypnotique. Une douleur est produite en plaçant la main et l'avant-bras du sujet dans de l'eau courante glacée pendant quarante-cinq secondes. Habituellement ceci amène le sujet à manifester des signes de désagrément, par exemple des grimaces et une instabilité, et à exprimer qu'il ressent une grande douleur et de la détresse. De plus des modifications sont notées dans son rythme cardiaque, sa tension artérielle et d'autres mesures physiologiques dont la plupart sont également perçues par le sujet. Quand la suggestion est faite sous hypnose que sa main sera insensible à la douleur de l'eau courante glacée, cette situation ne produit plus aucun signe visible de désagrément, tandis que le Système B ne rapporte pas ressentir de douleur ni se rendre compte de modifications d'ordre végétatif[1]. Cependant, les modifications se produisent comme chez le sujet qui n'a pas été hypnotisé.

A partir de ces résultats, Hilgard conclut que dans l'état d'hypnose, le Système B est capable d'exclure de manière sélective des influx sensoriels à partir de deux types d'intérocepteurs, ceux de la douleur et ceux qui informent sur l'activité du système nerveux végétatif. Le mécanisme qu'il propose apparaît ainsi comme la contrepartie du mécanisme responsable de la défense perceptuelle qui exclut des influx venant des extérocepteurs.

Il est intéressant de savoir comment les sujets eux-mêmes ont ressenti la séance, ce qui est possible si on leur donne comme instruction avant la fin de la séance de rapporter ce qu'ils ont ressenti. Certains rapportent s'être concentrés sur l'idée que leur bras était engourdi. D'autres utiliseront ce qu'Hilgard désigne comme étant une « technique dissociative », dans laquelle, par exemple, le sujet pourra se concentrer sur la séparation entre son bras et sa tête, ou bien s'imaginer être à la campagne où tout est calme.

Discutant des résultats, Hilgard (1974) note que certains sont compatibles avec la théorie de Freud du refoulement, mais pas avec la théorie de dissociation de Janet, d'autres par contre sont plus compatibles avec la théorie de dissociation

1. Casey (1973) a étudié les mécanismes neuroniques qui médiatisent la prise de conscience de la douleur et les moyens par lesquels cette prise de conscience peut être supprimée, comme elle l'est dans des conditions de grande excitation, par exemple au cours d'une bataille ou d'un sport très intensif et sous hypnose. Comme c'est le cas pour les perceptions visuelles et auditives, il existe également des données qui tendent vers l'idée que la connaissance consciente de la douleur requiert que des influx médiatisés par deux systèmes différents soient reçus au niveau d'un centre supérieur. L'un d'entre eux est un système d'action rapide qui fournit des informations se rapportant à la localisation d'une perturbation, l'autre, qui agit plus lentement, se préoccupe des composantes d'aversion et d'émotion. Des données suggèrent que, comme c'est le cas dans la perception auditive, un mécanisme pourrait exister par lequel l'excitation neuronique dans le système d'action plus lent pourrait être empêchée d'atteindre le centre supérieur, de sorte que les composantes d'aversion et d'émotion soient exclues, et aucune douleur ne serait ressentie. Malgré tout, existerait néanmoins une perception vague de l'existence quelque part dans le corps d'une anomalie. Un autre moyen de suppression physiologique de la douleur a été suggéré par la découverte de substances sécrétées par l'hypophyse et le cerveau (les endorphines et les enképhalines) qui ont une action analgésique comparable à celle des opiacées (Jeffcoate et autres, 1978).

qu'avec la théorie psychanalytique. Ainsi les résultats d'Hilgard montrent que l'exclusion de l'information normalement acceptée est un processus actif demandant un effort, ce qui est un point central de la théorie de Freud mais est absent de la théorie dissociative. D'un autre côté, les résultats montrent que les processus dissociatifs séparent des systèmes organisés, l'un de l'autre, comme l'affirment Janet et d'autres partisans des théories dissociatives, contrairement à l'idée de Freud d'un Ça inorganisé et chaotique. Parce que la position qu'Hilgard adopte ressemble à la théorie dissociative mais en diffère par certains aspects critiques, il se décrit comme « néo-dissociatif ».

D'autres renseignements sur le déroulement de l'état hypnotique peuvent être obtenus de ces quelques rares sujets qui sont capables, alors qu'ils sont sous hypnose, de permettre à un autre système de communiquer au moyen de l'écriture automatique ou de la parole automatique[1]. Hilgard désigne ce troisième système sous le nom « d'observateur caché » ; je l'appellerai Système C.

Quand ces sujets prenaient part à une expérience dans laquelle l'analgésie hypnotique était induite de sorte que le Système B ignorait l'existence de douleurs ou de modifications végétatives, le Système C rapportait par contre avoir connaissance de l'un comme de l'autre (bien que la douleur puisse être d'une intensité un peu inférieure à celle de l'état normal, non hypnotique) (Knox et coll., 1974). Ici encore, il est d'un grand intérêt de savoir comment le sujet lui-même a ressenti la séance.

Le récit qui suit a été donné par une personne qui avait pris part à une séance au cours de laquelle le Système C avait signalé au moyen de la parole automatique, chaque fois que le sujet avait senti la main de l'expérimentateur sur son épaule

1. Hilgard (1974) décrit la méthode pour induire l'écriture automatique : tandis que la main et l'avant-bras gauches sont maintenus dans de l'eau glacée la main droite est placée dans une boîte prévue pour l'écriture automatique, ou qui permette de rendre compte de la douleur sur une échelle numérique par l'intermédiaire d'un système de touches. Il dit alors aux sujets hypnotisés que « la main nous dira ce que nous devons savoir, mais le sujet ne prêtera pas attention à cette main et ne saura pas ce qu'elle communique ni même qu'elle fait quelque chose ». La méthode pour la parole automatique est décrite en détail dans Knox et coll. (1974).

(suivant les instructions, le sujet désigne le Système C sous le nom « d'observateur caché »).

> Durant l'hypnose, je maintenais mon esprit et mon corps séparés et mon esprit se promenait dans différents endroits, ignorant la douleur dans mon bras. Quand on faisait appel à l'observateur caché, la partie hypnotisée devait se reculer pendant une minute et laisser la partie cachée dire la vérité. L'observateur caché se préoccupe principalement de la manière dont mon corps se sent. Il n'a pas l'idée de se promener, ce qui fait que c'est assez douloureux. Quand vous enleviez votre main de mon épaule, je revenais à la séparation et la douleur cessait, mais cette séparation était de plus en plus difficile à atteindre.

L'expérimentatrice notait qu'il était manifeste par les grimaces et les mouvements du sujet qu'il ressentait une douleur extrêmement intense chaque fois qu'elle posait sa main sur son épaule. Quand elle retirait sa main, son visage se détendait progressivement et le sujet paraissait à nouveau être à l'aise. Pourtant après la séance, il explique que pour effectuer la dissociation, il fallait un effort constant et qu'il trouvait cela très difficile à maintenir.

Un autre point souligné par Hilgard est que l'interruption de la communication entre les systèmes, qui se produit durant l'état hypnotique, est rarement complète. Souvent, l'un des systèmes accède à ce qui se passe dans un autre, même si le second ne sait pas ce qui se passe dans le premier. L'existence de barrières partiellement perméables ouvre une voie à la compréhension des phénomènes que les cliniciens désignent de manière paradoxale comme « des sentiments inconscients ».

En rapportant ces expériences, je reconnais que seule une petite partie des individus sont susceptibles d'être hypnotisés et une proportion encore moindre sont capables de l'écriture automatique. Sur la population d'étudiants testée par Hilgard, il n'y avait pas plus de 1 ou 2 % qui s'avéraient convenir). Pourtant les résultats faisaient clairement ressortir, au moins chez certaines personnes, que l'appareil mental permet non seulement à un système dominant d'exclure de manière sélective une grande partie des influx sensoriels qui normalement atteindraient la conscience, mais également que le traitement de cet influx exclu puisse atteindre un certain degré de conscience à l'intérieur d'un autre système, parallèle mais séparé du premier.

Le Soi ou les Soi (self or selves)

Les découvertes expérimentales de ce type, ajoutées à des découvertes comparables par des cliniciens, soulèvent la difficile question de comment on peut concevoir le Soi. Dans les expériences d'Hilgard, le Système principal A doit-il être considéré comme le Soi, et si c'est le cas, que devons-nous faire des Systèmes principaux B et C ? Ou devons-nous considérer tous les trois comme des Soi ? Dans le champ clinique, comment pouvons-nous le mieux conceptualiser ce que Winnicott appelle le faux self, et comment le mettre en contraste avec ce qu'il appelle un vrai self ?

En abordant ces problèmes, il est utile de commencer par la proposition d'Hilgard que ce qu'il appelle le Moi exécutif est le système qui, étant capable d'une perception de soi, devient capable également de concevoir le Soi en tant qu'agent ; de plus, ce système tout entier existe grâce à son accès constant à une réserve plus ou moins continuelle de souvenirs personnels. Les questions qui sont alors soulevées sont, premièrement de savoir si nous pouvons imaginer que plus d'un système devienne capable d'une perception de soi, et deuxièmement s'il existe des indices permettant de penser que la réserve de mémoire puisse être découpée en sections ; et si c'est le cas, s'il est possible d'imaginer que chez certains individus des barrières à la communication puissent s'ériger entre deux sections principales, ou même davantage.

A l'intérieur du cadre conceptuel présenté, aucune de ces propositions ne soulève de problème de principe.

MacKay (1972), discutant de comment on peut imaginer que se fait la régulation des conflits, suppose l'existence de systèmes d'évaluation et d'organisation où les systèmes les plus élevés peuvent être désignés comme des métasystèmes, des méta-méta-systèmes, et ainsi de suite, indéfiniment. Dans un système hiérarchisé de cette manière, il est habituel d'imaginer le fonctionnement comme s'élevant progressivement vers le haut à partir d'un éventail très large de systèmes inférieurs, pour aboutir à un système unique au sommet. Mais d'autres configurations sont possibles. Par exemple, il est possible d'imaginer deux systèmes ou même davantage au niveau du sommet, travaillant plus ou moins en collaboration l'un avec l'autre. Bien qu'un arrangement de cette sorte puisse être moins efficace qu'un autre où la chaîne de commandement est unifiée, il pourrait être plus flexible. Ce que je veux souligner, c'est simplement qu'un arrangement multiple de ce type est tout à fait de l'ordre du possible, et ne peut pas être exclu en raison d'un « à priori ». C'est pour cette raison que plus haut dans ce chapitre j'ai parlé de Système(s) principal(aux) laissant ouverte ainsi la question du singulier ou du pluriel.

La possibilité que le traitement de l'information puisse atteindre la phase de conscience à l'intérieur de plus d'un Système principal ne doit pas non plus être exclue pour des raisons d' « à priori », particulièrement du fait que nous ignorons encore tout à fait les conditions spéciales qui déterminent si le traitement a atteint ou non cette phase.

La seconde question soulevée précédemment concerne la possibilité que la mémoire personnelle puisse être découpée en sections, et que la communication entre les sections puisse être gênée ou bloquée. Ici encore il n'y a pas de difficultés « à priori », tandis que les données que nous possédons sont entièrement compatibles avec de telles notions.

Dans sa discussion sur la mémoire à long terme, Norman (1976) souligne qu'il existe plus d'une manière par laquelle l'information peut être encodée en vue de son stockage ; la même information peut être mise en code et stockée de plusieurs manières différentes, et on peut également y accéder par plusieurs routes différentes. Par exemple, une représentation mentale peut encoder des informations concernant le monde de manière analogique (qui reflète certaines qualités choisies du monde, comme dans une carte ou dans un modèle mécanique), ou bien elle peut encoder l'information sous une forme propositionnelle (qui comprend une série de commentaires abstraits ayant été interprétés, concernant des événements perceptifs, comme par exemple dans une description en prose). La conception du système cognitif humain, estime Norman, permet une flexibilité dans la manière de représenter l'information. Non seulement, il peut employer le système d'encodage qui convient le mieux à ses buts, mais il semble également capable de transformer une forme de représentation en une autre. Par exemple la représentation analogique apparaît bien convenir au stockage des programmes d'opération et d'action, tandis que la représentation propositionnelle paraît bien adaptée pour le stockage de la signification et de l'interprétation des événements. Un compromis où différentes formes de mises en code sont utilisées dans une combinaison qui représente différents aspects du monde, est probablement également disponible. L'information communiquée par des diagrammes, comme le souligne Norman, est souvent partiellement de forme analogique et partiellement propositionnelle.

Le stockage épisodique et sémantique

Norman attire aussi l'attention sur la distinction introduite par Tulving (1972)[1], entre le stockage d'informations en fonction de l'expérience personnelle (de manière autobiographique) et le stockage des informations suivant leur sens ou leur contribution au savoir personnel. Parce que je considère que cette distinction peut avoir des implications très significatives en psychopathologie, elle mérite d'être examinée plus profondément.

Dans le type épisodique de stockage, l'information est stockée de manière séquentielle en termes d'épisodes ou d'événements qui sont datés de manière temporelle, en fonction de la relation temporo-spatiale entre les événements. Elle conserve habituellement ses qualités perceptuelles et chaque détail a sa propre place distincte dans l'histoire de la vie d'une personne. « Ainsi une part intégrale de la représentation d'une expérience dont le souvenir a été conservé dans la mémoire épisodique, est sa référence à la connaissance de la personne

1. Dans un chapitre de revue critique, TULVING note que les travaux expérimentaux sur la mémoire se situent tout naturellement dans ces deux catégories, et conclut de ce fait que la distinction peut s'avérer avoir une valeur heuristique. Il compare les deux systèmes de mémoire par référence à la nature de l'information qui a été sélectionnée en vue d'un stockage, les réseaux à l'intérieur desquels elle est stockée, et les moyens par lesquels elle va être récupérée.

qui se souvient de son identité personnelle » (Tulving, p. 389). Un exemple en est le souvenir vivace d'une personne d'événements qui se sont produits durant une période de vacances donnée. Dans le type sémantique de stockage, par contre, l'information est inscrite comme une proposition générale concernant le monde issue soit des propres expériences d'une personne, soit de ce qu'elle a pu apprendre par d'autres personnes, soit d'un mélange des deux. Les entrées dans un système de mémoire sémantique, de ce fait, se font toujours en référence à une structure cognitive existante. Des exemples en sont les différentes idées qu'une personne pourrait avoir concernant les vacances en général, et comment des vacances données pourraient se comparer à d'autres.

Un corollaire à cette distinction entre stockage épisodique et sémantique, et qui aura vraisemblablement un très grand intérêt clinique, est que le stockage des images des parents et de soi-même sera presque certainement d'au moins deux types distincts. Tandis que les souvenirs de comportements qu'on a pu avoir et de mots qu'on a pu prononcer dans des moments particuliers seront stockés sur un mode épisodique, les généralisations concernant la mère, le père et soi, enchâssées dans ce que j'appelle un modèle de travail ou un modèle de représentation, seront stockées de manière sémantique sous une forme soit analogique, soit propositionnelle, soit combinée. Du fait même de ces différents types de stockage, un terrain fertile est en place pour la genèse des conflits. Car l'information stockée de manière sémantique n'est pas nécessairement conforme avec ce qui a été stocké sur un mode épisodique ; et il se pourrait que chez certains individus, l'information dans un lieu de stockage soit très différente de celle qui est dans un autre lieu de stockage.

J'attire l'attention sur les différents types de stockage, et sur les risques qui en découlent de conflits cognitifs et émotionnels, parce qu'au cours du travail thérapeutique, il n'est pas inhabituel de découvrir des incompatibilités grossières entre les généralisations qu'un patient fait concernant ses parents, et ce qu'impliquent certains épisodes dont il se souvient, sur la manière dont ils se sont effectivement comportés dans des occasions données. Quelques généralisations mentionnent en termes chaleureux et généreux les qualités admirables d'un parent, dont une partie ou la totalité va être remise gravement en question quand un patient se remémore ou évalue la manière dont il s'est effectivement comporté. A d'autres moments, c'est une situation inverse : la généralisation est tout à fait négative, tandis que ce qui est remémoré est évalué de manière beaucoup plus favorable. De même, il n'est pas inhabituel de découvrir des discordances importantes entre les évaluations d'ordre général qu'un patient fait de lui-même, et l'idée que nous nous faisons de comment il doit habituellement penser, sentir ou se comporter dans des circonstances diverses. Pour ces raisons, il est souvent très utile qu'on encourage un patient à se rappeler les événements tels qu'ils se sont produits avec autant de détails que possible, de façon qu'il puisse réévaluer avec tous les sentiments nécessaires, à la fois ce que ses propres désirs, sentiments et comportements ont pû être et ce que le comportement de ses parents a pu être. Ce faisant, il a la possibilité de corriger ou de modifier les images stockées sur un mode sémantique qui ne correspondent pas aux données historiques ou actuelles.

Une des raisons des discordances entre les informations d'un type de stockage et celles d'un autre type se situe très vraisemblablement dans la différence de source dont chacun tire la partie dominante de son information. Dans l'information entrant dans le stockage épisodique, la partie dominante semble vraisemblablement provenir de ce que la personne elle-même perçoit, et une partie accessoire seulement de ce qu'on a pu lui raconter de l'épisode. Dans le stockage sémantique, l'accent peut très bien être inversé : ce qu'on lui a dit domine par rapport à ce qu'il peut penser lui-même. Un exemple de la discordance très grande entre les informations situées dans le stockage épisodique, et celles dans le stockage sémantique, est celui de l'image que nous nous faisons de la terre sur laquelle nous vivons. Dans notre vie de tous les jours, la terre nous apparaît comme plate et nous n'y pensons pas autrement. Pourtant la plupart des Occidentaux, ayant au cours de leur éducation appris qu'elle était sphérique, prétendraient que l'image qu'ils se font de la terre est en effet sphérique. Dans ce cas précis, alors qu'existe un désaccord, aucun conflit émotionnel bien entendu n'est ressenti de nos jours. Dans le cas d'informations concernant les parents et le

Soi, par contre, il existe tant de conséquences d'ordre émotionnel que les discordances vont certainement produire un sentiment désagréable de malaise.

Nous allons revenir maintenant aux questions posées au début de cette section, à savoir comment dans le cadre proposé nous pouvons le mieux concevoir le Soi, et comment il est possible de concevoir qu'une personne puisse avoir plus d'un Soi. Nous pouvons supposer que chez la plupart des individus existe un Système principal qui est capable non seulement d'une réflexion sur soi-même, mais qui dispose d'un accès plus ou moins aisé à toutes les informations se trouvant dans un stockage à long terme quelle que soit leur source, ainsi que des informations concernant la manière dont elles ont été mises en code et dans quel type de stockage elles peuvent se trouver. Nous pouvons également supposer qu'il existe des individus chez qui les Systèmes principaux ne sont pas unifiés de sorte que, tandis qu'un système peut accéder facilement à des informations se trouvant dans un certain type de stockage, mais peu ou pas d'accès aux informations contenues dans un autre, les informations auxquelles un autre Système principal a, ou n'a pas accès peuvent à beaucoup d'égards être complémentaires. Les deux Systèmes seraient alors très différents, par rapport à la manière dont chacun a perçu, interprété et évalué les événements, ce qui est précisément ce que nous rencontrons parfois en clinique. Du moment que la communication entre les systèmes est restreinte, nous pouvons les considérer comme séparés.

Lorsque durant une thérapie un patient compare les images désaccordées qu'il a de ses deux parents et de lui-même, qui proviennent de stockages de types différents, je soupçonne que le plus souvent il va estimer que celles qui ont le plus de valeur et avec lesquelles il s'identifiera le plus nettement, sont celles qui proviennent d'un stockage de type épisodique. Si c'est le cas, le Soi qui accède le plus facilement à ces images serait celui qu'il ressentirait comme étant son vrai Soi.

Nous atteignons ainsi le point au-delà duquel il n'est pas utile pour le moment de poursuivre ces idées assez spéculatives. Par la suite dans des chapitres ultérieurs (par ex. 12, 13, 20 et 21), nous nous référerons à ces idées pour comprendre certaines des réactions non exceptionnelles à la perte.

Quelques conséquences de l'exclusion défensive

Chaque fois que l'information normalement acceptée en vue d'un traitement plus avancé en raison de son importance pour l'individu est l'objet d'une exclusion défensive pendant des périodes prolongées, il en résulte des conséquences très importantes. Parmi celles-ci, je pense que se situent la plupart et peut-être même la totalité des divers types de phénomènes qui ont été désignés à un moment ou un autre dans la littérature psychanalytique en tant que défense[1].

De toutes les conséquences possibles, deux sont surtout importantes, présentant elles-mêmes certaines conséquences éventuelles sur lesquelles je voudrais, au point où nous en sommes, attirer l'attention :

a / Un ou plusieurs systèmes comportementaux à l'intérieur d'une personne peuvent être désactivés de manière partielle ou complète. Quand ceci se produit, une ou plusieurs autres activités peuvent arriver à monopoliser le temps et l'attention d'une personne, agissant apparemment en tant que diversion.

b / Une, ou une série de réponses qu'une personne fait, peuvent être déconnectées cognitivement de la situation interpersonnelle qui les ont provoqués, avec pour résultat qu'elle ignorera pourquoi elle réagit comme elle le fait. Dans ce cas, plusieurs comportements sont possibles dont le résultat vraisemblable sera qu'elle détachera son attention de la personne ou de la chose qui pourrait être responsable de ses réactions :

— elle pourrait par erreur attribuer à quelqu'autre personne (ou situation) la responsabilité de ses réactions ;

1. Dans la liste très complète des défenses dressée par SPERLING (1958), on trouve les suivantes : affections somatiques, complexes symptomatiques ou de caractère, affects, états et processus physiologiques, états et processus psychologiques, aspects artistiques, et comportements à la fois de type social et antisocial. Je limiterai mon attention à ceux des phénomènes qui paraissent avoir une place centrale dans le cadre du concept, c'est-à-dire au processus défensif, au comportement défensif et à la croyance défensive. La position adoptée ici est en tous points conforme à celle de PETERFREUND (1971).

— elle pourrait détacher ses réactions de la personne qui a quelque part de responsabilité dans leur survenue, et les diriger vers quelqu'autre personne n'ayant joué aucun rôle, y compris elle-même ;
— elle pourrait tellement s'appesantir sur les détails de ses propres réactions et souffrances, qu'elle n'aurait pas le temps d'examiner en quoi consiste la situation interpersonnelle responsable de ses réactions.

La désactivation[1] *d'un système : le refoulement*

Un système de comportement devient actif seulement quand la combinaison nécessaire d'influx à partir d'extérocepteurs et/ou d'interocepteurs, et/ou de réserves mnésiques l'atteint. Si de tels influx étaient systématiquement exclus, tout le système serait immobilisé, de même que les pensées et les sentiments auxquels de tels influx donnent lieu ; il en resterait ainsi jusqu'à ce que l'influx nécessaire soit reçu. Traditionnellement on dit d'un système ainsi désactivé qu'il est l'objet d'un refoulement *(repressed)*. Ou, pour l'exprimer autrement, que les résultats du refoulement sont considérés comme étant dus au fait que certaines informations significatives pour l'individu sont systématiquement exclues de la poursuite de leur traitement. Comme le refoulement, l'exclusion défensive est considérée comme étant au cœur de la psychopathologie. C'est seulement à propos de leurs implications théoriques qu'il est nécessaire de faire une distinction entre les deux concepts.

L'exclusion d'informations significatives, avec pour résultat la désactivation d'un système comportemental, peut évidemment ne pas être complète. Quand c'est le cas, à certains moments des fragments de l'information exclue défensivement vont s'infiltrer, de sorte que certains fragments du comportement désactivé de manière défensive vont redevenir visibles ; ou bien encore, des sentiments ou d'autres produits du trai-

1. Alors que le terme « inactivation » serait grammaticalement correct, je préfère utiliser le mot « désactivation » comme le fait PETERFREUND (1971). L'avantage de ce dernier terme est qu'il fait la distinction entre cet état et celui d'un système comportemental qui se trouve à un moment donné être simplement inactif, mais qui reste accessible à tout influx potentiellement activateur.

tement de l'information en rapport avec le comportement, vont atteindre le niveau de la conscience, par exemple sous forme d'humeurs, de souvenirs, de rêveries diurnes ou de rêves nocturnes, et pourront alors être exprimés. Ces phénomènes psychologiques ont conduit dans la théorie psychanalytique traditionnelle à des concepts tels que la dynamique de l'inconscient ou le retour du refoulé.

L'importance de l'effet sur le fonctionnement de la personnalité de la désactivation d'un système de comportement manifestement va dépendre du statut de ce système à l'intérieur de la personnalité. Si ce système n'est que d'importance secondaire, l'absence du comportement dans le répertoire de la personne n'aura pas de grandes conséquences. Mais si par contre il s'agit d'un système de comportement, ou d'une série de systèmes de comportement, aussi central au fonctionnement de la personnalité que par exemple la série contrôlant le comportement d'attachement, les effets seront vraisemblablement beaucoup plus grands. En effet, certaines formes de comportements, de pensées et de sentiments vont cesser de se produire ou d'être ressentis, et d'autres formes de comportements, de pensées et de sentiments vont prendre leur place. Comme Peterfreund (1971) l'a souligné, dans un réseau de systèmes de contrôle, une modification importante dans l'une de ses parties aura des répercussions sur tout l'ensemble.

Le rôle de diversion de l'activité défensive. — Beaucoup de modèles de comportement, de pensée et de sentiment que les cliniciens estiment être de type défensif, peuvent être compris comme constituant des alternatives aux comportements, aux pensées et aux sentiments qui ont disparu à la suite d'une désactivation. Ce que l'on a généralement à l'esprit quand on les juge défensifs, c'est qu'ils donnent l'impression, d'un côté de se produire du fait d'une contrainte, en absorbant une proportion exagérée de l'attention, du temps et de l'énergie d'une personne, par exemple sous la forme du surmenage, et d'un autre côté d'être entrepris par elle en quelque sorte au détriment de son attention, de son temps et de son énergie pour autre chose. Ils apparaissent comme n'étant pas simplement des alternatives, mais comme jouant également un rôle de diversion ; et c'est probablement effectivement ce qu'ils font. Car, plus l'attention, le temps et l'énergie d'une personne sont complètement concentrés sur une activité et sur les informations qui la concernent, et plus l'exclusion de l'information concernant une autre activité sera complète.

L'expérience suggère qu'il n'y a aucune activité mentale ou physique qui ne puisse être entreprise en tant que diversion. Que ce soit le travail ou les distractions, de grande valeur ou non sur le plan social, du moment que l'activité absorbe complètement la personne, elle remplit les conditions requises d'un point de vue psychologique. Ceci signifie que les effets d'une activité défensive doivent être évalués en fonction de plusieurs critères distincts. Par exemple nous pouvons demander :

— quels sont ses effets bénéfiques ou autres sur la personnalité concernée ?
— quels sont ses effets bénéfiques ou autres sur les membres de la famille de la personne ?
— quels sont ses effets bénéfiques ou autres sur la communauté environnante ?

Les réponses à ces questions peuvent varier considérablement.

Déconnection cognitive d'une réaction par rapport à une situation

Nous avons tellement l'habitude de considérer nos pensées, nos sentiments et notre comportement comme reliés plus ou moins directement aux conditions où nous nous trouvons, qu'il peut nous paraître étrange que ce lien puisse parfois manquer, ou qu'un lien inexact soit établi. Pourtant dans le quotidien ceci se produit assez souvent. Un homme rentre de son travail et se met à disputer son fils. Par la suite, il se rendra compte ou non que son irritation a été provoquée à l'origine par des événements qui se sont produits à son travail et que le comportement de son fils n'avait que peu de rapport. Un autre homme se réveille inquiet et déprimé et pourra ne reconnaître qu'ultérieurement la situation qui le fait se sentir ainsi. Dans les deux exemples, un certain nombre d'informations pertinentes concernant son humeur et son comportement sont exclues d'un traitement conscient de l'information.

Quand l'exclusion est seulement partielle ou temporaire, peu de dommages en résultent. Quand cependant l'exclusion est systématique et persistante, des effets graves peuvent en résulter.

Je pense que la déconnection cognitive de la réaction à la situation interpersonnelle qui l'a suscitée joue un rôle énorme en psychopathologie. Parfois la déconnection est complète, auquel cas la réaction peut apparaître totalement inexplicable en termes psychologiques, et en conséquence sera attribuée à quelque chose de tout à fait différent, par exemple une indigestion ou la perturbation d'un métabolisme. A d'autres moments la déconnection est seulement partielle, la personne ignorant certains aspects de la situation, alors qu'elle est tout à fait au courant d'autres aspects de cette même situation. Dans de tels cas, c'est l'intensité et la persistance de la réaction qui posent problème.

Puisque dans les chapitres qui vont suivre, tout particulièrement 9 à 13 et 19 à 24, de nombreux exemples de réactions pathologiques à la perte sont attribués à la déconnection complète ou partielle d'une réaction par rapport à une situation, il n'est pas nécessaire d'en dire davantage pour le moment.

Erreur d'identification de la situation suscitant une réaction. — De même que des activités défensives peuvent servir en partie à assurer qu'aucune attention n'est accordée à l'influx en train d'être exclu de manière défensive, de même l'attribution d'une réaction à une situation insignifiante peut servir à détourner l'attention de la situation qui en est réellement responsable. Plusieurs exemples de ceci sont donnés dans le volume 2 au cours de la discussion sur les phobies (chap. 18 et 19). L'enfant qui a peur de quitter son domicile de crainte que sa mère puisse l'abandonner ou se suicider durant son absence prétend, ou est convaincu, que ce dont il a vraiment peur c'est d'être critiqué par son professeur. De même, un adulte qui a peur de ce qui pourrait se produire chez lui durant son absence prétend que ce dont il a vraiment peur c'est d'aller seul dans les lieux publics.

Redistribution des réactions de manière à les écarter de la personne qui les a suscitées. — Ecarter la colère de la personne qui l'a suscitée et la diriger vers une autre personne n'ayant que peu ou pas de rapport est un phénomène si connu qu'il n'est pas nécessaire de s'appesantir sur ce sujet. Dans la théorie traditionnelle, on le désigne sous le terme de déplacement. Le terme « clivage » *(splitting)* est également utilisé dans ce contexte quand une réaction ambivalente est établie où la composante aimante est dirigée vers une personne, tandis que la composante de colère est dirigée vers une autre.

Il n'est pas rare que la colère soit redistribuée et détachée de la figure d'attachement qui l'a suscitée pour être dirigée à la place vers soi. Il en résulte des autocritiques incompréhensibles.

Préoccupation autour de ses réactions et de ses souffrances personnelles. — Il n'est pas rare lorsqu'une série de réactions se sont trouvées détachées de la situation interpersonnelle qui les ont suscitées, que la personne dirige son attention non sur une personne ou une situation liée (ou non) à son état d'esprit, mais uniquement sur elle-même. Dans de tels cas, elle peut s'appesantir longuement sur le détail de ses réactions à la fois psychologiques et physiologiques, et tout particulièrement sur l'étendue de ses souffrances. On dira d'elle qu'elle a des tendances morbides à l'introspection et/ou à l'hypocondrie. Des exemples de patients dont les préoccupations introspectives détournent efficacement leur attention d'une situation difficile et douloureuse sont décrits par Wolff et collaborateurs (1946*b*) et par Sachar et collaborateurs (1968) et seront mentionnés à nouveau dans les chapitres 9 et 13.

Il existe encore beaucoup d'autres conséquences à l'exclusion défensive des informations nécessaires, en plus de celles qui ont été notées ci-dessus, y compris les états dénommés traditionnellement déni et désaveu. Cependant, comme ils surviennent fréquemment en tant que réactions à la perte et comme de plus leur classification en tant que systèmes de défenses nécessite un examen plus approfondi, nous les discuterons dans des chapitres ultérieurs.

Les conditions qui provoquent l'exclusion défensive

Au début de ce chapitre, nous avons noté que dans le cours habituel de la vie d'une personne, la plupart des informations qui l'atteignent sont routinièrement exclues d'un traitement conscient de façon que ses capacités ne soient pas surchargées et que son attention ne soit pas continuellement distraite ; nous avons également souligné que pour autant que l'exclusion défensive se différencie des formes habituelles d'exclusion, la différence se situe non dans les mécanismes qui en sont responsables, mais dans la nature de l'information qui est exclue. Par conséquent, en examinant les conditions qui sont à l'origine de l'exclusion défensive, nous centrerons notre attention sur la nature de l'information en train d'être exclue.

La théorie qui m'apparaît convenir le mieux aux données est celle proposée par Peterfreund (1971), à savoir que l'information ayant le plus de probabilité d'être exclue de manière défensive est d'un type qui, quand elle a été acceptée en vue d'un traitement dans le passé, a conduit la personne concernée à souffrir de manière plus ou moins sévère. Il ne sera possible de savoir si cette formule concerne tous les cas que lorsqu'elle aura été examinée et vérifiée. En attendant, je l'adopte car elle paraît suffire pour comprendre les réactions dont se préoccupe cet ouvrage.

L'acceptation de certains types d'informations entrantes peut conduire à la souffrance de la personne pour plusieurs raisons possibles. Un exemple bien connu dans la littérature psychanalytique est réalisé lorsque l'information entrante pourrait, si elle était acceptée, donner lieu à des sentiments et/ou provoquer des actions qui seraient évaluées négativement par les systèmes d'évaluation de la personne, créant ainsi conflit et culpabilité. Un autre exemple proche du premier est réalisé lorsque l'acceptation des informations entrantes pourrait avoir comme résultat un grave conflit avec les parents, accompagné très probablement d'un grand bouleversement émotionnel. Il existe deux situations de ce type qui se rapportent particulièrement à ma thèse.

La première est réalisée quand le comportement d'attachement d'un enfant a été suscité et que pour quelque raison que ce soit on n'y a pas répondu adéquatement ni mis fin. Dans de telles conditions, l'enfant proteste plus ou moins violemment et va être bouleversé. Si cette situation se reproduit fréquemment et pendant des périodes prolongées, non seulement le bouleversement se prolonge, mais les systèmes qui contrôlent le comportement vont finalement se désactiver. D'après les données, ceci a d'autant plus de chances de se produire que l'absence de terminaison de l'état de désagrément de l'enfant s'accompagne d'un rejet actif. Et davantage encore quand il est puni, ou menacé d'être puni pour avoir réagi de la manière la plus probable, par exemple en pleurant fortement et de façon prolongée, en exigeant la présence de sa mère, ou en étant désagréable ou difficile.

La désactivation de systèmes qui médiatisent le comportement, la pensée, et les sentiments d'attachement, semble être réalisée par l'exclusion défensive plus ou moins complète de tout influx sensoriel de quelque type que ce soit qui pourrait activer le comportement et les sentiments d'attachement. L'état qui en résulte est celui d'un détachement émotionnel qui peut être partiel ou complet.

La désactivation des comportements d'attachement est généralement instituée durant les premières années de vie, mais elle peut indubitablement être accrue et consolidée durant la deuxième enfance et l'adolescence. Une des raisons pour lesquelles un jeune enfant est tout particulièrement enclin à la désactivation c'est que durant la seconde moitié de la première année de vie, et les deux années suivantes, son comportement d'attachement sera suscité facilement et continuera à l'être avec une grande intensité et pour de longs moments, conduisant à une grande souffrance si personne n'est disponible pour le réconforter. Le résultat, c'est que durant ces années, il est particulièrement vulnérable aux périodes de séparation, ainsi qu'au rejet ou à la menace d'un rejet. Une autre raison, très différente, est que vraisemblablement l'exclusion défensive se produit plus facilement chez les enfants que chez les adultes. Un exemple auquel Hilgard (1964) attire l'attention est la facilité avec laquelle l'amnésie posthypnotique peut être induite chez les enfants par comparaison avec les adultes.

Puisque les données que nous possédons sont en faveur de la notion que la désactivation du comportement d'attachement est une caractéristique essentielle de certaines variantes communes de deuil pathologique, ainsi que des personnalités exposées à réagir de cette manière, il sera fait référence de manière répétée dans les chapitres ultérieurs à cet état.

Une seconde catégorie de conflits avec les parents qui rend compte d'un grand nombre de cas d'exclusion défensive, survient lorsqu'un enfant a l'occasion d'observer des aspects du comportement d'un parent que celui-ci ne souhaite pas qu'il connaisse. De nombreuses données peuvent être expliquées par cette hypothèse, bien que les explications adoptées soient généralement très différentes.

Au cours d'une psychothérapie, il n'est pas rare d'observer qu'une personne (enfant, adolescent ou adulte) maintient consciemment une image favorable d'un parent, alors qu'à un niveau moins conscient elle entretient une image où son parent est représenté comme négligeant ou rejetant, ou comme l'ayant maltraité. Chez de telles personnes, les deux images sont maintenues séparées sans communication l'une avec l'autre ; toute information qui pourrait être en désaccord avec l'image établie est exclue.

Différents points de vue ont été proposés pour rendre compte de cet état de fait. Un des points de vue, au premier plan de la théorisation psychanalytique traditionnelle, part du postulat qu'un jeune enfant est incapable d'accommoder dans une même image le traitement bienveillant d'un parent et ses traitements moins favorables ; ou, comme affirment certains théoriciens, qu'il n'est pas disposé à l'imaginer. Un deuxième point de vue est que le jeune enfant, étant totalement dépendant des soins de ses parents, est fortement prédisposé à les voir sous un jour favorable, et donc à exclure les informations contradictoires. Un troisième point de vue auquel les cliniciens qui s'intéressent aux interactions familiales attirent l'attention, et qui a déjà été décrit avec ses références dans le volume 2 (chap. 20), note l'insistance de certains parents que leurs enfants les considèrent sous un jour favorable, et les contraintes qu'ils exercent pour les obliger à se soumettre. Sous la menace de ne pas être aimé, ou même d'être abandonné, un enfant est amené à comprendre qu'il n'est pas supposé remarquer les mauvais soins de ses parents à son égard ; ou bien, s'il le fait, qu'il devra les considérer comme n'étant rien d'autre que la réaction justifiée d'un parent lésé par le mauvais comportement de son enfant.

Puisque ces explications ne s'excluent pas mutuellement, il est possible que tous ces facteurs avancés contribuent à l'idée générale. Cependant, en évaluant le rôle probable de chacune d'entre elles, je pense que les données sont fortement en faveur de la dernière, c'est-à-dire du rôle des contraintes parentales. Du fait que des exemples de ces données sont présentés dans les chapitres ultérieurs (par ex. chap. 12, 18 et s.), il n'est pas nécessaire de poursuivre ce sujet pour le moment.

Finalement, examinons un sujet voisin, à savoir si l'exclusion défensive prend son origine seulement au cours de la première enfance comme cela a été largement admis par les psychanalystes, ou si elle peut être instituée également durant la deuxième enfance, et peut-être durant l'adolescence et la vie d'adulte également. C'est une question importante mais difficile, les données étant loin d'être claires. Un des problèmes principaux se situe dans la distinction entre les conditions qui peuvent être nécessaires pour instituer l'exclusion défensive et celles qui sont capables de la maintenir ou de la renforcer. Les propositions suivantes sont, je pense, des interprétations raisonnables des faits :

a / Il y a lieu de penser que la vulnérabilité aux conditions qui sont à l'origine de l'exclusion défensive est maximum durant les premières années de la vie, peut-être tout particulièrement les trois premières (certaines raisons pour lesquelles il doit en être ainsi ont déjà été citées et d'autres seront examinées dans le chapitre 24).

b / Bien que la vulnérabilité diminue progressivement durant la deuxième enfance et la préadolescence, elle le fait vraisemblablement lentement, et demeure comparativement élevée durant la plus grande partie de ces années.

c / Il n'y a probablement aucun âge auquel les êtres humains cessent d'être vulnérables aux facteurs qui maintiennent ou accroissent une exclusion défensive qui a déjà été mise en place.

Un corollaire à ce point de vue est qu'en examinant les conditions qui sont à l'origine de l'exclusion défensive, il sera également nécessaire de considérer celles qui peuvent affecter des enfants plus vieux et des jeunes adolescents, en plus de celles auxquelles des nourrissons et de très jeunes enfants peuvent être vulnérables.

L'exclusion défensive : adaptative ou maladaptative

En examinant la question de savoir si l'exclusion est biologiquement adaptative, le critère pertinent est sa contribution, de quelque manière que ce soit, à la survie de l'individu et à sa perpétuation par une progéniture viable[1]. Du fait que ce critère n'est pas facile à appliquer, il est nécessaire de bien peser les différents arguments.

Premièrement, il n'existe plus guère de doute que les personnes chez qui l'exclusion défensive joue un rôle important sont handicapées dans leurs échanges avec d'autres êtres humains, par comparaison avec ceux chez qui elle ne joue qu'un rôle mineur. De plus, elles sont plus exposées à souffrir de ruptures dans leur fonctionnement quand, pendant des périodes de plusieurs semaines, de mois ou d'années, elles sont incapables de faire face efficacement à leur environnement. Ainsi, quels que soient les bénéfices que l'exclusion défensive puisse présenter, la personnalité qui l'adopte paie une rançon parfois importante. La question est ainsi posée de savoir s'il existe des circonstances où les bénéfices qu'elle confère peuvent peser plus lourd que cette rançon certaine. Ce qui nous ramène aux conditions à l'origine du processus.

Dans la section précédente, il a été suggéré qu'une grande partie des informations suceptibles d'être défensivement exclues du fait que lorsqu'elles avaient été acceptées antérieurement elles avaient conduit à de la souffrance, tombent sous deux rubriques principales : *a*/ les informations qui conduisent à l'activation des sentiments et des comportements d'attache-

1. Ceci, bien entendu, est un critère très différent de ceux habituellement adoptés par les psychanalystes qui sont concernés soit par la distribution de l'énergie psychique, soit par l'importance de la douleur psychique ressentie.

ment d'un enfant mais qui ne seront pas apaisées ou qui pourront même aboutir à une punition et *b*/ les informations dont il sait que ses parents ne veulent pas qu'il les connaisse et le puniraient de les avoir acceptées comme étant exactes. La question se pose de ce fait de savoir si dans les conditions rendant ces types d'information inacceptables, le comportement auquel l'exclusion aboutit peut parfois comporter des bénéfices pesant plus lourd que leur rançon.

Nous allons examiner chacun de ces cas.

Main (1977) rapporte des observations de nourrissons de douze à dix-huit mois vivant avec leur mère, et constate que ceux d'entre eux qui ne manifestent pas de comportement d'attachement dans des circonstances prévisibles (par exemple après une séparation ayant duré quelques minutes dans un cadre inhabituel), ont tendance à être des nourrissons dont les mères rejettent habituellement leurs avances. Dans les conditions décrites, un nourrisson de ce type au lieu de manifester un comportement d'attachement comme les nourrissons dont les mères réagissent à leurs avances, va se détourner de sa mère et jouer. Ce faisant, il exclut efficacement tout influx sensoriel qui pourrait susciter son comportement d'attachement et il évite ainsi tout risque d'être repoussé, d'être chagriné et de se désorganiser ; de plus, il évite le risque de susciter un comportement hostile de la part de sa mère. Pourtant il reste dans son voisinage. Ce type de comportement, d'après Main, peut représenter une stratégie pour la survie qui constitue une alternative à la recherche d'une plus grande proximité à sa mère. Les avantages en sont que l'enfant évite de se désorganiser tout en demeurant à proximité de sa mère en maintenant de bonnes relations avec elle, conservant ainsi l'espoir qu'au cas où le risque de danger deviendrait trop grand, elle pourrait alors le protéger.

Main insiste néanmoins sur le fait que même si cette hypothèse s'avère exacte, les données suggèrent que cette stratégie n'est qu'un pis-aller qui n'est adopté que lorsque la réaction de la mère est hostile. Ceci est manifeste lorsqu'on observe avec quelle facilité cette réaction va être remplacée par un comportement d'attachement une fois que l'enfant a acquis la certitude que sa mère va réagir à son égard de manière favorable.

Les mêmes arguments peuvent être employés dans le second cas, celui où les informations qu'un enfant sait que ses parents désirent qu'il ne les connaisse pas sont soumis à l'exclusion défensive. Nous suggérons qu'ici aussi les avantages à se conformer aux exigences des parents pèsent davantage que les inconvénients. Comme les enfants le savent au plus profond d'eux-mêmes, quand une mère a tendance à être rejetante, il vaut mieux l'apaiser que de risquer de se l'aliéner totalement.

Si ce raisonnement s'avère exact, il doit néanmoins survenir un moment où les avantages à se conformer aux exigences des parents vont être dépassés par les inconvénients. C'est le cas de ces adolescents ou de ces adultes qui, ayant adopté depuis longtemps cette stratégie de l'apaisement des parents, se trouvent incapables de faire quoi que ce soit d'autre.

Dans ce chapitre, j'ai essayé de donner les lignes générales permettant de développer une théorie de la défense qui utilise des concepts tirés des études récentes sur le traitement humain de l'information. Dans les chapitres qui vont suivre, je vais tenter d'utiliser ces idées pour rendre plus claires les réactions à la perte.

CHAPITRE 5

Plan de travail

Puisque l'un des buts principaux de cet ouvrage est de comparer, et si nécessaire de contraster, les réactions à la perte de jeunes enfants avec celles des adultes, il faut décider par quel bout de l'échelle d'âge nous allons commencer. Je pense qu'il est préférable de commencer par ce que nous connaissons des réactions des adultes, et à partir de là de descendre le long de l'échelle des âges, aux réactions des adolescents, puis à celles des enfants, et enfin à celles des enfants au cours de leurs premières années de vie. L'intérêt à procéder ainsi est que nous vérifions que l'image que nous nous faisons des réactions des adultes est à la fois exacte et complète, avant d'examiner les controverses autour des réactions des enfants à la perte. Ceci, fort heureusement, est maintenant possible grâce à plusieurs études sur les adultes bien conduites et systématisées qui ont été achevées durant les deux dernières décennies.

Sauf pour une ou deux exceptions, ces études des réactions des adultes concernaient des pertes dues à la mort. De ce fait, les causes principales des pertes dont la plus grande partie de ce volume se préoccupe est également la mort. Paradoxalement, c'est seulement chez les jeunes enfants dont les réactions constituent le point de départ de ce travail que la perte due à d'autres circonstances que la mort est en cause.

Pour certains lecteurs, il pourra sembler dommage de limiter la plus grande partie de la discussion aux effets de la perte à cette seule cause, puisqu'un grand nombre, et probablement la majorité des pertes qui ont lieu dans notre société, sont dues à des causes autres que la mort. Des exemples bien connus sont les pertes dues au divorce ou à la désertion par un conjoint, et aussi à des pertes temporaires qui peuvent être dues à une myriade de circonstances diverses, de durée longue ou brève. Il existe inversement des avantages à restreindre l'étude de cette manière. Même en nous limitant à cette seule cause de perte, nous sommes amenés à prendre en considération les effets d'une quantité impressionnante de variables qui vont avoir une influence sur le mode de réaction à une perte ; si nous avions inclus les pertes dues à d'autres causes également, nous aurions accru ces variables encore davantage. Il y a de ce fait des avantages a commencer par centrer l'attention sur les réactions à la perte qui n'ont qu'une cause unique, et de choisir pour commencer la cause de perte dont on peut le mieux décrire les réactions qu'elle suscite. Plus nous aurons de succès dans cette enquête, mieux nous serons préparés à examiner les réactions aux pertes de types différents. Car il est peu douteux que quelle que soit la cause d'une perte, certains modèles *(patterns)* fondamentaux de réactions sont présents, et les variations dans la réaction qui sont la conséquence de la différence des causes, ne sont en définitive que des variations sur un même thème.

Pour présenter les diverses réactions à une perte majeure chez les adultes, nous aurons besoin d'un certain nombre de chapitres. Dans les trois premiers, nous décrirons les réactions manifestées par une majorité, ou au moins une minorité substantielle de personnes mariées, dans plusieurs cultures différentes, à la suite de la perte d'un conjoint ou d'un enfant, et la progression habituelle du deuil au travers d'un certain nombre de phases. Dans le chapitre 9, tout en restant à un niveau descriptif, nous examinerons les réactions qui surviennent chez une minorité seulement de personnes endeuillées. Ceci conduit à une discussion des variations individuelles dans le cours du deuil, avec une attention particulière aux manifestations des premiers mois, qui vont s'avérer être en corrélation avec une issue défavorable ultérieure. Puis nous entreprendrons dans les chapitres 10 à 12 l'examen des nombreux facteurs dont on peut penser qu'ils influencent le cours pris par le deuil chez différents individus, et tout spécialement ceux qui déterminent l'évolution vers une issue normale ou pathologique. Ces facteurs, qui ont été relativement négligés dans le passé, ont bénéficié d'une attention croissante dans les études récentes sur le vécu d'une personne endeuillée au moment de la perte et durant les mois et les années suivants. D'autres facteurs qui ont toujours été l'objet de discussions intenses dans la littérature psychanalytique concernant une série de variables liées les unes aux autres qui étaient actives avant la perte. Elles comprennent : *a*/ la personnalité de la personne endeuillée antérieurement à la perte ; *b*/ le type de relation qu'elle établissait avec la personne perdue ; et *c*/ les différents facteurs dont les théoriciens psychanalytiques ont postulé qu'ils peuvent rendre compte du développement de différents types de personnalité et de différents modèles de relations, et de ce fait des différences dans le cours du deuil. Ceci amène au thème central de ce volume, à savoir l'influence sur les réactions à la perte des expériences d'une personne endeuillée avec ses figures d'attachement durant tout le cours de sa vie, et tout particulièrement ses premières années, son enfance et son adolescence. Ces expériences rendent compte d'une grande partie des variations observées dans le cours pris par le deuil chez les adultes.

Arrivés à ce point de notre étude, il deviendra nécessaire d'examiner à nouveau ce que nous savons sur le cours pris par les réactions à la perte, quand cette perte a été subie durant les années d'immaturité, ainsi que des facteurs responsables des différences dans les réactions individuelles de différents enfants. Ce seront les sujets de la troisième partie.

DEUXIÈME PARTIE

Le deuil chez l'adulte

CHAPITRE 6

Perte du conjoint

« C'était la première fois qu'Eva éprouvait du chagrin. Quand Keir lui avait appris que John était malade, elle avait d'abord ressenti un choc, mais c'était alors différent : presque le contraire. A l'époque, elle avait éprouvé une incapacité à ressentir, tandis que maintenant il s'agissait d'une incapacité à ne pas sentir — un débordement laid et incontrôlable d'émotions qui la faisait se gonfler jusqu'à ce qu'elle ait l'impression qu'elle allait éclater en un éclaboussement de tripes sur le sol... Elle avait envie de briser quelque chose, de pousser des hurlements. Elle avait envie de se jeter à terre, de s'y rouler, de donner des coups de pieds, de hurler. »

(Bryan MAGEE, *Facing Death*)

Les sources

Il existe maintenant une grande quantité de renseignements auxquels on peut se fier, sur la manière dont les adultes réagissent à un deuil majeur. S'ajoutant aux données qui ont été rapportées par les premiers chercheurs sur ce sujet, et qui ont été mentionnées dans les chapitres précédents et dans les Appendices 1 et 2 du volume 2, des observations sont maintenant disponibles, tirées de projets d'études plus récents et qui ont été plus soigneusement élaborés. Les plus utiles à notre usage présent sont des études dans lesquelles les observations ont été commencées peu après un deuil, et dans certains cas avant même qu'il ne se soit produit, et poursuivies ensuite pendant un an ou davantage. Dans ce chapitre et dans ceux qui suivent, nous allons faire largement appel aux résultats de telles études. Ils se divisent en deux grandes catégories. La première, qui sera décrite dans ce chapitre, comprend des études dont le but est de décrire des modèles *(patterns)* typiques de réactions à la perte d'un conjoint durant la première année de deuil, et de reconnaître les caractéristiques qui permettent de prévoir si l'état de santé physique et mental de l'endeuillé à la fin de la première année sera favorable ou défavorable. Le second groupe comprend des études du cours du deuil chez les parents d'enfants atteints de maladie mortelle et sont décrites dans le chapitre suivant.

Il est évident que d'un point de vue éthique de telles études doivent être conduites avec sensibilité et sympathie et seulement avec des personnes qui acceptent de participer. L'expérience montre que dans ces conditions la majorité des sujets coopèrent de manière très active, et de plus ils sont habituellement reconnaissants d'avoir eu l'occasion d'exprimer leur chagrin à une personne compréhensive.

Le tableau I donne la liste des études principales auxquelles il sera fait appel dans ce chapitre et dans les chapitres 9 à 12, avec des renseignements de base sur chacune d'entre elles. Ils ont chacun tenté d'être aussi représentatif de la population étudiée que possible : ainsi des représentants de toutes les classes socio-économiques furent étudiés. Cependant, le degré de succès à retrouver et à obtenir la coopération de ceux qui étaient approchés à énormément varié — entre plus de 90 % de succès dans certains cas, à moins de 25 % dans d'autres.

Dans presque chaque étude, des entretiens avaient lieu dans la maison de la personne en deuil après accord préalable, et duraient au moins une heure, et quelquefois jusqu'à trois heures. Dans la plupart des études, les entretiens étaient semi-directifs de façon à donner à la personne en deuil l'occasion de parler librement de ses expériences, mais aussi de manière à assurer que certains domaines étaient suffisamment explorés.

Les études auxquelles je suis particulièrement redevable sont celles de mon collègue Colin Murray Parkes, dont l'une a été conduite à Londres (Parkes, 1970*a*) et l'autre en association avec Ira O. Glick et Robert S. Weiss, à Boston, Mass. (Glick, Weiss et Parkes, 1974).

Les lecteurs souhaitant avoir davantage d'informations concernant l'échantillonnage des sujets étudiés, la méthodologie et les publications dans lesquelles les résultats sont donnés, trouveront les références dans une note à la fin de ce chapitre.

TABLEAU I. — *Perte d'un conjoint : détails des études auxquelles il est fait référence*

	Sujets						
Auteurs	*Veuves*	*Veufs*	*Ages*	*% de ceux pressentis*	*Lieu*	*Méthode*	*Temps écoulé depuis le deuil*
PARKES	22		26-65	Plus de 90	Londres	Entretiens répétés	A 1, 3, 6, 9 et 12 mois et demi
GLICK, WEISS et PARKES	49	19	Moins de 45	25	Boston, Etats-Unis	Entretiens répétés	A 3 et 6 semaines, 13 mois et entre 2 et 4 ans
CLAYTON et coll.	70	35	20-90 (moyenne 61)	50	Saint-Louis, Missouri	Entretiens répétés	A 1, 4 et 13 mois
MADDISON, VIOLA et WALKER	132		40-60	50	Boston, Etats-Unis	1 / Questionnaire	A 13 mois
	243		Moins de 60	50	Sydney, Australie	2 / Entretien unique d'un sujet par sous-groupe	Après 13 mois
RAPHAEL	194		Moins de 60	Inconnu	Sydney, Australie	1 / Entretien long 2 / Questionnaire	Avant 8 semaines à 13 mois
MARRIS	72		25-56	70	Londres	Entretien unique	Entre 1 et 3 ans
HOBSON	40		25-58	Plus de 90	Ville de marché anglaise	Entretien unique	Entre 6 mois et 4 ans
REES	227	66	40-80	Plus de 90	Milieu rural en pays de Galles	Entretien unique	Après quelques années
GORER	20	9	45-80	Inconnu	Au travers de la Grande-Bretagne	Entretien unique	Avant 5 ans

Restrictions des échantillons étudiés

Ajoutés les uns aux autres, il s'avère que le nombre de veufs et de veuves compris dans cet échantillonnage s'élève à quelques centaines ; nous trouvons également à quelques exceptions près que le degré de concordance des résultats est impressionnant. Pourtant nous devons nous demander à quel point l'échantillonnage étudié ici est représentatif de l'ensemble des conjoints endeuillés.

D'abord on notera que dans les études qui ont été décrites, il y a bien plus de veuves que de veufs. Ceci n'est pas très surprenant puisque du fait de leur âge relatif plus élevé et de leur espérance de vie inférieure, les maris meurent relativement beaucoup plus fréquemment que les épouses. Ainsi nous nous trouvons généralement mieux informés sur le cours du deuil chez les femmes que chez les hommes, de sorte qu'il existe un danger que des généralisations puissent refléter ce déséquilibre. Dans ce qui suit par conséquent, nous décrirons d'abord le cours pris par le deuil chez les veuves, et à la fin du chapitre nous examinerons les différences dans le cours pris par le deuil chez les veufs. En général, l'allure des réactions émotionnelles à la perte d'un conjoint paraît être similaire dans les deux sexes. Les différences peuvent être considérées comme des variations dans les manières dont les hommes et les femmes de culture occidentale font face à leurs réactions émotionnelles et à la rupture de leur mode de vie.

Deuxièmement, la plupart des échantillons sont déséquilibrés du côté des groupes d'âges plus jeunes. L'étude de Harvard exclut tous les sujets ayant plus de quarante-cinq ans ; Marris exclut presque tous ceux qui ont plus de cinquante ans ; Hobson, et également Maddison et ses collaborateurs, tous ceux qui ont plus de soixante ans. Ce n'est que dans les études par Clayton et ses collaborateurs, par Rees, et par Gorer que sont inclus des veufs ou des veuves ayant plus de soixante-cinq ans. Ce déséquilibre a été délibéré puisque beaucoup de chercheurs engagés dans cette étude souhaitaient étudier des sujets dont on pouvait penser qu'il existait chez eux un risque relativement élevé de perturbation émotionnelle sérieuse ou prolongée, et les données qui existaient déjà suggéraient que l'intensité de la réaction, et peut-être également la difficulté à se rétablir tendaient à être plus grandes chez les sujets jeunes que chez les sujets plus vieux. D'après des données récentes, il existe une corrélation entre l'âge de la personne qui perd un époux ou un enfant, et l'intensité du sentiment que la mort est survenue de manière prématurée, qu'elle a abrégé une vie avant son plein épanouissement. Il est en effet évident que plus la veuve ou le veuf est jeune et plus le mari ou l'épouse qui est mort avait de probabilité d'être jeune, et plus de ce fait la mort a été ressentie par la personne en deuil comme ayant été prématurée.

Ensuite, nous devons examiner dans quelle mesure les résultats peuvent être influencés par le fait que les échantillons comprennent des volontaires pris dans des groupes plus larges de personnes en deuil. Jusqu'à quel point les réactions des volontaires sont-elles typiques de celles que l'on noterait dans la population générale ? Il n'est pas facile de répondre à cette question, mais les données qui sont disponibles, particulièrement celles tirées des études d'ensemble de Hobson (1964) et Rees (1971), ne donnent pas à penser que les réactions des volontaires soient modifiées de manière systématisée. Marris aboutit aux mêmes conclusions (1958) en ce qui concerne leur échantillon de Boston. Dans les deux cas, ceux qui participaient étaient peu différents de ceux qui ne participaient pas quant aux variables démographiques. En outre, dans l'étude conduite à Boston, une communication téléphonique avec un échantillon pris parmi les non-participants, deux ans après le premier contact (manqué), permettait de penser que le vécu émotionnel après le deuil n'avait pas été différent chez ceux qui avaient participé à l'étude.

Enfin, il faut reconnaître que les sujets de ces études proviennent exclusivement du monde occidental. Les résultats seraient-ils identiques ailleurs ? Bien que les données permettant de répondre à ces questions soient insuffisantes, celles que l'on possède suggèrent que globalement le modèle est en effet identique. Quelques exemples de ces données sont présentés au chapitre 8.

Quatre phases de deuil

L'observation d'individus lors de la perte d'un parent proche montre que dans le cours des semaines et des mois ils traversent habituellement une succession de phases. Il faut bien dire que ces phases ne sont pas nettement délimitées et qu'un même individu peut osciller pendant un certain temps entre deux d'entre elles. Cependant une séquence d'ensemble peut être retrouvée.

Les quatre[1] phases sont comme suit :

1. Phase d'engourdissement qui dure habituellement de quelques heures à une semaine et peut être interrompue par des accès de détresse extrêmement intenses et/ou de colère.
2. Phase de languissement *(yearning)* et de recherche *(searching)* de la personne perdue durant quelques mois, et quelquefois des années.
3. Phase de désorganisation et de désespoir.
4. Phase de plus ou moins grande réorganisation.

Dans ce qui suit, nous allons nous centrer tout particulièrement sur les réactions psychologiques à la perte, avec une attention particulière à la manière dont la relation antérieure continue de jouer un rôle central dans la vie émotionnelle de la personne en deuil, tout en subissant habituellement une modification lente dans sa forme au fur et à mesure que les mois et les années passent[2]. Cette poursuite de la relation explique le languissement et la recherche, mais également la colère

1. Dans un article précédant (Bowlby, 1961*b*), il avait été suggéré que le cours du deuil pouvait être divisé en trois phases principales, mais cette énumération omettait une importante première phase qui est généralement relativement brève. Ce qui avait été antérieurement numéroté phases 1, 2 et 3, a de ce fait été renuméroté phases 2, 3 et 4.

2. En nous centrant sur ces aspects du deuil, nous ne pouvons accorder que peu d'attention à ses conséquences sociales et économiques qui sont souvent également d'une grande importance, tout particulièrement pour les veuves dans la société occidentale. Les lecteurs qui sont intéressés par ces aspects pourront se référer aux comptes rendus de Marris (1958) et Parkes (1972) en ce qui concerne les veuves de Londres, et à ceux de Glick et coll. (1974) pour les veuves de Boston.

prévalente au cours de la deuxième phase, le désespoir et finalement l'acceptation de l'irréversabilité de la perte qui survient quand on a traversé avec réussite les troisième et quatrième phases. Elle explique également une grande partie et peut-être la totalité des traits caractéristiques des évolutions pathologiques.

Dans la description des réactions qui sont typiques des deux premières phases, nous faisons appel tout particulièrement aux études de Parkes sur les veuves de Londres. Dans les descriptions des troisième et quatrième phases, nous ferons de plus en plus référence aux données tirées de l'étude de Harvard ainsi qu'à d'autres études.

Phase d'engourdissement

La première réaction à la nouvelle de la mort d'un mari varie considérablement d'un individu à un autre. La plupart se sentent abasourdies et incapables à des degrés variables d'accepter la nouvelle. Des remarques telles que : « Je ne pouvais tout simplement pas l'admettre », « Je ne pouvais pas le croire », « J'étais dans un état de rêve », « Cela ne paraissait pas vrai » sont la règle. Pendant un temps, une veuve poursuivra sa vie habituelle de manière automatique. Néanmoins elle aura tendance à se sentir tendue et appréhensive ; et ce calme insolite peut à tout moment être brisé par une explosion d'émotion intense. Certaines décrivent des attaques de panique débordante au cours desquelles elles vont chercher un refuge auprès d'amis. D'autres éclatent soudain en colère. Quelquefois une veuve ressent une subite exaltation en éprouvant un sentiment d'union avec son mari mort.

Phase de languissement et de recherche de la personne perdue : la colère

Au bout de quelques heures ou parfois de quelques jours après la perte, une modification se produit et la personne commence, mais seulement de manière intermittente, à prendre conscience de la réalité de sa perte : ceci aboutit à des accès de nostalgie intense et à des épisodes de détresse et de sanglots. Pourtant, presque en même temps, on note une grande agitation, de l'insomnie, une préoccupation par des pensées concernant le mari perdu, associées souvent à une impression de sa présence effective, et une tendance marquée à interpréter des signaux ou des sons comme indiquant qu'il est maintenant revenu. Par exemple en entendant une poignée de porte tourner à cinq heures, l'interprétation sera que le mari revient de son travail ; ou bien un homme passant dans la rue sera perçu de manière erronée comme le mari manquant. Des rêves très vivaces du mari encore vivant et bien portant ne sont pas inhabituels avec au réveil la déception correspondante.

Puisque l'on sait maintenant qu'une partie ou la totalité de ces aspects se produisent chez la majorité des veuves, on ne peut plus guère douter qu'ils soient une caractéristique habituelle du chagrin et qu'ils ne sont d'aucune manière anormaux.

Un autre aspect habituel de la deuxième phase de deuil est la colère. Sa fréquence dans le deuil normal a, d'après nous, été généralement sous-estimée, du moins par les cliniciens à qui elle semble être apparue comme hors de propos et irrationnelle. Pourtant comme nous l'avons noté dans le chapitre 2, elle a été rapportée par tous les observateurs du comportement de quelque discipline que ce soit, qui ont fait du deuil le centre de leurs préoccupations.

Il y a quelques années, à l'examen des données qui étaient alors disponibles (Bowlby, 1960*b* et 1961*b*), j'avais été frappé par la ressemblance de ces réactions avec la protestation initiale d'un enfant à la perte de sa mère et à ses efforts pour la récupérer, ainsi que par la suggestion faite par Shand que la recherche de la personne perdue fait partie intégrante du deuil des adultes. Le point de vue que j'ai avancé, par conséquent, était que durant cette période précoce de deuil, il est habituel pour la personne en deuil d'alterner entre deux états d'esprit. D'un côté, avec la reconnaissance que la mort s'est produite, on observe la douleur et le languissement sans espoir que cela entraîne. D'un autre côté, on observe l'incrédulité[1] qu'elle se soit produite, accompagnée à la fois de l'espoir que tout finira bien en fin de compte, et par un besoin de chercher et de récupérer la personne perdue. Il semble que la colère soit suscitée

1. Traditionnellement le terme « déni » a été utilisé pour marquer l'incrédulité que la mort se soit produite ; mais « déni » s'accompagne d'une connotation de contradiction active. Incrédulité *(disbelief)* est plus neutre et mieux adapté pour une utilisation générale tout particulièrement parce que l'incrédulité est souvent due à une information insuffisante.

à la fois par ceux qui sont tenus pour responsables de la perte, et également par la frustration éprouvée durant cette recherche sans fruit.

J'ai également suggéré que chez les personnes endeuillées dont le deuil se poursuit normalement, le besoin de chercher et de récupérer, souvent très intense dans les premières semaines et mois, diminue progressivement au fil du temps, et que la façon dont il est ressenti varie considérablement d'une personne à une autre. Alors que certaines personnes endeuillées sont conscientes de leur besoin de chercher, d'autres ne le sont pas. Alors que certaines acceptent d'y succomber, d'autres vont essayer de l'étouffer le considérant comme irrationnel et absurde. Quelle que soit l'attitude qu'une personne endeuillée prend par rapport à ce besoin, je suggérais que dans tous les cas elle se trouve soumise au besoin de chercher, et si possible de récupérer la personne qui est partie. Dans un article ultérieur (Bowlby, 1963), j'ai souligné qu'une bonne partie des traits caractéristiques des formes pathologiques du deuil peuvent être compris comme étant la conséquence de la persistance active de ce besoin, qui tend à s'exprimer sous divers aspects déguisés et déformés.

Tels étaient les points de vue proposés dans les années soixante. Ils ont depuis été adoptés et approfondis par Parkes qui a accordé une attention toute particulière à ces questions. Dans l'un de ses articles (Parkes, 1970*b*), il a donné des exemples tirés de ses propres études qui, d'après lui, sont en faveur de notre hypothèse de recherche. Puisque celle-ci est essentielle dans tout ce qui suit, nous allons donner son témoignage maintenant.

Dans l'introduction de sa thèse, il écrit : « Bien que nous ayons tendance à penser à la recherche de la personne perdue en termes d'acte moteur, du mouvement sans repos vers les lieux possibles où pourrait se trouver l'objet perdu, (la recherche) a également des composantes perceptuelles et idéationnelles. Des manifestations de l'objet ne peuvent être reconnues que par référence au souvenir de l'objet tel qu'il était. La recherche dans le monde environnant de manifestations de l'objet inclut de ce fait l'établissement d'une série interne perceptuelle qui dérive d'expériences antérieures que la personne a de l'objet. » Il donne comme exemple une femme qui cherche son petit enfant qui a disparu ; elle se promène sans cesse à travers les différentes parties de la maison où il pourrait se trouver, fouillant du regard et pensant à l'enfant ; elle entend un grincement et immédiatement le reconnaît comme le bruit des pas de son fils sur l'escalier ; elle appelle : « John, est-ce toi ? » Les composants de cette séquence sont :

— se déplacer sans cesse en explorant du regard l'environnement ;
— penser intensément à la personne perdue ;
— développer une série perceptuelle concernant la personne, à savoir une disposition à percevoir et à ne prêter attention qu'à des stimuli qui suggèrent la présence de la personne et à ignorer tous ceux qui n'ont pas de rapport avec ce but ;
— diriger son attention uniquement vers les parties de l'environnement où la personne à des chances de se trouver ;
— appeler la personne perdue.

« Chacun de ces composants », comme le souligne Parkes, « se retrouve chez les hommes et les femmes en deuil : de plus certaines personnes en deuil sont tout à fait conscientes d'un besoin de chercher ».

Présentant les résultats de ses recherches sur vingt-deux veuves londoniennes sous cinq rubriques, Parkes rapporte ce qui suit :

a / A l'exception de deux d'entre elles, toutes les veuves rapportent s'être senties agitées durant les premiers mois du deuil, une agitation qui était également évidente durant les entretiens. En résumant ses propres résultats, Parkes cite la classique description de Lindemann des premières semaines du deuil : « Il n'existe aucun retard dans l'action ou dans la parole ; bien au contraire, il y a une sorte de précipitation du discours, particulièrement quand on parle de la personne décédée. Il existe une agitation, une incapacité à rester assis, un besoin de bouger sans but, une recherche continuelle de quelque chose à faire » (Lindemann, 1944). Néanmoins Parkes estime que la recherche n'est aucunement sans but. Ce n'est que parce qu'elle est inhibée ou exprimée seulement de manière fragmentaire qu'elle apparaît ainsi.

b / Durant le premier mois du deuil, dix-neuf veuves étaient préoccupées par des pensées concernant leur mari décédé, et un an après douze d'entre elles continuaient à passer beaucoup de temps à penser à lui. L'image visuelle était si claire qu'elles en parlaient souvent comme si c'était une perception : « Je peux le voir assis sur la chaise. »

c / La probabilité, pour que cette image visuelle claire fasse partie d'une séquence perceptuelle générale explorant les données sensorielles en vue de trouver des indices en faveur de la présence de la personne manquante, est étayée par la fréquence avec laquelle des veuves vont reconnaître de manière erronée des données sensorielles. Parmi les veuves interrogées, neuf d'entre elles ont décrit comment durant le premier mois du deuil, elles avaient fréquemment interprété des sons ou des images comme étant la preuve de la présence de leur mari. L'une pensait l'avoir entendu tousser la nuit, une autre l'entendait bougeant dans la maison, une troisième prenait régulièrement pour son mari, les hommes qu'elle voyait dans la rue.

d / Non seulement la série perceptuelle d'une veuve est prédisposée à donner priorité aux données sensorielles qui pourraient témoigner de la présence de son mari, mais son comportement moteur est prédisposé de manière comparable. La moitié des veuves que Parkes a interrogées décrivaient comment elles se sentaient attirées vers des lieux ou des objets qui étaient associés dans leur mémoire à leur mari. Parmi ces veuves, six continuaient à visiter régulièrement les lieux qu'ils avaient fréquentés ensemble, deux d'entre elles se sentaient attirées vers l'hôpital où leur mari était mort, et dans un cas, au point de se sentir poussée à y pénétrer. Trois d'entre elles étaient incapables de quitter leur domicile sans ressentir une forte impulsion à y retourner immédiatement, d'autres encore se sentaient attirées vers le cimetière où il était enterré. A l'exception de trois d'entre elles, toutes possédaient des objets associés au souvenir de leur mari, et plusieurs d'entre elles se retrouvaient régulièrement manipulant de tels objets.

e / Chaque fois qu'une veuve se rappelle la personne perdue ou parle d'elle, elle va avoir tendance à pleurer, ce qui aboutit parfois à des sanglots incontrôlables. Bien qu'il puisse paraître surprenant que de telles larmes ou sanglots soient à considérer comme des tentatives de récupérer la personne perdue, il existe pourtant de bonnes raisons de penser que c'est précisément de cela dont il s'agit.

D'après Darwin (1872), les expressions du visage typiques du deuil adulte sont la résultante, d'un côté de l'impulsion à hurler comme un enfant quand il se sent abandonné, et d'un autre de l'inhibition d'un tel hurlement. Les hurlements et les pleurs sont bien évidemment les moyens par lesquels un enfant va habituellement attirer l'attention et récupérer sa mère manquante ou une autre personne qui pourrait l'aider à la retrouver : nous supposons qu'ils se produisent au cours de l'affliction avec le même objectif, conscient ou inconscient. L'observation occasionnelle d'une personne en deuil appelant la personne perdue en lui demandant de revenir est en accord avec ce point de vue. « Oh Fred, j'ai tellement besoin de toi », criait une veuve au cours d'un entretien avant d'éclater en larmes.

Finalement au moins quatre de ces vingt-deux veuves se rendaient compte qu'elles étaient en train de chercher. « Je vais cherchant partout » disait l'une d'entre elles. « Je vais sur sa tombe... mais il n'est pas là » disait une autre. L'une d'entre elles avait l'intention de participer à des séances de spiritisme dans l'espoir de communiquer avec son mari ; plusieurs pensaient se tuer pour rejoindre leur conjoint[1].

1. Les comportements qui sont influencés par l'attente de retrouvailles sont observés chez beaucoup de femmes dont le mari les a abandonnées, ou dont le mariage s'est terminé par un divorce. MARSDEN (1969) a étudié quatre-vingt femmes de ce type, toutes mères de plusieurs enfants et recevant des subsides de l'Etat pour pouvoir survivre, et dont un grand nombre avait cessé de vivre avec leur mari depuis plus de cinq ans. Notant les ressemblances frappantes entre les réactions de certaines d'entre elles et les réactions observées à la suite d'un deuil, MARSDEN écrit (p. 140) : « Les liens émotionnels de la mère avec le père ne se rompaient pas brusquement au moment de la séparation. Près de la moitié des mères, dont la plupart avaient complètement perdu de vue le père, continuaient à éprouver de la nostalgie pour lui... Il était évident qu'une minorité importante de femmes continuaient pendant de nombreuses années à penser qu'elles allaient être réunies à nouveau avec le père de leurs enfants, quelquefois malgré les preuves du contraire. » Trois ans après avoir emménagé dans une nouvelle maison, l'une d'entre elles n'avait toujours pas déballé ses affaires, incapable qu'elle était de penser que son déménagement fût définitif.

Se préoccupant ensuite de la fréquence de la colère parmi ces veuves, Parkes la trouvait évidente sauf chez quatre de ces femmes et très marquée chez sept d'entre elles (c'est-à-dire le tiers) au moment du premier entretien. Pour certaines la colère prenait la forme d'une irritabilité générale ou d'une amertume. Dans certains cas, elle avait une cible : dans quatre cas un parent, dans cinq cas un membre du clergé, un médecin ou une personnalité officielle, et dans quatre cas le mari décédé lui-même. Généralement, la raison donnée pour la colère était que la personne en question était considérée comme responsable d'une manière ou d'une autre de la mort, qu'elle s'était comportée de manière négligeante soit à l'égard de l'homme décédé, soit à l'égard de sa veuve. De même, les maris encouraient la colère de leurs veuves, soit parce qu'elles considéraient qu'ils auraient pu mieux se soigner, soit parce qu'elles estimaient qu'ils avaient contribué à leur propre mort[1].

Bien que les autoreproches soient également habituels, ils n'étaient pourtant jamais autant au premier plan que pouvait l'être la colère. Chez la plupart de ces veuves, les autoreproches se centraient sur un acte mineur, ou sur une omission, associée à la dernière maladie ou à la mort. Bien que chez une ou deux des veuves de Londres, il y ait eu des moments où ces autoreproches étaient relativement sévères, dans aucun cas ils n'étaient aussi intenses et implacables que chez les sujets chez qui l'affliction débordante d'autoreproches persiste jusqu'à ce qu'en fin de compte on la reconnaisse comme faisant partie d'une maladie dépressive (voir chap. 9).

Dans le cadre de l'hypothèse de recherche, la prévalence de la colère durant les premières semaines de deuil s'explique aisément. Dans plusieurs publications précédentes (voir

1. Il existe des données permettant de penser que la fréquence de la colère dépend du sexe de la personne en deuil et également de la période de vie durant laquelle la mort s'est produite. Par exemple les résultats de l'étude de Harvard montrent une fréquence plus élevée de colère parmi les veuves que parmi les veufs (voir p. 43) ; et Gorer (1965) pense qu'elle survient moins fréquemment après la mort d'une personne âgée — mort non inattendue — qu'après la mort de quelqu'un dont la vie est considérée comme incomplète. La fréquence relativement faible de colère rapportée par Clayton et coll. (1972) est peut-être due au fait que leur échantillon était à la fois d'un âge avancé, et composé d'un tiers de veufs.

volume 2, chap. 17), nous avons souligné le fait que la colère est à la fois habituelle et utile quand la séparation n'est que temporaire. Elle aide alors à surmonter les obstacles à la réunion avec la personne perdue ; et une fois que la réunion a été réalisée, l'expression des reproches vis-à-vis de quiconque semble responsable de la séparation rend moins grande la probabilité qu'une séparation puisse de nouveau survenir. Ce n'est que lorsque la séparation est permanente que la colère et les reproches sont hors de mise. « Il y a ainsi des raisons biologiques valables pour que toute séparation entraîne de manière automatique et instinctive un comportement agressif ; une perte irrécupérable est statistiquement si inhabituelle qu'elle n'est pas prise en compte. Dans le cours de notre évolution, il semble que notre équipement instinctuel se soit façonné avec l'idée que toutes les pertes sont récupérables et l'on réagit conformément à cette idée » (Bowlby, 1961*b*). Ainsi, la colère est comprise comme un constituant intelligible de l'effort intense, bien qu'infructueux, qu'une personne en deuil fait pour restaurer le lien qui a été rompu. Il semble qu'aussi longtemps que la colère persiste, la perte n'est pas acceptée comme définitive et l'espoir demeure. Comme Marris (1958) le remarque, à la suite de la description par une veuve de la violente altercation avec son médecin après la mort de son mari, c'était « comme si tant que persistait sa rage, elle lui avait donné du courage ».

De soudaines bouffées de rage sont assez habituelles peu de temps après une perte, particulièrement après celles qui sont subites ou ressenties comme prématurées, et en soi elles n'indiquent pas un pronostic défavorable. Mais si la colère et le ressentiment persistent au-delà des premières semaines, il y a alors de bonnes raisons d'être préoccupé, comme nous le verrons dans le chapitre 9.

L'hostilité à l'égard des personnes qui veulent réconforter est à comprendre de la même manière. Alors que celui qui conforte sans prendre partie dans le conflit (entre l'effort en vue de se retrouver réunis et l'acceptation de la perte) pourra être d'une grande aide pour la personne en deuil, celui qui à un stade précoce semble favoriser l'acceptation de la perte, sera perçu avec un ressentiment aussi vif que s'il en avait été l'agent. Souvent ce n'est pas le réconfort dans la perte qui est désiré, mais une aide en vue de retrouvailles.

La colère et l'ingratitude à l'égard des consolateurs sont en vérité connues depuis l'époque de Job. Accablée par le coup qu'elle a reçu, l'une des premières impulsions de la personne en deuil est de faire appel à d'autres pour leur demander leur aide — aide destinée à récupérer la personne perdue. Celui qui veut être un consolateur et qui répond à cet appel peut cependant voir la situation différemment. Il peut lui paraître tout à fait clair que l'espoir de retrouvailles est une chimère, et que de l'encourager serait tout à fait irréaliste et même malhonnête. Au lieu de se comporter comme le souhaite la personne en deuil, il paraît à celle-ci faire tout le contraire, et elle lui en veut en conséquence. Il n'est donc pas étonnant que son rôle soit ingrat.

Ainsi, nous le voyons, la recherche sans repos, l'espoir intermittent, les déceptions répétées, les pleurs, la colère, les accusations et l'ingratitude, sont tous des caractéristiques de la deuxième période de deuil et sont à comprendre comme des expressions du besoin intense de retrouver et de récupérer la personne perdue. Sous-tendant ces fortes émotions qui font irruption de manière épisodique et qui paraissent tellement étonnantes, coexiste vraisemblablement une tristesse profonde et pénétrante en réaction à la reconnaissance que des retrouvailles sont, dans le meilleur des cas, improbables. De plus, du fait qu'une recherche sans résultat est si douloureuse, il pourra également y avoir des moments où une personne en deuil va tenter de se débarrasser des souvenirs du mort. Elle va alors osciller entre garder précieusement de tels souvenirs ou les jeter, entre se réjouir d'avoir l'occasion de parler du mort ou le redouter, entre rechercher les endroits où ils ont été ensemble et éviter de tels endroits. Une des veuves interviewées par Parkes racontait qu'elle avait tenté de dormir dans la chambre d'amis de façon à s'éloigner de ses souvenirs, mais elle avait alors tellement douloureusement ressenti l'absence de son mari qu'elle était retournée dans leur chambre de façon à être plus proche de lui.

Trouver un moyen de concilier ces deux besoins incompatibles constitue, nous le pensons, la tâche centrale des troisième et quatrième périodes de deuil. Gorer (1965) pense qu'on peut se faire une idée de la réussite de la résolution de cette tâche suivant la manière dont la personne en deuil réagit aux condoléances verbales ; l'acceptation reconnaissante de ceux-ci est un des signes les plus sûrs que la personne en deuil est en train de faire son travail de deuil de manière satisfaisante. Inversement, comme nous le voyons dans le chapitre 9, l'exigence de ne jamais faire référence à la perte est de mauvais augure.

C'est en fonction de leur aide à l'accomplissement de cette tâche qu'on appréciera les coutumes de deuil. Récemment, Gorer (1965) et Marris (1974) les ont examinées sous cet angle. Au début, comme le souligne Marris, les actes de deuil atténuent la portée de la séparation. Ils permettent à la personne en deuil de donner au mort, pendant un certain temps, une place aussi centrale dans sa vie qu'il avait antérieurement, et simultanément de mettre l'accent sur la mort en tant qu'événement décisif dont les implications doivent être reconnues. Par la suite, ces coutumes marquent les étapes de la réintégration. Comme le dit Gorer, les coutumes de deuil sont « imitées par le temps », à la fois guidant et sanctionnant les étapes du rétablissement. Bien qu'à première vue, il puisse paraître erroné d'imposer des coutumes sur une émotion aussi intense et intime que le chagrin, la solitude qu'entraîne cette crise et le conflit intense de sentiments exigent une structure de soutien. Dans le chapitre 8, les coutumes de deuil seront examinées et l'attention sera attirée sur certaines caractéristiques communes à la majorité d'entre elles, y compris celles de l'Occident.

Phase de désorganisation et de désespoir et la phase de réorganisation

Il semble nécessaire pour que le deuil ait une issue favorable que la personne en deuil subisse ces soubresauts d'émotions. Ce n'est que si elle peut tolérer la nostalgie, la recherche plus ou moins consciente, l'examen apparemment sans fin de comment et de pourquoi la perte s'est produite, et la colère à l'égard de toutes les personnes qui auraient pu être responsables, y compris la personne morte, qu'elle pourra graduellement reconnaître et accepter la perte comme étant de fait définitive et le réaménagement de sa vie comme nécessaire. Ce n'est qu'ainsi qu'elle pourra pleinement reconnaître que ses anciens modèles de comportement sont devenus inutiles et doivent par conséquent être démantelés. C. S. Lewis (1961) a décrit les achoppements, non seulement des sentiments, mais aussi des pensées et des actions que l'affliction entraîne. Dans une note de son journal après la perte de sa femme H..., il écrit : « Je crois que je commence à comprendre pourquoi le chagrin ressemble au « suspense ». Cela vient de la frustration de tant d'élans qui étaient devenus habituels. Tant de pensées, tant de sentiments, tant d'actions avaient H... pour objectif. Maintenant leur cible n'est plus là. Je continue par habitude à ajuster une flèche à l'arc ; puis je me souviens et je dois poser l'arc. Tant de routes mènent jusqu'à H... Je m'élance sur l'une d'entre elles. Mais il y a maintenant un poste frontière infranchissable qui la barre. Tant de routes autrefois ; maintenant autant de culs-de-sac » (p. 59).

Parce qu'il est nécessaire de se débarrasser de vieux modèles de pensée, de sentiment et d'action avant que de nouveaux modèles puissent être façonnés, il est presque inévitable qu'une personne en deuil désespère par moments que quelque chose puisse être sauvegardé, et tombe de ce fait dans un état de dépression et d'apathie. Néanmoins si tout se passe bien, cette période va bientôt alterner avec une phase au cours de laquelle elle commence à examiner sa nouvelle situation et considérer les moyens d'y faire face. Ceci implique une redéfinition d'elle-même, et de sa situation. Elle n'est plus une épouse mais une veuve. Elle ne fait plus partie d'un couple dont les rôles sont complémentaires, elle est devenue « singulier ». Cette redéfinition de soi-même et de sa situation est aussi douloureuse qu'elle est cruciale, si ce n'est que parce qu'elle implique le renoncement définitif à tout espoir que la personne perdue puisse être récupérée, et que la situation antérieure puisse être rétablie. Mais tant que la redéfinition n'est pas achevée, aucun plan pour l'avenir ne pourra être fait.

Il est important de noter ici que la redéfinition de soi-même et de sa situation n'est pas simplement l'abandon d'affects, mais un acte cognitif autour duquel tout tourne. Il s'agit d'un processus de « prise de conscience » *(realization)* (Parkes, 1972), de reconstruction des modèles de représentation interne de façon à les mettre en rapport avec les modifications qui se sont produites dans la vie de l'endeuillé. Nous reparlerons de tout ceci dans les chapitres ultérieurs.

Une fois que ce virage a été pris, une personne endeuillée reconnaît qu'il faut tenter de remplir des fonctions inhabituelles et acquérir de nouvelles compétences. Un veuf devra peut-être apprendre à faire la cuisine et à entretenir la maison, une veuve à devenir le soutien de famille et le bricoleur de la maison. S'il y a des enfants, le parent qui survit doit autant que possible remplir les fonctions des deux parents. Plus le survivant aura de succès dans l'accomplissement de ces nouveaux rôles et compétences, plus il commencera à se sentir confiant et indépendant. Ce changement est bien décrit par l'une des veuves londoniennes qui, interviewée un an après son deuil, faisait la remarque suivante : « Je crois que je commence à me réveiller. Je commence à vivre au lieu de simplement exister... Je pense que je devrais commencer à faire des projets. » Alors que la prise d'initiatives, et avec elles l'indépendance, réapparaissent, il se pourra qu'une veuve ou un veuf craigne pour son indépendance et rompe assez brusquement une relation de soutien qui, auparavant, avait été la bienvenue. Cependant, quel que soit le succès d'une veuve ou d'un veuf dans l'adoption d'un nouveau rôle et dans l'apprentissage de nouvelles compétences, ce changement de situation sera généralement ressenti comme une source de tension ininterrompue et s'accompagnera d'un sentiment de solitude. Un sentiment aigu de solitude, particulièrement prononcé durant la nuit, étant rapporté par la plupart des veuves interviewées, que ce soit par Marris, par Hobson ou par Parkes en Angleterre, ou bien par Glick ou Clayton et leurs équipes respectives aux Etats-Unis.

La reprise d'une vie sociale même superficielle est souvent très difficile au moins dans les cultures occidentales. Il existe plus d'une raison à cela. D'une part, les conventions conduisent à inviter autant de personnes d'un sexe que de l'autre, de sorte que les veufs vont se retrouver exclus. D'un autre côté, certains trouvent trop douloureux de participer à des événements sociaux au cours desquels les deux sexes sont mêlés car ils leur rappellent trop la perte de leur partenaire. Le résultat est que les veufs et les veuves se regroupent avec des personnes du même sexe que le leur. Pour les hommes, ceci est généralement facile grâce à l'existence d'un groupe de sport ou d'un groupe de travail déjà disponible. Pour les femmes, un groupe confessionnel ou une organisation de femmes pourra s'avérer d'une valeur incalculable.

Peu de veuves se remarient. Ceci en partie parce que les partenaires qui pourraient convenir sont rares, mais peut-être également du fait de la répugnance de beaucoup de veuves à prendre en considération l'idée d'un remariage. Il est clair que le taux de remariage pour chaque échantillon dépend non seulement de l'âge des veuves au moment du deuil, mais également du nombre d'années qui se sont écoulées entre le deuil et le moment où l'enquête est conduite. Dans les études envisagées ici, le taux le plus élevé qui ait été rapporté est de un sur quatre chez les veuves de la ville de Boston ; au bout de trois ans, quatorze étaient remariées ou paraissaient sur le point de l'être. Il faut se rappeler que toutes avaient moins de quarante-cinq ans au moment de leur veuvage. Dans l'étude de Marris, sur trente-trois femmes veuves avant l'âge de quarante ans, une sur cinq s'était remariée. Pour des veuves plus âgées, les proportions sont plus faibles. Par contraste, la proportion de veufs qui se remarient est relativement élevée, une différence que nous examinerons de manière plus approfondie à la fin de ce chapitre.

Beaucoup de veuves refusent de considérer un remariage. D'autres y songent mais décident de ne pas le faire. Beaucoup d'entre elles donnent comme raison la crainte d'affrontements entre le beau-père et les enfants. D'autres considèrent que le risque de souffrir de la douleur d'une deuxième perte est trop grand. D'autres encore pensent qu'elles ne pourront jamais aimer un homme de la même manière qu'elles ont aimé leur mari et que des comparaisons désagréables en résulteraient. Environ la moitié des veuves de Boston se disaient inintéressées par la poursuite de relations sexuelles. Tandis que la moitié de ces femmes reconnaissaient l'existence d'un sentiment de privation sexuelle, d'autres se sentaient engourdies. Il est probablement habituel que des sentiments sexuels continuent d'être liés au mari ; il se peut qu'ils trouvent leur expression dans des fantasmes masturbatoires ou soient mis en scène au cours de rêves.

Un an après le deuil, d'après Glick, la persistance de la

fidélité au mari constituait la pierre d'achoppement principale au mariage pour les veuves de Boston. Parkes notait parmi les veuves de Londres que beaucoup d'entre elles « semblaient encore se considérer comme mariées avec leur mari décédé » (Parkes, 1972 : 99). Ceci soulève à nouveau la question de la persistance de la relation de la personne endeuillée avec la personne qui est décédée.

La persistance des relations

Alors que la première année de deuil s'achève, la plupart des affligés notent qu'il devient possible de faire une distinction entre les modèles de pensées, de sentiments et de comportements qui, visiblement, ne conviennent plus, et ceux qui peuvent être conservés. Dans la première catégorie sont ceux, comme l'accomplissement de certaines tâches ménagères qui n'ont de sens que si la personne perdue est physiquement présente ; dans la deuxième, le maintien de certaines valeurs et la poursuite de certains buts qui, ayant été développés en association avec la personne perdue restent liés à elle et peuvent sans aucune falsification continuer à être maintenus et poursuivis en référence à son souvenir. C'est peut-être par l'intermédiaire de processus de ce type que les veufs parviennent à un état d'esprit où ils ressentent de manière très forte la présence de leur partenaire sans les tourments de l'espoir et du désappointement, de la recherche et de la frustration, de la colère et de la culpabilité.

On se souvient qu'un an après avoir perdu leur mari, douze des vingt-deux veuves de Londres rapportaient qu'elles passaient encore beaucoup de temps à penser à leur mari, et quelquefois avaient le sentiment de sa présence effective. Elles trouvaient cela réconfortant. Glick et coll. (1974) rapportent des résultats tout à fait similaires pour les veuves de Boston. Bien que le sentiment d'une continuité de la présence de la personne morte puisse prendre quelques semaines avant d'être fermement établi, ils ont trouvé qu'il tend ensuite à persister à son niveau d'intensité d'origine, au lieu de s'atténuer progressivement comme le font les autres composants des premières phases de deuil. Douze mois après leur perte, les deux tiers des veuves de Boston continuaient à passer beaucoup de temps à penser à leur mari et un quart des quarante-neuf rapportaient qu'il y avait encore des moments où elles oubliaient qu'il était mort. Les veuves trouvaient tellement réconfortant le sentiment de la présence de leur mari mort que quelques-unes le suscitaient délibérément quand elles éprouvaient un sentiment d'insécurité ou de dépression.

Des résultats similaires à ceux de Londres et de Boston sont également rapportés par Rees (1971) qui a enquêté sur près de trois cents veufs et veuves du pays de Galles, dont près de la moitié étaient veufs depuis dix ans ou davantage. Sur deux cent vingt-sept veuves et soixante-six veufs, 47 % rapportaient avoir ressenti de telles expériences, et la majorité continuaient à les éprouver. La fréquence était presque la même chez les veufs que chez les veuves, et variait peu en fonction de l'origine sociale ou culturelle. La fréquence tendait à être plus élevée quand le mariage avait duré longtemps, ce qui peut rendre compte du fait de sa fréquence plus grande chez ceux qui avaient plus de quarante ans au moment de leur veuvage. Plus d'un veuf sur dix rapportait avoir tenu des conversations avec son conjoint mort ; et ici encore la fréquence était plus élevée chez les veuves et les veufs plus âgés que chez ceux plus jeunes. Le tiers de celles qui rapportaient avoir ressenti une expérience de présence de leur mari décédé, accompagnée ou non d'une sorte d'illusion sensorielle, ou encore d'hallucinations, décrivaient leurs expériences comme réconfortantes et utiles. La plupart des autres étaient neutres à ce sujet, et seulement huit sur un total de cent trente-sept sujets qui avaient eu de telles expériences, disaient les avoir ressenties comme désagréables.

Les rêves où le conjoint est encore vivant présentent beaucoup de caractéristiques typiques du sentiment de présence : ils se produisent chez la moitié des veufs et des veuves, ils sont extrêmement vivaces et présentent une apparence de réalisme. « C'était tout à fait comme dans la vie quotidienne », disait l'une des veuves de Londres, « mon mari entrait et venait prendre son dîner. Si vivant que lorsque je me suis réveillée, j'étais très ennuyée ». Plusieurs des personnes interrogées par Gorer décrivaient leur besoin de retenir l'image après leur réveil, et leur tristesse quand elle s'atténuait et disparaissait. Fréquemment, une veuve ou un veuf pleurait après avoir raconté ce rêve.

Gorer (1965) remarque que dans un rêve réconfortant typique, la personne morte est vue jeune et en pleine santé, et occupée par des activités de la vie quotidienne. Mais comme le note Parkes (1972), en règle générale, quelque chose dans le rêve indique que tout ne va pas très bien. Comme le disait une veuve après avoir raconté son rêve où son mari était en train de la réconforter, et combien cela la rendait heureuse : « Même dans le rêve, je sais qu'il est mort »[1].

Mais toutes les personnes endeuillées qui rêvent ne trouvent pas leurs rêves réconfortants. Dans certains rêves, les aspects traumatisants de la dernière maladie ou de la mort sont revécus ; dans d'autres, ce sont des aspects désagréables de la relation antérieure. L'appréciation du réconfort qu'amènent ces rêves est un indicateur de valeur sur le cours favorable ou non du deuil.

Nous allons revenir maintenant sur le sentiment qu'a une veuve ou un veuf de la présence de son conjoint décédé. Dans bien des cas, il semble que le conjoint mort soit ressenti comme un compagnon qui accompagne la personne en deuil. Dans d'autres cas, le conjoint est situé dans un endroit spécifique et approprié. Par exemple : une chaise particulière, ou une pièce ou le jardin, ou encore la tombe. Comme nous l'avons déjà noté, il n'y a aucune raison de penser que l'une ou l'autre de ces expériences puisse être inhabituelle ou défavorable, bien au contraire. Par exemple, en ce qui concerne les veuves de Boston, Glick et coll. (1974) rapportent : « Souvent le progrès de la veuve vers un rétablissement était facilité par des conversations internes avec la présence de son mari... ce sentiment d'attachement qui se poursuivait n'était pas incompatible avec une capacité croissante d'action

1. Très tôt dans son œuvre, Freud (1916) avait noté qu'un rêve peut exprimer des vérités incompatibles : « Quand quelqu'un a perdu une personne qui lui était proche et chère, il fait ensuite des rêves très particuliers pendant quelque temps, dans lesquels la connaissance de la mort entraîne les plus étranges compromis avec le besoin de ramener la personne morte à la vie. Dans certains rêves, la personne morte est en même temps encore vivante... Dans d'autres, elle est à moitié morte et à moitié vivante » (*SE 15 :* 187) (*Introduction à la psychanalyse*, p. 172).

indépendante » (p. 154). Bien que Glick considère que ce résultat est paradoxal, ceux qui sont familiers avec les données concernant le lien entre un attachement fort et l'établissement d'un sentiment d'autonomie (volume 2, chap. 21) ne le penseront pas. Au contraire, il semble vraisemblable que pour beaucoup de veuves et de veufs, c'est précisément parce qu'ils sont capables de laisser persister leur sentiment d'attachement à leur conjoint mort, que leur sens d'identité est préservé, et qu'ils deviennent capables de réorganiser leur vie d'une façon qui leur paraisse comme ayant un sens.

On a longtemps méconnu le fait que pour beaucoup de personnes en deuil ce soit la solution préférée au dilemme qui se pose à elles.

Certains sentiments qu'une veuve éprouve sont liés de près à ce sentiment de présence de la personne morte : elle est devenue plus semblable à son mari depuis qu'il est mort, ou même il est à l'intérieur d'elle. Par exemple, l'une des veuves londoniennes à qui l'on demandait si elle avait senti que son mari était à proximité répondait : « Ce n'est pas un sentiment de présence : il est ici à l'intérieur de moi. C'est pour ça que je suis heureuse tout le temps. C'est comme si deux personnes ne font qu'une... bien que je sois seule, nous sommes en quelque sorte ensemble, si vous pouvez arriver à comprendre ce que je veux dire... Je ne pense pas que j'aie la volonté de continuer toute seule, alors il faut qu'il soit là » (Parkes, 1972 : 104).

Certaines personnes en deuil vont se retrouver en train de faire des choses comme les faisait la personne perdue ; d'autres pourront même entreprendre des activités bien qu'elles ne les aient jamais faites auparavant. Quand ces activités sont conformes aux capacités et aux intérêts de la personne en deuil, aucun conflit ne va en résulter et elle pourra obtenir beaucoup de satisfactions à les accomplir. Ce comportement peut être compris comme un exemple de la tendance bien connue à imiter ce que nous tenons en haute estime. Néanmoins Parkes (1972, p. 105) insiste sur le fait que, dans sa série de veuves londoniennes, il n'y avait qu'une minorité d'entre elles qui, durant la première année de deuil, étaient conscientes, soit de commencer à ressembler à leur mari, soit de le « contenir ». De plus, chez ces veuves, le sentiment de l'avoir « à l'intérieur » alternait avec des périodes où il était ressenti comme un compagnon. Puisque ces veuves ne progressaient ni plus, ni moins favorablement que les autres, on peut considérer que de telles expériences, lorsqu'elles sont brèves, sont d'évidence compatibles avec un deuil normal.

Bien des symptômes d'un deuil anormal peuvent cependant être compris comme dus à un déroulement défavorable de ce processus. Un exemple d'évolution défavorable est constitué par la nécessité dans laquelle se trouve une personne endeuillée d'imiter de manière compulsive la personne décédée, bien qu'elle n'ait ni la compétence, ni le désir de le faire. Un autre cas est celui où le sentiment qu'a l'endeuillé de « contenir » la personne perdue aboutit à un état d'exaltation (comme cela semble être le cas dans l'exemple cité plus haut), ou encore va conduire l'endeuillé à manifester les symptômes de la dernière maladie de la personne décédée. Une autre forme de déroulement défavorable se produit lorsque l'endeuillé, au lieu de ressentir la personne morte comme un compagnon, et/ou la situer dans un endroit approprié, comme par exemple sa tombe ou sa chaise habituelle, la situe dans une autre personne ou même dans un animal ou un objet inanimé. De telles erreurs de localisation, comme je vais les appeler, qui comprennent des erreurs de localisation à l'intérieur de soi, peuvent, si elles persistent, aboutir facilement à un comportement qui n'est pas favorable à l'endeuillé et peut apparaître comme bizarre. Elles peuvent également être préjudiciables à une autre personne ; par exemple considérer un enfant comme l'incarnation d'une personne morte et le traiter comme si c'était le cas, risque d'avoir des effets extrêmement négatifs sur lui (voir chap. 16). Pour toutes ces raisons, j'ai tendance à considérer les erreurs de localisation de ce type, si elles ne sont pas transitoires, comme témoignant d'un état pathologique.

D'avoir méconnu que le sentiment persistant de la présence de la personne morte (comme compagnon constant ou dans un lieu spécifique) était une manifestation habituelle de deuil sain a conduit à de nombreuses théorisations confuses. Fréquemment le concept d'identification, au lieu d'être limité aux cas où la personne décédée est localisée à l'intérieur de soi, a été étendu à tous les cas où existe un sentiment persistant de la présence de la personne morte quelle que soit sa localisation. Ce faisant, une distinction, que des études récentes empiriques ont montrée comme essentielle dans la compréhension des différences entre le deuil normal et pathologique, devient floue. A vrai dire, la persistance du sentiment de présence de la personne morte, et sa compatibilité avec un développement favorable, ne sont pas en faveur du passage déjà cité et bien connu de Freud : « Le deuil a une tâche psychique extrêmement précise à accomplir : sa fonction est de détacher du mort les souvenirs et les espoirs du survivant » (*SE*, *13* : p. 65).

La durée de l'affliction :
perturbations de l'état de santé

Toutes les études disponibles montrent que la plupart des femmes mettent très longtemps à surmonter la mort de leur mari et que, quel que soit le modèle psychiatrique utilisé pour les évaluer, moins de la moitié d'entre elles sont redevenues semblables à ce qu'elles étaient auparavant au bout de la première année. Presque toujours leur santé va en souffrir. L'insomnie est pratiquement constante ; des maux de tête, de l'anxiété, un état de tension, une fatigue sont extrêmement habituels. Chez tout endeuillé, existe une probabilité accrue que l'un ou l'autre d'une multitude d'autres symptômes survienne ; même une maladie fatale est plus fréquente qu'elle ne l'est chez les personnes non endeuillées de même âge et sexe (Rees et Lutkins, 1967 ; Parkes et coll., 1969 ; Ward, 1976). Pour rendre compte de ce sujet si important de l'atteinte de l'état de santé physique des personnes en deuil, il faudrait un chapitre entier et cela nous éloignerait trop des thèmes de ce volume. Nous conseillons aux lecteurs intéressés de se référer aux articles mentionnés ci-dessus ainsi qu'aux suivants : Parkes (1970*c*) ; Parkes et Brown (1972) ; Maddison et Viola (1968).

En ce qui concerne la durée du deuil, quand Parkes avait interrogé vingt-deux veuves londoniennes à la fin de leur première année de deuil, trois étaient considérées comme encore très affligées, neuf étaient par intermittence perturbées et déprimées. A ce moment-là seules quatre d'entre elles semblaient en train de s'adapter à cette situation.

Les résultats de l'étude faite à Harvard (Glick et coll., 1974) étaient plus favorables. Même si la majorité des quarante-neuf veuves de Boston ne se sentaient pas tout à fait semblables à ce qu'elles étaient auparavant, à la fin de la première année, quatre sur cinq semblaient évoluer de manière raisonnablement satisfaisante. Plusieurs racontaient qu'à un moment donné, elles s'étaient affirmées d'une manière ou d'une autre et avaient depuis senti qu'elles étaient en voie de rétablissement. Trier les vêtements et les objets du mari, qui est une tâche extrêmement pénible, avait été le tournant pour certaines d'entre elles. Pour d'autres, ce tournant s'était produit après une crise de larmes subite et prolongée. Bien que la référence aux désirs du mari continuait d'influencer les décisions, vers la fin de l'année ces désirs avaient moins tendance à être le facteur dominant. Dans les deuxième et troisième années, la vie réorganisée de la veuve, et en particulier le fait de savoir si elle allait se remarier, semblait tout à fait bien établi. Cependant, sauf pour celles qui étaient déjà en voie de remariage, la solitude continuait à être un problème majeur.

Alors que la majorité des veuves de Boston allaient mieux, une minorité ne progressait pas. Deux furent gravement malades et l'une devait mourir ; six continuaient à être perturbées et désorganisées. L'impression qu'on en retire c'est que si le rétablissement n'est pas en cours vers la fin de la première année, le pronostic n'est pas favorable.

A partir de ces résultats, ainsi que d'autres résultats, on peut conclure qu'une minorité substantielle de veuves ne va jamais récupérer son état de santé et de bien-être antérieur. La majorité de celles qui y parviennent, ou qui en approchent, mettront deux ou trois ans pour y parvenir. Comme le disait une veuve de plus de soixante ans, environ cinq ans après la mort de son mari : « Le deuil ne se termine jamais ; mais comme le temps passe, il fait irruption moins fréquemment. » Effectivement, la réapparition périodique de l'affliction active est la règle, particulièrement quand un événement rappelle à la personne en deuil sa perte. J'insiste sur ces résultats aussi désolants qu'ils puissent être parce que je pense que les cliniciens ont quelquefois une attente déraisonnable de la vitesse et du degré de complétude avec laquelle une personne doit surmonter un deuil de première importance. De plus, les résultats d'une recherche peuvent être très trompeurs s'ils ne sont pas interprétés avec soin. En effet dans un entretien, une veuve peut rapporter qu'elle est en train de progresser très favorablement alors qu'interrogée quelques mois plus tard, à la suite d'une déception, elle pourrait présenter une image tout à fait différente.

La solitude émotionnelle

Nous avons mentionné plus d'une fois le sentiment persistant et profond de solitude dont souffre si fréquemment l'endeuillé et qui demeure largement inapaisé malgré ses amis. Bien qu'on l'ait remarqué de manière empirique depuis longtemps, par exemple Marris (1958), cette solitude persistante a été négligée d'un point de vue théorique, probablement en grande partie parce que les chercheurs comportementalistes et sociologues étaient incapables de la faire cadrer avec leur théorie. Récemment cependant, grâce en grande partie au travail de Robert S. Weiss de Harvard, elle reçoit plus d'attention.

Weiss, un sociologue qui a participé à la recherche sur le deuil de Harvard (avec Glick et Parkes), a conduit une autre recherche concernant cette fois les vécus de partenaires conjugaux après qu'ils se soient séparés, ou qu'ils aient divorcé (Weiss, 1975*b*). Afin de mieux comprendre les problèmes de telles personnes, il a travaillé en tant que chercheur dans le cadre d'une organisation, « Parents sans Partenaires », conçue pour leur donner un lieu de rencontre. On attendait de cette organisation qu'elle favorise les interactions amicales entre personnes se trouvant dans le même état, permettant ainsi un certain degré de compensation à leur perte. Mais le résultat a été autre : « ... bien que de nombreux membres, particulièrement parmi les femmes, aient mentionné spécifiquement l'amitié comme étant une des contributions principales de l'organisation à leur bien-être, et bien que ces amitiés devenaient parfois très intimes et très importantes pour les participants, elles ne diminuaient pas pour autant leur sentiment de solitude. Elles permettaient que la solitude soit plus facile à assumer en rassurant la personne, lui permettant de se rendre compte qu'elle n'était pas fautive et qu'elle était comme toutes les personnes dans la même situation. De plus, cette organisation permettait un soutien grâce à des amis capables de comprendre » (Weiss, 1975*a* : 19-20).

Les résultats de cette recherche, ainsi que d'autres recherches similaires, amènent Weiss à faire une distinction entre la solitude de l'isolation *sociale*, que l'organisation permettait d'atténuer, et la solitude de l'isolation *émotionnelle* où l'organisation n'était pas efficace. D'après lui, chacune de ces formes de solitude est d'une grande importance, mais ce qui convient comme remède dans un cas ne convient pas dans l'autre. Formulant sa pensée en référence à la théorie de l'attachement qui a été esquissée dans ces volumes, il définit la solitude émotionnelle comme une solitude à laquelle il ne peut être remédié que par un investissement dans une relation impliquant un engagement mutuel sans lequel, d'après lui, n'existe pas de sentiment de sécurité. De telles relations, destinées potentiellement à durer longtemps, sont distinctes de simples amitiés, et parmi les adultes dans la société occidentale, elles n'ont que peu d'aspects possibles : « L'attachement est fourni par le mariage et par d'autres relations hétérosexuelles avec un investissement réel ; chez quelques femmes, par des relations avec une amie proche, une sœur ou leur mère ; chez quelques hommes, par des relations avec des « copains » » (Weiss, 1975*a* : 23).

Une fois que l'on a compris la nature de la solitude émotionnelle, sa prévalence parmi les veuves et les veufs qui ne se remarient pas, et même parmi certains de ceux qui se remarient, ne nous surprend plus. Pour eux, nous le savons maintenant, la solitude ne s'atténue pas avec le temps.

Différences entre les veuves et les veufs

Des diverses études mentionnées dans ce chapitre, seule la recherche de Harvard fournit des données suffisantes pour permettre de tenter de tirer des conclusions sur l'évolution du cours du deuil chez les veuves et les veufs (Glick et coll., 1974). Deux autres études par Rees (1971) et Gorer (1965) fournissent des données supplémentaires en faveur des mêmes conclusions.

A l'origine, l'échantillon de Harvard se composait de vingt-deux veufs dont dix-neuf participaient encore à l'étude à la fin de la première année, et seulement dix-sept au bout de trois ans. Bien qu'il s'agisse de petits nombres, tous les niveaux socio-économiques étaient représentés, de même que tous les principaux groupes religieux et ethniques. Comme pour les veuves de Boston, tous les veufs étaient âgés de moins de quarante-cinq ans au moment du deuil.

En comparant les réactions des veufs à celles des veuves, les chercheurs ont conclu que, bien que les réactions émotionnelles et psychologiques à la perte d'un conjoint soient similaires, il existe des différences dans la facilité de l'expression des émotions et également dans la manière de faire face au bouleversment de la vie sociale et professionnelle. La plupart de ces différences ne sont pas très importantes mais elles paraissent constantes.

Nous allons commencer par les similitudes. Il n'y avait pas de différences importantes entre les pourcentages des veuves et des veufs qui, au cours des premiers entretiens, rapportaient éprouver douleur et nostalgie, et qui étaient larmoyants. Il en était de même pour ce qui concernait leurs expériences d'images visuelles vivaces de leur conjoint, et de l'impression de sa présence. A la fin de la première année, bien qu'un nombre moins important de veufs se décrivaient comme étant par moments malheureux et déprimés, la différence était encore faible, soit 51 % de veuves pour 42 % de veufs. De même on notait un léger déséquilibre en faveur des veufs quant au pourcentage de ceux qui prétendaient au bout d'un an se sentir redevenir tels qu'ils étaient antérieurement (soit 58 % des veuves contre 71 % des veufs). Lorsqu'au bout d'un an, on comparaît l'état des veufs à un groupe témoin d'hommes mariés, il semblait qu'un plus grand pourcentage de veufs que de veuves paraissaient avoir été défavorablement affectés par le deuil, les veuves étant évaluées de façon semblable par comparaison avec un groupe témoin de femmes mariées[1]. Les veufs à ce stade paraissaient souffrir tout particulièrement

1. Ce résultat est cependant difficile à interpréter, car il s'est avéré que le groupe témoin de femmes était plus déprimé que le groupe témoin d'hommes, de manière significative.

de tension nerveuse et d'agitation. Autant de veufs que de veuves rapportaient se sentir solitaires.

En exprimant leur sentiment de perte, les veufs avaient plutôt tendance à parler de la perte d'une partie d'eux-mêmes ; par contre, les veuves avaient plutôt tendance à se décrire comme ayant été abandonnées. Pourtant les deux types d'expression étaient utilisés par les deux sexes et il reste incertain si la différence observée est psychologiquement significative.

Passons maintenant aux différences. Il semble, au moins à court terme et durant les entretiens, que les veufs paraissaient plus prosaïques que les veuves. Par exemple, alors qu'au bout de huit semaines après leur deuil, la totalité des veufs, à l'exception de deux d'entre eux, donnaient l'impression d'avoir accepté la réalité de la perte, seulement la moitié des veuves donnaient cette impression : les autres agissaient comme si leur mari était encore vivant et même parfois avaient le sentiment qu'il allait réellement revenir. De plus, une plus grande proportion de veuves que de veufs craignait la survenue d'un effondrement dépressif (50 % des veuves, et 20 % des veufs), et avait tendance à se remémorer les événements ayant abouti à la mort de leur conjoint (53 % des veuves, et 30 % des veufs).

Concordant avec leur attitude prosaïque, une plus faible proportion de veufs avouaient se sentir en colère. Durant les deux premiers entretiens, la proportion de veuves exprimant clairement leur colère variait entre 38 et 52 %, la proportion de veufs entre 15 et 21 %. Sur l'ensemble de l'année, 42 % avaient manifesté des colères sévères ou modérées par comparaison avec 30 % des veufs. Par contre, en ce qui concerne les sentiments de culpabilité, les résultats sont plus équivoques. Au début, les auto-accusations étaient évidentes chez une plus grande proportion de veufs que de veuves ; mais par la suite, les proportions s'inversaient.

Vraisemblablement une partie de ces différences provenaient de la plus grande répugnance des veufs à faire état de leurs sentiments. Il n'est pas douteux que les veufs considéraient les larmes comme indignes d'un homme, et de ce fait une plus grande proportion d'entre eux tentaient de contrôler l'expression de leurs sentiments. Contrastant avec les veuves, la majorité des veufs n'appréciaient pas qu'une personne sympathisante les encouragent à exprimer leurs sentiments librement. De même, une plus grande proportion de veufs tentaient de maîtriser les moments où ils se permettaient d'exprimer du chagrin. Ils y parvenaient en choisissant les moments où ils se permettaient de regarder des lettres ou des photographies, et en évitant les souvenirs à d'autres moments. Correspondant peut-être à cette tendance à exercer un contrôle sur leurs sentiments, on notait le désarroi exprimé par une partie des veufs en s'apercevant que leur énergie et leur compétence dans leur travail se trouvaient aussi diminuées qu'elles l'étaient souvent.

La plupart des veufs étaient heureux de recevoir l'aide de parents de sexe féminin pour s'occuper de la maison et des enfants, et étaient soulagés d'avoir la possibilité de pouvoir continuer à travailler comme ils le faisaient antérieurement.

Un sentiment de privation sexuelle avait plus de chance d'être rapporté par les veufs que par les veuves ; et en contraste avec la répugnance tout à fait nette d'environ un tiers des veuves à imaginer même se remarier, une majorité de veufs y pensaient très rapidement. Au bout d'un an, la moitié d'entre eux s'étaient déjà remariés ou paraissaient être sur le point de le faire (par comparaison seulement 18 % des veuves). Au moment du dernier entretien, la moitié s'était effectivement remariée (par comparaison seulement un quart des veuves). Une majorité de ces remariages paraissaient être satisfaisants. Dans ces cas, il faut rendre hommage à la deuxième femme qui non seulement acceptait que son mari pense beaucoup à sa première femme, mais était également d'accord pour engager souvent la conversation à son sujet.

Bien qu'au bout de deux ou trois ans la majorité des veufs aient réussi à reconstruire leur vie de manière relativement satisfaisante, il restait tout de même une minorité qui n'y était pas parvenue. Quatre veufs étaient profondément déprimés, ou alcooliques, ou les deux à la fois. L'un d'entre eux s'était remarié de manière très impulsive et ce mariage s'était achevé aussi brusquement qu'il avait commencé. Un autre, qui avait souffert d'une dépression avant son mariage, et dont la femme était morte brusquement d'une crise cardiaque, restait profondément déprimé et incapable d'organiser sa vie. Dans les quatre cas, la mort de la femme était survenue très brusquement et sans qu'ils s'y attendent.

Note : détails des sources

Le but de cette note est de décrire les différentes études dont la liste se trouve dans le tableau I, avec davantage de détails qu'il n'aurait été pratique de le faire dans le cours de ce chapitre. En reconnaissance de ma dette aux études entreprises à Londres et à Boston par mon collègue Colin Murray Parkes, nous commencerons par lui.

Dans la première de ses deux études, Parkes avait pour objectif d'obtenir une série de descriptions sur la manière dont un échantillon de femmes normales réagissaient à la mort de leur mari. Dans ce but, il a interviewé personnellement un échantillon relativement représentatif de vingt-deux veuves de Londres âgées entre vingt-six et soixante-cinq ans au cours de la première année qui succédait au deuil. Cet échantillon avait été obtenu par l'intermédiaire d'un médecin généraliste qui avait présenté le chercheur aux sujets. Chaque veuve fut interviewée au moins à cinq reprises : un mois après le deuil, puis au troisième mois, au sixième mois, au neuvième mois et au douzième mois et demi après celui-ci. Les entretiens avaient lieu dans la maison de la veuve dans tous les cas, sauf trois fois, et ils duraient de une à quatre heures. Au début de chaque entretien, on posait des questions générales de façon à encourager la veuve à décrire ses expériences. Ce n'est que quand elle avait terminé que l'enquêteur posait des questions supplémentaires, soit pour préciser certains points dont elle n'avait pas parlé, ou pour permettre une évaluation d'après une échelle qui avait été établie grâce à une étude antérieure. En procédant ainsi, une bonne relation était établie de sorte que les informations étaient données avec franchise, et fréquemment des sentiments extrêmement intenses étaient exprimés. La plupart des veuves considéraient que ces entretiens leur avaient été personnellement utiles, et un certain nombre d'entre elles accueillaient favorablement l'idée d'entretiens supplémentaires.

Des détails sur l'échantillonnage, les questions soulevées pendant les entretiens, et la fiabilité probable de ces évaluations sont donnés dans Parkes (1970*a*). Les femmes provenaient de manière à peu près égale de différents milieux sociaux et étaient âgées entre vingt-six et soixante-cinq ans avec une moyenne de quarante-neuf ans. A l'exception de trois d'entre elles, toutes avaient des enfants. Les causes les plus fréquentes de la mort du mari étaient le cancer (dix cas) et les maladies cardio-vasculaires (huit). La plupart des maris étaient décédés à l'hôpital et en l'absence de leur femme ; huit étaient morts au domicile. Dix-neuf veuves avaient été averties de la gravité de l'état de leur mari, treize d'entre elles moins d'un mois avant la fin. La détérioration terminale et la mort étaient prévisibles depuis environ une semaine dans neuf cas, depuis quelques heures dans trois cas, et étaient survenues brusquement dans neuf cas.

La deuxième étude avait été entreprise au Harvard Laboratory of Community Psychiatry à Boston par Gerald Caplan. Par la suite, on a invité Parkes à se joindre à l'équipe, et ultérieurement il a assumé la responsabilité de cette étude qui est connue sous le nom de Projet d'Etude du Deuil de Harvard. L'objectif de cette étude était de mettre au point des méthodes permettant de reconnaître peu de temps après l'endeuillement les personnes ayant une plus grande probabilité que la moyenne à réagir à la perte d'une manière préjudiciable à leur santé physique ou psychique.

Puisque l'on pensait que les sujets endeuillés de moins de quarante-cinq ans avaient une probabilité plus grande que les personnes plus âgées d'avoir une issue défavorable à leur deuil, l'échantillon étudié est entièrement composé de personnes au-dessous de cet âge. Le total de ceux ayant terminé tous les entretiens était de quarante-neuf veuves et dix-neuf veufs, et représentait 25 % des deux-cent-soixante-quatorze hommes et femmes de l'âge défini, provenant de ce secteur de communauté choisi, qui avaient perdu un conjoint durant la période étudiée, et qui avaient pu être contactés (40 % ont refusé de participer et 16 % se sont avérés ne pas pouvoir convenir pour des raisons de langue, de distance ou pour d'autres problèmes. Enfin 15 % des personnes ont cessé de participer à l'étude durant la première année de deuil, la principale raison étant leur refus de réévoquer des souvenirs douloureux)[1].

Trois semaines après le deuil et à nouveau six semaines plus tard, les veuves et les veufs étaient interviewés à leur domicile par des travailleurs sociaux expérimentés. Chaque entretien durait entre une et deux heures et était enregistré sur magnétophone. Les entretiens suivants eurent lieu treize mois après le deuil et se composaient de deux entretiens successifs. Dans le premier de ces entretiens qui avait lieu de la même manière que les précédents, on demandait un récit détaillé des événements de l'année précédente et une description de l'état actuel de la personne interrogée. Dans le second entretien, un nouvel intervieweur, inconnu de la personne interrogée, et qui n'était pas informé de l'évolution de la personne, avait à remplir un questionnaire : celui-ci, composé de questions à choix forcé, avait pour but de mesurer de manière claire, et la plus objective possible, l'état de santé actuel de la personne interrogée. En comparant cette évaluation du résultat au treizième mois, aux renseignements obtenus aux troisième et sixième semaines, on espérait découvrir quelles caractéristiques présentes dans les premières semaines du deuil permettraient de prévoir une issue favorable ou défavorable ultérieure. En dernier lieu, un entretien catamnestique était conduit par un travailleur social entre un et trois ans plus tard, c'est-à-dire entre deux et quatre ans

1. Par rapport à la totalité de ceux qui convenaient aux critères de l'échantillonnage, l'échantillon final se composait comme suit :

Conformes aux critères	349	
Ne pouvant être contactés	75	
Effectivement contactés	*274*	
		% de ceux contactés
Ont refusé de participer	116	40
Considérés inaptes	43	16
Refus ultérieur d'entretien	42	15
Ont terminé tous les entretiens	68	26
Total	*269*	*97*

La proportion de veuves et de veufs s'est modifiée de manière identique. (Ces chiffres qui ont été tirés du tableau 1 de GLICK et coll. (1974) ne rendent pas compte de cinq cas.)

après la mort. Tous participèrent à ce stade de l'étude sauf six veuves et deux veufs, l'échantillon se composant par conséquent de quarante-trois veuves et dix-sept veufs.

Des détails sur l'échantillon, sur les méthodes de codage du matériel issu des entretiens, de l'évaluation de l'état d'évolution de la personne, ainsi qu'une estimation de la fiabilité de telles évaluations, peuvent être trouvés dans les deux volumes dans lesquels ces résultats ont été publiés (Glick, Weiss et Parkes 1974). Dans la moitié des cas, la mort avait été subite, du fait d'une maladie cardiaque ou d'un accident, ou s'était produite sans grand préavis. Dans les autres cas, la mort succédait à des maladies de gravité évidente qui avaient duré entre quelques semaines et quelques années. Il existe un lien entre la durée du temps où le survivant a été averti de la survenue probable de la mort de la personne aimée, et la capacité de l'endeuillé à se rétablir de sa perte, ainsi qu'à la qualité de ce rétablissement. Il conviendra dans l'avenir d'accorder plus d'attention à ce sujet qu'on ne l'a fait jusqu'à présent.

Nous avons également fait appel aux résultats de plusieurs autres études de veuves ainsi qu'à des études qui incluent aussi des veufs. Elles diffèrent toutes des études de Londres et de Harvard par un certain nombre de points, et de ce fait complètent leurs résultats. Par exemple, deux d'entre elles, l'une par Hobson (1964) et l'autre par Rees (1971) ont été conduites en milieu rural ; et dans les deux cas, le chercheur a réussi à interroger presque toutes les personnes endeuillées qui correspondaient aux critères de départ. Sauf dans l'une de ces études, tous les entretiens eurent lieu au moins six mois et souvent un an ou davantage après que la perte soit survenue, permettant ainsi de couvrir de manière plus poussée les étapes plus tardives, au détriment des phases plus précoces.

La première de ces études complémentaires est le travail de pionnier fait par Marris (1985), un psychosociologue. Son but était d'interroger toutes les femmes qui étaient devenues veuves au cours d'une période de deux ans et trois mois, qui vivaient avec leur mari dans un quartier ouvrier de Londres, et dont le mari était âgé de moins de cinquante ans au moment de sa mort. Sur un total de cent quatre veuves, deux étaient décédées, sept ne pouvaient pas être retrouvées, sept autres avaient déménagé et seize avaient refusé de participer à cette recherche, laissant un total de soixante-douze qui avaient pu être interrogées. Leur deuil s'était produit entre un et trois ans plus tôt, avec une moyenne d'environ deux ans. Leurs âges s'étendaient entre vingt-cinq et cinquante-six ans avec une moyenne de quarante-deux ans, et la durée de leur mariage allait de un à trente ans, avec une moyenne de seize ans. A l'exception de onze d'entre elles, toutes avaient des enfants vivants ; dans quarante-sept cas, les enfants étaient d'âge scolaire ou plus jeunes. Les entretiens concernaient non seulement les expériences émotionnelles de la veuve, mais également sa situation actuelle financière et sociale.

Une étude relativement similaire avait été conduite par Hobson (1964), un travailleur social en formation, qui avait interrogé toutes les veuves, à une exception près, vivant dans une petite ville de province anglaise, âgées de moins de soixante ans, et dont le mari était décédé au moins six mois plus tôt et depuis moins de quatre ans. La conduite des entretiens était similaire à celle de Marris, bien que plus brève. Le nombre de personnes interrogées avait été de quarante ; leurs âges s'étendaient de vingt-cinq à cinquante-huit ans (la majorité ayant plus de quarante-cinq ans). A l'exception de sept d'entre elles, toutes avaient été mariées depuis dix ans ou davantage ; à l'exception de cinq d'entre elles, leurs maris avaient tous été des ouvriers qualifiés ou non qualifiés.

Pour en apprendre davantage sur les problèmes de santé des veuves, Maddison et Viola (1968) avaient étudié cent trente-deux veuves à Boston aux Etats-Unis, et deux cent quarante-trois à Sydney en Australie. Les études principales avaient été conduites au moyen d'un questionnaire. A Boston, l'âge des maris au moment de la mort se situait entre quarante-cinq et soixante ans ; à Sydney, on avait abandonné la limite inférieure d'âge. Du fait que dans les deux villes, le taux de refus était d'environ 25 %, et que 20 % des personnes ne pouvaient pas être retrouvées, l'ensemble des personnes interrogées atteignait environ 50 % du total visé. Le questionnaire était établi de manière à obtenir des renseignements démographiques de base, ainsi que les réponses des veuves à cinquante-sept questions qui passaient en revue leur état de santé physique et psychique durant les treize mois précédents, avec une attention toute particulière aux plaintes et aux symptômes qui étaient récents ou qui étaient devenus plus gênants durant cette période. Dans chaque ville, un groupe de contrôle de femmes non endeuillées avait également été étudié.

Les études de Maddison tant à Boston qu'à Sydney comportent une deuxième partie. Dans chaque ville, on interviewa un sous-groupe de veuves dont l'évolution, d'après les rapports de santé, était défavorable, et un sous-groupe pour qui elle était favorable, assez similaires entre eux du point de vue socio-économique. Les objectifs étaient de vérifier la validité du questionnaire (qui s'est effectivement avéré satisfaisant), et de clarifier les facteurs associés à une issue favorable ou défavorable. Les résultats, qui seront décrits dans le chapitre 10, sont rapportés dans Maddison et Walker (1967), et Maddison (1968) pour Boston, et dans Maddison, Viola et Walker (1969) pour Sydney. Le travail fait à Sydney a été approfondi par Raphael (1974, 1975 ; Raphael et Maddison 1976) ; des détails seront donnés dans le chapitre 10.

Une autre étude également centrée sur la santé physique a été conduite par une équipe de la ville de Saint-Louis, Missouri (Clayton et coll., 1972, 1973 ; Bornstein et coll., 1973). L'échantillon comprenait soixante-dix veuves et trente-trois veufs qui représentaient à peu près la moitié de ceux qui avaient été approchés. Les âges s'étendaient très largement entre vingt et quatre-vingt-dix ans avec une moyenne de soixante et un ans. Les entretiens avaient lieu environ trente jours après le deuil, et à nouveau quatre mois après, puis ensuite vers treize mois. Dans un quart des cas, la mort avait été subite, c'est-à-dire avec moins de cinq jours de préavis. Dans quarante-six cas, le conjoint avait été averti au moins six mois avant la mort, et dans les trente-cinq cas restant, plus de six mois avant la mort. Chaque fois que les conjoints purent être avertis suffisamment tôt, un entretien avant la mort eut lieu également. Un des défauts les plus graves de cette recherche est que la durée des entretiens ne devait pas excéder une heure.

Une autre étude comprenant aussi bien des veufs que des veuves mais avec un point de vue différent, avait été conduite par Rees (1971), un médecin généraliste, qui avait interrogé tous les hommes et femmes qui avaient perdu un conjoint, et qui résidaient dans une région bien définie du pays de Galles, en omettant ceux qui souffraient d'une maladie invalidante ainsi qu'un autre petit groupe restreint. Le nombre total de ceux interrogés était de deux cent vingt-sept veuves et de soixante-six veufs dont les âges s'étendaient largement entre quarante et quatre-vingts ans. Dans cette étude, les entretiens avaient pour but de déterminer si les personnes ayant perdu un conjoint avaient des expériences d'illusions (visuelles, auditives ou tactiles, ou encore un sentiment de présence), ou des hallucinations du conjoint décédé[1]. Il les trouva plus fréquentes qu'elles n'avaient été estimées antérieurement.

Il existe au moins une autre étude qui décrit les réactions à la perte du conjoint, mais où les veufs et les veuves ne constituaient qu'une minorité de l'échantillon. Il s'agit de l'étude de Gorer (1965, 1973), un socio-anthropologue, qui a interrogé quatre-vingts personnes endeuillées, de tous les âges au-dessus de seize ans, des deux sexes, qui avaient perdu un parent proche durant les cinq années précédentes, et qui appartenaient également à un échantillonnage très large du point de vue social et religieux, des diverses régions de Grande-Bretagne. Les chiffres exacts ne sont pas disponibles du fait que certains de ceux interrogés avaient perdu plus d'un parent, et également parce que les tableaux sont incomplets. Cette étude comprend environ vingt veuves dont l'âge s'étendait de quarante-cinq à quatre-vingts ans, et neuf veufs dont les âges allaient de quarante-huit à soixante et onze ans. (Parmi les autres personnes interrogées, plus de trente avaient perdu un père ou une mère à l'âge adulte, une douzaine environ avaient perdu un membre de leur fratrie, et d'autres avaient perdu un fils ou une fille). Gorer s'intéresse principalement au contexte social dans lequel la mort et le deuil ont lieu, aux coutumes sociales ou à leur absence dans la Grande-Bretagne du XXe siècle. Du fait que dans chaque

1. Contrairement à ce que pense Rees, la grande majorité des expériences qu'il a rapportées paraissent avoir été des illusions, c'est-à-dire des erreurs d'interprétation des stimuli sensoriels et non pas des hallucinations.

catégorie le nombre de personnes s'avère relativement restreint, il n'est pas possible de savoir à quel point ces données sont représentatives. Néanmoins, son livre, qui contient beaucoup de descriptions très vives de la manière dont les personnes en deuil décrivent leurs expériences est d'un grand intérêt d'un point de vue psychologique.

CHAPITRE 7

Perte d'un enfant

> « J'ai rêvé une nuit que More était à nouveau vivant. Après avoir jeté mes bras autour de son cou (et vérifié sans l'ombre d'un doute que c'était bien mon fils vivant que je tenais dans mes bras) nous avons discuté ensemble et nous sommes arrivés à la conclusion que la mort et l'enterrement à Abinger avaient été imaginaires. Pendant une seconde au réveil la joie demeurait. Alors retentit le glas qui me réveille chaque matin — More n'est plus ! More n'est plus ! »
>
> (Samuel PALMER,
> dans une lettre à un ami,
> Cecil, 1969)

Introduction

De manière à élargir la perspective, je vais revoir dans ce chapitre ce qu'on sait des réactions des pères et des mères à la perte d'un enfant ; puis dans le suivant je vais examiner brièvement comment la perte affecte les parents, et également les conjoints, dans des cultures différentes de la nôtre. Malgré des variations à la fois dans la relation au mort et dans le comportement culturel nous trouvons essentiellement les mêmes modèles de réactions que ceux qui ont déjà été décrits.

Concernant la perte d'un enfant, les sources principales auxquelles il sera fait appel sont des études de parents d'enfants atteints de maladies léthales, principalement de leucémie. Non seulement il existe plusieurs études de ce type, mais certaines d'entre elles présentent des données qui sont inhabituellement systématisées et détaillées. On doit évidemment se demander jusqu'à quel point les résultats de ces recherches sont caractéristiques du deuil de tous les parents. Non seulement, la mort est retardée de nombreux mois après que le diagnostic a été posé, mais la tranche d'âge des enfants dont on a étudié les parents est également restreinte, la majeure partie d'entre eux étant âgés de dix-huit mois à dix ans. Néanmoins, pour autant que les renseignements concernant d'autres groupes d'âges et provenant d'autres sources sont disponibles, ces données apparaissent comme étant tout à fait cohérentes. Ce qui se rapporte aux enfants mort-nés ou à la mort de jeunes bébés sera mentionné à la fin de ce chapitre.

Naturellement, pour conduire ces études, la même sensibilité professionnelle et les mêmes garanties éthiques sont nécessaires que dans les études de veuves et de veufs.

Les parents d'enfants atteints de maladie mortelle

Les sources

Avec les parents d'un enfant atteint d'une maladie mortelle, il est possible de commencer l'étude immédiatement après que le diagnostic leur a été transmis, et de poursuivre ensuite pendant plusieurs mois avant que l'enfant ne meure, puis enfin de continuer après ce décès. Il existe plusieurs études de ce type publiées. La première concerne seulement les réactions de la mère avant la mort de l'enfant ; les autres concernent les réactions des mères et des pères, aussi bien avant qu'après la mort.

Dans la première étude, l'échantillon comprenait vingt mères âgées de vingt-deux à trente-neuf ans. Leurs enfants, âgés de un an et demi à six ans et demi, étaient à l'hôpital pour y recevoir un traitement palliatif. Les entretiens furent conduits par un travailleur social de formation psychiatrique et varièrent entre deux et cinq en fonction du temps qui sépara la communication du diagnostic aux parents, et la mort de l'enfant (à quelle date les observations cessèrent). Ajoutées aux entretiens, les conversations tenues par les mères étaient également notées et aussi les façons dont elles se comportaient avec leurs enfants et vis-à-vis des médecins et des infirmières. Neuf mères ont également accepté de subir un TAT *(Thematic Apperception Test)* (les détails de l'étude sont donnés dans Bozeman, Orbach et Sutherland, 1955 ; et dans Orbach, Sutherland et Bozeman, 1955).

D'autres études de parents d'enfants atteints de maladies

léthales ont été lancées conjointement par David A. Hamburg de la « US National Institute of Mental Health » (NIMH), Bethesda, Maryland, et par John W. Mason de la « Walter Reed Army Medical Center », Washington DC. Les résultats ont été rapportés dans une série d'articles signés de plusieurs auteurs à partir de 1963. Le but principal de ces études étaient d'examiner les effets d'une situation de tension prolongée sur le taux de sécrétion endocrinienne d'une personne. Deux séries d'observations ont donc été faites. L'une d'entre elles comprenait des informations concernant le comportement des parents et ce qu'ils ressentaient d'un point de vue psychologique pendant le déroulement de la maladie mortelle de leur enfant et après sa mort ; l'autre comprenait des renseignements sur les fonctions endocriniennes tirées de la mesure des taux d'excrétion urinaire de certains stéroïdes cortico-surrénaux.

Les parents qui venaient de loin, c'est-à-dire la majorité, vivaient à l'hôpital, dans une unité spéciale avec d'autres parents et avec des volontaires normaux qui prenaient part à des projets de recherches voisins. Les parents qui habitaient à proximité participaient aux recherches quand ils visitaient leurs enfants (durant les heures de visite qui étaient très libres).

Dans la première de ces recherches de la NIMH, tous les parents, à l'exception d'un couple, étaient d'accord pour coopérer, bien que les parents de sept enfants s'avérèrent insuffisamment disponibles pour être compris dans toutes les phases de l'étude. Il restait vingt-six mères et vingt pères dont les âges s'étendaient entre vingt-trois et quarante-neuf ans qui étaient d'accord pour participer et disponibles. Les parents vivant à l'hôpital étaient interrogés par un psychiatre au moins une fois par semaine, et étaient également vus par lui de manière plus brève presque quotidiennement. De plus, les infirmiers rédigeaient des observations quotidiennes. Les parents qui vivaient à proximité étaient examinés de manière beaucoup moins intensive, particulièrement durant les périodes où leur enfant allait assez bien pour pouvoir être chez eux ; néanmoins ils participèrent de manière relativement régulière aux entretiens. Les entretiens portaient sur la manière dont un parent perçoit la maladie de son enfant, et fait face à l'avenir affligeant qui l'attend, et comment il abordait les nombreux problèmes émotionnels et pratiques qui surviennent lorsque l'on soigne un enfant gravement malade qui n'est pas supposé survivre. Les âges des enfants étaient compris entre un an et demi et seize ans, avec une moyenne de cinq ans. Six mois après la mort de l'enfant, près de la moitié des parents étaient d'accord pour participer à des entretiens supplémentaires et à des évaluations endocriniennes. Le détail de l'échantillon des parents et des méthodes psychologiques et de comportement utilisées se trouvent dans Friedman, Chodoff, Mason et Hamburg (1963) et de manière plus brève dans Chodoff, Friedman et Hamburg (1964). Un article par Friedman, Mason et Hamburg (1963) donne des renseignements sur les recherches endocriniennes et leurs résultats.

Une deuxième étude de la série de la NIMH, entreprise pour vérifier certaines hypothèses suggérées par la première série de recherches, fut conduite suivant les mêmes lignes directrices. Des groupes supplémentaires de parents d'enfants atteints de maladie mortelle furent observés. Dans la première partie, qui se centrait sur des observations psychologiques et physiologiques précédant la mort de l'enfant, un total de dix-neuf mères et de douze pères dont l'âge était compris entre vingt et quarante-neuf ans, acceptèrent de prendre part à cette recherche. Dans la seconde partie qui se centrait sur les réactions après la mort d'un enfant, vingt-et-une mères et quinze pères participèrent. Pendant que leur enfant était malade, tous ces parents habitaient dans l'unité spéciale de l'hôpital. Environ six mois après la mort de l'enfant (la durée exacte variant entre dix-neuf et quarante-deux semaines), ils acceptèrent d'y retourner pour une période de quatre jours. Trois entretiens psychiatriques supplémentaires, dont chacun durait de une à deux heures, eurent lieu, et des études physiologiques furent conduites. Après un intervalle supplémentaire qui variait entre un minimum d'un an à plus de deux ans, environ deux tiers de ces parents (vingt mères et un père) furent d'accord pour revenir à l'hôpital une deuxième fois pour participer à cette recherche.

Une description des résultats avant la mort de l'enfant est donnée dans deux articles par Wolff et coll. (1964*a* et *b*), et une description des résultats après celle-ci dans deux autres articles par Hofer et coll. (1972). Ces résultats éclairent non seulement le cours pris habituellement par le deuil de parents normaux, mais également les réactions de défense qui sont très différentes d'un individu à l'autre. Du fait que bon nombre de ces résultats de la seconde étude de NIMH se rapportent aux variations individuelles de réaction (notamment les corrélations entre les réactions psychologiques et les réactions endocriniennes), nous n'en donnerons les détails qu'à la fin du chapitre 9.

D'autres études se sont préoccupées de l'impact sur la famille tout entière de la mort d'un enfant du fait d'une leucémie. Dans l'une d'entre elles, rapportée par Binger et coll. (1969), les familles d'enfants qui étaient décédés étaient invitées à revenir à l'hôpital pour raconter leur vécu à la fois avant et après que leur enfant soit mort ; l'équipe pédiatrique espérait pouvoir tirer de ces renseignements les moyens d'améliorer la prise en charge de ce genre de famille. Sur vingt-trois familles invitées, vingt devaient venir pour des entretiens qui durèrent entre deux et trois heures. Une autre étude rapportée par Kaplan et coll. (1973) avait pour but de différencier « parmi les réactions destinées à permettre de faire face, celles qui étaient adaptatives ou mal-adaptatives... aussi rapidement que possible après l'établissement du diagnostic » ; l'objectif étant de mettre au point des méthodes d'intervention thérapeutique pour les familles dont on peut penser qu'elles vont se trouver en échec. Des nombreuses familles étudiées, quarante acceptèrent un entretien catamnestique trois mois après la mort de leur enfant.

Les limitations de ces échantillons

Les limitations des échantillons de parents auxquels il a été fait appel (c'est-à-dire principalement ceux de l'étude de Bozeman et des deux études de la NIMH), ressemblent à celles des échantillons des épouses endeuillées sur trois points : tous les parents sont relativement jeunes (moins de cinquante ans) ; tous sont originaires de cultures occidentales ; enfin il existe une prépondérance de femmes (environ deux fois plus de mères que de pères). Ce dernier facteur est dû au fait que les mères étaient plus souvent d'accord pour participer que ne l'étaient les pères et vraisemblablement plus disponibles.

Par contre, on ignore à quel point les parents d'enfants leucémiques étaient représentatifs par rapport à l'ensemble des parents. De ce fait, une certaine prudence s'avère nécessaire avant de faire des généralisations à partir de ces résultats.

Les phases de deuil

Pour les parents d'enfants atteints de maladie léthale, le processus de deuil commence au moment où le diagnostic leur est communiqué. Comme pour les veuves et les veufs, il commence par une phase d'engourdissement souvent ponctuée d'expressions de colère. Cependant, du fait que l'enfant est encore vivant, la deuxième phase va être différente. Au lieu du refus de croire que le conjoint est mort comme chez une veuve ou chez un veuf, un parent va refuser de croire à la validité du diagnostic, et encore plus à celle du pronostic ; et, au lieu de la recherche du partenaire perdu qu'effectue une veuve ou un veuf, un parent va tenter de conserver son enfant en prouvant que les médecins ont tort. Dans les études auxquelles il a été fait appel, ces deux phases sont décrites grâce à des graphiques, et bien documentées. Par contre, les phases ultérieures de deuil (le désespoir, la désorganisation et la réorganisation consécutives) ne sont habituellement décrites que brièvement.

La phase d'engourdissement

Dans la première étude de la NIMH, tous les parents rapportèrent combien, quand on leur avait dit que la maladie de leur enfant était léthale, ils avaient été abasourdis et comme rien ne leur paraissait plus réel. Alors qu'apparemment la majorité d'entre eux semblaient accepter le diagnostic et ses conséquences, ils reconnurent par la suite que cela avait pris quelques jours pour arriver à les pénétrer. Pendant ce temps, leurs sentiments étaient comme « verrouillés » ; un parent pouvait se comporter de manière tout à fait détachée, comme s'il « s'occupait de la tragédie d'une autre famille », pouvant même donner l'impression qu'il était indifférent.

Néanmoins, la colère était susceptible d'apparaître. Et elle avait généralement tendance à être dirigée vers le médecin qui avait communiqué le diagnostic. L'une des mères de l'étude de Bozeman comparait sa réaction à celle des Grecs qui tuaient les messagers porteurs de mauvaises nouvelles : « J'aurais pu le tuer », affirmait-elle.

La phase d'incrédulité
et les tentatives pour transformer le dénouement

Pendant cette phase, le message du médecin est perçu mais il est contesté avec véhémence. L'incrédulité concerne l'un ou l'autre, ou les deux points principaux. D'abord le diagnostic est contesté : « Je sais que c'est arrivé à d'autres personnes, mais ça ne peut pas arriver à mon enfant. » Deuxièmement, la forte probabilité d'une issue fatale est contestée, particulièrement sa pertinence en ce qui concerne l'enfant atteint : « Je savais évidemment que la leucémie était fatale, mais je ne pouvais associer cette idée à mon enfant. »

Autant l'étude de Bozeman, d'où sont tirées les citations ci-dessus, que l'étude de la NIMH, rapportent que tous les parents interrogés ont réagi par de l'incrédulité. Chez certains parents, il semble que l'action de se détourner des nouvelles à caractère douloureux, était consciente et délibérée ; chez d'autres, l'effort conscient n'était pas évident. Il n'était pas rare que des amis ou des parents les encouragent dans leur refus de croire à l'opinion des médecins, et favorisent des espoirs irréalistes. Quand l'incrédulité est seulement partielle, elle permet de contrôler une partie de l'affect douloureux et de ce fait parait utile. Mais lorsqu'elle est trop fortement installée, le parent sera incapable de comprendre la nature du programme thérapeutique qu'on propose, et ne pourra pas participer de manière efficace à ce programme. Ainsi l'utilité du refus de croire ne dépend pas seulement de son existence mais aussi de son importance et de sa persistance malgré les preuves du contraire.

Liée étroitement au refus de croire à la réalité du diagnostic et du pronostic, on note la colère à l'égard des médecins et des infirmiers qui ont posé ce diagnostic et ce pronostic et qui y adhèrent. Chez la plupart des parents, la colère décroît à mesure que l'incrédulité cède le pas à la reconnaissance que les médecins doivent avoir raison. Chez une minorité de parents, une incrédulité fortement installée ainsi que de la colère peuvent persister pendant des semaines ou des mois. Dans ce cas, le deuil est en train de prendre un cours défavorable (voir le chap. 9).

Comme la colère, les accès d'activité intense sont également intimement liés à l'incrédulité. Ceux-ci peuvent prendre la forme d'une recherche effrénée de renseignements médicaux sur cette maladie, dont le but est souvent de trouver des particularités permettant de penser que leur enfant est une exception plus que de servir un autre but. Dans d'autres cas, un parent s'occupera à soigner et amuser son enfant d'une manière qui, tout en étant utile, en arrivera à empiéter sur ses autres centres d'intérêt. Le groupe de Bozeman décrit des mères qui visitaient leurs enfants et insistaient pour avoir avec eux un contact physique très étroit ; elles s'agrippaient frénétiquement à leur enfant « comme si (elles) pensaient qu'elles pouvaient empêcher la perte redoutée par une union intensifiée ». Une variante aux soins anxieux d'une mère à son enfant est réalisée par l'excessive attention à d'autres enfants. La valeur bénéfique de ces activités de soin est fonction de la capacité des parents à les régler sur les besoins de l'enfant, ou au contraire à se trouver poussés compulsivement, indépendamment de ses besoins. Plus une activité est compulsive et plus il est probable qu'elle est liée à un intense effort pour exclure des idées ou des sentiments affligeants.

Associée à cette intense activité autour de l'enfant malade, on trouve une tendance à négliger tout le reste. Le travail ménager, les soins aux autres enfants, les distractions, tout est bâclé. L'insomnie et la perte de l'appétit sont habituelles. Bozeman évoque tout particulièrement l'incapacité des mères à penser à l'avenir : « La vie s'immobilisait pour la plupart d'entre elles, et aucun nouveau sujet ne pouvait être pris en considération jusqu'à ce que la maladie se soit terminée d'une manière ou d'une autre. »

En plus de leur colère à l'égard des médecins et des infirmières, la majeure partie des parents s'accusaient de n'avoir pas prêté suffisamment d'attention aux premiers signes de la maladie. Bien que chez la majorité des parents étudiés, de telles auto-accusations n'étaient pas trop excessives (et les soignants avaient pu les rassurer), une minorité de chaque groupe étudié présentait des sentiments de culpabilité persistants. Par exemple, la maladie de l'enfant pouvait être interprétée comme une punition venant de Dieu ; ou bien une mère qui avait le sentiment que quelqu'un devait être fautif, et qui était réticente à accuser son mari, s'accusait elle-même.

Le développement de conflits n'est que trop facile entre les parents d'un enfant atteint de maladie mortelle. Kaplan et coll. (1973) décrivent un certain nombre de familles où l'un des parents accepte plus facilement que l'autre de prendre au sérieux le pronostic. Par exemple, dans une famille, la mère avait reconnu la gravité de la maladie et se sentait effrayée et déprimée. Cependant quand elle pleura, souhaitant être réconfortée par son mari, il se mit en colère : « Pourquoi diable pleures-tu ? » demanda-t-il, refusant d'accepter le diagnostic. Lui reprochant son incapacité à reconnaître l'existence du problème et son absence de soutien, la mère se mit à son tour en colère contre lui et les disputes devinrent très fréquentes.

Les désaccords entre les parents ont tendance à conduire à des disputes sur la question de savoir s'il faut dire à un moment approprié à l'enfant malade qu'il est gravement atteint, et s'il faut en informer ses frères et ses sœurs. Par conséquent, au lieu que l'avenir véritable puisse être communiqué à un moment opportun, honnêtement et avec affection, permettant ainsi compréhension et confiance, au contraire la multiplication d'informations contradictoires et confuses aboutit à une méfiance croissante entre les différents membres de la famille. Binger et ses collègues (1969) décrivent l'isolement tragique d'un enfant mourant, qui sait qu'il est mourant, mais sait également que ses parents ne veulent pas qu'il le sache.

La croyance ou l'incrédulité dans la véracité du pronostic, varie non seulement d'un parent à l'autre, mais également chez chacun d'entre eux au fur et à mesure que la maladie évolue. Bozeman et ses collègues ont observé combien l'incrédulité peut varier en fonction des progrès de la maladie. La sortie de l'hôpital au cours d'une rémission peut être l'occasion d'une exaltation incontrôlée, comme si elle était le témoin d'un rétablissement. A de tels moments, les parents pourront évoquer la carrière universitaire ou professionnelle qu'ils prévoient pour leur fils, « comme si la maladie n'était qu'un épisode transitoire ». Inversement, quand l'enfant est l'objet d'une rechute, ou quand un autre enfant meurt, un parent pourra être subitement amené à reconnaître la véritable issue. Il sera alors consumé par des bouffées de chagrin, soupirant et sanglotant, ressentant toutes les faiblesses et les manifestations somatiques qui rendent le chagrin si douloureux. Pourtant, un peu plus tard, le même parent peut revenir à l'incrédulité antérieure et à l'hyperactivité qui lui est liée.

Après qu'un enfant ait été malade depuis plusieurs mois et que les espoirs renaissants aient été chaque fois déçus, un parent pourra commencer à admettre l'exactitude du pronostic du médecin. Un certain degré de deuil anticipatoire va suivre. Dans le cas de la perte d'un conjoint, on peut penser que le deuil anticipatoire est rarement complet et que la survenue de la mort sera de toute manière ressentie comme un choc. Pour les parents d'enfants atteints de maladie mortelle, le deuil anticipatoire va progresser plus loin. Par exemple, dans un rapport sur la première étude de la NIMH, Chodoff et coll. (1964) affirment que « le détachement progressif de l'investissement émotionnel dans l'enfant avait été noté dans la plupart des cas où l'évolution de la maladie s'était poursuivie plus de trois ou quatre mois, et il avait pour résultat une atténuation de la réaction de chagrin, de sorte que la phase terminale et la mort de l'enfant étaient souvent acceptées avec une attitude de « résignation philosophique » ». Les chercheurs ont noté par contre que les parents qui refusent fermement de croire au pronostic, ne s'engagent pas dans un deuil anticipatoire.

Il est clair que pour certains parents, un certain degré d'incrédulité persiste plusieurs mois après la mort de l'enfant. Dans la première étude de la NIMH, vingt-trois parents furent invités à revenir à l'hôpital entre trois et huit mois après que leur enfant fut mort. Dix-huit d'entre eux, dont huit couples, acceptèrent. En le faisant, ils avouèrent avoir éprouvé une certaine ambivalence. Ils craignaient ce retour ; mais ils pensaient qu'ils auraient été attirés vers un retour même si on ne les y avait pas invités. Il semble que les deux sentiments provenaient d'une croyance persistante que leur enfant était encore un patient de l'hôpital. Ceci était exprimé de manière explicite par quelques-uns d'entre eux, qui poursuivaient en disant que le retour avait été moins douloureux qu'ils ne s'y attendaient, et qu'il les avait aidés à accepter le fait que leur enfant n'était plus vivant. Effectivement, à l'exception de deux des dix-huit parents qui revinrent, tous s'accordaient pour décrire l'expérience comme utile. Les exceptions étaient deux parents qui, au bout de six mois, semblaient toujours ne pas avoir accepté leur perte. De plus, on peut penser qu'au moins une partie de ceux qui ont refusé l'invitation à revenir l'ont fait parce qu'ils redoutaient ce qu'ils auraient à confronter.

Dans la deuxième étude de la NIMH (Hofer et coll., 1972), qui s'était centrée sur les différences individuelles chez cinquante et un parents avant la mort de leur enfant, trente-six (dont vingt-et-une mères et quinze pères) furent d'accord pour revenir pour des entretiens et des examens physiologiques environ six mois après que la mort se soit produite. Les réactions manifestées au cours de ces entretiens et les descriptions données par les parents de ce qu'ils avaient éprouvé durant l'intervalle entre les deux séries d'entretiens, oscillaient entre deux extrêmes. A un extrême se trouvaient ceux enclins à communiquer à la fois leurs pensées et leurs sentiments. Ils manifestaient des affects très intenses, décrivant à la fois de la culpabilité et de la colère, et, quand ils étaient libres de le faire, parlaient presque exclusivement de leur enfant mort. De leur description de la manière dont ils s'étaient comportés depuis la mort de l'enfant, il apparaissait qu'ils avaient revécu de façon répétée et douloureuse sa perte, et qu'ils avaient conservé sur eux des objets leur rappelant leur enfant ; ils avouaient qu'ils s'étaient pris régulièrement à penser à leur enfant comme s'il était encore vivant. Trois d'entre eux étaient conscients d'avoir pensé qu'ils allaient peut-être le retrouver à l'hôpital.

A l'autre extrême, se trouvaient les parents qui n'exprimaient aucune tristesse au cours des entretiens. Certains étaient aimables et joyeux, d'autres froids et impersonnels, ou encore sur leur réserve et hypercontrôlés ; certains « semblaient attentifs à donner l'impression d'une grande force et d'un contrôle sur leurs émotions ». Leur récit sur la manière dont ils s'étaient comportés depuis la mort de leur enfant laissait entendre qu'ils ne s'étaient guère engagés dans un travail de deuil actif. Les objets rappelant le souvenir de leur enfant avaient été rangés, et autant les pensées que les conversations à son sujet étaient évitées.

Une étude plus poussée de ces différents modèles de réaction sera conduite dans le chapitre 9. En attendant, il est intéressant de noter que les effets de ces deux catégories de parents endeuillés sur l'interviewer étaient très différents. Il lui semblait que les parents qui faisaient un travail de deuil, l'impliquaient dans leur vie et suscitaient chez lui de la sympathie ; mais ceux qui se manifestaient pas de chagrin lui donnaient le sentiment qu'ils l'excluaient.

Les phases de désorganisation et de réorganisation

Tandis que la maladie progresse et que l'état de l'enfant s'aggrave, l'espoir recule. Pourtant bien peu de parents désespèrent complètement tant que leur enfant est encore vivant, et, comme nous l'avons vu, il est habituel qu'un certain degré d'incrédulité à l'égard de la mort de l'enfant persiste plusieurs mois après sa survenue. Grâce aux membres de la famille chez qui le deuil se poursuit favorablement, la réalité va être progressivement reconnue et acceptée. Lentement, mais régulièrement, les modèles de représentation du Soi et du monde sont modifiés de façon à s'adapter à la nouvelle situation.

Toutes les études montrent que le caractère favorable ou défavorable de l'évolution dépend énormément de la qualité des relations des parents entre eux. Quand ils peuvent faire leur deuil ensemble, passant en même temps d'une phase à l'autre, chacun reçoit réconfort et soutien de l'autre, et l'issue de leur deuil est généralement favorable. Quand, au contraire, le couple est dans une situation de conflit d'où est absent le soutien mutuel, la famille risque de se désagréger et certains de ses membres risquent de présenter des problèmes psychiatriques par la suite.

Dans les études mentionnées, l'importance des dégats au mariage, aux individus, ou aux deux à la fois, était tristement élevée. Sur les quarante familles étudiées par Kaplan et ses collègues (1973), trois mois après la mort de l'enfant, la majorité manifestait des problèmes qui ou bien n'avaient pas été évidents antérieurement, ou bien avaient été exacerbés par la perte (David M. Kaplan, communication personnelle). Dans vingt-huit de ces familles existaient des problèmes conjugaux, y compris deux divorces et sept séparations (qui devaient d'ailleurs toutes aboutir au divorce par la suite). Dans trente familles, l'un des parents, ou les deux, souffraient de symptômes psychiatriques ou psychosomatiques, ou bien buvaient énormément ; dans vingt-cinq familles, il y avait des problèmes avec les enfants survivants. Des vingt familles étudiées par le groupe de Binger, onze d'entre elles rapportaient avoir des difficultés d'ordre émotionnel suffisamment sévères pour nécessiter des soins psychiatriques chez des personnes qui n'avaient pas eu besoin de tels soins antérieurement. Parmi les parents, on notait plusieurs cas de dépression sévère ou de symptômes d'ordre psychosomatique, un cas d'aphonie hystérique et un divorce. Dans à peu près la moitié des familles, dans la fratrie des enfants décédés se manifestaient des symptômes, notamment des phobies scolaires, des dépressions, ou des états d'anxiété de séparation sévères. Ainsi peu de familles échappaient totalement à des perturbations.

Il est peu douteux qu'une bonne partie des perturbations notées chez les enfants survivants sont plus dues à une modification du comportement des parents à leur égard, qu'à l'effet de la mort elle-même. L'effondrement du mariage des parents, la dépression de la mère, les explications telles que « Dieu a pris l'enfant qui est mort » peuvent facilement conduire à de l'angoisse de séparation et à un refus de quitter le domicile et à des accès de colère. Il n'est pas exceptionnel qu'on rende l'enfant survivant responsable de la mort, ce qui est très nocif : il semble que cela se produise plus fréquemment lorsque la mort a été subite.

Parmi les conclusions tirées de ces études, on peut souligner la notion que le modèle de réaction des parents à la maladie mortelle de leur enfant tend à s'instaurer durant les premières semaines après que le diagnostic ait été porté, et se modifie peu par la suite.

Quand les parents sont encore jeunes, il n'est pas inhabituel qu'ils décident de remplacer l'enfant mort par un autre. Pour la première étude de la NIMH, on sait que sur vingt-quatre couples, cinq mères furent enceintes au cours ou immédiatement après la maladie de leur enfant ; chez deux d'entre elles, on sait que la conception avait été délibérée. Quelques mois plus tard, une sixième mère souhaitait être enceinte et un septième couple avait décidé d'adopter un enfant (Friedman et coll., 1963).

On peut douter de la sagesse de ces remplacements très précoces, puisqu'il existe un danger que le deuil de l'enfant perdu n'ait pas été achevé et que le nouveau bébé sera vu, non seulement comme un remplaçant, mais également comme représentant le retour de celui qui est mort. Ceci peut aboutir à une relation déformée et pathogénique entre le parent et le nouveau bébé (voir chap. 9). Il est préférable que les parents attendent un an ou davantage avant de recommencer, pour leur permettre de réorganiser l'image qu'ils ont de l'enfant perdu et de le conserver comme un souvenir vivant, distinct du nouvel enfant qu'ils pourraient avoir.

Les parents d'enfants morts-nés ou morts précocement

Depuis quelques années, on a prêté davantage d'attention au chagrin des parents de nourrissons morts-nés ou morts dans les premiers mois, ou jours de vie. Parmi les résultats principaux, on note que malgré l'aspect récent du lien entre le parent et l'enfant le modèle global des réactions est peu différent de ce qu'il est chez des personnes ayant perdu un conjoint (Klaus et Kennell, 1976). Un engourdissement accompagné de malaises somatiques, de nostalgie, de colère, d'irritabilité et de dépression secondaire sont tous habituels, de même que des préoccupations autour de l'image du bébé mort et des rêves le concernant. Une mère décrivait ses rêves et ce qu'elle éprouvait à son réveil : « Je ne savais pas où se trouvait mon bébé, mais je voulais le tenir dans mes bras... »

De nombreuses mères exprimaient le désir très puissant de pouvoir prendre leur bébé mort dans leurs bras, un désir souvent interdit par les habitudes des hôpitaux. Lewis (1976) rapporte comment après la mort d'un enfant prématuré qui avait passé dix jours dans une couveuse, on avait encouragé une mère à toucher son enfant. Avec une grande excitation, elle l'avait débarrassé de ses vêtements, avait embrassé tout son corps et puis l'avait fait marcher sur le sol. Peu après elle s'était calmée et avait tendu le bébé mort à l'infirmière.

Tant Klaus et Kennell aux Etats-Unis que Lewis en Grande-Bretagne ont exprimé leur préoccupation quant à la manière dont le personnel hospitalier s'occupe des enfants morts-nés et des enfants prématurés qui décèdent. Supposant que c'est la meilleure manière de faire, le personnel supprime rapidement toute trace du bébé mort, et se débarrasse du corps sans aucune cérémonie dans une fosse commune. Habituellement on ne donne que peu de renseignements aux parents, et tout l'épisode est voilé de silence.

Tous les auteurs soulignent combien cette manière de faire accroît de façon importante les problèmes émotionnels auxquels les parents vont être confrontés, et recommandent vivement des modifications. Ils estiment que les parents doivent être autorisés à rendre visite au nourrisson malade, à participer aux soins et à être avec lui quand il meurt. Après la mort, on doit les encourager à le voir, à le toucher et à le tenir. On doit lui donner un enterrement simple, une tombe et, quand c'est possible, un nom. Sans ces dispositions note Lewis, les parents se retrouvent face à un non-événement et sans personne de qui faire le deuil.

Même avec une attention pleine de compréhension, les parents et tout spécialement les mères vont être écrasés par un sentiment de honte de n'avoir pas été capables de donner naissance à un nourrisson normal et/ou de culpabilité pour n'avoir pas su donner les soins nécessaires à un enfant qui est mort. Pour ces raisons, mais aussi pour d'autres, Klaus et Kennell recommandent que les deux parents soient reçus ensemble au cours d'entretiens de soutien, dont le premier doit avoir lieu immédiatement après la mort, et le deuxième deux ou trois jours plus tard quand les parents seront moins abasourdis et seront capables, à la fois d'exprimer davantage leurs sentiments, leurs inquiétudes et leurs doutes, et aussi de pouvoir utiliser les informations qu'on leur donne. De plus, les auteurs recommandent qu'un troisième entretien ait lieu quelques mois plus tard pour pouvoir vérifier que le deuil se poursuit de manière satisfaisante et dans le cas contraire pour pouvoir fournir l'aide adéquate. Ils insistent particulièrement sur l'importance d'aider les parents à faire leur deuil ensemble.

Malheureusement on ne manque pas de preuves que la perte d'un bébé peut donner lieu par la suite à des problèmes sérieux à la fois pour les parents, et tout particulièrement les mères, et pour les enfants survivants. Sur cinquante-six mères suédoises étudiées par Cullberg[1] un à deux ans après la mort de leur nouveau-né, dix-neuf s'avéraient présenter des perturbations psychiatriques majeures (bouffées anxieuses, phobies, pensées obsessionnelles, dépressions graves).

Inévitablement des perturbations de cette importance chez une mère vont retentir sur ses relations à ses enfants survivants allant parfois jusqu'au rejet. De plus lorsqu'un bébé meurt subitement et inexplicablement à son domicile, comme par exemple dans le cas de la mort subite, une mère éperdue pourra impulsivement accuser l'un de ses enfants aînés d'en avoir été responsable. De même que Halpern (1972), Tooley (1975) rapporte des cas où une mère endeuillée, non seulement accuse l'un des enfants aînés (âgés de trois à cinq ans) mais les punit également sévèrement. Par la suite, ces enfants allaient être adressés en consultation de psychiatrie en raison de leur caractère morose, malveillant ou destructif[2]. On ne sera pas surpris d'apprendre que ces mères avaient eu des enfances difficiles, et/ou des mariages malheureux.

Ajouté aux risques que la mort précoce ou avant terme d'un enfant fait peser sur les relations d'une mère à ses enfants plus âgés, existe le danger que cette mort puisse également affecter ses sentiments à l'égard d'une nouvelle grossesse. Wolff et coll. (1970) rapportent qu'une bonne partie des femmes qui avaient eu un enfant mort-né, par la suite insistaient fermement pour ne plus avoir d'enfants. Lewis et Page (1978) rapportent le cas d'une mère qui fut très déprimée après la naissance d'un autre enfant, une fille, allait lui être hostile et avait peur de la rouer de coups. Bien qu'initialement les parents n'aient pas mentionné l'enfant précédent mort-né, une fois qu'on les eut persuadés d'en parler, ils exprimèrent leurs sentiments de chagrin profond et leur colère à l'égard de l'hôpital. Ces entretiens produisirent un soulagement, et une

1. Cité par KLAUS et KENNELL (1976).

2. Dans le volume 2 de ce travail, à la fin du chapitre 18, une description est donnée (tirée de MOSS, 1960) d'une femme de quarante-cinq ans qui avait souffert depuis son enfance d'une importante phobie des chiens. Au cours de la thérapie, on avait pu en rattacher l'origine au fait que sa mère l'avait rendue responsable de la mort d'une jeune sœur, à laquelle avait en réalité contribué le chien de la famille.

amélioration de l'état de la mère et de sa relation au nouveau bébé. Ici également, les parents avaient eu des expériences antérieures qui les avaient rendus particulièrement vulnérables à la perte.

Liens affectifs de types différents : note

Dans ce chapitre, j'ai insisté sur l'idée que le modèle de la réaction à la mort d'un enfant ou d'un enfant mort-né avait beaucoup de points communs avec le modèle de la réaction à la perte d'un conjoint. Par contre, en ce qui concerne les suites, on note une différence importante. Alors que le sentiment de solitude est une des caractéristiques principales des suites de la mort d'un conjoint, elle ne semble pas être un élément dominant après la mort d'un enfant. De même, le sentiment de solitude après la mort d'un conjoint n'est généralement pas soulagé par la présence d'un enfant.

Ces observations sont d'une grande importance pour la théorie du lien affectif. Elles montrent que quels que soient les points communs entre les différents types de liens affectifs, on ne peut les considérer comme identiques[1]. Par conséquent, pour pouvoir progresser, il va être nécessaire d'étudier non seulement les nombreuses caractéristiques que les différents types de liens peuvent avoir en commun, mais également leurs différences. En raison du nombre de types de liens (enfants à parents, parents à enfants, conjoint à conjoint, membre d'une fratrie à un autre membre de la fratrie, avec les différents sous-groupes dus aux différences de sexe) il s'agit là d'une formidable entreprise.

1. Je suis redevable à Robert Weiss d'avoir attiré mon attention sur ces résultats et leurs conséquences.

CHAPITRE 8

Le deuil dans d'autres cultures

« Même parmi les peuples les plus primitifs, l'attitude à l'égard de la mort est infiniment plus complexe, et, je peux ajouter, plus proche de la nôtre qu'on ne le suppose habituellement... Les parents proches et les amis sont bouleversés jusqu'au plus profond de leur vie émotionnelle. »

(Bronislaw MALINOWSKI, *Magic, Science and Religion*)

Croyances et coutumes communes à de nombreuses cultures

Dans leurs nombreux écrits sur les coutumes de deuil d'autres peuples, les socio-anthropologues se sont davantage intéressés aux divers types de rituels pratiqués qu'aux réactions émotionnelles des personnes en deuil. Pourtant de nombreuses données sont en faveur de l'idée que ces réactions ressemblent dans les grandes lignes et même par de nombreux détails à ceux que nous connaissons en Occident. Les coutumes sociales sont extrêmement différentes. La réaction humaine reste à peu près identique[1].

D'abord un mot sur la coutume sociale. « Il existe très peu de traits ou de pratiques qui ne soient universellement retrou-

1. Dans les généralisations qui suivent, j'ai fait appel aux travaux d'un certain nombre d'anthropologues qui ont écrit sur ce sujet au cours des dernières années, Raymond FIRTH, Geoffrey GORER, David MANDELBAUM, Phyllis PALGI et Paul C. ROSENBLATT, de même qu'aux textes classiques de DURKHEIM, FRAZER et MALINOWSKI. Je dois également beaucoup à une revue des études transculturelles, entreprise conjointement par un psychanalyste et un rabbin, Georges KRUPP et Bernard KLIGFELD.

vés dans toutes les sociétés humaines », écrit Gorer (1973 : 423-424). « Toutes les sociétés humaines connues parlent un langage, conservent le feu et ont un outil servant à couper ; toutes les sociétés connues organisent les liens biologiques entre géniteurs, génitrices et progéniture en un système de parenté ; toutes les sociétés ont une division du travail fondée sur l'âge et le sexe ; toutes les sociétés ont des interdits d'inceste et des lois qui règlent le comportement sexuel, désignent les partenaires de mariage appropriés et légitiment la progéniture ; et toutes les sociétés ont des règles et un rituel qui concernent le sort du mort et le comportement approprié des personnes en deuil. Dans certaines sociétés, l'enterrement est la plus importante de toutes ces cérémonies sociales si on considère le nombre de personnes présentes et la durée » (Mandelbaum, 1959 ; Palgi, 1973).

Les anthropologues se sont demandé pourquoi les rites funéraires jouent une si grande part dans la vie sociale d'un peuple. « Son but ostensible est la personne morte », écrit Firth (1961), « mais c'est au bénéfice non du mort mais des vivants... ce sont pour ceux qui restent... que le rituel est vraiment accompli ». Il propose alors trois fonctions principales aux cérémonies funéraires.

La première est d'aider les personnes en deuil, par exemple en leur permettant de faire face à leur incertitude par la matérialisation du fait que la perte s'est effectivement produite, en leur fournissant la possibilité d'une expression publique de leur chagrin, par la fixation de la période durant laquelle le deuil est admis, en y mettant enfin un terme. De plus par ces rituels, les personnes en deuil sont introduites au nouveau rôle social qu'elles devront désormais remplir.

La deuxième fonction de la cérémonie est de permettre aux différents membres de la communauté de manifester publiquement leur perte et, d'une manière admise, non seulement de dire adieu à l'un d'entre eux, mais également d'exprimer les puissantes émotions de peur et de colère qui ont souvent été éveillées. En remplissant une fonction sociale, et en dirigeant le comportement émotionnel selon des voies acceptables, les rites funéraires servent à maintenir l'intégrité d'une société qui doit se perpétuer.

La troisième fonction proposée par Firth, et qu'il appelle

économique, est qu'elle constitue une occasion d'échanges complexes de biens et de services entre familles et groupes. En plus des bénéfices matériels qui peuvent en découler, on peut peut-être considérer ces échanges comme une démonstration d'altruisme réciproque (Trivers, 1971). Quand une calamité frappe une famille ou un groupe, toutes les autres familles ou groupes expriment leur volonté d'aider même si ce n'est que de façon symbolique. Chacun s'assure ainsi implicitement ou par tradition de l'assistance de tous les autres si l'adversité devait également le frapper ultérieurement.

Une réflexion sur l'état d'esprit des amis et de la famille proche au moment où ils assistent à un enterrement fait penser que ses fonctions sont plus larges que celles mentionnées par Firth. Ainsi, cette cérémonie permet aux vivants d'exprimer aux morts leur gratitude ; elle leur permet également d'agir à nouveau d'une manière ressentie comme favorable à la personne qui est partie. Ces motivations sont exprimées à la fois dans le cérémonial et l'enterrement dont on peut penser qu'ils sont conformes aux volontés de la personne morte, et dans les prières pour son bien-être futur.

Dans la littérature anthropologique, nous notons que la plupart des sociétés considèrent comme allant de soi qu'une personne en deuil soit choquée sur un plan personnel, et désorientée sur un plan social. De plus, il existe différents types spécifiques de réactions et de croyances qui sont bien près d'être universelles. Trois d'entre elles sont particulièrement notables.

Il semble que presque toutes les sociétés croient que malgré la mort corporelle la personne continue de vivre, et maintient également ses relations avec les vivants, au moins pendant un certain temps. Dans de nombreuses cultures, ces relations sont considérées comme uniquement bénéfiques ; dans ce cas, des règles et des rituels fonctionnent pour les préserver. Dans d'autres cultures, les plus primitives en particulier, la persistance des relations est perçue comme comportant une certaine nocivité. Dans ce cas, les règles et rituels sont destinés à protéger les vivants et à expédier le mort (voir tout particulièrement Frazer, 1933-1934). Néanmoins, d'après Malinowski (1925), toutes les sociétés considèrent de telles relations comme étant plus bénéfiques que nocives : « Jamais les éléments négatifs n'apparaissent seuls ou même dominants », affirme-t-il.

Examiner les raisons pour lesquelles la poursuite de telles relations peuvent être comprises de manières tellement diverses, nous entraînerait trop loin de notre thème. Un examen superficiel est en faveur de l'idée que chaque culture choisit comme stéréotype l'une des expériences parmi d'innombrables rapportées par des individus appartenant à cette société, et qui ont eu à faire le deuil d'un parent proche perdu ; comme nous l'avons vu dans le chapitre 6, ils s'étendent du sentiment de la présence de la personne morte, ressentie comme celle d'un compagnon réconfortant, à une présence ressentie comme endommagée et potentiellement hostile. Ce qui importe dans ce contexte, c'est qu'indépendamment de la manière dont les différentes cultures peuvent comprendre cette relation persistante, elles vont toutes sanctionner socialement ce sentiment de présence persistante de la personne morte, et préconiser un comportement approprié.

Une deuxième caractéristique commune à la majorité des cultures est qu'il est attendu de toute personne en deuil qu'elle ressente de la colère contre quiconque peut être tenu comme responsable de la mort. Cette ubiquité de la colère devient facilement compréhensible si nous gardons à l'esprit qu'à l'exception de l'Occident, dans la plupart des communautés mondiales, la mort atteint plus souvent des enfants, des adolescents et des adultes dans la plénitude de la vie que des vieillards. Le résultat c'est que la plupart des morts sont prématurées ; et plus la mort est ressentie comme prématurée, plus il est vraisemblable que quelqu'un sera tenu pour responsable et que sera ressentie de la colère à son égard.

Comme nous l'avons vu dans les chapitres précédents, les personnes potentiellement responsables comprennent des tiers, soi-même, et la personne morte. La plupart des cultures définissent parmi ces derniers ceux qui peuvent être tenus pour responsables et ceux qui, implicitement, ne peuvent pas l'être. Du fait que chaque culture a ses propres croyances et règles, les formes prescrites pour le comportement de colère des personnes en deuil varient considérablement d'une société à l'autre. Dans certains cas l'expression active de la colère fait partie intégrale des rites funéraires ; chez d'autres, les coutumes funéraires interdisent très fermement toute expression de violence et à la place dirigent les sentiments hostiles vers des personnes qui ne sont *pas* présentes à la cérémonie. Des personnes vivant à une certaine distance, par exemple les habitants d'un village ou d'une tribu voisine, sont habituellement les cibles de l'accusation. D'après Durkheim (1915 : 400), les coutumes de revanche de sang des chasseurs de têtes ont pu naître ainsi[1].

Néanmoins, bien qu'il soit habituel que la colère de la perte soit dirigée à l'extérieur du groupe, il existe beaucoup de sociétés où il est accepté que la responsabilité de la mort et la colère qui lui succède puissent être dirigées vers soi-même ou, moins fréquemment, vers la personne qui est morte. Les récriminations adressées au mort d'avoir abandonné les vivants sont connues et consacrées dans beaucoup de sociétés. « Oh, pourquoi nous as-tu quittés ? » est une complainte répandue. Les attaques effectives sur le mort, verbales ou physiques, sont probablement moins rares qu'on ne le suppose. Parmi les Indiens *Hopi* de l'Arizona, Mandelbaum (1959) rapporte que la tradition prescrit qu'aussi peu d'importance que possible soit accordée à la mort et aux enterrements. « Leurs rites funéraires sont des cérémonies très intimes, très brèves et qu'on essaye d'oublier le plus vite possible. Ceux qui sont endeuillés ressentent sans doute la douleur de la perte aussi profondément que les affligés de n'importe quelle société » (p. 201) mais l'expression ouverte du chagrin est déconseillée. Pourtant au cours d'une étude sur le terrain de ce peuple, Kennard (1937) devait trouver que les réactions intimes n'étaient pas conformes à ce qui était préconisé dans les manifestations publiques, en particulier lorsqu'il s'agissait de quelqu'un de jeune ou d'entre deux âges. Recherchant la cause possible d'une telle mort, on pourra décider que la personne morte a choisi de mourir délibérément pour contrarier les vivants et dans ce cas elle aura mérité leur juste colère.

1. Une étude du développement de l'antisémitisme fanatique d'Hitler fait penser qu'il a commencé après la mort de sa mère d'un cancer en 1907, quand Hitler était âgé de dix-huit ans. Durant sa maladie, elle avait été soignée par un médecin juif. Le traitement qu'il lui avait donné et qui était peut-être erroné, semble lui avoir occasionné de grandes douleurs et a peut-être aggravé son état. En tout état de cause, Hitler l'a tenu pour responsable de la mort de sa mère et par la suite a considéré tous les juifs comme des ennemis (Binion, 1973).

Kennard décrit une femme qui « gifla le visage du cadavre en s'écriant : « Tu es vilain de me faire ça ». »

A l'autre extrême se situent les nombreuses autres sociétés où il est strictement interdit d'exprimer de la colère à l'égard du mort. Dans certaines de ces sociétés, et peut-être dans la plupart d'entre elles, diriger cette colère contre soi-même est non seulement permis, mais même préconisé. Par exemple chez les juifs marocains, une vieille coutume veut que les femmes affligées s'arrachent la peau avec leurs ongles jusqu'à ce que le sang jaillisse. Palgi (1973) souligne combien ce rituel peut être à l'origine de conflits sociaux quand il est pratiqué en Israël par des immigrants marocains.

Une troisième caractéristique commune aux rituels de deuil est qu'ils fixent habituellement le moment où le deuil doit se terminer. Bien que cela varie énormément d'une culture à l'autre, une durée d'un an comme dans le judaïsme traditionnel est assez habituelle, au terme duquel on attend des personnes en deuil qu'elles aient trouvé les moyens de revenir à une vie sociale plus normale[1]. Dans un certain nombre de sociétés, des rituels spéciaux de deuil et de commémoration sont effectués à ce moment.

Pour illustrer plusieurs de ces thèmes, nous allons faire appel à une description de Mandelbaum (1959) des deux cérémonies funéraires distinctes prescrites par les *Kotas*, un des peuples tribals en voie de disparition habitant dans une région des confins de l'Inde et dont les rites funéraires (en tout cas jusqu'au début des années cinquante) continuaient à se poursuivre sous la même forme que dans les temps les plus anciens.

Les *Kotas* tiennent deux cérémonies funéraires qui sont appelées respectivement la Verte et la Sèche. La Verte a lieu peu après la mort et c'est au cours de cette cérémonie que le corps est incinéré. N'y participent que la famille et les amis proches. La Sèche est une cérémonie communautaire qui a lieu à des intervalles d'un an ou deux pour commémorer toutes les morts qui se sont produites depuis la dernière cérémonie

1. Discutant des différentes étapes du deuil prescrites par la religion juive, Pollock (1972) suggère qu'elles peuvent être toutes reliées à l'une des périodes psychologiques au travers desquelles le deuil normal se poursuit.

funéraire Sèche. Tout le peuple *Kota* habitant la région vient à ces cérémonies.

Pendant la longue période de plusieurs mois entre la cérémonie Verte et la Sèche, la personne morte est considérée comme jouant encore un rôle social. En particulier, une veuve est considérée comme étant encore la femme de son ancien mari, de sorte que si elle devait être enceinte, l'enfant serait considéré comme le sien avec tous les droits que cela confère d'un point de vue social. Ce n'est qu'au moment de la cérémonie Sèche que l'esprit de la personne morte s'éloigne et que son statut social disparaît.

La cérémonie funéraire Sèche dure onze jours et est extrêmement ritualisée. Durant la première semaine, les morts de l'année sont remémorés un par un, et les personnes en deuil sont saisies d'une affliction renouvelée. Au premier son de la lamentation funéraire par laquelle commence la cérémonie, toutes les femmes endeuillées s'immobilisent, inondées de chagrin. Elles s'asseoient, couvrent leur tête, gémissent et sanglotent toute la journée ainsi que le lendemain. Les hommes de la maison endeuillée, occupés par les préparatifs de la cérémonie s'interrompent seulement par intervalles pour pleurer. Les plus éprouvés de chagrin sont les veuves et les veufs qui doivent observer des tabous de deuil stricts et subir des rituels purificatoires astreignants. La fratrie et les enfants d'une personne morte ont des rôles à jouer d'ampleur moindre, mais néanmoins importants. Assez curieusement, il n'a pas été prévu que les parents puissent pleurer un fils ou une fille bien que, comme le souligne Mandelbaum « ils puissent à titre personnel être aussi éprouvés que les parents endeuillés de n'importe quelle société » (p. 193-194).

Au huitième jour a lieu une deuxième incinération au cours de laquelle un morceau du crâne, recueilli au moment de la première incinération et conservé pieusement depuis est placé sur un bûcher avec les biens et les ornements personnels de la veuve ou du veuf. Les personnes en deuil et quelques amis vont demeurer toute la nuit sur le lieu de l'incinération.

Le lendemain à l'aube, l'ambiance change brusquement. C'est alors qu'ont lieu des danses et un festoiement durant lesquels les veuves et les veufs vont accomplir des rituels dont le but est de les amener progressivement plus près d'une vie sociale normale. A la tombée de la nuit, le point culminant est atteint. Une jarre est brisée, ce qui manifeste que les esprits des morts ont maintenant pris leur départ définitif de ce monde. Les vivants reviennent au village sans se retourner. Au cours de cette nuit, les veuves et les veufs ont des relations sexuelles, de préférence avec un membre de la fratrie du conjoint décédé. Enfin succèdent deux jours de chants et de danses.

Dans son commentaire des cérémonies *Kotas*, Mandelbaum souscrit entièrement aux vues de Firth concernant les fonctions sociales des coutumes funéraires. La cohésion de la famille est démontrée, et les liens de clan au-delà de la famille sont réaffirmés. Chaque participant en retire « un sentiment renouvelé d'appartenance à un tout social, à la communauté des *Kotas* tout entière ». Simultanément, les réactions personnelles et émotionnelles des personnes en deuil sont reconnues et approuvées, et en temps voulu aide et encouragements leur sont donnés pour qu'ils reviennent à une vie sociale normale.

En souscrivant à cet aspect des choses, Rosenblatt (1975) note que la plupart des sociétés préconisent des coutumes qui, indépendamment de leurs raisons apparentes, ont pour but de faciliter le remariage de la veuve et la reprise d'une vie de femme mariée apparemment normale. La plupart de ces coutumes s'accompagnent de l'élimination de tout souvenir du mort. Elles comprennent la pratique d'un tabou sur le nom de la personne décédée, la destruction ou le démembrement de ses propriétés et le changement de lieu de résidence. En règle générale, ces coutumes sont incluses dans une série de croyances qui n'ont pas de rapport avec les effets notés par Rosenblatt. Certaines par exemple sont liées à la peur des fantômes, d'une contamination, ou d'une sorcellerie contagieuse ; d'autres sont prescrites pour honorer la personne décédée. Cependant Rosenblatt a sans doute raison de croire que leur raison principale est qu'elles contraignent une veuve à faire la transition de l'état de veuvage à une vie nouvelle mariée. L'importance de l'aide ainsi apportée à la veuve est fonction de nombreux facteurs dont le moment où se produit ce rituel n'est pas le moindre.

Ainsi la lecture de la littérature anthropologique montre

qu'en dépit des considérables différences entre les modèles culturels en fonction de ce qu'ils encouragent ou interdisent, et la complexité ou la simplicité des cérémonies, dans pratiquement toutes les cultures, des règles et des rituels d'au moins trois types peuvent être décrits : ceux qui précisent comment poursuivre les relations avec la personne morte ; ceux qui prescrivent comment distribuer la culpabilité et comment exprimer la colère ; ceux qui établissent ce que doit être la durée du deuil. C'est ainsi qu'une culture canalise les réactions psychologiques des individus, et dans une certaine mesure les ritualise. Les origines des réactions elles-mêmes se situent cependant à un niveau plus profond. Ceci devient tout à fait évident quand nous considérons le vécu psychologique d'individus qui participent aux cérémonies.

Les deux récits illustratifs qui suivent proviennent de cultures très contrastées, l'une d'une petite communauté lointaine du Pacifique, l'autre du Japon moderne.

Le deuil d'un fils adulte à Tikopia

Tikopia est une petite île du Pacifique à cent soixante kilomètres au sud-est des îles Salomon. Quand elles furent étudiées durant les années vingt par Firth[1], cette communauté d'environ mille trois cents personnes était encore extrêmement isolée et n'était visitée depuis le monde extérieur en moyenne qu'une fois par an. A part quelques outils achetés, ou troqués avec des marins européens, ce peuple reposait sur sa propre technologie et les matériaux locaux. La nourriture venait de la pêche et de l'agriculture mais les marges étaient si faibles qu'une sécheresse ou un ouragan pouvaient entraîner la famine. Malgré sa petite taille, la structure sociale de cette société était complexe : elle imposait des limites au comportement ; elle conférait également des privilèges à ceux qui acceptaient de se conformer. Les relations formalisées entre les

1. Le récit qui est donné ici est tiré du livre de FIRTH, *Elements of Social Organization* (1961) dans lequel les références sont données des divers livres et articles où il a décrit et analysé la société de *Tikopia*.

membres d'une même famille, avec un accent variable mis sur la liberté, et sur les obligations de protection, d'assistance et de soutien, non seulement définissaient les devoirs et les privilèges d'un individu mais atténuaient les tensions et servaient de puissants facteurs d'intégration sociale. Pour illustrer la manière dont la communauté faisait face à la perte, Firth rapporte les événements qui ont succédé à la perte en mer du fils aîné d'un chef local (Firth, 1971, p. 61 à 72).

Le jeune homme, pratiquement un adulte, était rentré chez lui de mauvaise humeur et avait eu une dispute peu importante avec son père qui l'avait néanmoins réprimandé de son comportement inconvenant. Le jeune homme avait quitté la maison en colère et était parti en canoë en mer, et depuis on était sans nouvelles de lui. Tandis que les mois s'écoulaient, il devenait de plus en plus certain qu'il s'était noyé. Dans des circonstances semblables qui ne sont pas inhabituelles, la tradition prescrivait que soit conduit un enterrement simulé au cours duquel des nattes de paille et des vêtements fabriqués à partir d'écorce d'arbre sont enfouis dans une tombe vide. Ceci s'appelle « étaler les vêtements de tombe pour sécher la personne perdue ».

Après avoir été en deuil du garçon pendant un an, ce qui comprenait des tabous de nourriture et l'abstention de la participation à des événements publics, le père décida qu'il était temps qu'un enterrement soit conduit. Mais cette proposition se heurta à une décision antérieure de tenir un festival de danses rituelles. Le désaccord entre le chef, son propre père et ses frères pour savoir quelle cérémonie devrait avoir lieu en premier, aboutit à un éclat de colère inhabituel du chef qui, incohérent et larmoyant, fit toutes sortes de remarques incontrôlées. Tout le monde fut extrêmement préoccupé. Au bout de quelque temps et après l'intervention d'intermédiaires, la paix familiale fut restaurée. Il fut alors tacitement entendu que la cérémonie funéraire aurait lieu.

Le lendemain, Firth qui connaissait maintenant bien le chef put lui parler. Bientôt le chef aborda le sujet de son fils mort, Noakena, et dit assez amèrement « Il m'a abandonné et est parti au large sur la mer ». Puis il décrivit deux rêves qu'il avait fait durant la nuit précédant sa dispute avec son père et ses frères. Dans chacun d'entre eux l'esprit de son fils lui était apparu pour la première fois depuis que le garçon avait disparu[1].

Dans son premier rêve, le fils et le père ramassaient des noix de coco et ils étaient en désaccord pour savoir si Noakena devait tendre les noix à son père comme celui-ci le souhaitait, ou les lui jeter. Après que le jeune homme se soit éloigné vers un autre arbre plus lointain, le père l'appela par son nom à plusieurs reprises mais sans qu'il y ait de réponse. « Encore une fois, je l'appelai : « Noakena, maudit sois-tu ! Pourquoi ne me réponds-tu pas ? », puis je l'entendis grogner sur un ton aigu, puis il ne fut plus là. Je retournai alors à ma maison... »

Dans le deuxième rêve, apparurent deux femmes dont l'une était une sœur du chef qui était morte mais qui prit l'apparence d'une jeune fille habitant une maison voisine de celle du chef. Après avoir rajouté quelques détails, le père poursuivit, accompagnant son récit de gestes dramatiques : « Puis Noakena est venu vers moi... Il s'est approché de moi et je regardais son visage et son corps... il a rampé vers l'endroit où j'étais couché, s'est penché sur moi et m'a dit : « As-tu dit que je devais être fait sec ? » Alors j'ai remué et j'ai tendu mes bras pour l'embrasser et je l'ai appelé, « Oh ! hélas ! mon bébé ! », puis ma main a cogné cette boîte (qui était auprès de son lit)... je me suis réveillé, je me suis assis et j'ai attrapé ce tissu d'écorce... je l'ai déplié et je l'ai étendu disant : « Ton sec est là », puis je me suis assis et j'ai pleuré en pensant à lui... » Tandis que le père racontait son rêve, Firth note « son visage manifestait de l'émotion, sa voix était voilée et brisée et proche des larmes. Comme il ouvrait les bras pour montrer comment il essayait d'embrasser son fils et frappait seulement la boîte, son cri était poignant... ».

Le lendemain matin, le père était dans un état de tension émotionnelle très grande et avait réagi très violemment à l'opposition qui s'était manifestée devant l'idée de tenir l'enterrement tout de suite. « Mon ventre était comme si un feu y était entré », remarqua-t-il, en manière d'explication.

Il n'est pas nécessaire de faire beaucoup de commentaires.

1. Les descriptions des rêves sont légèrement condensées à partir du compte rendu qu'en a donné Firth. Les citations sont les déclarations du père telles qu'elles ont été traduites par Firth.

Les sentiments et le comportement décrits dans le rêve, la colère d'avoir été abandonné, le désir de retrouvailles, et le remords ne se différencient aucunement des sentiments et des comportements qui apparaissent dans les rêves de deuil d'Occidentaux. D'autre part, même si comme dans ce cas il n'existe pas de corps dont on doive se débarrasser, la société exige qu'un enterrement ait lieu. De fait, c'est une réflexion sur cette cérémonie tikopienne qui a amené Firth à insister sur l'idée que la fonction principale d'un rite funéraire n'est pas de se débarrasser du corps, mais son intérêt psychosocial pour la personne en deuil et la société tout entière.

Le deuil du mari au Japon

Au Japon, tant dans la religion bouddhiste que shintoïste, existe un respect très profond pour les ancêtres. On s'y réfère habituellement en des termes qui sont également utilisés pour désigner les êtres divins ; on croit possible que leurs esprits puissent être rappelés à ce monde. Des rituels de deuil sont préconisés qui encouragent la poursuite d'une relation avec la personne qui est morte ; en conséquence, toutes les familles érigent un autel dans leur salon sur lequel se trouve une photographie de la personne décédée, avec l'urne contenant les cendres, des fleurs, de l'eau, du riz, et d'autres offrandes.

Quand une femme perd son mari, son premier devoir est d'ériger un autel pour lui. Elle s'en approche au moins une fois par jour pour offrir de l'encens. De plus, la tradition l'encourage à s'en approcher à d'autres moments également, par exemple pour quérir ses conseils au sujet d'un problème courant, partager des événements heureux, ou verser des larmes en sa présence. En compagnie des autres membres de la famille qui partagent son chagrin, l'homme mort pourra ainsi être chéri, nourri, grondé ou idéalisé. De cette manière, la relation avec lui peut être maintenue sans aucune discontinuité pendant sa transformation d'homme vivant en ancêtre vénéré.

Se rendant compte combien ces croyances et ces coutumes sont différentes de celles de l'Occident, un groupe de psychiatres japonais a conduit une étude systématique d'un petit nombre de veuves de Tokyo pour pouvoir comparer leurs vécus avec ceux des veuves de Londres tels qu'ils ont été décrits par Marris (1958) et Parkes (1965). Le rapport qui en résulte et qui a été rédigé par Yamomoto et coll. (1969) et dont a été tirée la description des croyances et des coutumes ci-dessous est d'un très grand intérêt.

Vingt veuves âgées de vingt-quatre à cinquante-deux ans furent interrogées à leur domicile environ six semaines après la mort de leur mari, consécutive à un accident de la voie publique[1]. La plupart étaient des ouvriers qui circulaient à pied ou en vélomoteur, se rendant à leur travail ou en revenant. La durée de leur mariage s'étendait de un à vingt-six ans (en moyenne quatorze ans). A l'exception de l'une d'entre elles, toutes avaient des enfants, la majorité en ayant un ou deux. Quatorze veuves se reconnaissaient un lien à une religion (treize bouddhistes et une shintoïste) ; six n'en avaient aucun.

Les expériences d'affliction que les veuves de Tokyo décrivent sont tout à fait similaires à celles qui sont rapportées par les veuves de Londres. Douze d'entre elles décrivaient leur difficulté à croire leur mari mort ; par exemple, l'une allait jusqu'à l'arrêt du tramway à l'heure où son mari rentrait habituellement du travail, une autre allait à la porte quand elle entendait un vélomoteur, supposant que c'était celui de son mari. De ces vingt veuves, deux d'entre elles seulement n'avaient pas suivi la tradition de l'installation d'un autel. Les autres ressentaient vivement la présence de leur mari en cet endroit, et comme pour les veuves occidentales, la majorité d'entre elles trouvaient cela réconfortant. L'ambiguïté de la situation était décrite avec finesse par l'une d'entre elles : « Quand je regarde son visage souriant, je sens qu'il est vivant, mais ensuite je regarde l'urne et je sais qu'il est mort. »

Du fait que tous ces hommes avaient été tués dans un accident de la voie publique, il n'est pas étonnant de trouver que douze des veuves rendaient l'autre conducteur responsable et étaient en colère contre lui. Il existait peu d'auto-accusations. Quant à la colère ressentie vis-à-vis du mari,

1. Au départ, on avait écrit à cinquante-cinq veuves ; sur ce total, vingt-trois avaient accepté l'entretien, sept avaient refusé, et le restant n'avait pas été retrouvé ou n'avait pas répondu. Sur les vingt-trois qui avaient accepté, trois d'entre elles étaient malades ou absentes de chez elles au moment de l'entretien.

il n'en est presque rien dit dans ce rapport et le lecteur pourra se demander si les questions nécessaires ont été posées. Cependant, l'une des veuves notait qu'elle était en colère contre son mari et qu'elle avait l'intention de le réprimander quand il reviendrait. (On ne nous dit pas pourquoi elle voulait le réprimander, mais si nous prenons comme modèle les expériences occidentales, nous pouvons supposer que c'est de ne pas avoir pris des précautions suffisantes.)

La proportion de veuves qui rapportaient avoir éprouvé de l'anxiété, de la dépression ou de l'insomnie n'est pas différente à Tokyo de Londres. Il existe cependant une très grande différence dans le nombre de celles qui ont essayé d'échapper au souvenir de la mort de leur mari, proportion qui est trois fois plus grande à Tokyo qu'à Londres. Pour tenter d'expliquer ce taux très élevé, Yamomoto et ses collègues attirent l'attention sur le fait que leurs entretiens ont eu lieu durant la phase la plus aiguë du deuil, que dans tous les cas la mort avait été subite, et que dans certains cas la veuve avait été exposée à une scène sanglante et bouleversante. La probabilité de l'impact particulier de ce dernier point sur les résultats des recherches de Tokyo est corroborée par les résultats de l'étude de Maddison et de ses collègues qui seront rapportés dans le chapitre 10. Il est également possible que la présence constante dans leur salon de l'autel à la mémoire du conjoint décédé puisse avoir joué un rôle dans leur désir d'échapper à la remémoration.

Il n'est pas sans intérêt de noter que quatre des veuves de Tokyo qui prétendaient n'avoir pas d'affiliation religieuse, avaient néanmoins suivi la tradition de l'installation d'un autel, et que l'une des deux autres avait également l'intention de le faire. Il s'agit là d'une nouvelle illustration du besoin très puissant de maintenir un lien avec la personne morte qui s'empare de la personne en deuil, que cela soit en accord ou non avec des croyances conscientes. Un exemple comparable à propos d'Israël est rapporté par Palgi (1973) : « Peu après la guerre des Six Jours, il y eut un soudain intérêt pour les pratiques de spiritualisme parmi des groupes de jeunes de niveau universitaire, d'origine occidentale. Il y eut même des cas dans certains kibbutzim laïques de gauche, où des jeunes soldats participèrent à des séances dans le but d'établir des contacts avec leurs camarades tombés au champ. »

CHAPITRE 9

Variantes pathologiques

« Le chagrin masqué, comme un fourneau bouché,
Réduit le cœur en cendres en l'endroit où il se terre. »
(SHAKESPEARE, *Titus Andronicus*)

Deux variantes principales

Une bonne partie de la littérature consacrée au deuil pathologique est issue du travail de psychanalystes et de psychothérapeutes qui ont mis en évidence les liens entre les perturbations émotionnelles de leur patient et un deuil éprouvé antérieurement. Ces études ont permis non seulement d'approfondir la compréhension de la psychopathologie du deuil, mais, également à partir de leurs résultats, d'attirer l'attention sur ce champ, aboutissant à des études plus systématiques au cours des dernières années. Dans ce chapitre, nous allons commencer par nous référer aux résultats des études les plus récentes, puisque étant basées sur des échantillons bien représentatifs, elles offrent une perspective plus large et plus fiable pour examiner les problèmes, que les observations tirées exclusivement des accidents psychiatriques. Mais une fois que le cadre général a été précisé, les données issues des psychothérapies deviennent une source inestimable pour l'approfondissement de notre compréhension des processus cognitifs et émotionnels en œuvre.

Les variantes pathologiques du deuil débouchent sur différentes formes de maladies somatiques[1] comme de maladies

1. Pour la littérature sur la pathologie somatique, voir PARKES (1970*c*).

mentales. Psychologiquement, elles ont pour résultat d'altérer plus ou moins sérieusement les capacités d'une personne en deuil à établir ou à maintenir des relations d'amour, et si cette capacité était déjà altérée antérieurement, de l'altérer encore davantage. Souvent elles affectent également la capacité d'une personne en deuil à organiser les autres modalités de son existence. Les variantes pathologiques sont de gravité variable, allant du plus léger au plus grave. Dans leurs formes les plus légères, il est difficile de les distinguer du deuil normal. Pour rendre l'exposé plus clair, elles vont être décrites ici dans leurs formes les plus sévères.

Dans l'une des deux variantes pathologiques, les réactions émotionnelles à la perte sont inhabituellement intenses et prolongées, et dans beaucoup de cas, la colère et les autoreproches sont dominants et persistants, tandis que le chagrin est remarquablement absent. Aussi longtemps que ces réactions se poursuivent, la personne en deuil va être incapable de planifier sa vie qui va habituellement se désorganiser. La dépression est un symptôme majeur souvent associé, ou alternant avec un état d'anxiété, de « l'agoraphobie » (voir volume 2, chap. 19), de l'hypochondrie, ou de l'alcoolisme. Cette variante peut être appelée *Deuil chronique.* A première vue, l'autre variante paraît être tout à fait l'opposé, se présentant comme l'*absence plus ou moins prolongée d'un deuil conscient*, la vie de la personne en deuil continuant d'être organisée d'une manière semblable à ce qu'elle était antérieurement. Cependant, elle risque d'être sujette à divers maux, somatiques ou psychologiques ; et elle peut soudain et apparemment inexplicablement devenir profondément déprimée. Ces personnes vont parfois aboutir à une psychothérapie entreprise devant l'existence de symptômes mal définis ou du fait de difficultés interpersonnelles accompagnés ou non d'effondrement dépressif. A cette occasion, il sera possible d'établir le lien entre ces perturbations et le deuil dont elles sont le prolongement, mais parfois étrangement détachées, à la fois cognitivement et émotionnellement, de la perte qui les ont engendrées.

Bien que ces deux variantes paraissent être le contraire l'une de l'autre, elles ont néanmoins des caractéristiques communes. Dans les deux cas, il semble que consciemment ou inconsciemment la personne continue de penser que sa perte est encore réversible. Le besoin de chercher va de ce fait continuer à dominer la personne en deuil sans cesse ou de façon intermittente, la colère et/ou les autoreproches seront prompts à s'éveiller tandis que la tristesse et le chagrin vont être absents. Dans les deux cas, le cours du deuil reste inachevé. Du fait que l'image que la personne en deuil a d'elle-même et du monde reste inchangée, elle va organiser sa vie sur des bases erronées, ou encore aboutir à un état de désarroi et de désorganisation.

Une fois que l'on a compris que les deux variantes principales de deuil pathologique ont bien des choses en commun, on est moins surpris devant l'existence d'états cliniques qui présentent des caractéristiques participant des deux à la fois ou alternant de l'un à l'autre. La combinaison habituelle est réalisée quand à la suite d'une perte, une personne pendant quelques semaines ou quelques mois manifestera une absence de deuil conscient puis, quelquefois brusquement, sera accablée par des émotions très intenses et, enfin, évoluera vers un état de deuil chronique. Par référence aux quatre phases de deuil qui ont été décrites dans le chapitre 6, l'absence de deuil conscient peut être considérée comme la prolongation pathologiquement exagérée de la phase d'engourdissement, tandis que les différentes formes de deuil chronique peuvent être considérées comme des versions prolongées et déformées des phases de languissement et de recherche de désorganisation et de désespoir.

Du fait que les deux variantes ont tellement d'éléments en commun, les termes utilisés pour les décrire ne sont pas tous distincts. D'ailleurs une grande diversité de termes sont employés. Pour la première variante, Lindemann (1944) a introduit le terme « déformé » *(distorted)* et Anderson (1949) « chronique » ; pour le second des termes tels que absent (Deutsch, 1937), retardé, inhibé, réprimés sont utilisés.

Ajoutée à ces deux variantes principales de deuil pathologique existe une troisième forme beaucoup moins fréquente : l'euphorie. Chez certains individus, elle peut être d'une telle sévérité qu'elle se présente sous l'allure d'un épisode maniaque.

Avant de décrire ces variantes de manière plus poussée, il est nécessaire d'examiner à nouveau le dilemme douloureux qui se pose à toute personne en deuil, de façon à préciser les moments dans le cours du deuil où les variantes pathologiques s'écartent des variantes normales. Aussi longtemps que la personne en deuil ne croit pas que sa perte est irréparable, elle conserve l'espoir et se sent poussée à agir ; ceci entraîne toute l'anxiété et la douleur liées à la frustration de l'effort. L'alternative, c'est-à-dire croire à la permanence de la perte, est sans doute beaucoup plus réaliste ; mais au début cela peut s'avérer beaucoup trop douloureux, et peut-être trop terrifiant, pour que la personne puisse s'apesantir longtemps sur cette idée. Il est peut-être heureux que l'être humain soit fait de sorte que des processus mentaux et des comportements soient à sa disposition qui lui permettent un certain répit. Mais un tel répit ne peut être que limité dans le temps, et la tâche de résoudre son dilemme demeure. L'issue de son deuil dépend de la manière dont la personne y parvient : soit une évolution vers la reconnaissance de la modification de ses conditions de vie, la révision de ses modèles de représentation, et une redéfinition des buts de sa vie, soit au contraire un état de croissance suspendue ou elle est prisonnière d'un dilemme qu'elle ne peut pas résoudre.

Les processus mentaux et les comportements qui permettent d'atténuer le caractère douloureux du deuil sont traditionnellement considérés comme des processus de défense, et on s'y réfère sous les termes de refoulement, de clivage, de déni, de dissociation, de projection, de déplacement, d'identification et de déformation réactionnelle. Une abondante littérature s'est développée, qui tente de distinguer entre différents processus et de les expliquer en fonction de l'un ou l'autre parmi plusieurs modèles de l'appareil mental, ou en fonction des points de fixation ; mais il n'existe aucun accord sur l'utilisation des termes et on note de nombreux chevauchements de sens. Dans ce volume, une nouvelle approche est adoptée. Comme nous l'avons déjà décrit dans le chapitre 4, le modèle de l'appareil mental auquel il est fait référence ici est basé sur des travaux récents concernant le traitement humain de l'information. Pour maintenir la correspondance avec cette nouvelle approche, et pour éviter toutes les implications théoriques nombreuses dont sont alourdis les termes traditionnels, nous utiliserons des termes moins chargés de sens théorique et plus proches des phénomènes observés.

Ma thèse est que ce que l'on dénomme traditionnellement processus défensif peut être compris comme un exemple de l'exclusion défensive d'informations non désirées ; la plupart des processus défensifs ne se différencient les uns des autres qu'en fonction de l'intensité et de la persistance de l'exclusion. De nombreux processus de défense sont retrouvés à la fois dans les variantes normales et pathologiques du deuil, mais certains sont uniquement réservés aux formes pathologiques. Dans un premier temps, dans le but de les différencier, nous allons examiner d'abord ceux qui, dans la grande majorité des cas, sont pleinement compatibles avec une évolution normale.

A partir de son étude des veuves de Londres, Parkes (1970*a*) décrit un certain nombre de ces processus. L'un ou plusieurs d'entre eux étaient, d'après lui, en œuvre chez chacun des sujets étudiés. Chaque veuve présentait son propre modèle idiosyncratique, et aucune corrélation n'apparaissait entre un processus et un autre. Il cite les processus suivants :

> *c* / Processus qui ont pour résultat qu'une personne en deuil se sente engourdie et incapable de penser à ce qui s'est produit ;
>
> *b* / Processus qui écartent l'attention et l'activité des pensées et des souvenirs douloureux, pour les diriger vers des pensées et des souvenirs neutres ou agréables ;
>
> *c* / Processus qui maintiennent la croyance que la perte n'est pas permanente et que des retrouvailles sont encore possibles ;
>
> *d* / Processus qui aboutissent à la reconnaissance que la perte s'est effectivement produite, associée au sentiment qu'un lien avec le mort persiste néanmoins, se manifestant souvent par une sensation réconfortante de présence de la personne perdue.

Il existe de bonnes raisons de penser que les processus du quatrième type, loin d'aboutir à des manifestations pathologiques, font partie intégrante du deuil normal ; de ce fait, ils seront exclus de tout examen dans le cours de ce chapitre. Des processus de chacun des autres types peuvent cependant se manifester sous une forme pathologique.

Pour distinguer les formes normales de processus défensifs, des formes pathologiques, les meilleurs critères sont, d'une part leur durée, et d'autre part l'importance de leur influence sur une partie du fonctionnement mental, ou même sur sa totalité. Considérons par exemple les processus qui détachent l'attention et les activités des personnes de leurs pensées et de leurs souvenirs douloureux, pour les diriger vers des pensées ou des souvenirs neutres ou agréables. Si ces processus ne prennent contrôle du fonctionnement que de manière épisodique, ils seront pleinement compatibles avec un état de santé normal. Si par contre ils s'installent de manière rigide, ils aboutissent à une inhibition prolongée des réactions habituelles à la perte.

Il est souvent difficile de déterminer jusqu'à quel point les processus d'exclusion défensive sont sous le contrôle de la volonté. En fait, il existe un continuum qui s'étend depuis ce qui apparaît comme un processus involontaire, par exemple l'engourdissement, qui est une réaction immédiate habituelle au deuil, jusqu'à l'évitement délibéré de personnes ou de lieux qui pourraient faire resurgir les affres de la nostalgie et les larmes. En ce qui concerne les processus situés sous la rubrique *c*/, le degré de conscience du sujet à leur égard est d'une variabilité toute particulière. Elle pourra s'étendre de la croyance nette et consciente que la perte n'est pas permanente jusqu'à une croyance si mal définie et si éloignée de la prise de conscience qu'il pourra s'avérer nécessaire d'entreprendre un important travail thérapeutique pour la rendre manifeste, avec tous les degrés intermédiaires. Dans une autre dimension, cette capacité de croyance s'étend de la possibilité d'une ouverture à de nouvelles informations permettant des révisions, jusqu'à l'enfermement et le refus de toute information qui puisse la remettre en question.

Ajoutés à ces divers types et formes de processus défensifs, existent deux autres types qui, à moins de n'être que très fugaces, ne sont pas compatibles avec une évolution normale. Ils comprennent :

e / Des processus qui écartent la colère de la personne qui l'a suscitée pour la diriger vers quelqu'un d'autre ; processus auquel il est habituellement fait allusion dans la littérature psychanalytique sous le terme de déplacement ;

f / Des processus par lesquels toutes les réactions émotionnelles à la perte deviennent cognitivement détachées de la situation qui les a suscitées ; processus que l'on désigne dans la terminologie traditionnelle sous les termes de refoulement, de clivage, ou de dissociation.

Toutes les combinaisons des processus décrits sont possibles, pouvant être actifs chez une même personne soit simultanément, soit successivement. Ceci constitue un problème pour les théoriciens et explique vraisemblablement un certain nombre des désaccords existants.

Dans les descriptions qui suivent des variantes pathologiques, je suis redevable aux différentes études déjà décrites dans les chapitres 6 et 7.

Le deuil chronique

Parmi les quatre-vingts personnes en deuil interrogées par Gorer (1965, pour les détails voir le chapitre 6), il s'en trouvait neuf dans un état de désespoir chronique, bien qu'au moins douze mois soient passés depuis leur perte. « Le désespoir est presque palpable pour la personne qui conduit l'entretien ; la voix sans ton, les muscles du visage relâchés, le discours hésitant fait de phrases brèves. Sur neuf personnes, trois d'entre elles... étaient assises seule dans le noir. » Des neuf, cinq avaient perdu un conjoint (trois veuves et deux veufs), deux avaient perdu une mère (tous deux des hommes mûrs), et deux avaient perdu des fils déjà adultes (une femme mariée et un veuf). Ainsi, les deux sexes et différents types de perte étaient représentés.

Gorer lui-même exprime une certaine surprise devant l'importance des gens déprimés (environ 10 % de son échantillon). Mais d'autres études d'échantillons plus ou moins représentatifs de personnes en deuil ont des taux semblables. Par exemple sur les vingt-deux veuves de Londres étudiées par Parkes (1970*a*) pendant au moins une année, à la fin de celle-ci trois d'entre elles étaient dans un état semblable à celui décrit par Gorer. Des soixante-huit veuves et veufs que Glick et coll. (1974) ont suivis, pour la plupart pendant au moins deux ans, deux des veuves devinrent alcooliques et dépressives, deux autres gravement perturbées (dont l'une tenta de manière répétée de se suicider) ; un des veufs resta profondément déprimé et désorganisé[1].

Bien que dans le compte rendu de ses résultats, Gorer évite d'utiliser des termes tels que dépression et mélancolie (en estimant que ces termes doivent être réservés au diagnostic psychiatrique), il pense néanmoins que ces termes peuvent être appliqués aux états qu'il décrit. Vraisemblablement, la majorité des psychiatres seraient d'accord avec lui : l'une des trois veuves qu'il avait trouvée dans un état de désespoir s'est suicidée quelques mois après qu'il l'ait vue. Il existe cependant une école de pensée psychiatrique qui soutient un point de vue opposé. Par exemple Clayton et ses collègues (1974), bien qu'ayant fait la démonstration que les seize personnes en deuil qu'ils décrivaient comme déprimées manifestaient des caractéristiques en tout point conformes aux critères qu'ils avaient déjà adoptés pour le diagnostic de désordre affectif primaire[2], soutiennent néanmoins qu'elles ne doivent pas être diagnostiquées ainsi. Leur raisonnement est que cet état est réactionnel à la perte et que, par opposition avec les patients se trouvant en cure psychiatrique qui ressentent leur état comme un « changement », les personnes en deuil considèrent leur état comme « normal ». Comme les études de Brown et Harris (1978*a*)[3] montrent que la majorité des cas

1. D'autres études rapportent un taux encore plus élevé d'états dépressifs environ un an après le deuil. Ainsi sur cent trente-deux veuves de Boston aux Etats-Unis, et deux cent quarante-trois de Sydney en Australie étudiées par MADDISON et VIOLA (1968) au moyen d'un questionnaire adressé treize mois après le deuil, 22 % souffraient d'un état dépressif, dont la moitié semblaient devoir relever d'un traitement médical. Sur quatre-vingt-douze veuves et veufs dont la moyenne d'âge était de soixante et un ans, étudiés dans la ville de Saint-Louis, dans le Missouri et interrogés treize mois après le deuil, seize manifestaient de nombreux symptômes de dépression, douze d'entre eux ayant été déprimés continuellement durant toute l'année (BORNSTEIN et coll., 1973).

2. Les critères pour le diagnostic de dépression qu'ils avaient adoptés sont les suivants : au moment de l'entretien, le sujet avouait se sentir abattu, ce qui se caractérisait par le sentiment d'être déprimé, d'être triste, sans force, découragé, « cafardeux » *(blue)*, etc., avec de plus quatre des huit symptômes suivants : 1/ perte de l'appétit ou du poids ; 2/ perturbations du sommeil ; 3/ fatigue ; 4/ agitation (impatiences) ; 5/ perte de l'intérêt ; 6/ difficulté à se concentrer ; 7/ sentiment de culpabilité ; 8/ désir d'être mort ou idées de suicide.

3. Brown et Harris considèrent que Clayton et ses collègues en ne classant pas ces états dans le cadre des désordres affectifs cliniques, représentent

de perturbations dépressives sont réactionnelles à une perte, je crois (comme eux), qu'une telle distinction n'est pas soutenable. Le point de vue adopté ici est que ces états dépressifs sont de gravité diverse, les formes les plus sévères présentant des manifestations pathologiques qui ressemblent à celles retrouvées dans les formes moins graves, mais plus intenses et avec des caractéristiques particulières.

Dans le cas du deuil chronique, il semble clair que la dépression peut être de gravité variable. Le compte rendu qui suit concerne une mère de trente ans, qui appartient à la deuxième des deux études de la NIMH de parents d'enfants atteints de maladie mortelle (dont les détails sont donnés dans le chapitre 7) ; il s'agit d'un état qui se situe parmi les moins graves.

Comme d'autres parents ayant pris part à cette étude, Mme NN... fut interrogée deux fois par un psychiatre, quelque temps après qu'on l'eut informée du diagnostic de la maladie de son enfant. Au cours d'entretiens qui avaient lieu de manière rapprochée, et qui duraient chacun de deux à quatre heures, on demandait aux parents de décrire aussi complètement que possible ce que l'expérience d'un parent d'enfant atteint de maladie mortelle représentait. De plus, on notait comment ils se comportaient ainsi que leur attitude durant l'entretien. Bien que la personne qui interrogeait demande aux parents de revivre à nouveau leur expérience, non seulement ils étaient d'accord pour le faire, mais la plupart d'entre eux participaient de manière très intense et fournissaient des informations qui n'étaient ni superficielles ni stéréotypées. C'est que ces entretiens leur donnaient l'occasion, d'une part de confier leurs sentiments les plus profonds à quelqu'un qui n'était pas engagé personnellement dans la crise qui les atteignait et, d'autre part, en participant à un projet de recherche, d'avoir le sentiment qu'ils effectuaient quelque chose d'utile dans une situation où ils se sentaient impuissants et inutiles[1].

un exemple frappant de confusion logique, découlant de la construction de définitions diagnostiques à partir de suppositions étiologiques, à la place d'une évaluation indépendante de chacun des termes.

1. Le récit qui suit et qui a été résumé est tiré de WOLFF et coll. (1964*b*) qui désigne la mère sous le nom de Mme Q... Ici nous la désignons sous le nom de Mme NN... de façon à la différencier d'une autre mère à laquelle il a déjà été fait allusion dans ce travail sous le nom de Mme Q...

> Pendant les dernières six semaines de la vie de son fils, Mme NN... apparaissait toujours tendue et semblait fréquemment anxieuse, agitée et larmoyante. Elle était constamment préoccupée de son propre état de santé, et disait qu'elle était « incapable de supporter tout cela plus longtemps ». Durant l'entretien, il s'avérait extrêmement difficile de l'amener à se concentrer sur la réalité de la détérioration régulière de l'état de son fils. A chaque tentative de le faire, elle réagissait non seulement en étant bouleversée mais également en ayant besoin de s'apesantir sur sa propre souffrance à l'exclusion de tout autre sujet, y compris l'évocation de l'état dans lequel se trouvait son fils. Les médecins, les infirmières et son mari allaient s'inquiéter tellement de la mère qu'ils la tirent à l'abri de la réalité concernant son fils.
>
> Mais durant les deux derniers jours de la vie de son fils, Mme NN... se modifia brusquement. Elle se montra beaucoup moins émotive et instable et, au contraire, put rester calmement près de son fils, le soignant tendrement. Pour la première fois, elle put déclarer qu'elle savait qu'il allait mourir, et quand on lui demanda comment elle se sentait, elle répondit tranquillement qu'elle allait s'en sortir. Au cours d'un entretien catamnestique, Mme NN... évoqua ces deux derniers jours. Intérieurement, dit-elle, elle se sentait aussi malheureuse et bouleversée qu'auparavant, mais toutes ses préoccupations antérieures apparaissaient maintenant sans importance. Elle se rendait compte que son fils était en train de mourir, et elle avait envie de l'aider à ne pas être effrayé ; et elle avait également envie de se faire pardonner par lui de tout ce qu'elle avait pu faire qui avait pu le rendre malheureux. Plus que tout, elle avait envie de lui dire adieu, et de le caresser de manière à exprimer certains des sentiments de tendresse pour lesquels elle ne pouvait pas trouver de mots.

Dans leur commentaire de ce cas, Wolff et ses collègues notent que l'état émotionnel de Mme NN... s'est modifié parallèlement à la modification de l'objet de sa préoccupation. Initialement, elle avait évité de penser à son fils et au sort qui l'attendait de manière imminente, et s'était concentrée sur sa propre souffrance ; elle s'était sentie tendue, anxieuse et agitée. Ensuite, elle avait déplacé son attention vers le garçon et avait commencé à s'en occuper avec tendresse ; en même temps, elle avait cessé d'être préoccupée de sa propre souffrance et était devenue relativement calme.

A partir d'observations de ce type ainsi que de la mesure de certaines variables physiologiques[1], Wolff et ses collègues aboutissent à une conclusion extrêmement importante. Le niveau d'expression manifeste de l'affect est un témoin trompeur de la manière dont une personne réagit à une situation de tension. Ainsi comme dans l'exemple de Mme NN..., le niveau élevé d'affects manifestes peut faire partie d'une réaction qui est en grande partie déconnectée de la situation qui l'a suscitée. De fait, l'intensité même de l'affect peut jouer un rôle majeur pour détourner l'attention de la personne elle-même ainsi que celle de ses compagnons, de la situation qui provoque la détresse. Inversement, quand la situation a été reconnue et que la personne y fait face comme dans le deuil normal, l'expression manifeste d'affects pourra être diminuée. Mais la modification principale se trouve dans la qualité de l'affect. A la place d'une anxiété, d'une agitation et d'un désespoir non focalisés, existent une tristesse et une nostalgie mélangées quelquefois à des souvenirs tendres qui, bien que tristes, sont néanmoins très intensément source de plaisir. Je reviendrai très fréquemment sur cette distinction faite par Wolff.

Nous allons maintenant examiner le cas d'une personne dont le deuil est devenu beaucoup plus installé et chronique

1. Dans cette étude de même que dans d'autres études semblables (par exemple SACHAR et coll., 1967, 1968), le taux d'excrétion de certains stéroïdes s'avère varier de manière extrêmement précise en fonction de l'attention qu'une personne donne à une situation provoquant de la tension *(stress)* ou bien au contraire évite de s'en préoccuper. Bien que les taux varient énormément d'une personne à l'autre, plus une personne fera d'efforts pour faire face à une situation difficile et plus son taux d'excrétion sera élevé. Par contre, il n'existe pas de modification du taux en rapport avec l'intensité des affects manifestés. Ainsi ils vont rester bas *à la fois* durant le deuil chronique où les affects manifestes sont importants, et durant l'absence prolongée de deuil quand il n'existe que peu ou pas d'expression ouverte des affects. Conformément à ces données, Mme NN... présentait un taux abaissé d'excrétion de ses stéroïdes durant la période où son attention était dirigée principalement vers ses propres difficultés, mais devait présenter une élévation très marquée au cours des deux derniers jours terminaux quand son attitude se modifia et où elle devint profondément préoccupée au sujet de son fils.

que celui de Mme NN... et qui a même dû être hospitalisée dans un hôpital psychiatrique[1].

M. M... était âgé de soixante-huit ans quand sa femme mourut. Ils avaient été mariés quarante et un ans et, d'après un membre de la famille, il avait câliné et choyé sa femme durant toute leur vie conjugale. Elle était morte de manière inattendue, après une maladie de brève durée. Pendant quelques jours, il fut « abasourdi ». Il s'occupa de l'organisation de l'enterrement puis s'enferma chez lui et refusa de voir quiconque. Il dormit mal, mangea peu et perdit tout intérêt pour ses occupations habituelles. Il était envahi d'idées auto-accusatrices, et avait des crises de larmes au cours desquelles il s'accusait d'avoir failli à son épouse. Il se reprochait de l'avoir envoyée à l'hôpital (craignant qu'elle n'ait contracté une infection dans le service hospitalier), et était rempli de remords de n'avoir pas été un meilleur mari, et d'avoir été une cause d'angoisse pour sa femme lorsqu'il avait été lui-même malade. En même temps, il était très irritable, accusant ses enfants d'avoir blessé leur mère dans le passé et accusant l'hôpital d'être responsable de la mort de sa femme. Lorsqu'il allait aux réunions du Conseil municipal, il se mettait en colère, ce qui bouleversait ses collègues.

Son fils l'emmena en voyage à l'étranger dans l'espoir de le tirer de son état dépressif, mais il fut plus agité que jamais et finit par interrompre leurs vacances pour revenir dans sa maison dont il s'occupait avec excès depuis la mort de sa femme.

Dix mois après son deuil, il fut admis dans un hôpital psychiatrique où il allait faire de grands progrès après avoir parlé longuement de sa perte au cours des séances de psychothérapie. C'est à peu près à cette époque que je l'ai vu et j'ai été frappé par la manière dont il parlait des défauts de sa femme, tout en niant tout ressentiment à son égard. « J'attendais avec tellement d'impatience le moment où je prendrais ma retraite mais c'est là justement un des points où ça n'a plus collé. Je voulais prendre des vacances

1. Ce patient avait été vu au cours d'une étude antérieure de PARKES (1965), dans laquelle il interrogeait les patients admis dans un hôpital psychiatrique pour un état dépressif succédant à un deuil datant de moins de six mois. Le récit qui est donné ici sans aucune modification est tiré de PARKES (1972 : 112 et 113).

à l'étranger, mais je ne suis pas parvenu à la convaincre. Elle avait été élevée à croire qu'il était essentiel de se priver. Je ne l'ai jamais guérie de ça. » Il lui avait acheté une maison, mais « elle la considérait comme un boulet » — elle était cependant devenue très attachée à sa maison, « plus heureuse là que n'importe où ailleurs ». Son attitude timorée se traduisait par de nombreuses peurs. « Elle avait peur de la mer — je ne l'ai jamais poussée à aller à l'étranger. Les enfants lui demandaient de faire quelque chose et automatiquement elle répondait « Non ». Aucun homme n'aurait pu souhaiter avoir une meilleure épouse. »

Ajoutées aux nombreuses caractéristiques typiques de ces états, nous notons les ruminations auto-accusatrices et, parallèlement, les reproches adressés à des tiers (ses enfants et l'hôpital), et d'autre part l'absence totale de critiques ou de ressentiment à l'égard de sa femme. Malgré son récit où il décrit les nombreux domaines où sa femme l'a frustré et déçu, il insiste pour la considérer comme une épouse parfaite. Ce cas constitue une illustration très vivace de l'affirmation de Freud selon laquelle les critiques qu'une personne déprimée s'adresse à elle-même s'appliquent en fait non à la personne endeuillée mais à la personne perdue. Il illustre également la notion suivant laquelle lorsque existent des colères persistantes et des auto-accusations, elles ont tendance à être retrouvées ensemble : cette association est rapportée par Parkes (1965) comme statistiquement significative dans sa série de cas.

Bien que les auto-accusations aient souvent pour origine des reproches destinés à la personne perdue, et redirigés vers soi-même ou des tiers, il existe également des cas où les auto-accusations sont, au moins en partie, avec raison, dirigées vers soi mais se fixent sur un sujet mineur plutôt que sur les faits où la personne en deuil peut effectivement avoir été en faute.

Alors que les auto-accusations, habituellement associées à une colère pleine de reproches contre des tiers sont une caractéristique des cas les plus sévères de deuil chronique, il existe aussi des cas où aucun de ces deux aspects n'est au premier plan. Par exemple, parmi les seize veuves et veufs chroniquement déprimés décrits par Clayton et ses collègues, la culpabilité était présente seulement dans deux cas, un sentiment de dévalorisation dans seulement six cas, et une tendance à accuser quelqu'un d'être la cause de la mort seulement dans huit cas (Bornstein et coll., 1973). Il est cependant possible que ces résultats soient dus en partie au fait que les enquêteurs s'étaient contentés d'un entretien unique d'une durée d'une heure, alors que des entretiens plus prolongés ou répétés auraient fourni des taux plus importants de colère, de culpabilité ou de sentiment de dévalorisation.

Aspects des réactions permettant de prévoir un deuil chronique

Comme nous l'avons déjà signalé, Parkes (1970*a*) a trouvé qu'un certain nombre d'individus qui par la suite vont évoluer vers un deuil chronique, ne manifestent que peu ou pas de réaction durant les semaines qui succèdent immédiatement à leur perte. Chez certains, cette accalmie est une prolongation de la période d'engourdissement ; d'autres apparemment ne ressentent même pas d'engourdissement. Quand le travail de deuil commence, ce qui va généralement se produire dans un délai d'un mois ou deux, ce sera souvent de manière abrupte. Il sera souvent plus intense et plus perturbant que dans le deuil normal.

Un exemple de cette séquence donné par Parkes est celui d'une veuve londonienne, Mme X... qui a décrit comment après avoir appris la mort de son mari, elle était restée calme et n'avait « rien ressenti du tout » ; et combien de ce fait elle avait été surprise de se retrouver par la suite pleurant. Elle avait consciemment évité de reconnaître ses sentiments parce que, disait-elle, elle craignait d'être débordée ou de devenir folle. Pendant trois semaines, elle resta contrôlée et relativement calme, jusqu'à ce qu'elle s'effondre finalement en larmes dans la rue. Repensant à ces trois semaines, elle devait par la suite les décrire comme « une marche au bord d'un puits noir ».

Dans l'étude de Harvard, on a noté que les veuves et les veufs qui avaient évolué d'une manière défavorable au moment de l'enquête catamnestique deux ou trois ans après la perte, présentaient déjà au moment des entretiens de la troisième ou de la sixième semaine des manifestations intenses ayant l'un ou l'autre des aspects suivants : un languissement inhabituellement intense et continu, un désespoir inhabituellement profond exprimé sous forme d'une attente de la mort, une colère ou une amertume persistante, une culpabilité ou des auto-accusations marquées (Parkes, 1975*b*). De plus, au lieu de faire des progrès durant la première année comme ceux qui récupéraient de manière satisfaisante, ces veuves et veufs continuaient d'être déprimés ou désorganisés. Glick et ses collègues (1974) conclurent à partir de leur recherche que le pronostic est défavorable si un rétablissement n'a pas commencé à se produire avant la fin de la première année.

Les conclusions de Clayton au sujet du désespoir sont comparables. Des seize veuves et veufs considérés comme déprimés au bout de treize mois, douze d'entre eux étaient parmi les trente-huit qui étaient nettement déprimés un mois après leur perte ; et en plus des douze, trois autres avaient été considérés comme déprimés lors d'un entretien quatre mois après leur perte. Bien que la dépression un mois après la perte s'avère statistiquement l'élément de prédiction le plus puissant de la dépression au treizième mois, il ne faut pas pour autant méconnaître que deux tiers de ceux qui avaient été considérés comme déprimés à un mois, se portaient relativement bien un an plus tard (Bornstein et coll., 1973).

Parmi les autres résultats de l'étude de Saint-Louis, on notait qu'une proportion significativement plus élevée de ceux qui étaient déprimés au bout de treize mois (en comparaison de ceux qui ne l'étaient pas) rapportaient avoir éprouvé une forte réaction à l'anniversaire de la mort de leur conjoint. Ceci a également été rapporté par Parkes (1972).

Un autre aspect permettant de prédire l'évolution vers un deuil chronique est la persistance de la colère et du ressentiment longtemps au-delà des premières semaines. D'après Parkes (1972), ceci était en corrélation avec la persistance de la tension, de l'agitation et d'un languissement intense. Ce dernier aspect est illustré par le cas de Mme J..., une veuve âgée de soixante ans, interviewée neuf mois après qu'elle ait perdu son mari mort d'un cancer du poumon à l'âge de soixante-dix-huit ans. Quand on lui rappela que son mari était vraiment mort, elle s'écria avec colère : « Oh Fred, pourquoi m'as-tu laissée ? Si tu avais su comment ce serait, tu ne m'aurais jamais quittée. » Par la suite elle nia être en colère et remarqua : « C'est méchant d'être en colère. » Trois mois plus tard, le jour anniversaire de sa perte, elle se rappelait chaque instant de ce jour malheureux où son mari était mort :

> « Il y a un an aujourd'hui avait lieu le mariage de la princesse Alexandra. Je lui dis : « N'oublie pas le mariage. » Quand je suis rentrée, je lui dis : « As-tu regardé le mariage ? » Il dit : « Non, j'ai oublié. » Nous l'avons regardé ensemble le soir, sauf qu'il gardait les yeux fermés. Il a écrit une carte à sa sœur, je peux le voir si nettement. Je pourrais vous raconter chaque instant de tous ces jours. J'ai dit : « Tu n'as rien regardé. » Il a dit : « Non, je n'ai rien regardé. » »

Désormais et pendant plusieurs années, elle devait demeurer chroniquement en deuil, apparemment prête à pleurer son mari jusqu'à la fin de ses jours, et exprimant régulièrement son angoisse et sa déception[1].

Une réflexion sur la manière dont on peut relier la persistance de la colère et de la rancœur à la suite d'une perte, à la fois aux types de personnalité retrouvés chez ceux qui sont sujets à un deuil pathologique, et aux expériences infantiles de telles personnes, sera trouvée dans les chapitres 11 et 12.

Le compte rendu suivant concernant une veuve de Londres âgée de quarante-deux ans[2] reproduit une séquence assez typique des événements :

> « Après la mort de son mari, Mme Y... avait manifesté très peu d'émotion, ce qu'elle expliquait par son éducation qui lui avait appris à étouffer ses sentiments. Son enfance avait eu lieu dans un milieu instable. Par la suite, elle devait faire ce qu'elle appelait « un mariage de compagnonnage », qui avait visiblement été insatisfaisant à plusieurs égards. Néanmoins, elle soutenait que les dernières quatre années avaient été « terriblement heureuses ».
>
> « Son mari était mort de manière inattendue le jour où il devait quitter l'hôpital après s'être apparemment rétabli

1. Les renseignements concernant Mme J... sont donnés dans PARKES (1972 : 48, 81, 89 et 125), et dans une communication personnelle. Ce cas sera à nouveau mentionné dans le chapitre 11.

2. Ce compte rendu a été réécrit à partir du texte de PARKES (1970).

d'une thrombose coronarienne. Elle avait été incapable de pleurer et, pendant trois semaines, elle « avait continué comme si de rien n'était ». Au cours de la quatrième semaine cependant, elle fut remplie de « terribles sentiments de désolation », se mit à mal dormir et fit des cauchemars très vivaces où elle essayait de réveiller son mari qui dormait. Durant la journée, elle éprouvait des sentiments de panique et le souvenir très vivace du cadavre de son mari lui revenait tout le temps à l'esprit. Des céphalées dont elle avait souffert depuis plusieurs années s'aggravèrent ; elle se disputa à la fois avec sa mère et ses employeurs. Elle resta déprimée et agitée.

« Neuf mois après son deuil, elle devait émigrer en Australie. Quatre mois plus tard à l'envoi d'un questionnaire, elle devait répondre par une lettre remplie de détails où elle se décrivait comme « très déprimée » et notait : « Mon mari me manque terriblement. » Elle n'avait aucun ami en Australie, ne se sentait pas assurée et était inquiète pour son avenir. »

Les caractéristiques qui apparaissent dans ce compte rendu et qui se reproduisent régulièrement dans les récits des personnes dont le deuil évolue défavorablement sont : la soudaineté de la mort, la réaction retardée, les cauchemars se rapportant à la mort, les disputes avec des parents et d'autres personnes, la tentative d'échapper à la scène du malheur ; et antérieurement au deuil, des antécédents d'enfance malheureuse, et une éducation incitant à étouffer ses sentiments.

Un autre aspect qui permet de prévoir une évolution défavorable est l'impression d'inutilité que la personne endeuillée ressent vis-à-vis des tentatives de sa famille, de ses amis ou d'autres personnes de l'aider à surmonter son deuil. Il s'agit là d'une variable à laquelle Maddison a attiré l'attention (Maddison et Walker, 1967 ; Maddison, Viola et Walker, 1969), et dont nous discuterons de manière plus approfondie dans le prochain chapitre.

La momification

Au cours de son étude, Gorer (1965) a trouvé six personnes, quatre veufs et deux veuves, qui étaient fiers de lui montrer combien ils avaient préservé leur domicile pareil à ce qu'il était avant la mort du conjoint. Un veuf âgé de cinquante-huit ans dont la femme était morte quinze mois plus tôt expliquait (p. 80) :

> « Elle avait l'habitude de mettre certaines choses à certains endroits et je n'ai rien changé de place. Tout est exactement au même endroit où elle l'a laissé... tout marche exactement comme lorsqu'elle était là... tout paraît, à vrai dire, normal... »

Deux autres veufs avaient continué à acheter des fleurs pour leurs épouses, à Noël et pour leurs anniversaires, depuis quatre et cinq ans respectivement. La reine Victoria qui avait perdu son mari très subitement alors qu'elle était âgée de quarante-deux ans, non seulement avait conservé tous les objets tels que le prince Albert les avait disposés, mais avait continué le restant de son existence à faire préparer ses vêtements, et à faire monter de l'eau chaude pour son rasage (Longford, 1964)[1].

Pour décrire cette forme de réaction à la perte, Gorer a introduit le terme de « momification ». Il s'agit d'une métaphore tout à fait adéquate, parce qu'en embaumant le corps et en l'enterrant avec une quantité d'équipements personnels et domestiques, les Egyptiens faisaient des provisions pour la vie future de la personne. Dans la forme qu'elle a prise à notre époque dans la société occidentale, elle peut être le reflet de la croyance plus ou moins consciente de la personne endeuillée, que la personne morte va revenir, et de son désir de s'assurer qu'elle sera correctement accueillie. Cette hypothèse est tirée d'informations qui m'ont été données par une de mes patientes, mère d'un jeune enfant et que je soignais pour un état aigu d'anxiété et de dépression. Après avoir perdu subitement son père qui était très âgé (au cours d'une opération pour une cataracte), elle avait insisté pendant plus

1. Gardner et Pritchard (1977) ont décrit six cas où les personnes en deuil avaient conservé le corps de la personne décédée dans leur maison pendant des périodes allant de une semaine à dix ans. Parmi celles-ci, deux étaient manifestement psychotiques, et l'une était une veuve âgée et excentrique qui vivait en recluse. Les trois autres cependant étaient tous des célibataires dont la mère, avec laquelle ils avaient vécu, était décédée. L'un d'entre eux qui avait conservé le corps pendant deux ans, avant qu'il ne soit découvert par un laveur de carreaux, avait transformé la chambre à coucher de sa mère en chapelle et expliquait : « Je ne pouvais accepter qu'elle soit morte, je voulais que tout continue comme avant. »

d'un an pour que ni l'appartement de sa mère ni le sien ne soient repeints. Pour l'expliquer, elle disait croire que l'hôpital s'était trompé dans l'identité de l'homme qui était mort, qu'elle tenait à l'idée que son père était encore vivant, et combien il était important qu'à son retour il retrouve tout exactement sans changement. Bien que tout à fait consciente, elle gardait cette croyance secrète de peur que sa mère ou d'autres personnes n'en rient[1].

Ainsi, la momification est, au moins à l'origine, un corollaire logique à la croyance que la personne morte va revenir. Pourtant elle peut dépasser ses buts initiaux et devoir se poursuivre parce que l'abandonner consacrerait la perte, ce que la personne endeuillée ne peut pas arriver à accepter. Le veuf cité plus haut qui avait conservé sa maison exactement comme du vivant de sa femme, et qui prétendait que « tout paraît... normal », terminait par cette remarque pathétique : « C'est qu'en réalité, j'ai le sentiment que tout paraît vide. Quand vous entrez dans une pièce, et qu'il n'y a personne, c'est la pire des choses. »

Le suicide

Des idées de suicide (conçues comme le moyen de rejoindre la personne morte) sont assez fréquentes dans les premiers mois du deuil. Par exemple, quand on les interrogeait trois semaines après leur perte, une veuve sur cinq de la série de Boston disait souhaiter la mort, n'eut été l'existence de ses enfants. Des idées du même ordre étaient exprimées par les veuves de Londres, dont l'une devait d'ailleurs aller jusqu'à faire une vague tentative de suicide.

Des tentatives plus sérieuses de suicide ou leur réussite sont cependant moins fréquentes. Et pourtant, parmi les soixante sujets de Boston revus entre deux et quatre ans après leur perte, une veuve gravement déprimée devait tenter de manière répétée de se suicider ; parmi les veuves interviewées par Gorer l'une d'entre elles devait se suicider quelques mois après qu'il l'ait vue.

1. Un récit plus détaillé est donné dans Bowlby (1963), D'autres conclusions tirées de ce cas d'une mère et de son enfant, désignés sous le nom de Mme Q... et Stephen seront trouvées dans le volume 2 de cet ouvrage, chap. 15 et 20.

De nombreuses données individuelles, y compris le désir souvent exprimé de rejoindre la personne perdue, témoignent en faveur de l'idée d'un lien causal direct entre le suicide réussi et un deuil qui l'a précédé. Cette probabilité est fortement étayée par une étude épidémiologique conduite dans le sud de l'Angleterre par Bunch (1972).

Bunch a comparé la fréquence d'un deuil récent dans l'anamnèse de soixante-quinze cas de suicides réussis, dont quarante de sexe masculin et trente-cinq de sexe féminin, âgés au minimum de vingt et un ans, avec un groupe de contrôle comparable du point de vue âge, sexe et statut conjugal. Dans le groupe de suicidés, la fréquence de la mort d'un parent ou d'un conjoint dans les deux années précédentes, était cinq fois plus élevée que dans le groupe de contrôle (respectivement 24 % et 4,7 %), une différence très significative. Les différences entre les deux groupes selon que l'on prenait en considération la perte de la mère ou la perte du conjoint atteignait également des niveaux statistiquement significatifs. Les hommes célibataires ayant perdu leur mère constituaient un groupe à très haut risque.

L'absence prolongée d'un deuil conscient

Hélène Deutsch a été la première à attirer l'attention sur cet état. Dans un bref article publié en 1937, elle décrivait quatre patients adultes qui avaient souffert depuis leurs premières années de vie de troubles graves de la personnalité et de dépressions épisodiques. Au cours du traitement psychanalytique, ces perturbations paraissaient pouvoir être rattachées à une perte que les patients avaient subie durant leur enfance, mais pour laquelle ils n'avaient jamais fait de travail de deuil : dans chaque cas, la vie affective du patient s'était d'une manière ou d'une autre trouvée déconnectée de cet événement. Depuis lors, cet état est devenu bien connu et un grand nombre d'observations, dont la plupart concernent des pertes s'étant produites durant l'enfance ou l'adolescence, ont été rapportées dans la littérature, accompagnées d'abondantes théorisations. Citons par exemple les articles de Root

(1957), Krupp (1965), Fleming et Altschul (1963), Lipson (1963), Jacobson (1965) et Volkan (1970, 1972, 1975). Cependant cet état peut également succéder à une perte durant la vie adulte. Par exemple Corney et Horton (1974) ont décrit un syndrome typique chez une jeune femme mariée dont les accès de pleurs et d'irritabilité s'avérèrent, au cours d'une brève thérapie, être liés, bien que déconnectés d'eux, à un avortement spontané (à quatre mois et demi) qui avait eu lieu quelques mois plus tôt. Seules de brèves références seront faites à cette catégorie de travaux puisqu'ils sont tous basés sur la méthode rétrospective. Ici nous avons recouru à des observations prospectives faites par des auteurs qui ont étudié le cours du deuil dans des groupes représentatifs de veuves et de veufs, ou de parents qui ont perdu un enfant.

Nous savons qu'une brève phase d'engourdissement est habituelle à la suite d'un deuil ; mais nous nous attendons à ce qu'elle ne dure que quelques jours, voire une semaine. Quand elle dure plus longtemps, il y a lieu d'être inquiet ; par exemple nous avons vu qu'un délai de quelques semaines ou de quelques mois peut présager d'un deuil chronique. De nombreux exemples montrent que ce délai, partiel ou complet, peut se prolonger bien davantage encore, certainement pendant des années, des décennies et, dans quelques cas, pour tout le restant de la vie d'une personne.

Arrivé à ce point, un sceptique pourrait nous demander comment nous distinguons l'état d'esprit d'une personne au cours d'un deuil chronique de celui d'une personne qui ne serait pas affectée par la perte et qui n'aurait donc pas lieu de manifester de chagrin. La réponse est que dans de nombreux cas, il existe des signes révélateurs que la personne en deuil a effectivement été affectée par la perte et que son équilibre mental est perturbé. Bien entendu de tels signes sont plus évidents chez certaines personnes que chez d'autres ; s'ils étaient totalement absents, nous aurions en effet des raisons de douter. Nous connaissons maintenant suffisamment bien ces signes pour pouvoir en décrire quelques-uns.

Les adultes qui manifestent une absence prolongée de deuil conscient sont habituellement des personnes autonomes, tenant à leur indépendance et à la maîtrise qu'ils ont d'eux-mêmes, méprisant les sentiments ; ils considèrent les larmes comme un signe de faiblesse. Après une perte, ils sont fiers de poursuivre comme si de rien n'était, ils sont occupés et efficaces, et paraissent faire face à la situation de manière remarquable. Mais un observateur attentif va noter qu'ils sont tendus et souvent irritables. Spontanément il n'est pas fait allusion à la perte, il existe un évitement de tout souvenir, et il n'est pas permis aux amis de manifester leur sympathie ni de faire référence à l'événement. Des symptômes physiques peuvent survenir : céphalées, palpitations, algies diverses. L'insomnie est fréquente, les rêves sont désagréables.

Naturellement, il existe de nombreuses variantes à cet état et il est impossible de rendre compte de toutes ces variantes. Chez certains, la gaieté semble un peu forcée ; d'autres paraissent un peu raides et trop formels. Certains sont plus sociables qu'antérieurement, d'autres sont renfermés ; dans un cas comme dans l'autre, on peut noter une tendance immodérée à la boisson. Des accès de larmes ou de dépression peuvent surgir dans ce qui paraît un ciel sans nuages. Certains sujets de conversation sont soigneusement évités. La crainte d'un effondrement émotionnel peut paraître évidente, que la personne l'avoue ou non. Les enfants adultes d'une personne endeuillée vont avoir tendance à adopter une attitude protectrice à l'égard de leur parent de crainte qu'un ami ou un visiteur ne mentionne la perte et vienne perturber un équilibre précaire. La consolation n'est ni recherchée ni souhaitée.

Pour illustrer certains de ces aspects, nous allons décrire les réactions d'une femme de quarante ans au cours de la maladie de son fils. Cette femme faisait partie de la deuxième des études de la NIMH sur les parents d'enfants atteints de maladie mortelle dont les détails sont donnés dans le chapitre 7[1].

> Mme I... était une femme intelligente, sensible et chaleureuse, une forte personnalité qui avait tendance à vouloir contrôler les situations dans sa fonction de mère ; elle dépensait beaucoup d'énergie pour les soins de ses enfants et leur protection ; cependant elle le faisait en paraissant se sacrifier et elle semblait avoir de nombreux besoins internes insatisfaits.

1. Le compte rendu qui suit a été réécrit en supprimant les aspects théoriques ; il est tiré de l'appendice du volume de WOLFF et coll. (1964*b*).

Au cours de l'entretien, elle parut abasourdie et assez triste et angoissée. Elle n'exprimait aucune culpabilité. Par moments, elle semblait assez ouverte avec la personne qui conduisait l'entretien, tandis qu'à d'autres elle semblait sur la défensive. Elle garda constamment le contrôle de la conversation et de façon assez évidente évita toute référence à ce qui pourrait être douloureux, par exemple toute pensée concernant l'avenir. Quand on lui demanda ce qu'elle pensait de l'issue probable de la maladie de son fils, elle répondit qu'elle estimait ne pas avoir à la prendre en considération. Bien que paraissant mal supporter cet entretien, elle donnait également l'impression que puisqu'il était utile à quelque chose, elle acceptait « comme d'habitude » de sacrifier ses propres intérêts.

La personne qui conduisait l'entretien avait le sentiment que Mme I..., en rapportant son vécu lors de la maladie de son fils, adoptait une attitude « à la Polyanna »*. Elle notait qu'elle aurait dû se sentir optimiste puisque son fils évoluait favorablement ; et pourtant, à sa grande surprise, elle se sentait déprimée et effrayée devant l'avenir. La plupart du temps, elle était fébrilement occupée, s'assurant que son fils était heureux en prévenant tous ses désirs. Elle refusait de lui dire la vérité sur sa maladie et elle refusait la possibilité qu'il puisse déjà la connaître. Elle s'était fixé comme objectif de toujours contrôler son propre comportement pour qu'il ne sache pas qu'elle était malheureuse. Malgré son hyperactivité constante et son optimisme apparent, elle avouait se sentir souvent inquiète à l'idée que les médicaments que son fils prenait pourraient ne pas être efficaces. Elle ne dormait pas bien et son appétit avait diminué ; mais parfois elle se retrouvait en train de manger compulsivement. De ce qu'elle disait de son enfance, il devint apparent qu'elle avait été malheureuse et qu'elle avait subi des privations émotionnelles, bien qu'elle niât ressentir de la colère à l'égard de ses parents. Très tôt dans sa vie, elle était devenue indépendante et avait pris l'habitude d'assumer la responsabilité d'autres personnes ; elle prétendait s'être constituée pour elle-même une « coquille protectrice ».

Nombreuses sont les personnes qui réagissent de cette manière à une perte ou à l'imminence d'une perte et qui

* Personnage résolument optimiste. *(N.d.T.)*

réussissent comme Mme I... à éviter de perdre leur contrôle. Mais d'autres réussissent moins bien et vont par moments, malgré eux, se retrouver en larmes et bouleversés. Par exemple Parkes (1972) décrit Mme F..., une veuve de quarante-cinq ans, mère de trois enfants adolescents, dont le mari plus âgé qu'elle de dix ans était mort brusquement[1].

> Pendant les trois semaines qui avaient suivi sa perte, Mme F... s'était sentie « choquée » ; mais elle n'avait pas éprouvé d'autre émotion et, comme Mme L..., elle s'était énormément activée. Néanmoins, elle avait été tendue et agitée, souffrant de céphalées et avait peu d'appétit. Au bout de trois semaines, elle commença à se sentir angoissée et déprimée et, à son grand regret, devait s'effondrer en larmes sans pouvoir se contrôler à plusieurs reprises. Cependant par la suite, elle devait prendre en main l'entreprise de son mari ; à partir de ce moment, elle se trouva engagée dans ce qui semblait être une bataille incessante pour maintenir son statut et ses possessions. Dès le début, elle avait été incapable de parler de la mort de leur père à ses enfants ; et elle ne pouvait pas non plus se confier à sa mère. Au lieu de quoi, elle restait tendue et angoissée, ses maux de tête persistaient et elle allait développer une indigestion chronique. Ses relations avec l'une de ses filles devaient se dégrader sérieusement.

Dans son commentaire sur l'incapacité de Mme F... à s'affliger, Parkes attire l'attention sur quatre aspects interconnectés de sa personnalité ; son image d'elle-même de femme équilibrée et sophistiquée ne faisant pas de sentiment, et capable de contrôler son propre destin ; son affirmation que son mariage avait été plus de convenance que d'amour, ce qui signifiait pour elle que la mort de son mari ne lui donnait pas lieu d'éprouver de chagrin ; son affirmation d'athéisme avec son mépris pour les consolations et rituels religieux ; et son absence de désir de partager pensées et sentiments avec quelqu'un.

Le cas le plus extrême peut-être d'absence de deuil qui ait jusqu'ici été observé, est celui d'un autre parent ayant parti-

1. Il s'agit d'une version réécrite d'un cas rapporté par PARKES (1972 : 140-141).

cipé au même projet de recherche que Mme NN... et Mme I... Il s'agit de M. AA..., un homme âgé de trente-trois ans, père d'un enfant leucémique[1].

Vendeur de profession, M. AA... était jovial, sympathique et obèse ; il avait tendance à être excessivement amical et à faire de grands efforts pour faire bonne impression. Il mit toute son ardeur à aider plus que nécessaire les personnes qui conduisaient cette recherche et il essayait de les entraîner dans de longues discussions intellectuelles. Cependant bien qu'il se rende à l'hôpital tous les jours, il évitait d'être avec son fils. Pendant que sa femme restait avec l'enfant, M. AA... discutait avec les autres parents, ou bien regardait la télévision dans le salon. Quand on lui demandait pourquoi il n'entrait pas dans le service où se trouvait son fils, il expliquait qu'il trouvait trop éprouvant de voir tous les *autres* enfants malades.

Un certain week-end, son épouse ne put se rendre à l'hôpital et M. AA... vit son fils seul à seul. Il allait rester avec lui beaucoup plus longtemps que d'habitude. Durant ce même week-end, il eut un entretien de quatre-vingt-dix minutes avec un psychiatre qui s'attendait à cette occasion à le voir manifester un peu plus d'anxiété ou de détresse. Ce ne fut pourtant pas le cas. M. AA... paraissait semblable à lui-même, et s'empressa d'expliquer combien il préférait être seul avec son fils parce que quand sa femme n'était pas là, le garçon était beaucoup plus intéressé par lui. Les observations des infirmières de ce week-end notaient l'apparence de bonne santé du père et qu'il avait été comme toujours agréable et bavard. Ainsi, selon toute apparence, il n'existait pas de manifestation de deuil actif.

On se rappelle cependant que l'un des buts de ce projet était de rechercher les effets d'une expérience prolongée de tension *(stress)* sur les taux de sécrétion endocrinienne de la personne. Ainsi durant tout le temps où son fils était malade, on relevait les taux d'excrétion de certains des stéroïdes de M. AA... Les résultats furent tout à fait spectaculaires. Au cours du week-end où il fut seul avec son fils, les taux devaient s'élever à plus du double de leur niveau habituel. Ce résultat laisse penser que durant ce week-end, certains composants physiolo-

1. Ce compte rendu également réécrit est tiré de WOLFF et coll. (1964*b*).

giques du deuil étaient en œuvre, même si les composants psychologiques et comportementaux habituels manquaient. Compte tenu du comportement antérieur de M. AA... on ne devait pas être surpris lorsque l'état de son fils allait se dégrader et la mort devenir imminente qu'il trouve de bonnes raisons de ne plus pouvoir venir à l'hôpital.

Les soins compulsifs aux autres
(Compulsive caring)

Bien que les personnes que je viens de décrire répugnent à s'appesantir sur la perte qu'ils sont eux-mêmes sur le point de subir, ou qu'ils viennent d'éprouver, et sont heureux de ne pas être enclins à éprouver des émotions bouleversantes, ils n'en sont pas moins souvent portés comme Mme I... à se préoccuper profondément, et souvent même de manière excessive, du bien-être d'autres personnes. Ils vont souvent choisir une personne qui a eu une vie triste ou difficile, comprenant généralement un deuil. L'attention qu'ils lui accordent peut atteindre le niveau d'une obsession ; peu leur importe que leurs soins soient souhaités ou non. Et ces soins sont prodigués à la personne, qu'elle ait réellement subi une perte ou qu'elle paraisse en avoir subi une. Dans le meilleur des cas, cette attention peut présenter pour l'autre un intérêt au moins pendant un certain temps. Dans le pire des cas, cette attention peut aboutir à une relation d'allure possessive, qui bien que prétendûment dans l'intérêt de la personne à laquelle elle est accordée, peut avoir comme résultat de la rendre prisonnière. De plus, le soignant compulsif peut finir par être jaloux de la vie facile que la personne dont il s'occupe semble avoir.

Comme la personne qui donne ainsi des soins compulsifs à l'autre paraît lui attribuer toute la tristesse et la demande qu'elle est incapable ou ne veut pas reconnaître en elle-même, cette deuxième personne peut être considérée comme le substitut de celle qui accorde l'attention. Parfois le terme d' « identification projective » est donné au processus psychologique qui aboutit à ce type de relation ; mais c'est un terme que nous n'emploierons pas ici parce que comme beaucoup de termes similaires il est utilisé dans des sens très divers et qu'il découle d'un paradigme théorique différent de celui adopté ici.

Comme il est habituel que le besoin de soigner compulsivement se soit développé à l'origine durant l'enfance à la suite d'expériences vécues sur lesquelles on est maintenant bien informé, une discussion plus poussée de ce modèle et de sa psychopathologie sera réservée à des chapitres ultérieurs (voir les chap. 12, 19 et 21).

Comment disposer des objets ayant appartenu à la personne perdue

Contrastant avec la tendance des endeuillés chroniques à conserver toutes les possessions de la personne décédée, comme momifiées, prêtes à être utilisées dès son retour, ceux qui évitent le deuil auront tendance à se débarrasser des vêtements et d'autres objets qui pourraient leur rappeler la personne qu'ils ont perdue. De manière précipitée, et sans discernement, ils disposent radicalement d'objets que d'autres auraient pu considérer comme étant de grande valeur.

Il existe cependant des exceptions. Volkan (1972, 1975) décrit un certain nombre de patients qui, bien que n'ayant pas fait le deuil de la mort d'un parent, avaient néanmoins secrètement conservé certains objets qui avaient appartenu à ce parent. Ces objets, une bague, une montre, un appareil photo ou bien encore une photographie, ou tout simplement un objet qui s'était trouvé être à proximité au moment de la mort, étaient soigneusement mis de côté, mais n'étaient ni utilisés ni portés. Parfois l'objet n'était jamais regardé, ou alors il l'était occasionnellement et dans l'intimité. Un homme, âgé de trente-huit ans au moment où son père devait mourir à un âge avancé, avait gardé la vieille voiture de son père et dépensé d'importantes sommes d'argent pour l'entretenir, bien que ne s'en servant jamais. Une femme, Julia, âgée d'un peu plus de trente ans quand sa mère était morte, avait conservé sans l'utiliser une somptueuse robe du soir rouge qu'elle avait achetée à l'origine pour elle-même, mais que sa mère s'était par la suite attribuée, cette mère avec qui elle avait vécu et dont elle s'était occupée avec dévouement pendant de nombreuses années.

Dans ce dernier cas, on possède des données précises permettant de penser que Julia attendait le retour de sa mère. En effet, au cours d'une psychothérapie entreprise huit mois après son deuil, elle devait décrire cette conservation de la robe du soir en expliquant qu'elle imaginait que sa mère pourrait en surgir subitement. Elle décrivait également des rêves où sa mère apparaissait sous une forme normale et vivante. De ces rêves, Julia se réveillait avec un sentiment de panique à l'idée que sa mère « n'était peut-être pas partie »[1]. Dans le cas de l'homme qui avait également manifesté divers symptômes et qui durant sa psychothérapie avait raconté comment il préservait la voiture de son père, Volkan ne fournit pas de données semblables. Mais si la théorie proposée est exacte, on peut supposer que cet homme attendait également que son père revint et veuille alors utiliser sa voiture.

Les précipitants d'un effondrement

Tôt ou tard, une partie de ceux qui évitent tout deuil conscient vont s'effondrer, habituellement par un état dépressif. Qu'ils s'effondrent n'est pas tellement surprenant ; mais la question est de savoir pourquoi c'est à ce moment particulier que cela se produit.

Il est maintenant bien établi qu'il existe certaines catégories d'événements qui peuvent agir comme précipitants d'un effondrement. Ils comprennent :

- un anniversaire de la mort dont le travail de deuil n'a pas été fait ;
- une autre perte, d'allure apparemment relativement mineure ;
- le fait d'atteindre le même âge qu'avait le parent quand il est mort ;
- une perte encourue par une personne qu'elle soigne compulsivement et au vécu duquel la personne qui a échoué dans son deuil pourrait s'identifier.

Il faut noter que ces différents types d'événements seront facilement méconnus, même par quelqu'un qui connaît l'existence de ces précipitants. Il n'y a aucune place pour qu'ils puissent être reconnus par quelqu'un qui ne les connaîtrait pas ou dont les options théoriques focaliseraient son attention sur d'autres points. C'est pourquoi nous n'avons que très peu de renseignements sur la fréquence relative avec laquelle

1. Des détails sur les relations de Julia avec sa mère sont donnés dans le chapitre 12.

chacun de ces types d'événements peut agir comme précipitant.

Virtuellement, toutes les personnes qui ont éprouvé un deuil vont ressentir à chaque anniversaire les mêmes pensées et sentiments que ceux ressentis antérieurement. Ceux qui deviennent chroniquement déprimés auront tendance comme nous le savons à être particulièrement bouleversés à de tels moments (Bornstein et coll., 1973). De ce fait, il n'est pas étonnant que certaines des personnes qui ne se sont jamais consciemment affligées de leur perte, manifestent subitement et apparemment inexplicablement une réaction émotionnelle très forte à de telles occasions, bien que la perte se soit produite quelquefois de nombreuses années plus tôt. L'exemple qui suit a été rapporté par Raphael (1975) :

> Peu de temps après le deuxième anniversaire de la mort de son mari, Mme O... avait présenté un état de dépression psychotique. Avant cet effondrement, elle paraissait — tout au moins aux yeux de ses enfants — bien faire face à sa perte. A aucun moment depuis sa mort, elle n'avait parlé de son mari et elle n'avait jamais pleuré ; mais chaque matin, elle avait disposé ses vêtements comme d'habitude, et chaque soir elle avait préparé son repas pour l'heure de son retour du travail. Les enfants avaient été très fiers de la force d'âme de leur mère ; ils ne lui parlaient jamais de leur père parce qu'ils estimaient que leurs parents ayant été très proches l'un de l'autre ce serait mauvais de rappeler le souvenir de leur père à leur mère. Après son effondrement, elle avoua qu'à l'insu de ses enfants, elle avait poursuivi de longues conversations avec son mari chaque soir.
>
> Au cours de sa psychothérapie, on encouragea Mme O... à évoquer dans le détail le souvenir de son mari et de leurs relations, grâce notamment à des photographies de famille, et d'exprimer ses sentiments. C'est ainsi qu'elle allait pleurer pour la première fois. Initialement, elle devait s'appesantir sur les qualités de son mari, et affirmer combien il remplissait tous ses besoins, l'aimait et la protégeait. Ce n'est que par la suite qu'elle pût avouer combien elle avait été dépendante de lui, et à quel point elle s'était sentie en colère et impuissante après ce qui lui avait paru être un abandon.

Il existe maintenant une abondante littérature consacrée aux réactions à l'anniversaire du deuil. Il faut noter combien il est fréquent que la perte à laquelle se rattache cette réaction retardée est celle d'un parent dont la mort est survenue durant l'enfance ou l'adolescence du sujet (voir par exemple Pollock, 1972).

Tous ceux qui ont tenté d'aider des personnes qui présentaient des difficultés psychologiques consécutives à une perte récente savent combien il est fréquent qu'un chagrin profond surgisse à cette occasion lié à une perte subie de nombreuses années auparavant et qui se manifeste pour la première fois. Lindemann (1944) rapporte le cas d'une femme âgée de trente-huit ans dont la réaction sévère à la mort récente de sa mère était intimement mêlée au chagrin jusqu'ici inexprimé pour un frère mort vingt ans plus tôt dans des circonstances tragiques.

Un autre exemple (tiré de l'expérience d'un ami personnel) est celui d'une femme âgée d'une quarantaine d'années qui s'était retrouvée pleurant amèrement après la mort de son perroquet qui avait précédemment appartenu à sa mère. Etonnée d'éprouver un chagrin aussi profond, elle devait vite se rendre compte que cette perte récente avait réveillé le chagrin qu'elle ressentait de la perte de sa mère morte à un âge avancé deux ans plus tôt et pour laquelle elle n'avait pas manifesté de chagrin très marqué. Du fait de la perception rapide du lien, et de la réaction limitée dans le temps qui s'ensuivit, nous pouvons supposer qu'il s'agit là d'une réaction relativement saine[1].

Une explication probable de la tendance qu'une perte récente a de susciter ou de réactiver le deuil pour une perte éprouvée plus tôt, est que lorsqu'une personne perd celui auquel elle est actuellement attachée, il est tout naturel qu'elle cherche un réconfort auprès de la figure d'attachement

1. Les réactions à la mort d'un animal domestique ne sont cependant pas toutes normales. Tant Keddie (1967) que Rynearson (1978) rapportent des cas de deuil perturbé chronique, succédant à la mort d'un animal domestique. Dans les trois cas de femmes adultes décrites par Rynearson, les patientes semblent s'être tournées vers un animal domestique durant leur enfance comme substitut à une relation extrêmement insatisfaisante avec leur mère. Chez chacune d'elles, la réaction pathologique à la perte de l'animal était le reflet du vécu extrêmement douloureux qu'elles avaient éprouvé avec leur mère avant de désespérer de cette relation et de se tourner vers l'animal domestique.

antérieure. Cependant si cette dernière, par exemple un parent, est mort, la douleur de la perte antérieure sera ressentie à nouveau (quelquefois pour la première fois). Le deuil de la perte antérieure va donc parfois s'ensuivre[1].

Comme c'est le cas pour les réactions d'anniversaire, il s'avère qu'une bonne partie de la littérature consacrée à l'influence des pertes actuelles sur le deuil d'une perte antérieure a trait à la perte d'un parent, ou quelquefois d'un membre de la fratrie qui a eu lieu durant l'enfance ou l'adolescence. Il en est de même pour les troisième et quatrième groupes d'événements précipitants. C'est pourquoi une réflexion plus avancée sur ces précipitants ne se fera que dans un chapitre ultérieur.

Difficultés affectives n'atteignant pas l'effondrement

Parmi les personnes qui ont perdu un proche et qui n'ont pas manifesté d'affliction pour cette perte, nombreux sont ceux qui tout en n'éprouvant pas d'effondrement à proprement parler, vont néanmoins se sentir profondément insatisfaits de leur vie. Progressivement, ils vont avoir le sentiment croissant du vide de leurs relations affectives, tout particulièrement avec les membres du sexe opposé et avec les enfants. Le récit suivant d'une veuve, citée par Lindemann (1944) est assez typique : « Je fais toutes les tâches de la vie quotidienne. Je m'occupe de mes enfants. Je fais mes courses. J'ai une vie sociale, mais c'est un peu comme si je jouais une pièce de théâtre ; cela ne me concerne pas vraiment. Je n'arrive pas à avoir des sentiments chaleureux. Si je pouvais vraiment avoir des sentiments, je serais en colère contre tout le monde. » Des termes tels que « dépersonnalisation » et « sentiment d'irréalité » sont utilisés pour décrire ces états d'esprits ; et quand la perte s'est produite durant l'enfance et qu'une absence de deuil conscient a longtemps prévalu, cet état peut être désigné par le terme de Winnicott de « faux-self » (voir chap. 12).

Il faut souligner que la remarque finale de la patiente de Lindemann (que si elle devait avoir des sentiments, elle serait

1. Je suis redevable à Emmy Gut d'avoir proposé cette explication.

en colère contre tout le monde) n'est qu'une demi-vérité. De la colère existerait certainement à l'égard de la personne perdue. Mais pour qu'elle arrive à nouveau à se sentir comme autrefois, il faudrait qu'elle découvre à l'intérieur d'elle-même non seulement sa colère, mais également sa nostalgie pour son mari et son chagrin de l'avoir perdu.

Puisque ces états sont également la conséquence d'expériences infantiles, plus que celles d'expériences adultes, nous allons à nouveau remettre la discussion à plus tard.

Localisations anormales de la présence de la personne perdue

Dans notre discussion au chapitre 6 des réactions habituelles à la perte, nous avons beaucoup insisté sur le sentiment persistant de la présence de la personne morte ; et comme nous l'avons souligné, tandis qu'environ la moitié des personnes en deuil localisent la personne morte dans un endroit approprié, par exemple dans sa tombe ou dans sa chaise préférée, et ressentent cette présence comme celle d'un compagnon, une minorité localise la personne morte dans un lieu non approprié, par exemple à l'intérieur d'un animal ou d'un objet physique, ou à l'intérieur d'une autre personne, ou même à l'intérieur de la personne endeuillée elle-même. Du fait que ce ne sont que ces localisations inappropriées qui peuvent être considérées comme pathologiques, la distinction est d'une importance essentielle. Nous n'utiliserons que rarement le terme d'identification précisément parce qu'il a été utilisé très largement pour décrire tous ces états mais aussi d'autres phénomènes, et qu'il a donné lieu à de nombreuses théorisations complexes.

Les localisations anormales quand elles sont fermement établies semblent toujours être associées à un travail de deuil incomplet ; la plupart du temps elles font partie du deuil chronique. Quand la localisation anormale est à l'intérieur du Soi, le diagnostic d'hypochondrie ou d'hystérie pourra parfois être posé. Quand la localisation anormale se trouve dans une autre personne, le diagnostic de comportement hystérique ou psychopathique pourra parfois être posé. Ces termes ne sont pas d'une grande utilité. Ce qui importe, c'est de reconnaître cet état comme étant un deuil non réussi et comme le résultat d'une localisation anormale de la présence de la personne perdue.

Localisations anormales à l'intérieur d'autres personnes

Considérer une autre personne comme représentant à certains égards le substitut d'une personne perdue est fréquent et ne constitue pas un problème particulier (bien qu'il existe toujours un danger que des comparaisons désobligeantes soient faites). Mais attribuer à un autre l'identité complète d'une personne perdue constitue un problème plus sérieux, car des distorsions profondes futures dans les relations seront inévitables. Ceci est particulièrement grave quand l'individu concerné est un enfant ; or il semble que cela se produise précisément beaucoup plus fréquemment que vis-à-vis d'un adulte, ne serait-ce que parce qu'il est plus facile d'attribuer à un enfant une identité toute faite provenant d'une autre personne, que cela ne l'est à un adulte dont la personnalité est déjà fermement établie. L'identité toute faite attribuée à un enfant par un parent en deuil n'est pas nécessairement celle d'un enfant mort de la fratrie : elle peut être celle d'un des grands-parents de l'enfant, ou de son père ou de sa mère décédé. Un exemple de la localisation anormale par une veuve de son mari dans son jeune enfant est décrite brièvement par Prugh et Harlow (1962 ; 38).

> Le mari de cette femme qui lui était extrêmement attaché, mourut six mois après qu'elle eut donné naissance à un fils qui lui ressemblait énormément. Désormais sa relation à son fils fut profondément influencée par le fait qu'elle l'identifiait à son mari ; par exemple, pendant de nombreuses années elle allait l'habiller pour qu'il ressemble à son père. Il n'est pas étonnant que des difficultés surgirent entre la mère et son fils : devenu adolescent, il se révolta, fugua et se lia à un groupe de délinquants.
>
> Les difficultés de cette femme à faire le deuil de son mari semblaient être en rapport avec la mort de son propre père quand elle était une enfant.

Une veuve de trente-cinq ans dont la relation à son bébé avait débuté de manière similaire est rapportée par Raphael (1976).

> Au moment de la mort de son mari des suites d'une intervention chirurgicale, Mme M... était enceinte de sept mois de son premier enfant. Le bébé, un garçon, devait peu après naître prématurément. Après le retour de l'hôpital de Mme M... avec son bébé, la personne conduisant la recherche vint lui rendre visite. Bien que Mme M... pleurât par moments, brièvement et tristement, toutes ses pensées étaient consacrées à l'enfant, et il devint bientôt évident qu'elle considérait le bébé comme une « réincarnation » de son mari, un mot qu'elle devait elle-même utiliser. Elle affirmait que son bébé avait « de longs doigts exactement comme ceux de son père, et un visage exactement comme celui de son père », et que, par conséquent, son mari était encore avec elle. Chaque fois que la personne qui conduisait l'entretien cherchait à encourager Mme M... à exprimer du chagrin, elle affirmait que le bébé constituait un remplacement à son mari.
>
> Dans les entretiens ultérieurs[1], l'idéalisation par Mme M..., à la fois de son mari et de son bébé, devait faire place à des images plus réalistes des deux, et également à une appréciation plus réaliste de ses propres sentiments. Elle se sentait isolée et délaissée, disait-elle, comme « un navire sans gouvernail » et elle était envieuse du bébé, de tous les soins et de l'attention qu'il recevait. Par la suite, son deuil devait évoluer de façon relativement favorable.

Cain et Cain (1964) donnent plusieurs exemples d'enfants ayant présenté des manifestations psychiatriques dont l'origine fut attribuée au fait qu'ils avaient été considérés dès leur conception comme une reproduction de frères ou de sœurs décédés. La description suivante présentée par les auteurs comme assez typique, est tirée de leur étude de six enfants, quatre garçons et deux filles âgés de sept à douze ans.

1. Mme M... qui avait également perdu un frère aîné quelques mois plus tôt, et un ami proche quelques jours plus tard, faisait partie d'un groupe de veuves dont l'évolution défavorable semblait probable, et qui avaient accepté de participer à des entretiens thérapeutiques durant les premiers mois de leur deuil. La recherche de Raphael est décrite dans la deuxième moitié du chapitre qui suit. Le récit de Mme M... qui est donné ci-dessus est une version réécrite de celle de Raphael.

Un enfant meurt à l'époque de la latence ou au début de l'adolescence, enfant avec lequel l'un des parents, ou quelquefois les deux, entretenaient une relation très intense. Ses parents s'affligent de cette perte tragique et l'un d'eux ou les deux développent un état de deuil chronique où le désespoir, les autoaccusations amères, une nostalgie persistante et une idéalisation de l'enfant mort sont au premier plan. La décision est alors prise d'avoir un autre enfant (dans la moitié des cas avec les encouragements de leur propre médecin, dans l'idée de donner aux parents une nouvelle raison de vivre). Dans cinq des six cas, les parents avaient déjà d'autres enfants et n'avaient pas précédemment eu l'intention d'en avoir encore.

Cependant dans aucun des cas décrits, la naissance du nouvel enfant n'eut d'effet d'atténuation du fardeau que représentait le deuil chronique. En fait, l'ambiance au domicile semble être demeurée funéraire, l'un des parents, ou les deux, étant encore totalement préoccupés par l'enfant mort, et se débattant de manière incessante avec des questions telles que : pourquoi la mort était survenue, comment la vie se serait déroulée si cela n'était pas arrivé. Puisque le rôle auquel le nouvel enfant devait se conformer était d'être la reproduction du frère ou de la sœur perdu, toutes ses expressions ou actions étaient constamment comparées avec l'image fortement idéalisée que le parent se faisait de ce frère ou de cette sœur. Les similarités étaient notées avec satisfaction, les différences étaient ignorées ou déplorées. L'affirmation des parents que l'enfant était une reproduction pouvait persister même quand il n'était pas du même sexe.

Inévitablement, l'enfant substitutif était entouré d'interdits, de crainte que lui aussi ne contracte une maladie ou ne subisse un accident, et meure également. Tout symptôme, quelque insignifiant qu'il puisse être, était traité comme une menace, tout risque était exagéré. Parfois une mère renforçait l'un de ses interdits par la menace de se tuer si quelque chose devait également arriver à cet enfant.

D'avoir été ainsi traité, avait eu des effets désastreux sur ces enfants. N'ayant jamais droit à leur propre identité, ils avaient grandi en se sachant ne pas être autre chose aux yeux de leurs parents qu'une reproduction inadéquate de leur frère ou de leur sœur mort. De plus, puisque les originaux étaient morts, les enfants substitutifs étaient intimement persuadés qu'ils devaient également mourir. En attendant, ils étaient perpétuellement inquiets, effrayés comme leurs parents devant toute infection et tout risque, et fermement attachés aux jupes de leurs parents. Deux de ces enfants devaient manifester des symptômes identiques à ceux qu'avait eu leur frère avant de mourir. Un garçon dont le frère s'était étouffé avec un morceau de pain, souffrait continuellement d'un « encombrement » de la gorge, et respirait en haletant. Une fille dont le frère était mort d'une leucémie au cours de laquelle il avait ressenti des sensations bizarres dans les bras, ressentait également des douleurs dans ses bras. Tous ces enfants approchaient de l'âge où leur frère était mort. Les états cliniques de ces six enfants étaient considérés comme allant de « névroses moyennements sévères jusqu'aux psychoses (deux cas) ».

Les parents, qui avaient élevé leurs enfants de ces façons si hautement pathogènes, étaient considérés par les auteurs comme ayant présenté divers traits névrotiques avant même d'avoir subi leur perte traumatique. Cain et Cain insistent d'une part sur la « personnalité écrasée de culpabilité, habituellement dépressive, phobique et/ou compulsionnelle » de ces mères, et d'autre part sur « l'investissement narcissique » particulièrement intense de chacune pour l'enfant qui était mort. Ils étaient également frappé du nombre de pertes que ces mères avaient subies durant leur propre enfance. Comme nous le verrons dans les chapitres 11 et 12, toutes ces caractéristiques sont typiques des personnes enclines à développer un deuil chronique[1].

1. James BARRIE, l'auteur de *Peter Pan* raconte comment à partir de l'âge de six ans et demi, il avait tenté de remplir la place d'un frère aîné mort et dont la perte avait effondré sa mère. Le frère aîné, David, s'était tué dans un accident de patinage alors qu'il était âgé de onze ans. Second fils d'une fratrie de huit, David avait toujours été le favori de sa mère, et elle avait de grandes ambitions pour lui. Calme, un bon élève qui réussissait bien à l'école, il était destiné à être ministre. Après sa mort subite, sa mère allait s'aliter et devenir une invalide qui laissait à l'une de ses filles aînées le soin de remplir son rôle de mère auprès des plus jeunes enfants.

Barrie raconte ses tentatives de remplacer David. Il allait commencer peu après sa mort. Sa mère était allongée dans son lit, tenant dans ses mains la robe de baptême dans laquelle tous ses enfants avaient été baptisés.

En faisant ces généralisations, Cain et Cain ne méconnaissent pas qu'elles sont basées sur des données obtenues de longues années après la survenue des événements significatifs. Ils n'ignorent pas non plus qu'un échantillon d'enfants provenant d'un service de psychiatrie est de fait particulier, et ne peut donc pas permettre d'évaluer la fréquence avec laquelle les parents ayant perdu des enfants se comporteraient de façon semblable. Ils notent également que du fait des perturbations de personnalité des parents, leurs relations à leurs enfants auraient certainement inévitablement été atteintes. Ce champ mérite certainement des recherches plus approfondies.

Localisations anormales à l'intérieur d'animaux ou d'objets physiques

On peut penser étrange de localiser la présence d'une personne perdue à l'intérieur d'un animal ou d'un objet phy-

James se faufila dans la pièce ; il entendit sa mère s'enquérir anxieusement : « Est-ce toi ? est-ce toi ? » Pensant qu'elle s'adressait à son frère mort, James répondit d'une petite voix désolée : « Non, c'est pas lui, c'est seulement moi. » Par la suite, sa sœur lui conseilla d'amener sa mère à parler de David ; ce qu'elle fit effectivement, au point que sa préoccupation unique autour de l'enfant mort conduisit James à se sentir totalement exclu. A partir de ce moment, comme dit son biographe, Janet Dunbar (1970 : 22), James devint « obsédé par un désir intense d'être si semblable à David que sa mère ne verrait pas la différence ».

Il semble que dans l'établissement de James dans le rôle du substitut de David, sa sœur, sa mère et lui-même aient chacun joué un rôle. Pour James, il est clair que ce rôle lui permettait un accès à sa mère qu'il n'aurait jamais pu avoir autrement. En tant que confident de sa mère, de plus, il agissait comme une sorte de thérapeute ; et il écoutait attentivement les longs récits qu'elle faisait de sa propre enfance malheureuse. Ainsi à l'âge de huit ans, sa mère était morte, et elle avait assumé le rôle de « petite mère » vis-à-vis de son père et d'un jeune frère qui s'appelait également David. On doit noter cependant que toutes ces informations données par Barrie dans un livre consacré à sa mère pourraient bien être partiales, volontairement ou involontairement.

Barrie devait devenir un adulte en proie à de nombreuses difficultés émotionnelles. Son mariage ne devait pas être consommé. Il développait des relations très fortes et platoniques avec des femmes mariées ; par ailleurs, il lui fallait s'occuper compulsionnellement de certaines personnes, en particulier de cinq garçons qui étaient devenus orphelins et à l'égard desquels il devint férocement possessif. Un ami qui le connaissait bien écrivit : « ... il m'apparaît comme étant plus que vieux ; en fait je doute qu'il ait jamais *été* un enfant. » Il n'est pas difficile de retrouver les thèmes liés soit à l'enfance de sa mère, soit à sa propre relation à elle dans ses pièces de théâtre ou dans ses autres écrits.

sique. Et pourtant cela est peut-être beaucoup plus fréquent qu'on ne le sache : car non seulement la plupart des habitants de la terre croient en la réincarnation, généralement sous forme animale, mais selon Gorer (1965), à notre époque, un natif sur dix de Grande-Bretagne a des croyances de ce type.

Les localisations anormales de ce type sont illustrées par le cas de Mme P... qui, à l'âge de trente ans, avait été admise dans un hôpital psychiatrique en raison d'une perturbation émotionnelle chronique qui s'était développée peu après que sa mère décède[1]. Voici le déroulement des événements :

> Quand sa mère mourut, Mme P... consciemment se mit à rechercher une reprise de contact avec l'esprit disparu. En compagnie de sa sœur, elle improvisa une planchette grâce à laquelle elle « recevait » des messages dont elle croyait qu'ils provenaient de sa mère.
>
> Lors d'une séance, elle remarqua un pot à bière (*Toby jug :* pot à bière en forme de gros bonhomme à tricorne, *N. d. T.*) qui paraissait ressembler à sa mère. Elle avait l'impression que l'esprit de sa mère était entré dans ce pot et elle persuada sa sœur de le lui donner. Durant plusieurs semaines elle conserva ce pot près d'elle à proximité et ressentit fortement la présence de sa mère. Pourtant ce pot remplissait une fonction ambiguë puisque simultanément elle était attirée et effrayée par lui. Son mari était exaspéré par son comportement, et il finit par briser le pot malgré elle. Elle eut l'impression que les morceaux qu'elle enterra dans le jardin étaient « chauds » : supposément un signe de vie.
>
> Mais Mme P... n'abandonna pas sa quête. Peu après que le pot soit brisé, elle acheta un chien. Sa mère avait toujours dit que si jamais elle devait se réincarner, ce serait sous la forme d'un chien ; quand j'allais interviewer Mme P.,, trois ans plus tard, elle dit du chien : « Elle n'est pas comme les autres animaux. Elle fait des choses particulières. Elle n'ira se promener qu'avec moi ou mon mari. Elle paraît manger toutes les choses que Maman avait l'habitude de manger. Elle n'aime pas les hommes. »

La mère de Mme P... est décrite comme ayant été une femme autoritaire et quelque peu tyrannique, et Mme P... elle-même comme une fille dévouée.

1. Ce récit, sans modifications, est tiré de PARKES (1972 : 60).

Localisations anormales à l'intérieur de Soi : symptômes identificatoires

Des localisations anormales de la personne morte à l'intérieur de soi peuvent prendre différents aspects, chacun d'entre eux aboutissant à des symptômes pouvant effectivement être désignés comme identificatoires. Un aspect en est le sentiment conscient de la présence de l'autre à l'intérieur de soi. Une des veuves de Londres ayant eu un vécu semblable a déjà été mentionnée brièvement dans le chapitre 6. Une autre, Mme D... décrivait son expérience ainsi : « A l'aube, quatre jours après la mort de mon mari, subitement quelque chose m'a gagnée — m'a envahie — une présence, qui m'a pratiquement poussée hors du lit — terriblement irrésistible. » Désormais elle devait avoir le sentiment très fort de la présence de son mari près d'elle mais pas toujours à « l'intérieur » d'elle. Vers la fin de l'année, elle prétendait qu'elle voyait beaucoup de choses « à travers ses yeux ». C'est un état qui pourrait bien avoir été ressenti par elle comme lui étant étranger, et qui était presque certainement pathologique puisqu'au bout d'un an elle était encore socialement isolée et se faisait plein de reproches. « J'ai l'impression d'être une criminelle, disait-elle, terriblement coupable. » Pendant toute leur vie conjugale, semble-t-il, son mari et elle avaient été constamment en désaccord et elle avait souvent considéré qu'il compromettait les intérêts de la famille par son comportement irresponsable (Parkes, 1972 : 103, 137-138).

Evoquant les réactions de pilotes de chasse à la mort de leurs camarades au cours de combats aériens, Bond (1953) décrit un état comparable à celui de Mme D..., bien que moins conscient. Alors que la réaction habituelle à la mort d'un ami était le désir de revanche, il y avait des cas où un pilote se persuadait qu'il allait subir le même sort que celui de son ami, et semblait désormais aller au-devant de ce destin. Décrivant l'un de ces cas, Bond poursuit : « Il considère maintenant le fait de voler d'une manière tout à fait différente. Il n'est plus un jeune pilote heureux de participer à ce qui va être une grande victoire pour son pays, mais un jeune homme sur le point de mourir exactement de la même manière que son ami. » Après avoir soigné un certain nombre de ces jeunes gens en psychothérapie, Bond était arrivé à la conclusion que la relation entre le survivant et le pilote mort était empreinte d'ambivalence : « Il n'était pas difficile de retrouver chez chacun de ces jeunes gens les pensées coléreuses ou égoïstes qui avaient conduit à une certaine satisfaction devant la mort de leur ami. » L'acceptation de cet aspect des choses et l'expression de leur chagrin aboutissaient à leur rétablissement.

Un autre aspect de localisation anormale à l'intérieur de soi conduit la personne en deuil à manifester des symptômes qui sont souvent, mais pas toujours, similaires à ceux de la dernière maladie de la personne décédée. Dans cette forme de deuil pathologique, la localisation anormale de la personne perdue à l'intérieur de soi, si on doit ainsi la comprendre, est complètement inconsciente.

Parmi ceux qui ont fourni des exemples, citons Murray (1937), et Krupp (1965) ; Parkes (1972 : 114-116) décrit également un certain nombre de cas. Sur onze patients qu'il avait vus dans un hôpital psychiatrique où ils se trouvaient en raison de symptômes hypochrondiaques ou hystériques survenus dans les six mois qui suivaient un deuil, quatre présentaient des douleurs qui simulaient une thrombose coronarienne, une personne présentait des douleurs qui simulaient un cancer du poumon, une autre une douleur semblable à celle qu'avait dû ressentir son fils tué dans un accident de voiture, trois manifestaient les effets d'un accident vasculaire cérébral, enfin il y avait un cas de vomissements répétés. Dans tous les cas, ces symptômes s'étaient développés après qu'un parent proche soit mort du fait d'une maladie dont les symptômes étaient simulés par ceux du patient.

Un exemple dramatique rapporté par Parkes est celui d'une femme déjà en psychothérapie au moment où son père mourut des suites d'un accident hémiplégique qui avait paralysé son côté gauche. Elle l'avait soigné pendant plusieurs semaines avant l'issue fatale. La nuit qui suivit sa mort, elle eut un rêve (qu'elle raconta à son thérapeute le lendemain), dans lequel elle vit son père allongé dans son cercueil. Il avait tendu son bras vers elle et « caressé » le côté gauche de son corps à la suite de quoi elle s'était réveillée pour s'apercevoir que son côté gauche était paralysé. Sa paralysie devait disparaître très rapidement, et elle n'eut plus de symptômes de ce type. Comme dans tant de cas de deuils pathologiques, leurs relations antérieures avaient été malheureuses ; au cours de la psychothérapie, elle devait insister combien dans ses premières années de vie, son père lui avait nui de manières diverses.

Le deuil pathologique n'est pas limité aux cultures occidentales. Par exemple, Miller et Schoenfeld (1973) rapportent que parmi les Navajo, il est relativement fréquent que des états dépressifs, parfois mêlés à des manifestations hypochondriaques, succèdent à un deuil ; et d'après les descriptions qu'ils en donnent, il semble que ces états ne diffèrent aucunement du deuil chronique observé chez les Occidentaux. Les auteurs donnent comme illustration le cas d'une femme de quarante-huit ans adressée pour des soins psychiatriques, en raison de douleurs dans deux endroits différents de son corps. Elle présentait, d'une part, une douleur qui allait d'une oreille à l'autre en passant par le front, et, d'autre part, une douleur qui parcourait son abdomen de haut en bas. La patiente présentait ses douleurs comme très intenses. Elles avaient commencé environ trois mois après la mort d'un neveu qu'elle avait élevé, et qu'elle considérait comme son fils. Après quelques investigations, on apprit que le garçon avait subi une autopsie et que la patiente lui avait ensuite fait sa toilette mortuaire. Sa propre douleur médiane abdominale correspondait à l'incision médiane de l'autopsie, et sa douleur de tête correspondait également à l'incision habituelle utilisée pour examiner le crâne et le cerveau.

Il faut encore noter que les coutumes de deuil des *Navajo* sont semblables à celles de leurs voisins les *Hopi*, qui ont été décrites dans le chapitre 8, c'est-à-dire qu'elles sont brèves et que toute expression d'émotion doit être évitée autant que possible. De plus existe un tabou sur le toucher du corps que la patiente avait donc transgressé. Mais bien qu'existe une cérémonie *Navajo* permettant de régler cette difficulté, la patiente ne l'avait pas requise apparemment du fait de ses convictions chrétiennes. Néanmoins par la suite, elle allait accepter de consulter un sorcier et d'accomplir les cérémonies appropriées. Elle devait alors être débarrassée de ses symptômes.

L'euphorie

Quoique l'euphorie soit bien connue en tant que réaction atypique à une perte, elle ne se produit pas fréquemment et il n'existe aucune étude systématisée la concernant. Les quelques études existantes décrivent cet état sous deux formes distinctes.

Dans certains cas, la réaction euphorique à la mort est associée à un refus absolu de croire que la mort s'est produite, auquel s'ajoute le sentiment extrêmement vif de la présence persistante de la personne morte. Dans d'autres cas, il semble que ce soit le contraire : non seulement la perte est reconnue mais elle est proclamée comme étant dans l'intérêt de l'endeuillé. Aucune théorie simple ne peut expliquer ces deux aspects simultanément.

Un exemple du premier type de réaction a déjà été donné dans le chapitre 6. Quand on lui demanda si elle avait l'impression que son mari était à proximité, une des veuves de Londres interviewée par Parkes répondit : « Ça n'est pas une impression de présence : il est ici à l'intérieur de moi. C'est pourquoi je suis heureuse tout le temps. C'est comme si deux personnes n'en faisaient qu'une... Bien que je sois seule, nous sommes en quelque sorte toujours ensemble, si vous pouvez comprendre ce que je veux dire... Je ne crois pas que j'aie la volonté de poursuivre toute seule, alors il faut qu'il soit là. » Dans cette dernière remarque, le désespoir et l'accablement qui étaient latents dans sa réaction apparaissent clairement.

Une réaction euphorique de ce type est tout à fait fragile, et a tendance à s'effondrer et à être remplacée par une affliction profonde. Mais dans une minorité de cas, au contraire, cette humeur va persister ou réapparaître, et des épisodes hypomaniaques peuvent même lui succéder. Bien qu'aucun cas n'ait été décrit dans les études auxquelles il a été fait appel jusqu'ici, un exemple de cette séquence a été donné par Rickarby (1977).

> Mme A... était âgée de quarante-quatre ans et avait deux enfants déjà adultes quand le mari dont elle était séparée fut tué dans un accident de voiture. Quand on l'informa de cet événement, elle ne manifesta aucune émotion et se mit

à organiser l'enterrement au cours duquel elle apparut « faussement joyeuse ». Six jours après le début du deuil, elle devint excitée, hyper-active et logorrhéique. Dans un état d'euphorie, elle se mit à parler abondamment de son mari, l'idéalisant et idéalisant leur relation et affirmant qu'il était en train de l'écouter.

Après trois semaines d'état maniaque, au cours duquel elle devait recevoir un traitement médicamenteux, elle devint triste et exprima ses soucis concernant l'avenir. Au cours d'entretiens thérapeutiques, elle exprima beaucoup de colère à l'égard de son mari lui reprochant de l'avoir quittée huit mois plus tôt et aussi de la culpabilité à propos de sa mort.

De fait, le mariage avait été extrêmement malheureux depuis de nombreuses années, caractérisé par l'hostilité et le renfermement de l'un comme de l'autre. Il semble que Mme A... était très critique vis-à-vis de tout le monde, et très rejetante aussi bien à l'égard de son mari que de ses enfants, accordant toute son affection à un vieux chien. Trois ans auparavant, elle avait subi un état dépressif grave.

Dans une discussion de ce cas (et aussi de trois autres patients chez lesquels existait un lien entre un épisode maniaque et un deuil), Rickarby se réfère à l'hypothèse psychosomatique proposée par Bunney et d'autres (1972), selon laquelle l'épisode maniaque serait une réaction à une situation de tension émotionnelle chez une personne génétiquement prédisposée. Compte tenu des relations que Mme A... entretenait avec son entourage, on peut supposer que des expériences infantiles malheureuses avaient également contribué à sa vulnérabilité.

L'idée que des pertes au cours de l'enfance peuvent accroître la vulnérabilité est fortement suggérée par l'examen attentif d'une série d'adultes hypomanes décrits dans Mac Curdy (1925). Chez plusieurs de ces patients, une des caractéristiques principales était leur insistance sur la présence persistante d'un de leurs parents ou d'un membre de leur fratrie mort de nombreuses années plus tôt au cours de leur enfance.

Il n'existe aucun exemple dans les études auxquelles nous nous référons de veuve ou de veuf prétendant euphoriquement que la mort de son conjoint a été entièrement à son avantage ;

il se peut cependant que de telles personnes aient refusé de participer aux enquêtes. Mais des renseignements très utiles concernant ce genre de réaction sont par contre donnés par Weiss (1975*b*) à partir d'une étude de couples mariés qui se sont séparés et il est bon de se référer brièvement à ces résultats (p. 53-56). Prenons l'exemple d'une femme âgée d'une quarantaine d'années qui s'était séparée de son mari après vingt ans de mariage :

> Je m'aperçus que je me sentais assez euphorique pendant environ trois mois. Je faisais à peu près tout ce que j'avais envie de faire. Comme je n'étais jamais beaucoup sortie, j'ai commencé à aller au théâtre. Je ne faisais pas ces choses-là quand j'étais mariée. Je m'asseyais dans un bar, je buvais et je parlais avec tout le monde. Je rencontrais toutes sortes de gens différents.
>
> Au bout de trois mois et n'ayant rencontré qu'une ou deux personnes qui étaient vraiment intéressantes, je trouvais que c'était une vie très vide. Je me suis rendue compte que ma famille était d'une grande importance pour moi, et qu'il n'y avait maintenant plus de famille. Il n'y avait que les enfants et moi. Et les choses que j'avais faites avec mon mari, je ne pouvais plus les faire.

Weiss note que tant que l'état d'euphorie dure, ces individus paraissent inhabituellement actifs, et également efficaces, bien que des états de tension ou d'anxiété latente puissent également être apparents. Par exemple, l'affirmation que tout allait très bien pouvait être démentie par une façon de parler précipitée, ou par un comportement agité.

Dans l'expérience de Weiss, la réaction euphorique est extrêmement fragile, et peut être brisée par une déconvenue mineure ou même simplement en apprenant que cet état pourrait ne pas durer. Une fois terminée, elle est généralement remplacée par de l'angoisse de séparation et par de la nostalgie pour l'ancien conjoint.

L'impression que cette euphorie n'est que très superficielle malgré l'apparente efficience qu'elle permet, est confirmée par les réflexions de personnes qui l'ont éprouvée. Une femme qui durant les premiers mois de sa séparation avait affirmé se sentir au mieux de sa forme, devait deux ans plus tard décrire ces quelques mois comme misérables.

Pour expliquer ces résultats, Weiss suggère que l'euphorie reflète « le sentiment que la figure d'attachement n'est en définitive pas nécessaire, et qu'on peut se débrouiller sans elle » (p. 54). Il comprend l'effondrement comme dû à « la reconnaissance que la vie sans attachement n'est pas satisfaisante... Le monde apparaît subitement vide et l'individu solitaire. Le désespoir qui suit est d'autant plus terrible qu'il succède de façon si rapprochée à un état au cours duquel l'individu se sentait entièrement indépendant » (p. 56)[1].

Si nous comparons l'état décrit par Weiss à celui décrit plus haut où existe le sentiment très vif que la personne morte est un compagnon vivant bien que l'humeur paraisse du même ordre il est clair que les deux états sont tout à fait différents d'un point de vue psychopathologique. Dans un cas, les désirs d'attachement continuent d'être dirigés vers la personne d'origine dont il est prétendu qu'elle continue de les satisfaire. Dans l'autre au contraire, les désirs d'attachement sont niés et l'affirmation d'indépendance proclamée. A cet égard, cet état a bien des choses en commun avec l'absence prolongée de deuil, et l'état apparenté d'autonomie compulsive.

Ceci complète notre description des variantes les plus communes de perturbations du deuil que l'on peut observer chez l'adulte. Nous allons maintenant considérer les facteurs qui interviennent dans le sens d'une évolution pathologique du cours du deuil.

1. Weiss suggère que dans cet état, les sentiments d'attachement sont devenus dirigés vers le Soi, et il propose le terme d' « attachement narcissique » pour le décrire. Je doute cependant qu'il s'agisse là d'une formulation utile. Il ne fournit pas de données montrant que les sentiments d'attachement sont de fait dirigés vers le Soi, mais seulement que la personne concernée prétend être complètement libérée de tout attachement aux autres et se comporte comme si elle l'était vraiment.

CHAPITRE 10

Les conditions qui affectent le cours du deuil

« Son chagrin souvent lui fournit la médecine dont il a besoin. »

(SPENCER, *The Faerie Queene*)

Cinq catégories de variables

Alors que grâce aux recherches effectuées au cours des dernières vingt années nous commençons à en savoir beaucoup sur les raisons qui amènent le deuil de certains individus à suivre un cours pathologique, ce problème continue d'être difficile et bien des points restent à éclaircir. Les variables qui paraissent pertinentes sont nombreuses ; elles tendent à apparaître sous la forme d'un amas où chaque détail est difficile à distinguer ; elles interréagissent de manière complexe ; une bonne partie de celles qui paraissent avoir le plus d'influence sont également celles qui sont les plus controversées. Tout ce que nous pouvons tenter, c'est de présenter une classification des variables en donnant de brèves indications du rôle probable de chacune d'entre elles et d'attirer l'attention sur celles dont on peut penser qu'elles pèsent le plus dans la détermination de l'évolution.

Les variables peuvent être classées sous cinq rubriques :

— l'identité et le rôle de la personne perdue ;
— l'âge et le sexe de la personne endeuillée ;
— les causes et les circonstances de la perte ;

— les conditions sociales et psychologiques affectant l'endeuillé au moment de, et après la perte ;
— la personnalité de l'endeuillé et tout particulièrement sa capacité à établir des relations d'amour et à réagir à des situations de tension.

Dans la détermination du cours pris par le deuil, la plus influente de ces variables semble bien être la personnalité de l'endeuillé, en particulier comment son comportement d'attachement s'est organisé et les modes de réaction aux situations de tension qu'il a adoptés. En supposant comme je le fais qu'il existe certains types d'organisation de la personnalité plus vulnérables à la perte que d'autres, je poursuis une tradition psychanalytique établie depuis longtemps ; la différence se trouve dans la manière dont on conçoit les causes de la vulnérabilité.

Les effets des nombreuses autres variables sur le cours du deuil se font inévitablement par l'intermédiaire des interactions avec les structures de personnalité de la personne en deuil. D'après les données, on peut penser qu'une bonne partie de ces autres variables ont une influence importante, soit en facilitant énormément le deuil normal, soit en agissant puissamment dans la direction opposée. Il serait possible à certaines d'entre elles agissant simultanément d'amener une personne relativement équilibrée à évoluer vers un deuil pathologique ; mais habituellement leur effet chez une personne équilibrée est d'amener le deuil à être à la fois beaucoup plus intense et plus prolongé qu'il ne le serait autrement. Leurs effets sur une personnalité vulnérable par contre sont beaucoup plus graves. Sur de telles personnalités, il est clair que, non seulement elles ont une influence favorable ou défavorable sur l'intensité et la durée du deuil, mais elles vont également influencer de manière considérable la forme que prendra le deuil, soit vers une forme relativement normale, soit vers l'une ou l'autre des variantes pathologiques.

De ces variables, les trois premières sont les plus faciles à définir ; nous les examinerons brièvement. Nous poursuivrons en examinant les conditions sociales et psychologiques qui affectent la personne en deuil au moment de sa perte, et durant les mois et les années qui lui succèdent. L'existence de certaines de ces conditions peut être indépendante, totalement ou presque, de toute influence que la personne en deuil elle-même pourrait exercer. Dans la genèse des autres par contre, la personne en deuil peut jouer une certaine part et même quelquefois une part très importante. Ce déroulement de l'exposé laissera pour la fin, et à vrai dire pour le chapitre suivant, l'examen de la personnalité de l'endeuillé. Nos raisons de retarder autant cet examen sont premièrement que les caractéristiques de la personnalité sont moins facilement définies que ne le sont d'autres variables, et deuxièmement que leur examen conduit à des questions sur le développement de la personnalité et le rôle que les expériences familiales jouent durant l'enfance dans la détermination des différences individuelles dont nous soutenons ici qu'elles sont d'une grande pertinence dans la compréhension de la psychopathologie du deuil.

L'identité et le rôle de la personne perdue

Dans la littérature, une partie des articles consacrés au deuil pathologique se rapportent à des pertes autres que de personnes, par exemple d'une maison, d'un animal domestique, d'un objet choyé ou encore d'un objet purement symbolique. Ici cependant, nous nous limiterons aux pertes de personnes puisqu'en elles-mêmes elles soulèvent plus de questions qu'il n'est possible de traiter adéquatement. De plus, quand la perte d'un animal domestique a abouti à un deuil pathologique, il y a lieu de penser que la relation à l'animal domestique était devenue aussi intensément émotionnelle parce que les relations avec les personnes humaines avaient débouché régulièrement sur un rejet ou une perte[1].

1. KEDDIE (1977) et RYNEARSON (1979) rapportent chacun trois cas ; il s'agit uniquement de femmes. Dans l'un des cas, une patiente, alors qu'elle était âgée de trois ans, s'était profondément attachée à un jeune chiot peu après avoir perdu ses deux parents du fait de la rupture de leur mariage. Dans les trois cas, les patientes avaient été l'objet d'un rejet répété de la part de leurs mères et s'étaient alors tournées vers un chat ou un chien. Dans deux cas, l'animal domestique semble avoir pris la place d'un enfant auprès des patientes, chez l'une du fait de la mort d'un fils dans la petite enfance, chez l'autre du fait d'une hystérectomie à un jeune âge.

Pratiquement, tous les cas connus de deuils pathologiques succédant à la perte d'une personne sont liés à la perte d'un membre de la famille proche, en règle générale l'un des parents (ou le substitut parental), le conjoint ou un enfant ; plus rarement, il s'agit d'un membre de la fratrie ou d'un grand-parent. La perte d'un parent plus lointain ou d'un ami n'a été que très rarement notée. Il existe plusieurs raisons à cette limitation aux parents proches. Certaines sont artificielles. Par exemple, une bonne partie des recherches de ces dernières années se sont limitées aux personnes ayant perdu un proche parent. Une autre raison est qu'au cours d'un travail clinique routinier, les pertes de parents proches sont beaucoup plus aisément et rapidement reconnues en tant que facteur significatif par rapport à des manifestations cliniques que ne le sont des pertes d'autres types. Néanmoins, même après avoir décompté ces facteurs artificiels, il existe de bonnes raisons de croire qu'une écrasante majorité des cas de deuils pathologique succède effectivement à la perte d'un membre de la famille proche. Il s'agit là d'un point si souvent considéré comme allant de soi ou, au contraire, méconnu, qu'il importe de le souligner.

Il n'est évidemment pas surprenant que lorsqu'un deuil pathologique survient durant l'enfance ou l'adolescence la perte dans la très grande majorité des cas est celle d'un parent ou d'un substitut parental. Il est peut-être plus surprenant que durant la vie adulte également de telles pertes continuent d'être significatives. Il faut noter à cet égard que les statistiques ne sont pas cohérentes. Par exemple, dans l'une de ses premières études, Parkes (1964*a*) avait examiné les cas de quatre-vingt-quatorze patients adultes dont trente et un hommes et soixante-trois femmes qui avaient été admis dans deux hôpitaux psychiatriques à Londres entre 1949 et 1951 et dont la pathologie manifeste était survenue soit durant la dernière maladie, ou dans les six mois qui avaient succédé à la mort d'un parent, d'un conjoint, d'un enfant, d'un frère ou d'une sœur. Bien que dans moins de la moitié des cas les symptômes aient succédé à la maladie ou à la mort d'un parent (dans vingt-trois cas la perte d'un père et dans vingt-quatre cas la perte de la mère), la fréquence d'une perte semblable ne s'avérait pas être plus grande que ce qui pouvait être attendu dans la population dont provenaient les patients. Par contre, dans une étude plus récente et plus étendue dans le nord-est de l'Ecosse par Birtschnell (1975*b*) où les critères étaient différents, une fréquence plus élevée de pertes parentales a été retrouvée. Dans une série de huit cent quarante-six patients âgés de plus de vingt ans et diagnostiqués comme dépressifs (dont deux cent soixante-dix-huit hommes et cinq cent soixante-huit femmes), la perte d'un parent par la mort s'était produite de manière significativement plus élevée dans une période allant de un à cinq ans précédant la consultation psychiatrique que dans la population environnante[1]. La fréquence chez les hommes de la perte de la mère et chez les femmes de la perte du père était dans chaque cas supérieure à 50 %. Comme ces résultats concernent aussi bien des patients mariés que des patients célibataires, Birtschnell conclut que le mariage ne confère aucune protection.

On peut supposer que les adultes qui réagissent à la perte d'un parent par un deuil pathologique avaient une relation très privilégiée avec ce parent ; et, de fait, la majorité d'entre eux vivaient avec leur parent, ou bien à proximité de chez lui, et le voyaient très fréquemment. Mais les résultats des recherches publiés jusqu'ici ne donnent pas suffisamment de détails pour pouvoir vérifier cette possibilité : les seules données disponibles concernent ceux qui habitaient dans la même maison que leurs parents, ne mentionnant pas ceux qui pouvaient habiter à proximité et avoir des contacts très fréquents comme cela se produit si souvent. Malgré tout, parmi les patients de l'étude de Parkes dont la maladie avait succédé à la perte d'un parent, pas moins de la moitié avait habité avec ce parent pendant au moins un an précédant sa mort. Du fait que dans notre culture, seule une minorité des enfants devenus adultes continuent de vivre avec leurs parents, ce résultat ainsi que d'autres qui vont être rapportés ci-dessous, est en faveur de l'idée que le deuil pathologique va plus vraisem-

1. Chaque fois qu'une comparaison est faite entre la fréquence d'un facteur pathogène potentiel chez un groupe de patients et la fréquence dans la population d'où proviennent ces patients, il est vraisemblable que la différence entre les deux va être sous-estimée. Ceci découle de ce que des cas non déclarés de cet état peuvent être présents dans le groupe de comparaison.

blablement succéder à la perte d'une personne avec laquelle existait jusqu'à cette perte un lien très intime et dont la vie était mêlée à la sienne, que de celle de quelqu'un avec qui les relations étaient beaucoup moins proches.

A cet égard, il faut noter que toutes les personnes qui ont étudié les deuils pathologiques sont d'accord pour estimer que les relations qui précèdent le deuil pathologique ont tendance à avoir été exceptionnellement proches. Et pourtant il s'est avéré très difficile de préciser de quelle manière elles diffèrent d'autres relations très intimes. Une grande confusion est liée à l'ambiguïté du terme « dépendant ». Souvent ce terme est utilisé pour désigner la qualité émotionnelle d'un attachement dans lequel l'angoisse autour de la possibilité d'une séparation ou d'une perte, ou d'être tenu pour responsable d'une séparation ou d'une perte, sont des traits habituellement dominants même s'ils sont masqués. Parfois, ils désignent simplement le besoin qu'une autre personne fournisse certains biens ou certains services, ou remplisse certaines fonctions sociales, et ceci parfois sans qu'existe quelque attachement que ce soit à la personne en question. Dans de nombreux cas où ce terme est utilisé à propos d'une relation, il se réfère à un réseau complexe où se mêlent chacun de ces composants.

Bien entendu, plus une personne en deuil a eu besoin de la personne décédée pour lui fournir des biens et des services, y compris les relations sociales, dans tous les sens du terme, plus est grand le dommage causé à sa vie par cette perte et plus l'effort pour réorganiser sa vie devra être grand. Pourtant cette caractéristique de « dépendance » dans la relation, n'est probablement pas un des facteurs déterminants de l'évolution normale ou pathologique du deuil. Ce n'est en aucun cas un facteur nécessaire ; par exemple, un deuil pathologique peut succéder à la perte d'un enfant ou à la perte d'un parent ou d'un conjoint vieux ou invalide dont la personne en deuil n'est nullement dépendante dans le sens strict du terme.

Nous pouvons par conséquent conclure que la relation qualifiée de proche qui précède souvent un deuil pathologique a peu de rapport avec le fait que la personne endeuillée avait besoin de la personne décédée pour qu'elle fournisse des biens et des services, ou qu'elle remplisse une fonction sociale.

Comme nous le verrons dans les chapitres à venir, de nombreux aspects de ces relations sont le reflet de modèles perturbés d'attachement ou de soins qui existaient depuis longtemps de part et d'autre.

Pour des raisons que nous expliquerons bientôt, le nombre de cas rapportés de deuils pathologiques succédant à la perte d'un enfant est relativement faible ; et pourtant les chercheurs qui ont étudié ces aspects ont été frappés par la gravité de ces cas. Lindemann (1944) note que « des réactions sévères semblent se produire chez des mères qui ont perdu de jeunes enfants ». Pratiquement, les mêmes mots sont utilisés par Wretmark (1959) dans l'étude qu'il a rapportée de vingt-huit patients psychiatriques endeuillés admis dans un hôpital psychiatrique en Suède, dont sept mères et un père. De même, Ablon (1971), dont l'étude du deuil dans une communauté de Samoa est décrite plus loin dans ce chapitre, rapporte que les réactions d'affliction les plus extrêmes (perturbées) furent observées chez deux femmes qui avaient perdu un enfant adopté. Une femme qui avait perdu un fils déjà adulte devait présenter une dépression grave. L'autre qui avait perdu une fille d'âge scolaire se conduisait avec son petit-fils comme s'il était sa fille perdue.

Gorer (1965) dans son enquête sur les personnes endeuillées en Grande-Bretagne interviewa six personnes qui avaient perdu un enfant déjà adolescent ou adulte ; des résultats de son étude, il était enclin à conclure que la perte d'un enfant devenu adulte peut être « le plus affligeant et le plus durable de tous les deuils ». Ses échantillons sont cependant trop petits pour que des conclusions définitives puissent être tirées ; et bien que le deuil de ceux qu'il a interrogés fût indéniablement sévère, il n'était pas nécessairement pathologique.

La perte d'un membre de la fratrie à l'âge adulte n'est pas habituellement suivie d'un deuil pathologique. Par exemple, dans une série de quatre-vingt-quatorze patients psychiatriques adultes étudiés par Parkes (1964*a*), douze d'entre eux avaient perdu un frère ou une sœur ; ce chiffre paraît de l'ordre de celui qui serait trouvé par le hasard pur. Dans les cas donnés, il semble que le frère ou la sœur avait une relation d'un type assez particulier, par exemple avait fonctionné comme un parent substitutif pour l'autre. Pour autant que je sache, on ne dispose pas de données systématisées qui permettent de vérifier cette supposition.

En examinant l'importance relative de la perte d'un parent, d'un conjoint, d'un enfant ou d'un membre de la fratrie en tant que cause d'un deuil pathologique chez les adultes, nous devons faire la distinction entre *(a)* le nombre total d'individus atteints, et *(b)* la fréquence de deuils pathologiques qui succèdent à une perte de chacun de ces types. Ceci parce que les taux de mortalité pour ceux qui se trouvent dans les rôles de parents, de conjoints, d'enfants, ou de frères et sœurs sont différents. Les taux de mortalité habituels en Occident sont plus élevés pour les pères et décroissent progressivement pour les mères, les maris, les épouses et les enfants (les taux pour frères et sœurs ne sont pas disponibles). Donc si la fréquence d'un deuil pathologique était la même quel que soit le lien de parenté de la personne perdue, les plus grands nombres d'adultes présentant un deuil pathologique seraient inévitablement parmi ceux qui ont perdu un père, et le chiffre le plus petit parmi ceux qui ont perdu un enfant.

En fait, nous avons encore trop peu de renseignements sur la fréquence différentielle du deuil pathologique chez les adultes pour des pertes de ces différents types, bien que les données fournies par Parkes soient en faveur de l'idée que ceux qui perdent un conjoint se trouvent au niveau de risque le plus élevé. La conclusion de ces différentes données est que dans la culture occidentale les adultes souffrant d'un deuil pathologique proviennent très largement du groupe de ceux qui ont subi la perte d'un mari ; et à une échelle moindre de ceux qui ont perdu une épouse, un parent ou un enfant, la perte d'un membre de la fratrie étant d'une fréquence comparativement rare.

L'âge et le sexe de la personne endeuillée

L'âge au moment du deuil

De même qu'il existe des difficultés pour déterminer la fréquence différentielle des deuils pathologiques succédant à des pertes en fonction du lien de parenté, de même il est extrêmement difficile de déterminer la fréquence différentielle en fonction de l'âge (et également du sexe) de la personne endeuillée. La plupart des psychanalystes sont convaincus que la fréquence est plus élevée pour des pertes subies durant la période dite d'immaturité que pour celles subies durant la vie adulte. Mais même à propos de cette différence il n'existe pas de données claires disponibles.

Quant aux pertes subies durant la vie adulte, les données sont également rares : la plupart de celles que l'on possède concernent les veuves.

Les résultats d'au moins deux études suggèrent que plus une femme est jeune au moment de son veuvage, plus son deuil va être intense et plus sa santé risque d'être perturbée. Ainsi Parkes (1964*b*), dans une étude des consultations de quarante-quatre veuves de Londres auprès de leur médecin généraliste durant les premiers dix-huit mois succédant au deuil, trouva parmi les vingt-neuf qui étaient âgées de moins de soixante-cinq ans, une plus grande proportion qui avait besoin d'une aide pour des problèmes émotionnels que parmi les quinze qui avaient dépassé cet âge. De même Maddison et Walker (1967), dans leur étude de cent trente-deux veuves de Boston âgées entre quarante-cinq et soixante ans, ont noté une tendance générale de la moitié la plus jeune à évoluer moins favorablement au bout de douze mois de deuil que la moitié la plus âgée.

D'autres études, cependant, n'ont pas trouvé de lien avec l'âge. Par exemple, ni Maddison et Viola (1968) dans leur étude à Sydney en Australie, ni Raphael (1977) dans son étude ultérieure dans la même ville n'ont trouvé de corrélation entre l'âge au moment du deuil et l'évolution. Une des explications possibles de cette discordance est que l'échelle des âges des veuves dans les différentes études n'était pas la même et que la tendance des jeunes veuves à réagir à la perte de manière plus défavorable que les plus âgées, n'affecte qu'un niveau donné de l'échelle d'âge. Qu'il en soit ainsi ou non, en tout cas les données montrent clairement qu'il n'existe pas d'âge au-delà duquel une personne puisse se trouver à l'abri d'un deuil pathologique à la suite d'une perte. Parkes (1964*a*) ainsi que Kay, Roth et Hopkins (1955), dans leurs études de patients psychiatriques, ont trouvé un certain nombre de personnes chez qui la pathologie était clairement liée à un deuil subi tardivement dans la vie. Des cent vingt et un patients de Londres de chaque sexe dont la pathologie s'était manifestée peu après un deuil, vingt-et-un étaient âgés de soixante-cinq ans ou plus d'après Parkes.

Le sexe de l'endeuillé

En chiffres absolus, il est certain que davantage de femmes succombent au deuil pathologique que d'hommes ; mais comme la fréquence de la perte d'un conjoint n'est pas la même dans les deux sexes, nous ne pouvons affirmer que les femmes soient plus vulnérables. De plus, il se pourrait que la forme prise par le deuil pathologique dans chacun des sexes soit différente, ce qui pourrait conduire à des conclusions erronées. De ce fait, il importe d'examiner les résultats qui suivent avec prudence.

Selon certaines données, il semblerait que les veuves soient plus exposées que les veufs à développer des états d'angoisse et de dépression qui conduisent d'abord à des prescriptions importantes de sédatifs (Clayton, Desmarais et Winokur, 1968), puis ultérieurement à une hospitalisation dans un hôpital psychiatrique (Parkes, 1964*a*). Et pourtant, les données sur ce point à partir de l'étude de Harvard sont équivoques (voir le chap. 6). Durant la première année, les veufs dans cette étude paraissaient moins affectés que ne l'étaient les veuves ; mais au bout de deux ou trois ans la proportion de veufs présentant des manifestations sévères était aussi grande que parmi les veuves. Sur dix-sept veufs qui avaient été revus, quatre étaient soit profondément déprimés, soit alcooliques, soit les deux à la fois ; sur quarante-trois veuves qui avaient été revues, deux étaient gravement malades et six autres étaient perturbées et désorganisées.

Les données concernant les effets de la perte d'un enfant sont également incertaines. Alors qu'il existe des données selon lesquelles la perte d'un jeune enfant a plus tendance à avoir un effet grave sur la mère que sur le père, en ce qui concerne la perte d'un enfant plus âgé il y a lieu de penser que les pères sont affectés de manière aussi défavorable que les mères (par exemple : Purisman et Maoz, 1977).

La conclusion semble être que quelles que soient les corrélations que l'on puisse trouver entre l'âge et le sexe de la personne en deuil, et la tendance qu'a le deuil à prendre un cours pathologique, ces corrélations sont faibles et probablement de peu d'importance, compte tenu de l'ensemble des variables dont il faut tenir compte. Ceci est peut-être heureux, puisque dans notre rôle professionnel qui consiste à comprendre et à aider les personnes en deuil qui pourraient se trouver en difficultés, nous nous occupons de leur personnalité et des conditions sociales et psychologiques ; mais l'âge et le sexe de la personne en deuil ne sont pas modifiables.

Les causes et les circonstances de la perte

Les causes et les circonstances d'une perte sont extrêmement variables et il n'est pas surprenant que certaines facilitent un deuil normal alors que d'autres rendent le deuil plus difficile.

D'une part, la perte peut être due à la mort ou à une désertion. Dans chaque cas, un deuil pathologique peut survenir. Il n'est pas possible pour le moment de dire lequel des deux va plus vraisemblablement y conduire. La suite de ce chapitre ne concerne que la perte due à la mort. (Les réactions à la perte du fait d'une désertion sont discutées par Marsden (1969) et Weiss (1975*b*).)

D'autre part, une perte peut être subite ou bien plus ou moins prévisible. Il est certain qu'une mort subite et inattendue est ressentie avec un choc bien plus grand initialement qu'une mort prévisible (par exemple Parkes, 1970*a*) ; dans l'étude conduite à Harvard de veuves et de veufs de moins de quarante-cinq ans, on a noté, pour ce groupe d'âge, qu'à la suite d'une mort subite, non seulement il existe un plus grand pourcentage de perturbations émotionnelles (angoisse, auto-accusation et dépression), mais celles-ci vont persister durant toute la première année et se poursuivre dans la deuxième et troisième année ; de même, il existe plus souvent une issue pathologique (Glick et coll., 1974 ; Parkes, 1975*a*). Il s'agit là d'une séquence que les cliniciens connaissaient depuis longtemps : par exemple Lindemann (1944), Lehrman (1956), Pollock (1961), Siggins (1966), Volkan (1970) et Levinson

(1972). Dans l'étude conduite à Harvard, vingt et une veuves avaient été averties clairement de la mort prévisible de leur mari et vingt-deux femmes n'avaient eu que peu ou pas d'avertissement[1]. Parmi celles qui avaient été prévenues suffisamment longtemps à l'avance, une seulement devait évoluer vers un état pathologique alors que cinq des femmes dont la perte avait été subite évoluaient défavorablement. Les résultats des veufs étaient similaires.

Un autre résultat de l'étude de Harvard qui n'avait pas été prévu était que deux ou trois ans après leur perte, pas une seule des vingt-deux veuves qui avaient perdu subitement un mari ne manifestait de tendance à se remarier alors qu'au contraire treize des vingt femmes qui avaient été averties étaient en voie de le faire. Les auteurs supposent que cette très grande différence dans le taux de remariage est due au fait que celles dont la perte avait été subite étaient terrifiées à l'idée de se retrouver à nouveau dans une situation où elles risqueraient de recevoir un coup pareil. Ils comparent cet état d'esprit supposé à la réaction phobique souvent manifestée par les personnes ayant vécu d'autres catastrophes subites et dévastatrices telles qu'un ouragan ou un incendie.

Puisque le conjoint d'un veuf ou d'une veuve qui a moins de quarante-cinq ans était vraisemblablement âgé de moins de cinquante ans au moment de sa mort, une telle perte sera généralement considérée par les survivants comme ayant été prématurée. A quel point cette variable sur laquelle Krupp et Kligfeld (1962), Gorer (1965) et Maddison (1968) attirent tous l'attention, peut contribuer à une forme pathologique de deuil reste incertain, mais par contre elle accroît manifestement la sévérité du coup et l'intensité de la colère qu'elle suscite.

Il existe d'ailleurs de bonnes raisons de soupçonner que les réactions très sévères après un deuil subit, qui ont été notées si fréquemment dans l'étude de Harvard, pourraient ne se produire qu'après des morts qui sont à la fois subites et prématurées. C'est la conclusion à laquelle a abouti Parkes

1. On considère que l'avertissement est de courte durée quand le conjoint est averti de la probabilité de l'issue fatale moins de quinze jours avant celle-ci, ou de l'imminence de la mort moins de trois jours avant celle-ci.

(1975*a*), après qu'il ait comparé les résultats très nets de l'étude de Harvard de jeunes veuves et veufs et l'absence de résultats comparables dans le groupe de Saint-Louis où on avait cherché un lien possible entre un deuil subit et une évolution défavorable (appréciée au bout de treize mois par la présence de symptômes dépressifs), dans un groupe de personnes âgées étudié (Bornstein et coll., 1973).

Il existe d'autres conditions associées à la mort qui très certainement rendent le deuil soit plus, soit moins difficile à aborder, mais aucune d'entre elles ne semble avoir un aussi grand effet que celui produit par une mort subite et prématurée. Ces autres conditions sont notamment :

1 / lorsque la manière de mourir exige de la part du futur endeuillé une période prolongée de soins ;
2 / lorsque la manière de mourir aboutit à une déformation ou à une mutilation du corps ;
3 / de quelle manière la nouvelle de la mort a été apprise par la personne en deuil ;
4 / ce qu'étaient les relations entre les deux parties durant les semaines ou les jours précédant la mort ;
5 / à qui — si tant est qu'il y ait quelqu'un — la responsabilité de la mort semble pouvoir être attribuée.

Nous allons maintenant examiner chacune d'entre elles.

1 / Tandis qu'une mort subite peut constituer un grand choc pour le survivant et contribuer à certains types de difficultés psychologiques, la maladie prolongée et handicapante peut représenter une très grande charge et contribuer de la sorte à d'autres types de difficultés psychologiques. A la suite de sa comparaison de vingt veuves de la ville de Boston dont le deuil avait évolué défavorablement, avec un groupe échantillon correspondant de veuves qui avaient évolué favorablement, Maddison (1968) avait conclu que « la prolongation de l'agonie... peut accroître l'ambivalence préexistante et aboutir à de profonds sentiments de culpabilité et d'incompétence ». La situation est tout particulièrement difficile quand l'état physique du patient donne lieu à des douleurs très intenses, à des mutilations graves ou à d'autres aspects déplaisants, et également quand la plus grande part des soins repose sur un seul membre de la famille. Lorsque le survivant a pendant longtemps consacré son temps et son attention à soigner un parent malade, il pourra se retrouver sans rôle ou fonction après que la perte se soit produite.

2 / Inévitablement, l'état du corps tel qu'il a été vu en dernier, affectera le souvenir de la personne en deuil, soit favorablement, soit défavorablement. Il existe de nombreux récits rapportant des cas de personnes en deuil hantées par des souvenirs ou des rêves d'une personne perdue dont le corps a été mutilé d'une manière ou d'une autre ; voir par exemple Yamomoto et d'autres (1969). Dans l'étude conduite à Harvard, il a été noté que les veuves et les veufs avaient apprécié les efforts de maquillage faits par l'entreprise de Pompes Funèbres.

3 / La nouvelle de la mort peut parvenir de différentes manières à la personne en deuil. Elle peut être présente au moment où la mort survient, ou elle peut en être informée par quelqu'un et ne jamais voir le corps. Ou encore, on évitera de leur faire part de la nouvelle. Il semble peu douteux que plus la connaissance de la mort est directe, et moins la tendance à refuser de croire que la mort se soit produite va persister. Le refus de croire est facilité lorsque la mort est survenue à distance, et également quand la nouvelle en a été transmise par des étrangers. En définitive, il est tout à fait naturel lorsque la nouvelle d'une mort a été maintenue secrète, comme c'est souvent le cas vis-à-vis d'enfants, que soit vive et persistante la croyance que la personne morte est encore vivante et va revenir tôt ou tard. Il existe de nombreux indices qui permettent d'affirmer qu'une information erronée ou même fausse au moment de la mort est l'un des déterminants majeurs de l'absence de deuil conscient.

4 / Pendant les semaines et les jours précédant immédiatement la mort, la nature des relations entre la personne en deuil et la personne qui meurt s'étend de l'intime et affectueux, au distant et hostile. Les premiers donnent lieu à des souvenirs réconfortants, les derniers à des souvenirs pénibles. Bien entendu, l'allure prise par cette relation durant cette courte période de temps est le reflet en grande partie de l'allure des relations auparavant ; ceci à son tour est une résultante de l'interaction de la personnalité de l'endeuillé avec celle de la personne décédée. Il s'agit là de sujets bien complexes dont nous nous occuperons ultérieurement ; nous ne voulons mettre l'accent ici que sur les événements qui se produisent durant une période de temps très limitée.

Par exemple, il est particulièrement pénible que la mort ait été précédée, parfois quelques heures ou quelques jours auparavant, d'une dispute au cours de laquelle des paroles désagréables ont été échangées. Raphael (1975) mentionne la culpabilité considérable ressentie par une femme qui, deux jours seulement avant la mort inattendue de son mari, s'était disputée avec lui, dispute au cours de laquelle elle avait fortement envisagé de le quitter et avait éprouvé le désir de le tuer. De même, Parkes (1972 : 135-136) décrit le ressentiment persistant et amer d'une veuve[1] dont le mari avait souffert d'un accident vasculaire cérébral quelques années avant sa mort qui l'avait laissé dépendant des soins de son épouse. Chacun critiquait l'autre de ne pas en faire assez et dans un accès de colère, il avait exprimé le désir qu'elle ait également une hémiplégie. Peu après, il devait mourir subitement. Un an après elle justifiait encore violemment son comportement à son égard et, de temps en temps, se plaignait de symptômes qui ressemblaient aux siens. A un moindre degré, on se rappellera le deuil du chef Tikopien de son fils avec lequel il s'était disputé, décrit par Firth et mentionné dans le chapitre 8.

Au contraire de ces dernières, on décrit des morts où les deux conjoints étaient ensemble et où chacun a été capable de partager avec l'autre ses sentiments et pensées vis-à-vis de la séparation à venir et se quitter avec affection. Il s'agit là d'un vécu qui a pu les enrichir tous deux et dont il faut se rappeler qu'il peut être considérablement facilité par les attitudes et l'aide des soignants qui peuvent, à l'inverse, les rendre beaucoup plus difficiles. Des mesures permettant d'aider les personnes en train de mourir ainsi que leur famille sont discutées dans un nouveau livre de Parkes.

1. Parkes désigne cette veuve sous le nom de Mme Q... mais pour éviter la répétition de lettres, je vais la désigner comme Mme Z... Une description plus détaillée des relations conjugales de Mme Z... est donnée dans le chapitre 11.

5 / Parfois les circonstances de la mort sont telles que la tendance habituelle à en rendre quelqu'un responsable est accrue de manière significative. Par exemple, le conjoint ou un membre de la famille peut avoir retardé l'appel à un médecin beaucoup plus longtemps qu'il n'ait été sage de le faire ; inversement, la réponse à un tel appel peut s'être avérée tardive ou inadéquate. Dans certains cas d'accidents ou de maladies, la personne qui est morte peut y avoir contribué de manière très déterminante ; par exemple en conduisant dangereusement, en fumant ou en buvant de manière excessive ou par un refus intransigeant de faire appel à un médecin. Dans d'autres cas, c'est la personne en deuil qui peut avoir joué un rôle déterminant, soit en causant un accident ou encore en ayant été celle que la personne qui a perdu la vie tentait de secourir. Dans tous ces cas, on a le sentiment que la mort n'aurait jamais dû se produire, et la colère vis-à-vis de la personne morte ou vis-à-vis de soi-même ou à l'égard de tiers est considérablement accrue.

La mort par suicide

Le suicide constitue un cas particulier où la mort est ressentie comme inutile et où la tendance à attribuer des responsabilités va être considérablement accrue. D'un côté, on pourra reprocher à la personne morte d'avoir délibérément abandonné la personne en deuil ; d'un autre côté, l'un ou l'autre des membres de la famille peut être tenu pour responsable de son action. Très souvent, on aura tendance à accuser les parents les plus proches, et tout particulièrement le conjoint survivant. D'autres personnes impliquées sont les parents, tout particulièrement dans le cas du suicide d'un enfant ou d'un adolescent ; parfois, un parent reprochera à un enfant d'être la cause du suicide de l'autre parent. Cette distribution de responsabilités est généralement le fait à la fois de la famille et de voisins ; il n'est pas exceptionnel que le conjoint survivant se fasse lui-même des reproches de ne pas en avoir fait suffisamment pour éviter le suicide, ou même de l'avoir encouragé. De telles auto-accusations peuvent être exacerbées par les affirmations faites par une personne, avant qu'elle ne se suicide, qu'on la pousse à agir ainsi. Parfois, il ne s'agit pas de purs fantasmes. Raphael et Maddison (1976) rapportent le cas d'une femme qui, quelques semaines avant la mort de son mari, s'était séparée de lui, tout en lui disant « d'aller se faire crever ». C'est ce qu'il fit en utilisant les gaz d'échappement de sa voiture pour s'asphyxier.

Avec un aussi grand potentiel de reproches et de culpabilité, il n'est pas surprenant que la mort par suicide donne lieu à une suite psychopathologique désastreuse atteignant non seulement les survivants immédiats mais également leurs descendants. Un certain nombre de cliniciens sont maintenant très attentifs à cette séquence pathogénique et la littérature la concernant s'accroît, dont une bonne partie a été colligée par Cain (1972). Ces articles illustrent de manière très vive les risques psychosociaux que les survivants d'un suicide affrontent. La famille ou les voisins, bien loin de représenter une aide, évitent ces survivants et, ouvertement ou non, les tiennent pour responsables de ce qui s'est passé. De leur côté, les survivants qui ont pu présenter depuis très longtemps des difficultés émotionnelles, sont tentés de contester le verdict, de masquer ou de falsifier ce qui s'est produit, d'en rendre d'autres personnes responsables, ou de se consacrer de manière fanatique à des croisades sociales ou politiques dans une tentative de se distraire de ce qui s'est produit et réparer les dommages consécutifs. Ailleurs, ils pourront être tourmentés par des auto-reproches incessants et envahis par leurs propres pensées suicidaires. Dans le bouleversement consécutif, les enfants ne seront généralement pas correctement informés, le silence leur sera imposé, ainsi qu'un sentiment de culpabilité ; de plus, ils sont souvent considérés et traités comme s'ils avaient hérité d'un déséquilibre psychique et devaient ainsi se trouver destinés à suivre les traces de leur parent suicidé. Une discussion plus approfondie de ces conséquences tragiques sera trouvée dans le chapitre 22.

Néanmoins, comme Cain devait être le premier à s'en rendre compte, les patients observés dans les services de psychiatrie ne représentent que la fraction la plus perturbée des survivants, et pour obtenir une image plus équilibrée, nous aurions besoin d'informations par des études catamnestiques d'échantillons représentatifs. Le premier pas a déjà été fait grâce à une étude récente concernant l'évolution des conjoints de quarante-quatre suicidés au cours des cinq années succédant à leur deuil, entreprise par Shepherd et Barraclough (1974). Compte tenu de l'importance et du nombre des variables qui affectent l'attribution de la responsabilité et l'intensité de la culpabilité, ainsi que d'autres facteurs, il n'est pas étonnant de trouver les personnes en deuil à la suite d'un suicide affectées de façons si diverses.

Travaillant dans une commune du sud de l'Angleterre, Shepherd et Barraclough ont conduit une étude catamnestique des dix-sept veufs et vingt-sept veuves concernés et ont obtenu toutes les informations nécessaires à leur sujet. Les âges variaient de vingt-deux ans à quatre-vingt-un ans, et la durée des mariages allait de neuf mois à quarante-neuf ans. Ils avaient pratiquement tous déjà été interviewés une fois peu après la mort du conjoint, dans le cadre d'une étude sur les signes cliniques et sociaux avant-coureurs du suicide. Au moment de l'étude catamnestique, cinq ans plus tard, dix d'entre eux étaient morts, deux étaient malades (et des parents furent vus à leur place), enfin l'un d'eux devait refuser tout nouvel entretien.

Le nombre de morts (dix) était plus élevé qu'on ne pouvait s'y attendre, non seulement par comparaison avec les gens mariés (où le chiffre moyen est de 4,4) mais également par comparaison avec les personnes devenues veuves d'une autre manière (6,3). Cette dernière différence (dont la probabilité de survenue par hasard est d'environ 10 %) est telle que l'on peut penser que le taux de mortalité des veufs à la suite d'un suicide pourrait bien être plus élevé que celui des autres veufs. Aucune des dix morts n'était due à un suicide ; mais de nombreux survivants rapportaient avoir des préoccupations suicidaires.

De ces survivants, trente et un furent interrogés par des travailleurs sociaux. Sur la base d'un questionnaire, les entretiens ont duré en moyenne une heure, mais avec des variations qui allaient de vingt minutes à plus de trois heures.

Quand on comparait l'état psychologique actuel du conjoint avec ce qu'il semblait avoir été avant le suicide, la moitié paraissait aller mieux et l'autre moitié paraissait aller moins bien (quatorze mieux, quatorze moins bien et trois indéterminés). Une bonne partie de ceux qui se portaient mieux avaient eu des mariages difficiles attribués aux difficultés de personnalité du conjoint, ce qui comprenait l'alcoolisme, les violences et l'hypochondrie. Une fois surmonté le bouleversement dû au suicide et à l'enquête qui lui succédait, la libération d'un tel mariage apparaissait comme un soulagement. De ce groupe, sept s'étaient remariés dont six avaient moins de trente-huit ans au moment du deuil. En sens inverse, une partie de ceux dont l'état était maintenant moins bon qu'auparavant avaient été heureux en ménage et avaient été profondément bouleversés par le suicide inattendu du conjoint, vraisemblablement consécutif à une dépression subite et grave, survenant chez une personne qui allait bien jusque-là. Dans l'un de ces cas, la veuve s'était sentie mise en accusation par la famille de son mari, et s'était renfermée jusqu'à n'avoir qu'une vie sociale très restreinte. Néanmoins, il est intéressant de noter qu'elle pouvait encore éprouver du plaisir à se rappeler les occupations qu'elle avait autrefois partagées avec son mari. Il faut ici faire la distinction entre l'appauvrissement de la vie qui peut être la conséquence d'un deuil, et les effets nocifs d'un deuil qui a pris un cours pathologique.

Dans cette série, les hommes et les femmes évoluaient de manière similaire. Contrairement aux résultats d'autres recherches, les conjoints les plus jeunes (dont la moyenne d'âge était de quarante ans) évoluaient plus favorablement que les conjoints plus âgés (moyenne d'âge : cinquante-trois ans). Une autre variable qui s'avérait liée à une évolution positive était l'existence d'une réaction positive au premier entretien qui avait eu lieu peu de temps après le suicide. Des vingt-huit personnes qui avaient participé aux deux entretiens, les quinze qui notaient qu'ils avaient été aidés par le premier entretien avaient également une évolution plus favorable. Il existe au moins trois façons d'apprécier ce résultat. Comme le notent les auteurs, il est possible que certains de ceux qui s'en sortaient bien, pouvaient apprécier le passé d'une manière plus détendue. Une autre possibilité est qu'une réaction favorable à un tel entretien, qui pourrait bien être réelle, ne se produit que chez ceux qui sont destinés à avoir une évolution relativement satisfaisante de toute façon. Enfin la troisième possibilité est que l'entretien dans le cadre de cette recherche avait de fait été une expérience utile et avait pu influencer le cours du deuil d'une manière favorable. Les résultats d'études conduites en Australie qui vont être rapportées ci-dessous sont en faveur des deuxième et troisième hypothèses.

Multiplicité des facteurs de tension

Il peut arriver qu'une personne en deuil perde plus d'un parent ou d'un ami proche dans une même catastrophe, ou dans une période de l'ordre d'un an. D'autres sont confrontées au risque très élevé qu'une telle perte se reproduise, par exemple du fait d'une maladie grave ou du départ d'un enfant devenu adulte ; ou encore, un autre incident peut survenir, ressenti comme source de tension. Plusieurs auteurs, par exemple Maddison à la fois dans son étude à Boston (Maddison, 1968) et à Sydney (Maddison, Viola et Walker, 1969), et Parkes à Londres (Parkes, 1970*a*) ont eu l'impression que les veuves qui avaient été soumises à de telles crises multiples se portaient beaucoup moins bien que les autres. Pourtant, bien que ce résultat ne soit guère surprenant, il n'a que récemment été étayé par des données claires.

Il existe une difficulté méthodologique importante pour la détermination de ce qui doit être considéré comme un facteur de tension. Le risque d'arguments circulaires est grand. Ce problème a été abordé par Brown et Harris (1978*a*) qui ont adopté une méthode où le caractère tensiogène de chaque événement est évalué de manière indépendante, quelle que soit la façon dont la personne en question pourrait y avoir réagi, ou prétend y avoir réagi. Les résultats de leur étude des événements de la vie qui ont précédé la survenue d'un état dépressif, dans laquelle ils ont utilisé cette méthode, sont en faveur de l'idée que les personnes soumises à de multiples facteurs de tension risquent davantage de présenter des perturbations que celles qui n'y sont pas soumises (voir chap.14). Dans toute étude ultérieure de ce problème, il est souhaitable que cette méthode d'évaluer les événements de la vie soit également adoptée.

Conditions sociales et psychologiques affectant l'endeuillé

Il existe maintenant des données substantielles en faveur de la notion que certaines des conditions sociales ou psychologiques qui affectent une personne endeuillée dans l'année qui suit sa perte, peuvent influencer à un degré considérable le cours du deuil. Parmi ces conditions, certaines peuvent être modifiées, même si d'autres ne peuvent pas l'être. C'est pour cela que l'on peut espérer qu'une meilleure compréhension des problèmes en jeu permettra de fournir une aide plus efficace aux personnes en deuil.

Il est pratique d'examiner ce groupe de variables sous trois rubriques dont chacune comprend deux sous-rubriques :

1 / *Les conditions de logement :*

- la personne en deuil vit-elle avec des membres de sa famille adultes, ou vit-elle seule ?
- est-elle responsable de jeunes enfants ou d'adolescents ?

2 / *Les disponibilités et les possibilités socio-économiques :*

- les conditions économiques et les disponibilités de logement rendent-elles la vie plus facile ou plus difficile ?
- existe-t-il des ouvertures qui facilitent l'organisation d'un nouveau mode de vie social et économique ?

3 / *Les croyances et les coutumes facilitant ou freinant le deuil normal :*

- existe-t-il des croyances ou des pratiques culturellement déterminées qui facilitent ou qui freinent un deuil normal ?
- des membres de la famille, des amis ou d'autres facilitent-ils ou freinent-ils l'évolution vers un deuil normal.

Conditions de logement

Il n'est pas étonnant que les veuves et les veufs qui vivent seuls après un deuil se portent généralement moins bien que ceux qui ne vivent pas seuls. Par exemple, Clayton (1975) dans son étude de personnes âgées trouvait au bout d'un an de deuil que 27 % de ceux qui vivaient seuls présentaient des symptômes dépressifs, comparés à 5 % de ceux qui habitent avec d'autres personnes. Une plus grande proportion encore continuait d'utiliser des hypnotiques (respectivement

39 % et 14 %). En ce qui concerne les veuves de Londres, Parkes rapporte des résultats qui vont dans le même sens. Il note cependant que si l'isolation sociale peut contribuer à la dépression, inversement une personne en deuil qui est déprimée peut également avoir tendance à éviter d'avoir des relations sociales. Ainsi l'ordre de causalité peut aller dans un sens comme dans l'autre et pourrait également devenir circulaire aussi bien dans une direction positive que négative.

Alors que le fait de vivre avec de proches parents adultes est généralement associé à une évolution favorable chez un veuf ou une veuve, le fait de vivre avec de jeunes enfants dont il faut assumer la responsabilité ne l'est pas. C'est la conclusion à laquelle ont abouti à la fois Parkes (1972) à la suite de ses recherches à Londres et Glick et coll. (1974) à la suite de leur étude à Boston. Dans le dernier cas, quarante-trois veuves avaient des enfants dont elles devaient s'occuper et sept n'en avaient pas. Aucune différence dans l'évolution n'a été trouvée dans les deux groupes, ce résultat n'étant pas difficile à expliquer.

Dans les deux études, on a trouvé que la responsabilité des soins à donner aux enfants était à la fois un réconfort et une charge, de sorte que les avantages et les inconvénients étaient en équilibre. Celles qui avaient des enfants pensaient très fermement que le fait d'avoir des enfants leur avait donné une raison de vivre, les avait obligées à être occupées et leur avait été bénéfique durant leur première année de deuil. Mais un examen plus attentif de leur vie montrait les difficultés qu'elles avaient eues pour s'occuper seules de leurs enfants, et à quel point cela avait limité leurs possibilités de se construire une nouvelle vie. Plus de la moitié rapportait que les enfants s'étaient comportés de sorte qu'ils avaient représenté une source majeure de préoccupation pour elles. Plusieurs devaient noter que la présence d'un mari donne à une femme un sentiment de sécurité dans sa conduite vis-à-vis de ses enfants et lui permet d'être plus cohérente, et combien après être devenues veuves, elles s'étaient trouvées incertaines et insécures. Certaines devaient devenir inutilement autoritaires, d'autres trop laxistes et d'autres encore osciller entre les deux attitudes. Qu'elles réussissent ou non, presque toutes étaient incertaines de ce qui était le mieux pour les enfants, et constamment inquiètes de peur qu'ils évoluent défavorablement.

La présence des enfants dont il fallait s'occuper avait également comme effet de limiter les possibilités offertes à une veuve de se recréer une nouvelle vie. Comme les veuves ayant des enfants souhaitaient être chez elles à la fois avant le départ des enfants pour l'école et également à leur retour, et qu'un travail à temps partiel qui convenait était rare, la plupart retardaient le moment où elles se mettaient à chercher du travail. De plus, comme elles ne voulaient pas laisser les enfants seuls chez elles et que payer une personne pour les garder représentait une dépense trop élevée, elles devaient refuser des invitations et ne pouvaient pas suivre de cours du soir.

Il n'est pas nécessaire d'en dire davantage sur les problèmes auxquels se confronte une veuve mère de jeunes enfants. Il est évident qu'il existe ici un problème social et de santé mentale dont l'ampleur est telle que pour en trouver les solutions une réflexion profonde sera indispensable.

Les disponibilités et les possibilités socio-économiques

Le problème social est le suivant : comment peut-on répondre aux besoins de la veuve, ainsi qu'à ceux des enfants, sans sacrifier l'un à l'autre ? La satisfaction des besoins économiques est évidemment d'importance, de même que les besoins de logement. Il faut tout particulièrement s'occuper de leur trouver du travail à temps partiel et prévoir des programmes de formation professionnelle dont les horaires devront être compatibles avec le fait de s'occuper d'enfants d'âge préscolaire ou scolaire[1]. En fournissant à une veuve ces possibilités, ses problèmes économiques seront en tout cas réduits, et ses chances de se reconstruire une vie sociale accrues. Mais aussi souhaitables que puissent être ces dispositions et utiles pour les veuves capables d'en user, en elles-mêmes ces dispositions n'auraient pas un grand effet sur la

1. En Grande-Bretagne, ces problèmes ont été examinés par la Commission royale sur les Familles à Parent unique dont le rapport a fait de nombreuses propositions (*Finer Report*, HMSO, 1974).

fréquence des deuils pathologiques puisque les facteurs les plus pesants se trouvent probablement ailleurs.

Les croyances et coutumes facilitant ou freinant le deuil normal

Comme nous l'avons vu dans le chapitre 8, pratiquement toutes les sociétés ont des croyances et coutumes qui leur sont propres et qui déterminent le comportement des personnes en deuil. Puisque les croyances et coutumes varient énormément d'une culture à l'autre et d'une religion à l'autre, on pourrait s'attendre à ce qu'elles aient une influence sur le cours du deuil, tantôt facilitant une évolution favorable, tantôt au contraire contribuant à l'évolution pathologique. Une des personnes qui les a le plus soigneusement étudiées et qui a exprimé des idées très précises à leur sujet, est Gorer (1965), qui a été frappé par l'absence presque complète dans la Grande-Bretagne contemporaine de rites et de conduites convenus. Sans le secours de coutumes approuvées, les personnes en deuil et leurs amis sont abasourdis et savent à peine comment se comporter les uns vis-à-vis des autres. Ceci d'après lui ne peut que contribuer à l'insatisfaction et à la pathologie.

Un autre socio-anthropologue ayant récemment exprimé un point de vue similaire est Ablon (1971) qui a étudié les membres d'une communauté originaire de Samoa habitant en Californie, et qui ont maintenu entre eux des liens très étroits. Dans cette communauté, pratiquement tout le monde vit dans le cadre d'une famille au sens le plus large et une des valeurs principales est la réciprocité, notamment du soutien en cas de crise. Ainsi après une mort, la famille et les amis se réunissent rapidement et avec une efficacité née d'une grande pratique assument les responsabilités des décisions et des actions à entreprendre, libérant ainsi le conjoint, les parents et les enfants ; ils consolent les affligés et s'occupent des orphelins. Les rites comprennent les cérémonies chrétiennes mais aussi les échanges traditionnels de biens et de dons où les aspects de réseau familial et de soutien mutuel sont soulignés et mis en relief. Ablon pense que dans ce type de communauté, des syndromes de deuils handicapants ne surviennent qu'exceptionnellement. Néanmoins, bien que leur fréquence soit très réduite, d'après ses données, dans certaines circonstances, elles peuvent encore se produire.

Au cours de son étude, Ablon s'est rendue dans un certain nombre de familles dont les membres avaient subi un deuil ou une blessure grave au cours d'un incendie qui s'était produit lors d'une danse traditionnelle samoanne cinq ans plus tôt et qui avait entraîné la mort de dix-sept personnes et de nombreux blessés. Sur soixante familles atteintes, elle devait en visiter dix-huit. A partir des renseignements qu'elle allait obtenir, elle retira l'impression que les Samoans, à la fois au niveau individuel comme au niveau du groupe familial, avaient « encaissés étonnamment bien ce désastre ». Elle donne comme exemple trois jeunes veuves qui s'étaient toutes remariées et vivaient des vies pleines et actives ; une quatrième, âgée d'une quarantaine d'années et mère de six enfants, avait créé une entreprise qui réussissait très bien. Cependant, l'échantillon d'Ablon est petit, et comprend également en dehors de ceux qui évoluaient favorablement, deux femmes qui avaient perdu des enfants adoptifs et dont les états correspondaient indéniablement à celui d'un deuil pathologique. Ces résultats remettent en question la théorie suivant laquelle les pratiques culturelles, par elles-mêmes, peuvent rendre compte du cours que le deuil prend chez différents individus.

Les données tirées d'autres études soulèvent le même problème. Par exemple, l'appartenance religieuse des veuves et des veufs n'a pas eu d'influence notable sur l'allure de l'évolution, ni dans l'étude de Parkes à Londres, ni dans celle conduite à Harvard.

Une réflexion sur l'ambiguïté apparente de ces résultats amène à penser que le facteur culturel est trop grossier pour permettre de comprendre l'influence des croyances et des coutumes sur le cours du deuil. Par exemple, les résultats négatifs à Londres et à Boston sont peut-être dus au fait que les sous-groupes déterminés d'après les religions dans chacune des études, étaient de trop faible importance pour pouvoir donner des différences significatives ; mais également au fait que dans chaque groupe, de même que parmi les personnes n'ayant pas d'affiliation religieuse, les variations de croyances et de pratiques étaient aussi grandes qu'elles pouvaient l'être d'un groupe à l'autre. Cette explication est également étayée par Ablon dans son étude des Samoans : en effet, les deux femmes dont le deuil avait pris un cours pathologique présentaient des atypicités culturelles par rapport à la vie familiale. Alors que le divorce n'est pas habituel chez les Samoans de leur âge, les deux étaient divorcées et remariées. Elles n'avaient toutes deux qu'un seul autre enfant et aucune des deux n'appartenait à une famille élargie. Ces exceptions à la thèse d'Ablon pourraient par conséquent souligner la règle générale.

Si nous examinons les influences qui opèrent à un niveau plus intime et personnel, à l'intérieur du cadre culturel général, nous trouvons des indices nets en faveur de l'idée que la famille, les amis et d'autres personnes jouent un rôle de premier plan soit pour faciliter le processus de deuil, soit pour le gêner. Il s'agit là d'une variable sur laquelle les cliniciens ont attiré l'attention depuis très longtemps (par exemple Klein, 1940 ; Paul, 1966) et à laquelle Maddison qui a travaillé pendant un certain temps avec Kaplan à Harvard, mais qui a surtout travaillé en Australie, a attiré l'attention.

Sous la conduite de Maddison, trois études ont été entreprises dont le but était de reconnaître l'influence que pouvaient avoir les parents, les amis et d'autres personnes sur le cours du deuil. La première fut conduite à Boston (Maddison et Walker, 1967 ; Maddison, 1978), la deuxième et la troisième à Sydney (Maddison, Viola et Walker, 1969 ; Raphael, 1967, 1977). Les deux premières étaient rétrospectives et ont, de ce fait, un certain nombre de défauts ; la troisième, prospective, a permis de résoudre un certain nombre d'entre eux.

Les deux études rétrospectives furent conduites de la même manière. La première étape consistait à envoyer un questionnaire portant sur l'état de santé physique et psychique à un échantillon très large de veuves de Boston (cent trente-deux) et de Sydney (deux cent quarante-trois), treize mois après leur perte (voir chap. 6 pour les détails). Les cinquante-sept questions qui se rapportaient à la santé étaient élaborées de sorte que les seuls items notés étaient ceux qui se rapportaient à des manifestations qui étaient soit récentes, soit considérablement aggravées depuis la perte. A partir de leurs réponses, associées à des vérifications téléphoniques, les veuves de chaque étude furent divisées en trois groupes : celles dont l'état de santé apparaissait comme favorable, celles dont l'état de santé s'était nettement détérioré et enfin un groupe intermédiaire dont on ne devait plus s'occuper. Le nombre de veuves ainsi que les pourcentages de chaque groupe sont montrés dans le tableau 2.

TABLEAU 2. — *Détérioration de la santé*

	Nombres		*Pourcentages*	
	Boston	*Sydney*	*Boston*	*Sydney*
Aucune	57	77	43	32
Modérée	47	88	36	36
Importante	28	78	21	32
TOTAL	132	243	100	100

La deuxième étape de chaque étude commençait par une sélection des sous-groupes de veuves *(a)* dont l'évolution était favorable et *(b)* dont l'évolution était défavorable et qui étaient appariés en fonction des renseignements disponibles sur les variables sociales et personnelles. Dans l'étude conduite à Boston, on a obtenu deux groupes de vingt veuves acceptant de participer à une enquête plus poussée ; dans l'étude conduite à Sydney on a comparé vingt-deux veuves dont l'évolution était favorable, à dix-neuf veuves dont l'évolution était défavorable.

Tous ces sujets furent interrogés, en général à leur domicile, au cours d'entretiens semi-directifs qui durèrent en moyenne deux heures. Les buts de ces entretiens étaient d'une part de vérifier la validité du questionnaire (qui s'avéra permettre une évaluation satisfaisante de la façon dont une personne fait face aux problèmes émotionnels du deuil), et d'autre part d'identifier les personnes qui avaient été disponibles pour aider la veuve au moment de la crise de deuil, et si elle les avait trouvées utiles, inutiles, ou ni l'un ni l'autre. Par d'autres questions, on tentait de savoir si elle avait trouvé facile ou difficile d'exprimer ses sentiments aux différentes personnes mentionnées, si ces personnes l'avaient encouragée à évoquer longuement son passé, si elles avaient eu tendance à diriger son attention sur les problèmes du présent ou de l'avenir, et si elles avaient proposé une aide pratique. Puisque le but de cette recherche était de savoir comment les veuves se remémoraient leurs rapports avec les autres, on n'a pas tenté de vérifier si leurs récits concordaient avec ceux des personnes avec qui elles avaient été en contact.

Le premier résultat à noter chez toutes les veuves, quelle que fût leur évolution, et dans les deux villes, est qu'elles tendaient à rapporter de nombreuses interactions inutiles ou nocives. Cependant, on notait dans les deux villes une différence très nette entre les veuves à évolution défavorable et celles à évolution favorable. Tandis que celles qui évoluaient favorablement rapportaient n'avoir eu que peu ou pas d'interactions inutiles ou nocives, celles évoluant défavorablement se plaignaient qu'au lieu de leur permettre d'exprimer leur chagrin et leur colère et de parler de leur mari mort et du passé, certaines des personnes qu'elles avaient rencontrées avaient rendu plus difficile l'expression de ces sentiments. Par exemple, certains exigeaient que la veuve se contienne et se contrôle ou affirmaient qu'elle n'était pas la seule à souffrir, que pleurer n'aide aucunement, et qu'il serait plus sage qu'elle se prépare à affronter l'avenir plutôt que de s'épancher inutilement sur le passé. Au contraire, les veuves ayant évolué favorablement rapportaient avoir rencontré au moins une personne avec laquelle il avait été facile de pleurer et d'exprimer toute l'intensité de ses sentiments ; elles ajoutaient combien cela les avait soulagées de pouvoir parler librement et dans le détail de leur vie passée avec leur mari et des circonstances qui avaient entouré sa mort. Quelle que soit l'évolution, aucune des veuves n'avait trouvé les discussions concernant l'avenir utiles durant les premiers mois[1].

1. Une des différences dans les résultats entre les deux villes était qu'à Boston, mais non à Sydney, les veuves ayant une évolution défavorable avaient le sentiment qu'une bonne partie de leurs besoins émotionnels n'avaient pas été satisfaits ; il s'agissait tout particulièrement de leur besoin d'encouragements et de compréhension pour les aider à exprimer leur chagrin et leur colère, et leur besoin d'occasions de parler longuement et en détail de leur deuil. Par contre, les personnes ayant une évolution favorable n'ont pas rapporté de besoins semblables insatisfaits. (Note : dans le volume I de ce travail, au chapitre 8, il est noté que le terme « besoin » *(need)* ast ambigu et doit être évité. Dans le contexte où Maddison utilise ce terme, il est synonyme de désir.)

Les personnes avec qui une veuve avait été en contact comprenaient habituellement les membres de sa famille, ainsi que des professionnels, par exemple les soignants qui s'étaient occupés de son mari, ainsi que son propre médecin, un prêtre, l'entrepreneur des Pompes funèbres. Dans certains cas, un voisin ou un commerçant avait également joué un rôle. Certaines veuves rapportaient avoir reçu beaucoup plus de compréhension des voisins et commerçants que de leur famille et des professionnels qui, parfois, avaient été hostiles à toute expression de chagrin. Parfois la mère du mari avait créé des difficultés certaines en affirmant ou en impliquant que la perte de la veuve était moins importante que la sienne, ou encore en mettant en cause la veuve dont les soins à son mari auraient été insuffisants, ou qui aurait été coupable de quelque autre imperfection.

Une personne dont l'importance est évidente durant le deuil est la propre mère de la veuve, si elle est encore vivante et disponible. Des détails ont été donnés pour les veuves de Boston. Comme la plupart des veuves étaient d'âge mûr, seules douze des quarante avaient encore leur mère disponible. Lorsque leurs relations avaient toujours été mutuellement gratifiantes, le soutien donné par la mère paraît avoir été inestimable et les progrès furent excellents. Par contre, dans les cas où les relations avaient été difficiles, l'évolution du deuil devait être entravée : les quatre veuves qui disaient de leur mère qu'elle ne les avait pas aidées, évoluèrent de manière défavorable. Bien qu'il s'agisse d'un petit échantillon, une corrélation à 100 % entre les relations d'une veuve avec sa mère et l'issue de son deuil est frappante et ne paraît pas pouvoir être expliquée par le hasard. On ne pourra pas trop souligner son intérêt dans la compréhension des personnes prédisposées à une réaction soit normale, soit pathologique, et nous l'examinerons à nouveau dans les chapitres ultérieurs.

Il existe bien entendu plus d'une manière d'interpréter les résultats de Maddison, comme dans le cas des veuves et des veufs dont les conjoints s'étaient suicidés et qui prétendaient que le premier entretien qu'ils avaient eu dans le cadre de la recherche avait été utile. Ici aussi il se peut que rétrospectivement la veuve déforme ses souvenirs ; ou bien elle a pu attribuer aux membres de sa famille et à d'autres personnes ses propres difficultés à exprimer son chagrin ; ou encore le comportement de ceux avec qui elle devait se trouver en contact peut effectivement avoir contribué de manière significative à ses problèmes. Dans un cas donné, deux de ces facteurs, ou même les trois ont pu être à l'œuvre. Néanmoins, Maddison lui-même, tout en reconnaissant la complexité des données, penche en faveur de la troisième interprétation : les événements rapportés par la veuve se sont effectivement déroulés comme elle le dit, et ont eu une influence décisive sur son évolution. Cette interprétation est fortement étayée par les résultats d'une étude prospective qui devait être ultérieurement entreprise dans le service de Maddison à Sydney par Raphael.

Données tirées d'interventions thérapeutiques

Utilisant des méthodes similaires à celles de Maddison et faisant appel à la fois aux résultats de ses travaux et à ceux de ses propres recherches, Raphael (1977) se donna pour but de vérifier l'efficacité des interventions thérapeutiques auprès des veuves dont le deuil avait une probabilité d'évolution défavorable. Voici comment elle procédait :

L'échantillon comprenait toute veuve âgée de moins de soixante ans qui avait vécu avec son mari et qui, contactée moins de sept semaines après le deuil, avait accepté de participer. Le premier contact avec de telles veuves avait lieu lorsqu'elles faisaient une demande de pension : un fonctionnaire leur proposait alors de participer à une recherche conduite par la Faculté de Médecine de l'Université de Sydney et il leur donnait une carte qu'elles devaient poster si elles acceptaient. En tout, environ deux cents volontaires furent enrôlées. Mais malheureusement pour des raisons administratives, il s'avéra impossible de savoir combien de veuves avaient décidé de ne pas participer, et à quel point elles étaient différentes de celles qui étaient volontaires. Ces dernières recevaient une visite à leur domicile d'un travailleur social expérimenté qui leur expliquait d'abord le projet de recherche ainsi que la procédure envisagée et leur demandait leur accord ; il entreprenait alors un long entretien avec la veuve.

En tout, cent quatre-vingt-quatorze veuves acceptèrent de participer. Les âges s'étendaient de vingt et un à cinquante-neuf ans avec une moyenne de quarante-six ; cent dix-neuf d'entre elles avaient des enfants âgés de moins de seize ans. Puisque seules celles qui pensaient avoir droit à une pension étaient contactées, au moins les trois quarts d'entre elles appartenaient à la moitié inférieure de l'échelle socio-économique.

Le but du long entretien était d'obtenir suffisamment d'informations concernant la veuve, son mariage, les circonstances de sa perte et son vécu depuis cette date, pour pouvoir évaluer la probabilité d'une évolution favorable ou défavorable de son deuil. Les critères principaux de prédiction d'une évolution défavorable étaient la mention fréquente par la veuve d'interventions nuisibles de la part de membres de sa famille ou d'autres personnes, et de besoins qui n'avaient pas été satisfaits. Voici quelques exemples des expériences qu'elles rapportaient avoir vécu :

> « Quand je voulais parler du passé, on me disait que je devais l'oublier, le sortir de ma tête. »
>
> « J'ai voulu dire à quel point j'étais en colère, mais ils m'ont dit que je ne devrais pas être en colère... »
>
> « Quand j'essayais de dire à quel point je me sentais coupable, on me disait de ne pas me sentir coupable, que j'avais fait tout ce que j'aurais dû, mais ils ne savaient pas vraiment. »

Une veuve dont la tristesse et les plaintes normales avaient été traitées par des doses importantes de tranquillisants notait :

> « Je me sentais mal parce que je ne pouvais pas pleurer : c'était comme si j'étais dans une camisole de force... »

Parmi les critères supplémentaires utilisés pour prévoir une évolution défavorable étaient l'existence de crises multiples, ainsi qu'un mariage qui semblait avoir pris une forme pathologique. Des détails sont donnés dans la note en bas de page[1].

1. Les entretiens en vue de l'évaluation avaient lieu de manière aussi spontanée et ouverte que possible et duraient habituellement plusieurs heures. Le programme d'un entretien devait couvrir six types de rensei-

Sur la base des renseignements obtenus, les veuves étaient réparties en deux groupes : le groupe A dont l'évolution prévisible était favorable et le groupe B dont l'évolution prévisible était défavorable. On ne notait pas de différence entre les veuves des deux groupes en fonction de l'âge, du nombre d'enfants ou de la catégorie socio-économique. Celles du groupe B étaient alors distribuées au hasard, en deux sous-groupes : B_1 à qui on proposerait des entretiens de soutien,

gnements : *a*/ Démographiques ; *b*/ Une description des causes et des circonstances de la mort, aboutissant à une discussion des sentiments suscités par elle ; *c*/ Une description du mariage ; *d*/ L'existence d'autres deuils simultanés, et d'autres modifications majeures dans la vie de la personne ; *e*/ A quel point les membres de la famille, le personnel professionnel et autres avaient été ressentis comme fournissant un soutien ou non ; *f*/ Une liste des interactions où l'on pouvait noter si elles avaient eu lieu ou non et dans le cas où elles avaient eu lieu, si la personne les avait trouvées utiles, nuisibles ou indifférents ; dans le cas où elles n'avaient pas eu lieu, si des interactions avaient été désirées ou non. Comme la plupart des veuves étaient désireuses d'exprimer leur vécu, dans la plupart des cas ces renseignements furent obtenus de manière spontanée. Quand ce n'était pas le cas, la personne qui conduisait l'entretien mentionnait les points en question en expliquant que d'autres veuves avaient vécu ce genre de choses, et demandait si elles pouvaient s'appliquer à la veuve interrogée.

On prédisait une évolution vraisemblablement défavorable lorsque, des données tirées de l'entretien, l'on retrouvait au moins un des critères suivants :

1 / Plus de dix exemples de cas où la veuve avait eu le sentiment que les interactions étaient nuisibles ou que ses besoins n'avaient pas été satisfaits ;

2 / Plus de six exemples de cas où la veuve avait eu le sentiment que les interactions avaient été nuisibles, associées à une modalité de survenue de la mort considérée comme ayant été source de tensions pour la personne en deuil ;

3 / La veuve avait subi au moins un facteur supplémentaire de tension durant les trois mois précédant ou suivant sa perte ;

4 / Il existait une combinaison d'une modalité de mort source de tension, d'un mariage évalué comme ayant eu une forme pathologique et le sentiment qu'avait la veuve qu'au moins un de ses besoins était resté insatisfait.

Le premier critère était tiré des réponses à la liste remplie au cours de l'entretien d'évaluation. La fiabilité des évaluations dans l'application des critères 2, 3 et 4 fut vérifiée et s'avéra satisfaisante pour l'évaluation de la fréquence des facteurs de tension supplémentaires ainsi que pour la forme pathologique du mariage. (La corrélation entre des évaluations faites par trois personnes indépendantes de ces critères était de 95 %.) Par contre, la fiabilité des évaluations concernant les modalités de la mort n'était pas satisfaisante (corrélation de 65 %).

Un peu plus de la moitié de ceux estimés devoir évoluer de manière défavorable furent sélectionnés par l'application du critère 1.

et B_2 à qui on n'en proposerait pas. Les trois groupes étaient composés des nombres suivants :

Groupe	A	130
—	B_1	31
—	B_2	33
	Total	194

Treize mois après le deuil, toutes les veuves étaient invitées à remplir le même questionnaire concernant la santé que Maddison avait utilisé au cours de ses recherches antérieures. Côté de la même manière que précédemment, il était alors possible de déterminer ce qu'avait été l'évolution des veuves de chacun des trois groupes. Celles dont la santé s'était considérablement dégradée étaient comparées avec le restant. (Dans seize cas, cette suite ne put avoir lieu, ce qui réduisit les trois groupes respectivement à 122, 27, 29.) Les résultats sont résumés dans le tableau 3.

TABLEAU 3. — *Evolution 13 mois après le deuil*

				Evolution	
	Estimation à l'évaluation	*Entretiens de soutien*	*Nombre de personnes revues*	*% favorable*	*% défavorable*
A	Favorable	Non	122	80	20
B_1	Défavorable	Oui	27	78	22
B_2	Défavorable	Non	29	41	59
Comparaison du groupe A	avec B_1		non significatif		
— A	avec B_2		$P < .001$		
— B_1	avec B_2		$P < .02$		

Quand on compare l'évolution de celles faisant partie des deux groupes qui n'ont pas bénéficié d'entretiens de soutien (groupes A et B_2), on note que les prévisions initiales étaient relativement précises, et largement supérieures au hasard. De plus quand on compare l'évolution de celles faisant partie du groupe B_1 (c'est-à-dire où la prévision initiale était défatorable mais qui devaient bénéficier d'entretiens de soutien), avec l'évolution des deux autres groupes, il est clair : premièrement que l'évolution du groupe B_1 est pratiquement aussi bonne que celle du groupe A dont l'évolution était prévisiblement bonne dès le départ ; deuxièmement que l'évolution du groupe B_1 est supérieure de manière significative à celle du groupe B_2 dont l'évolution prévue était également défavorable mais qui n'a pas bénéficié d'entretiens de soutien. La possibilité que ce dernier résultat soit dû à ce que les veuves du groupe B_1 aient pu être différentes de quelque manière de celles du groupe B_2 s'avérait, après vérification, ne pas avoir de base.

Les veuves du groupe B_1 qui avaient bénéficié d'entretiens de soutien présentaient une fréquence moins grande de dépression, d'angoisse, d'absorption excessive d'alcool et de certains symptômes psychosomatiques que les veuves du groupe B_2 qui n'avaient pas bénéficié de ces entretiens.

La conclusion que les entretiens de soutien furent efficaces d'une manière ou d'une autre est fortement étayée par des données tirées d'une étude détaillée des vingt-sept veuves du groupe ayant bénéficié d'entretiens de soutien, dont vingt et une devaient évoluer favorablement et six défavorablement. Premièrement, il a été noté que celles qui utilisaient le mieux les séances avaient une évolution très nettement supérieure aux autres ; ainsi, des six qui devaient évoluer défavorablement, quatre avaient très rapidement cessé de se rendre aux entretiens. Deuxièmement, il existait un haut niveau de corrélation entre celles qui avaient été considérées comme ayant évolué vers un deuil normal à l'époque des entretiens de soutien, et l'évolution favorable appréciée au treizième mois.

Bien que ces résultats montrent clairement l'efficacité des techniques de soutien utilisées, il faut garder présent à l'esprit que tous ces sujets étaient volontaires. Ces techniques auraient-elles été efficaces avec des personnes qui n'étaient pas volontaires ?

Une deuxième conclusion est que les critères utilisés dans cette étude pour évaluer l'évolution sont valables, avec certaines restrictions[1]. Pourtant, ici aussi, des réserves s'imposent. Parmi les cent vingt-deux volontaires dont l'évolution

1. Des quatre critères utilisés, celui qui permettait de prévoir le mieux une évolution défavorable était le critère 1 (au moins dix exemples de cas où la veuve avait le sentiment que les interactions étaient nuisibles ou que

favorable était prévue, une femme sur cinq devait néanmoins progresser de manière non satisfaisante. De plus, il est possible que certaines femmes dont l'évolution treize mois après le deuil était considérée comme satisfaisante (comme prévue) étaient des individus qui réprimaient l'expression de leur chagrin et risquaient de ce fait de voir survenir un effondrement ultérieur. L'opinion de Raphael (dans une communication personnelle) est que ce type d'individus ne devait pas être nombreux parmi les volontaires puisque l'une des caractéristiques d'une telle personnalité serait d'éviter de participer à une enquête qui pourrait mettre en danger son système de défense.

Examinons maintenant les techniques utilisées par Raphael dans son projet. Elles ont été tirées des techniques préconisées par Caplan (1964) pour être utilisées dans tous les cas d'intervention en temps de crise *(crisis intervention)*.

Moins d'une semaine après qu'une veuve ait été interviewée, que l'évaluation ait prévu une évolution défavorable et que la distribution l'ait placée dans le groupe sur lequel on intervenait, le thérapeute (le Dr Raphael) rendait visite, ou téléphonait à la veuve. Une aide était proposée en liant cette intervention aux problèmes dont elle avait fait état au cours de l'entretien d'évaluation. Si l'aide était acceptée, comme c'était généralement le cas, un nouveau rendez-vous était fixé. Toutes les séances consécutives avaient lieu moins de trois mois après le deuil et par conséquent se déroulaient sur une période de six semaines. Pratiquement toutes les séances avaient lieu au domicile de la veuve, et duraient habituellement plus de deux heures. Quand cela paraissait nécessaire, les enfants, d'autres membres de la famille ou des voisins participaient. Le nombre et la fréquence des séances variaient en fonction du besoin et de la demande mais ne dépassèrent jamais une fréquence d'une fois par semaine[1]. Dans tous les

ses besoins restaient insatisfaits). Le critère 1 avait également un rapport avec l'efficacité du soutien : les veuves dont l'évolution défavorable avait été prévue sur la base de ce critère furent celles qui bénéficièrent le plus de cette aide.

1. Le nombre d'entretiens pour les trente et une veuves variait de un à huit, mais le plus souvent quatre. Des vingt-sept qui devaient être revues, dix avaient été interviewées en présence de leurs jeunes enfants au moins une fois et dans plusieurs cas en présence d'autres membres de la famille ou de voisins.

cas, le but d'une séance était de favoriser l'expression active du deuil : tristesse, nostalgie, angoisse, colère et culpabilité.

Puisque la technique adoptée par Raphael est semblable à celles qui sont maintenant largement utilisées dans les soutiens aux personnes en deuil, nous la décrivons sous la forme la plus facilement applicable.

Dans la première étape, il est bon d'encourager la veuve à parler librement et en détail des circonstances qui ont abouti à la mort de son mari et de son vécu à partir de ce moment. Plus tard, on encouragera la veuve à parler de son mari en tant que personne, en commençant par exemple par le moment où ils se sont rencontrés, puis de raconter toute leur vie conjugale avec tous ses aléas. On pourra lui suggérer de montrer des photographies et d'autres souvenirs, ce qui paraît assez naturel dans le cadre de la maison. De même, l'expression d'affects se rapportant à d'autres pertes antérieures doit être encouragée. Au cours de ces séances, la tendance à idéaliser cède la place à une évaluation plus réaliste ; les situations qui ont suscité de la colère ou de la culpabilité peuvent être réexaminées et parfois réévaluées, la douleur et l'angoisse de la perte peuvent être reconnues. Lorsque la nostalgie et la tristesse paraissent être réprimées, ou qu'il semble exister un déplacement de la colère et de la culpabilité, des questions adéquates seront posées. Grâce à cette aide professionnelle donnée précocement au cours du processus de deuil, on espère pouvoir faciliter l'évolution vers une issue favorable et éviter l'installation soit d'un état d'inhibition massive, soit d'un état de deuil chronique.

En examinant les résultats de Raphael, l'un des premiers points qui ressort, c'est que les interactions sociales que la technique d'entretien adoptée cherchait à favoriser et qui s'avéraient efficaces étaient précisément celles dont les veuves se plaignaient qu'elles n'avaient pas été fournies ou permises par leur famille ou d'autres personnes rencontrées. Ce résultat étaye fortement le point de vue suivant lequel l'une des variables principales dans la détermination de l'évolution est la réaction manifestée à l'égard d'une veuve par les membres de sa famille, le personnel professionnel ou d'autres lorsqu'elle commence à exprimer ses sentiments.

Le deuxième point est plus général. Par référence à la

théorie de défense dont l'esquisse a été donnée dans le chapitre 4, l'une des caractéristiques principales de la technique employée est de fournir à la personne en deuil des conditions qui lui permettent, et même l'encouragent, à traiter *(to process)* de manière répétée et très complète une grande partie des informations extrêmement importantes qui jusque-là avaient été exclues. En attirant ainsi l'attention sur le traitement de l'information, je souhaite mettre l'accent sur un des aspects de la technique qui tend habituellement à être méconnue par certains théoriciens. Ce n'est en effet que lorsque l'on s'appesantit en pleine conscience sur le détail des circonstances de la perte, ainsi que sur les aspects tout à fait intimes des relations antérieures et sur d'autres relations passées, que les émotions qui y sont attachées, non seulement peuvent être évoquées et ressenties, mais peuvent être dirigées vers les personnes et liées aux situations qui les ont à l'origine suscitées[1].

Avec ces résultats à l'esprit, il devient maintenant possible d'examiner de manière renouvelée quels sont les types de personnalité prédisposés à une forme pathologique de deuil. Il devient également possible de proposer des hypothèses se rapportant au vécu familial qui a vraisemblablement été le leur durant leur enfance et leur adolescence, et à partir de là de formuler une théorie sur les processus à l'origine du deuil pathologique.

1. Une technique semblable mais plus active, issue du travail de défrichement de Paul et Grosser (1965) et qui part des mêmes principes, s'est avérée efficace pour des patients adressés dans un service psychiatrique en raison de diverses manifestations cliniques succédant à un deuil (Lieberman, 1978). Dans cette série comme dans de nombreux autres cas, les symptômes n'avaient pas été rattachés à l'origine à la perte, ni par le correspondant, ni par le psychiatre ayant conduit le premier entretien. Voir également la technique thérapeutique utilisée par Sachar et coll. (1968) avec un petit groupe de patients déprimés.

CHAPITRE 11

Personnalités sujettes à un deuil pathologique

Limite des données

Jusqu'ici dans notre exposé, les conclusions avaient été étayées par une quantité considérable de données de première main qui étaient le résultat d'études systématiques entreprises peu après qu'une mort se soit produite. Au contraire, dans ce chapitre, nous n'avons pas de données de première main et nous devrons faire appel à des récits de deuxième main qui se rapportent à des époques antérieures à la mort. De plus, ces récits de deuxième main, non seulement concernent les interactions extrêmement complexes entre une personne qui par la suite va se trouver en deuil et les membres de sa famille immédiate, mais proviennent également pour la plupart de ces personnes elles-mêmes. De tels récits comme nous le savons (voir volume 2, chap. 20) étant notoirement l'objet d'omissions, de suppressions et de falsifications, nous ne pouvons les accepter qu'avec des réserves. Malgré ces difficultés, il semble qu'on puisse discerner certains types de modèles qui, lorsqu'on les examine et qu'on les interprète à la lumière de la théorie esquissée dans les volumes précédents, vont faire apparaître une série d'hypothèses plausibles, interconnectées et vérifiables.

Les données disponibles pour le moment suggèrent fortement que les adultes dont le deuil va prendre un cours pathologique auront généralement eu tendance avant leur deuil à établir des relations de types particuliers, quoique contradictoires. Dans l'un de ces groupes, les relations affectives tendent à être marquées d'un haut degré d'attachement anxieux infiltré d'une ambivalence ouverte ou masquée. Dans un deuxième groupe proche de celui-ci, il existe une forte tendance à s'occuper compulsivement des autres. Les personnes faisant partie de ces groupes vont généralement être décrites comme nerveuses, exagérément dépendantes, « collantes », capricieuses ou bien encore comme névrotiques. Certaines d'entre elles vont rapporter avoir éprouvé antérieurement un effondrement au cours duquel l'angoisse ou la dépression étaient au premier plan. Dans un troisième groupe d'apparence contradictoire, on note les efforts acharnés des personnes pour prétendre à l'autonomie émotionnelle et à l'indépendance vis-à-vis de tout lien affectif ; mais l'intensité même avec laquelle ces affirmations sont faites est souvent révélatrice précisément de leurs bases précaires.

Dans ce chapitre, nous allons décrire des personnalités de ces trois types, en notant avant de commencer que les caractéristiques des personnalités sur lesquelles nous allons attirer l'attention sont différentes de celles pour l'appréciation desquelles la plupart des outils cliniques sont conçus (par exemple : intraverti-extraverti, obsessionnel, dépressif, hystérique), et qu'il n'existe pas nécessairement de corrélations. Nous savons également à quel point les données sur lesquelles reposent nos généralisations sont limitées et les nombreuses réserves que l'on doit faire. La prise en considération à la fois des hypothèses proposées par des psychanalystes ainsi que d'autres personnes pour rendre compte du développement des personnalités ayant ces caractéristiques, et également des expériences infantiles dont les données actuellement disponibles et les théories actuelles suggèrent qu'elles vont vraisemblablement jouer un rôle majeur, n'aura lieu que dans le prochain chapitre.

La tendance à établir des relations de type anxieux et ambivalent

A partir de Freud, les psychanalystes ont insisté sur la tendance des personnes qui avaient présenté un trouble d'ordre dépressif à la suite d'une perte d'avoir été prédisposées depuis l'enfance à établir des relations de type anxieux et ambivalent avec les personnes auxquelles elles sont attachées. Freud considère que ces personnes combinent « une forte fixation à l'objet d'amour » à une faible capacité de résistance à la frustration et à la déception (*SE*, *14*, p. 249) *(Deuil et Mélancolie)*. Abraham (1924*a*) insiste sur l'existence d'un potentiel de colère chez une personne sujette à la mélancolie : « une « frustration », une déception de la part de l'objet d'amour, peut à n'importe quel moment libérer une puissante vague de haine qui va balayer tous ses sentiments trop faiblement enracinés d'amour » (p. 442). « Même durant ses intervalles libres », note Abraham, le mélancolique potentiel est prêt à se sentir « déçu, trahi ou abandonné par ses objets d'amour » (p. 469-470). Parmi les autres auteurs qui ont travaillé dans le même sens, citons Rado (1928*a* et *b*), Fénichel (1945), Anderson (1949) et Jacobson (1943).

Les études de Parkes, aussi bien à Londres (Parkes, 1972) qu'à Boston (Parkes et coll.), comme celles de Maddison (1968) permettent d'étayer ces points de vue, bien que les deux auteurs soulignent combien leurs données sont sérieusement insuffisantes du fait qu'elles ont été obtenues rétrospectivement et de seconde main.

Au cours de son deuxième entretien (au troisième mois) avec les veuves de Londres qu'il interrogeait, Parkes demandait à chacune d'évaluer la fréquence avec laquelle des disputes avaient eu lieu entre elle et son mari, avec quatre niveaux de fréquence (jamais, quelquefois, fréquemment et habituellement). Celles qui rapportaient avoir eu le plus de disputes avaient tendance durant leur première année de deuil a être plus tendues au moment des entretiens, à être plus exposées à la culpabilité et aux auto-accusations et à rapporter davantage de symptômes physiques, et à la fin de l'année à être plus isolées que celles qui disaient n'avoir eu que peu ou pas de disputes. Elles étaient également moins sujettes à avoir ressenti dans les semaines succédant à leur perte le sentiment réconfortant de la présence de leur mari. Parkes de plus devait découvrir, et cela n'est pas étonnant, qu'il existait une tendance chez celles qui étaient les plus perturbées à la suite de la perte de leur mari, à rapporter qu'elles avaient été gravement perturbées par une perte subie antérieurement.

Les résultats de l'étude de Harvard sont comparables. Pour essayer d'apprécier l'importance de l'ambivalence ayant existé dans leur mariage, chaque veuve ou veuf était interrogé à propos d'un certain nombre de questions sur lesquelles maris et femmes sont sujets à être en désaccord. A la fin de la première année, de même qu'au moment de l'enquête catamnestique conduite deux à quatre ans après le deuil, celles qui rapportaient avoir eu de nombreux désaccords évoluaient nettement moins favorablement que celles qui rapportaient n'avoir eu que peu ou pas de désaccords. Les problèmes décrits ou reconnus au moment de l'évaluation à distance du deuil et retrouvés dans une proportion significativement plus élevée chez celles qui rapportaient avoir eu de nombreux désaccords comprenaient : la nostalgie persistante, la dépression, l'angoisse, la culpabilité, un mauvais état de santé physique[1].

1. Le tableau ci-dessous montre les proportions de chacun des deux groupes qui présentaient ces caractéristiques au moment de l'étude catamnestique deux à quatre ans après le deuil :

	Groupe de veuves et de veufs		
	Nombreux désaccords	*Peu ou pas de désaccords*	*Valeur de P*
Nostalgie	63	29	< 0.05
Dépression	45	14	< 0.05
Angoisse	82	52	< 0.05
Culpabilité	63	33	$< .005$
Etat de santé physique moyen ou mauvais	39	10	< 0.05
N	38	21	0.05

Maddison (1968) rapporte des résultats semblables. Parmi les vingt veuves de son échantillon de Boston dont le deuil avait évolué de manière défavorable et qui avaient accepté de prendre part à des entretiens intensifs, se trouvaient plusieurs personnes dont « le mariage avait présenté des aspects sadomasochiques très nets ». De plus « il y avait plusieurs autres femmes qui rapportaient un historique très long, qui semblait avoir duré toute leur vie, de symptômes ou de comportements névrotiques manifestes qui paraissaient clairement être en rapport avec leur détérioration consécutive » (en raison de la non-fiabilité de ces données, Maddison n'a pas voulu fournir de résultats chiffrés).

Un exemple de veuve qui avait eu de fréquentes disputes avec son mari et dont le deuil devait suivre un cours marqué d'amertume et de colère, était Mme Z..., l'une des veuves de l'étude de Harvard[1].

Mme Z... était âgée de quarante-cinq ans quand son mari mourut. Ils avaient été mariés vingt-six ans, mais leurs relations n'avaient jamais été bonnes. Mme Z... disait qu'elle avait toujours été très attachée à son mari, mais estimait qu'il ne l'avait jamais vraiment appréciée et qu'il n'avait jamais exprimé beaucoup de réelle affection. Ceci pouvait être dû à la jalousie qu'il éprouvait de sa relation très intime avec les enfants mais, d'après un ami qui les connaissait bien, il est possible que « son épouvantable caractère » à elle, ait également joué un rôle. Toujours est-il que les disputes étaient fréquentes. Comme le disait Mme Z..., « nous étions un couple passionnel ».

Plusieurs années avant sa mort, M. Z... devait souffrir d'un accident vasculaire cérébral. Il avait été un homme énergique, méticuleux et pratique et il trouvait particulièrement frustrant d'être partiellement paralysé et de dépendre de sa femme. Il devint plaintif, maussade et rancunier, « la faisant payer » et la critiquant injustement. Elle « le poussait » à en faire davantage et faisait des plans pour leur avenir commun, mais « tout ce qu'il me répondait,

1. Ce compte rendu a été repris sans modification à partir de Parkes (1972 : 135-137). Pour éviter toute confusion, je désigne cette veuve sous le nom de Mme Z... (au lieu de Mme Q... comme dans l'original). Une brève mention de ce cas a été faite dans le chapitre 10.

c'était des insultes et des critiques ». Le plus pénible était qu'il disait fréquemment qu'il espérait qu'elle aurait également une hémiplégie. Elle était très inquiète et se plaignait souvent de maux de tête dont elle craignait qu'ils pourraient être le signe qu'elle avait eu une hémiplégie. Il mourut subitement une nuit. Quand on lui dit qu'il était inutile de continuer la réanimation de bouche à bouche puisqu'il était mort, Mme Z... ne voulut pas le croire : « Je ne pouvais tout simplement pas l'admettre. » Puis elle s'effondra et pleura abondamment dans un état de grande agitation durant deux jours.

Au cours des semaines suivantes, elle allait rester bouleversée et agitée ; la lecture du testament ne devait rien arranger : elle y apprenait en effet que la majeure partie de ses biens avaient été placés sous tutelle. Elle devint très amère et pleine de rancœur, disant : « Qu'ai-je fait pour mériter cela ? » et passa énormément de temps à essayer de persuader des médecins et des avocats de contester le testament en se fondant sur l'incapacité mentale de son mari. Quand ils refusèrent de la soutenir dans cette démarche, elle fut furieuse après eux et, au moment de l'interview, elle récita la longue liste des personnes qui, d'après elle, l'avaient rejetée.

Accompagnant cette colère profonde, on notait des sentiments très forts de culpabilité, mais elle était incapable de les expliquer et passait beaucoup de temps à justifier tous les aspects de sa conduite vis-à-vis de son mari. Elle était agitée et craintive, ne tenant pas en place, allant d'une tâche à l'autre, incapable de se concentrer sur quelque chose.

Dans l'année qui suivit, elle continua à être dans cet état d'instabilité et était sujette à des accès de panique. A plusieurs reprises, elle se plaignit de symptômes qui ressemblaient à ceux dont son mari avait souffert. Elle découragea amis et soignants par son attitude agressive et ses exigences d'aide.

Un psychiatre prescrivit divers médicaments qui allaient un peu l'aider ; mais treize mois après son deuil, elle affirmait qu'elle n'allait pas mieux qu'un an plus tôt. « Si seulement je pouvais être une veuve banale... c'est l'amertume et le testament... les mots affreux. J'y repense sans cesse en espérant y trouver un défaut. » Pourtant, « s'il pouvait revenir demain, je l'aimerais tout autant ».

Il semble évident d'après ce compte rendu qu'il serait injuste de considérer Mme Z... comme l'unique responsable des disputes chroniques qui avaient eu lieu durant leur long mariage : manifestement, son mari ne lui facilitait pas les choses. Mais il est évident que sa part était très importante et qu'elle pensait que si elle ne se défendait pas constamment, elle se retrouverait acculée. Evoquant ses luttes à propos du testament, elle devait remarquer : « J'ai l'impression que si je devais jamais accepter ce qu'il m'a fait, je serais détruite, piétinée. » Comme le note Parkes « son attitude à l'égard du monde trahissait précisément la crainte de cette éventualité, et comme l'hostilité provoque l'hostilité, elle créait une situation dans laquelle elle se trouvait de fait régulièrement rejetée par les autres ». Il pense que ceci avait été son attitude de toujours.

La tendance à soigner compulsivement

Précédemment dans ce volume (chap. 9), il a été noté que certains individus en réaction à la perte ou au risque de perte, se préoccupent intensément et exagérément du bien-être d'autres personnes. Au lieu de ressentir de la tristesse et d'accueillir un réconfort pour eux-mêmes, ils proclament que c'est quelqu'un d'autre qui est dans la détresse et nécessite les soins qu'ils s'empressent de lui prodiguer. Si ce modèle de comportement s'établit durant l'adolescence ou l'enfance comme nous savons que cela peut se produire (voir chap. 12 et 21), cette personne sera alors sujette durant toute sa vie à établir des relations affectives d'après ce moule. Elle aura ainsi tendance à choisir quelqu'un d'handicapé ou qui présente une autre sorte de difficulté et va se consacrer désormais exclusivement aux soins de cette personne. S'il lui naît un enfant, le danger est grand qu'elle devienne exagérément possessive et protectrice, particulièrement lorsque l'enfant grandit ; le danger est également grand que la relation s'inverse (voir volume 2, chap. 18).

Les descriptions cliniques montrent clairement qu'une partie de ceux qui, à la suite d'une perte à l'âge adulte, développent un deuil chronique, étaient des soignants compulsifs depuis de nombreuses années, généralement à l'égard d'un conjoint ou d'un enfant. Des parents en deuil qui pourraient bien correspondre à ce modèle sont ceux (décrits par Cain et Cain, 1964) qui après avoir perdu un enfant avec lequel existait une relation particulièrement intense, insistaient pour que l'enfant de « remplacement » devienne en grandissant la réplique exacte de celui perdu.

Au moins trois exemples de conjoints endeuillés qui paraissent répondre à ce modèle sont décrits par Parkes (1972) (bien que lui-même ne les classe pas de cette manière). L'un de ces cas est celui de M. M... (voir chap. 9) dont un membre de sa famille disait qu'il avait « câliné et choyé » une femme anxieuse, névrotique, pendant quarante et un ans de mariage et qui avait réagi à sa mort par des reproches intenses qu'il adressait à lui-même, à des membres de sa famille, et à d'autres tout en idéalisant simultanément sa femme. Un deuxième cas, Mme J... (voir chap. 9) avait épousé un homme de dix-huit ans plus vieux qu'elle et l'ayant perdu du fait d'un cancer du poumon, s'était exclamée avec colère neuf mois plus tard : « Oh Fred, pourquoi m'as-tu abandonnée ? » Durant la décennie précédante depuis qu'il avait pris sa retraite, ils paraissaient tous deux ne vivre que l'un pour l'autre. Pour sa part, il ne s'intéressait qu'à sa maison, son jardin et son épouse ; il détestait qu'elle parte travailler. Elle décrivait son propre rôle de la manière suivante : « Il y a dix ans, il devint malade... et j'ai dû m'occuper de lui... je pensais que je pouvais le protéger... je cédais à tous ses caprices, je faisais tout pour lui... je le servais au doigt et à l'œil. » Durant les trois dernières années de sa maladie, elle avait consacré tout son temps à le soigner à la maison.

Un troisième exemple est constitué par le cas de Mme S...[1].

Mme S... était âgée de près de cinquante ans quand on l'interviewa dans un hôpital psychiatrique. Celui avec qui elle avait vécu maritalement pendant onze ans était décédé près de dix ans plus tôt, et depuis lors elle souffrait d'un deuil chronique. Elle est l'unique source de tous les renseignements que nous possédons sur elle.

1. Ce compte rendu a été réécrit à partir du texte de Parkes (1972 : 109-110 et 125-127.)

Durant l'entretien, elle devait raconter qu'elle avait été élevée à l'étranger, avait été une enfant maladive et malheureuse à l'école, et que son père avait fini par lui faire son enseignement scolaire. Il semble que sa mère était autoritaire avec elle, s'occupant de tous les menus détails de sa vie. Elle était devenue une adulte anxieuse et timide, convaincue d'être incompétente pour toute tâche pratique. Après avoir quitté l'école à l'âge de dix-sept ans, elle avait continué à demeurer chez sa mère pendant encore trois ans, puis était allée vivre seule tout en restant à la charge de sa mère. Avant de quitter la maison de ses parents, elle avait éprouvé une grande satisfaction à soigner un enfant malade et par la suite son occupation professionnelle allait être de s'occuper de jeunes enfants, ou de veiller sur eux quand leurs parents étaient sortis.

A l'âge de vingt-huit ans, elle avait rencontré un homme qui avait vingt ans de plus qu'elle, et qui était séparé de sa femme. Il avait dû quitter la Marine du fait d'une invalidité et il éprouvait quelques difficultés à s'habituer à la vie civile. Ils décidèrent de vivre ensemble et elle se fit appeler de son nom. A son grand regret, elle ne devait pas concevoir d'enfants ; mais malgré cela et bien qu'ils aient été très pauvres, Mme S... considérait que cette période avait été la meilleure de sa vie.

L'image qu'elle donne de leurs relations semble vraisemblablement avoir été extrêmement idéalisée : « Dès le départ, notre relation était parfaite... tout... c'était parfait... il était si bien. » Elle avait le sentiment, dit-elle, qu'elle pouvait faire bien des choses qu'elle n'avait jamais osé faire auparavant : « Je n'avais jamais peur de rien avec lui. Je pouvais cuisiner des nouveaux plats... je n'avais pas ce sentiment d'incompétence... j'avais l'impression de m'être découverte. » Néanmoins malgré tous ces aspects positifs, elle rapportait que durant tout son mariage, elle avait été extrêmement angoissée à l'idée qu'elle puisse être séparée de son mari.

Quelques années avant sa mort, M. S... avait présenté une « toux de fumeur » qui avait inquiété sa femme ; et elle devait sérieusement s'alarmer quand il eut subitement une hémorragie pulmonaire pour laquelle il allait être hospitalisé pendant six semaines. Peu après son retour à la maison, il devait s'enfoncer dans un coma et il mourut en quelques jours.

Décrivant son chagrin, Mme S... affirmait qu'elle « ne

s'était jamais arrêtée de pleurer des mois entiers ». « Pendant des années, je n'arrivais pas à y croire ; j'y crois encore difficilement. A chaque minute du jour et de la nuit, je ne pouvais ni l'accepter ni le croire. » Elle était restée enfermée dans sa chambre les rideaux tirés : « Pendant des semaines et des semaines je ne pouvais supporter la lumière. » Elle avait essayé d'éviter les objets et les lieux qui pouvaient lui rappeler sa perte : « Partout. Marchant dans la rue, je ne pouvais regarder les endroits où nous avions été heureux ensemble... je ne suis plus jamais entrée dans notre chambre à coucher... je ne pouvais pas regarder les animaux parce que nous les aimions tous deux tellement. Je ne pouvais écouter la radio. » Néanmoins même au bout de neuf ans, elle conservait dans son esprit une image très vive de son mari qu'elle était incapable d'écarter : « Elle est présente dans toutes les choses de la vie... tout me rappelle à lui. »

Pendant une longue période disait-elle, elle n'avait pas arrêté de repenser à la succession des événements jusqu'à sa mort. Elle était au supplice quand elle se rappelait de petits oublis ou des détails dans lesquels elle lui avait failli. Petit à petit cependant, ces préoccupations s'étaient atténuées et elle avait essayé de se reconstruire une nouvelle vie. Mais elle avait éprouvé des difficultés à se concentrer et à s'entendre avec d'autres personnes : « Elles ont des domiciles, des maris, des enfants. Je suis seule mais pas eux. » Elle avait tenté de s'évader en écoutant de la musique et en lisant, mais cela avait seulement accru son isolement.

A un moment donné, un aumônier lui avait amicalement conseillé de se faire aider par un psychiatre mais elle ne l'avait pas fait ; et bien qu'elle ait été soignée pour des problèmes intestinaux (un côlon spasmé) par son généraliste, elle avait omis de lui révéler son vrai problème. Finalement, elle avait demandé de l'aide auprès d'une organisation de volontaires et ce sont ces derniers qui ont fini par la convaincre de consulter un psychiatre.

Dans ce récit, nous remarquons divers aspects qui étaient également au premier plan chez M. M... et Mme J... Comme eux, Mme S... semble s'être dévouée de manière exclusive aux soins de son mari qui, de son côté, d'après certains indices, semble avoir été relativement incompétent. Comme eux également, elle a réagi à la mort de son mari en s'adressant à elle-même tous les reproches, tout en préservant simultanément une image idéalisée de son mari et de leurs relations.

Dans les cas de M. M... et de Mme J..., on ne possède aucune donnée permettant de jeter de la lumière sur le pourquoi ou le comment de cette tendance à soigner compulsivement. Dans le cas de Mme S..., on a de bonnes raisons de penser que durant son enfance, son modèle familial était typique de celui des phobies scolaires sans que nous puissions encore affirmer qu'il y ait là un rapport quelconque. Mais nous avons des informations provenant d'autres sources concernant les types d'expériences familiales qui conduisent une personne à évoluer de cette manière ; nous examinerons cela dans le prochain chapitre, ainsi que dans le chapitre 21.

Cependant, on notera que dans chacun de ces trois cas, le type de lien conjugal ressemble énormément à celui décrit par Lindemann (dans Tanner, 1960 : 15-16) et dont il dit qu'il précède l'apparition de certains des cas les plus graves de maladies psychosomatiques qu'il ait jamais vus chez des personnes en deuil. Ces états s'étaient produits, disait-il, « chez des individus pour qui celui qui était décédé (avait) représenté la seule personne significative de l'environnement social, une personne qui (avait) été l'intermédiaire de la plupart des satisfactions, et grâce à qui divers rôles pouvaient être joués », dont aucun n'était plus possible sans lui.

Les principaux types de lien conjugal ayant existé avant un deuil pathologique

D'un certain point de vue, le type de lien conjugal de Mme S... (également de M. M... et de Mme J...) dans lequel la relation est idéalisée, et celui de Mme Z... où existent des disputes constantes, semblent n'avoir aucun rapport l'un avec l'autre. Et pourtant comme Mattinson et Sinclair (1979) l'ont montré, ils ont plus de points en commun qu'il n'est apparent au premier abord.

Après avoir étudié l'aspect des interactions dans un certain nombre de mariages perturbés, Mattinson et Sinclair avaient conclu que la plupart d'entre eux se situaient entre deux types extrêmes qu'ils appelaient respectivement le mariage de type « Chien et chat » et le mariage de type « Enfant innocent ».

Dans le premier type, le couple se querelle continuellement mais ne se sépare jamais. Aucun n'a confiance en l'autre. Tandis que chaque partenaire a tendance à exiger très fortement l'amour et le soutien de l'autre et à être irrité quand il ne les reçoit pas, chacun tend également à être irrité des demandes faites par l'autre et les rejette souvent avec colère. Pourtant le couple reste longtemps uni par la crainte intense et partagée de la solitude. Dans le mariage de type « Enfant innocent » par contre, tout est paisible. Chacun prétend qu'il comprend l'autre, qu'ils se conviennent parfaitement et parfois même qu'ils ont réussi à former une union parfaite. Chacun se cramponne intensément à l'autre.

Bien qu'en apparence, ces deux modèles soient si différents, leurs caractéristiques communes ne sont pas difficiles à reconnaître. Dans les deux cas, chaque partenaire est tellement inquiet à l'idée de perdre l'autre qu'il aura tendance à exiger ou à faire en sorte que l'autre abandonne ses amis, ses violons d'Ingre et tous ses intérêts extérieurs. Dans un cas, le conflit est présent dès le départ et aboutit à une succession de disputes et à des réconciliations passionnées. Dans l'autre cas, il existe une forte dénégation de la possibilité même d'un conflit et chacun tente de trouver toutes ses satisfactions dans une relation exclusive, soit en soignant l'autre, soit en recevant des soins de l'autre, soit enfin par une combinaison de l'un et l'autre.

Dans chacun de ces types de mariages, les partenaires peuvent demeurer ensemble pendant longtemps. Néanmoins, chacun de ces modèles est par essence instable, ce qui est manifeste dans le cas du mariage de type « Chien et chat ». Dans un mariage où l'un se cramponne à l'autre, l'arrivée d'un enfant peut représenter une menace sérieuse ; ou bien l'un des partenaires peut quelquefois, apparemment subitement, trouver la relation étouffante et s'en retirer. Mais que la rupture se produise du fait d'une désertion ou après une mort, le partenaire, comme nous l'avons vu, va se trouver particulièrement vulnérable et exposé aux risques d'un deuil chronique.

Le risque existe également d'une tentative de suicide parfois réussie. Ceci ressort clairement d'une étude préliminaire conduite par Parkes sur les familles de patients morts à l'hospice de Saint-Christopher[1]. Au cours d'une période de cinq ans, cinq suicides s'étaient produits, toujours d'une veuve, dont quatre dans les cinq premiers mois après le deuil, le cinquième se produisant seulement deux ans après. Typiquement, il s'agissait de personnes « immatures » ou « agrippées » à leur mari, ou qui avaient une relation très intime avec lui tout en ayant de mauvaises relations avec le restant de la famille. Dans trois cas, on notait des antécédents d'état dépressif et/ou de soins psychiatriques. Puisqu'à la lumière de ces résultats les individus présentant un haut risque peuvent être reconnus, des mesures d'ordre préventif peuvent être prises. Celles-ci comprennent la prudence dans la prescription de sédatifs ou de tranquillisants et une concertation entre les soignants potentiels pour savoir qui devra entreprendre des visites à domicile régulières.

La tendance à affirmer son indépendance à l'égard des liens affectifs

Bien que nous ayons la certitude qu'un certain nombre de ceux dont le deuil évolue défavorablement sont des personnes qui, avant leur perte, affirmaient leur indépendance de tout lien affectif, les renseignements que nous possédons sur eux sont bien moins complets que ceux sur les types déjà décrits. Il existe plusieurs explications à cela. Premièrement, c'est une caractéristique de cet état de devoir apparaître, extérieurement, évoluer dans son deuil sans encombre. Le résultat est que pour toute étude qui n'utiliserait pas des moyens extrêmement affinés, ces personnes seront méconnues et seront rangées dans le groupe de ceux dont l'évolution est favorable. Deuxièmement, et il s'agit là d'une source d'erreur probablement potentiellement beaucoup plus grande que la première, les individus dont la tendance est d'affirmer leur autonomie émotionnelle sont précisément ceux qui auront le moins tendance

1. L'hospice de Saint-Christopher, au sud de Londres, a été conçu pour assurer une prise en charge digne des malades en phase terminale de leur maladie, ainsi que pour apporter un soutien aux endeuillés.

à être volontaires pour participer à une étude de ce problème. Une troisième difficulté est que certains des individus qui ont cette disposition ont entretenu des liens tellement ténus avec leurs parents, leur conjoint ou leurs enfants que lorsqu'une perte survient, ils sont effectivement peu affectés par elle. Parmi les chercheurs dont nous citerons les travaux, Parkes, Maddison et Raphael sont tous extrêmement sensibles à ces problèmes ; c'est pourquoi ils hésitent énormément à prononcer un avis définitif.

Néanmoins, certains résultats de l'étude de Maddison à Boston sont particulièrement intéressants. Des vingt veuves interrogées dont le deuil avait indiscutablement pris un cours défavorable, pas moins de neuf étaient considérées comme ayant une structure de caractère du type de celle examinée ici. Ceci laisse à penser qu'elles constituent une proportion importante des personnalités exposées à un deuil pathologique. Mais il faut également noter que parmi les vingt veuves dans le groupe de comparaison dont l'évolution paraissait apparemment favorable, il y avait sept femmes de ce type, donc une proportion pratiquement aussi élevée que dans celui dont l'évolution était défavorable (Maddison, 1968).

On peut penser à partir de ces résultats, ainsi que d'autres résultats semblables, qu'il existe une continuité chez les individus qui ont tendance à affirmer leur indépendance, qui va de ceux chez qui cette indépendance repose sur une base précaire jusqu'à ceux chez qui elle est solidement établie. Des exemples de ces différents types ont déjà été donnés dans le chapitre 9. Mme F... se trouve du côté des plus précaires tandis que M. A... est du côté des plus solidement établis. Les autres cas décrits se situent entre les deux extrêmes.

Conclusions proposées

Avant de tenter de proposer quelques conclusions, il est nécessaire de noter une difficulté sur laquelle Maddison (1968) et Wear (1963), parmi d'autres, ont attiré l'attention. De temps en temps, on trouve un veuf ou une veuve qui exprime combien certains des symptômes névrotiques ou psychosomatiques dont il souffrait antérieurement se sont trouvés atténués depuis que son conjoint est mort. Ce résultat est conforme à ceux de certains psychiatres thérapeutes de familles qui ont mis en évidence combien certains types d'interactions peuvent avoir des effets nocifs sur la santé mentale de l'un ou plusieurs des membres de la famille. On en rapprochera le cas des personnes dont le conjoint s'est suicidé et dont l'état de santé s'est ensuite trouvé amélioré (voir le chap. 10).

Ce résultat, ajouté à d'autres résultats rapportés dans ce chapitre et les chapitres précédents, met l'accent sur un principe fondamental : pour comprendre la réaction d'un individu à une perte, il est nécessaire de tenir compte non seulement de la structure de personnalité de cet individu, mais également des types d'interactions qu'il entretenait avec la personne maintenant perdue. Pour la majorité des gens, leur deuil entraîne une modification de leur vie qui va dans le sens d'une aggravation qui est souvent, mais non toujours, dramatique. Mais pour une minorité, ce changement va dans le sens d'un mieux. On ne peut de ce fait s'attendre à ce qu'existe une corrélation simple entre un type de personnalité et la forme de la réaction à la perte.

Les conclusions proposées sont les suivantes :

a / Une majorité, probablement la grande majorité de ceux qui réagissent à un deuil de premier ordre de manière pathologique, sont des personnes qui durant toute leur vie ont été sujettes à établir des relations affectives ayant des caractéristiques particulières. Notamment les individus dont les attachements sont empreints d'insécurité et d'angoisse, ainsi que ceux qui ont tendance à soigner compulsivement. Egalement les individus qui tout en alléguant l'existence d'une indépendance émotionnelle, manifestent clairement qu'elle est bâtie sur une base précaire. Chez toutes ces personnes, les relations ont tendance à être imprégnées d'une forte ambivalence qu'elle soit manifeste ou latente.

b / En aucun cas, tous ceux ayant tendance à établir des relations affectives de ces types ne vont réagir à un deuil de manière pathologique. Une partie de ceux qui affirment leur indépendance sont de fait relativement insensibles à la perte ; tandis que le cours du deuil de ceux qui s'attachent de manière angoissée, ou qui sont des soignants compulsifs, va vraisemblablement être influencé de manière tout à fait marquée par les différentes conditions décrites dans les dernières parties du chapitre 10.

c / La possibilité qu'existent des individus sujets à des formes pathologiques de deuil dont les personnalités sont organisées de manière différente de celles qui ont été décrites jusqu'ici doit être laissée ouverte.

CHAPITRE 12

Les expériences infantiles des personnes sujettes à un deuil pathologique

« Aucun de nous ne peut rien contre ce que la vie nous fait. C'est fait avant que l'on ne s'en rende compte et une fois que c'est fait, on est obligé de faire toutes sortes d'autres choses jusqu'à ce qu'en fin de compte tout s'interpose entre ce qu'on voulait devenir et soi, et on a perdu sa vraie personnalité pour toujours. »

(Eugene O. NEILL, *Long Day's Journey into Night*)

Les théories traditionnelles

Dans le chapitre 2, en décrivant le développement des théories psychanalytiques sur le deuil, nous avons attiré l'attention sur huit points sur lesquels ont existé et existent encore des controverses. Parmi ceux-ci, le huitième et dernier concerne l'étape du développement et les processus par lesquels un individu parvient à un état lui permettant désormais de réagir à une perte d'une manière saine*. Traditionnellement, en raison de la théorie de Freud des stades libidinaux, et de son article classique qui lie le deuil à la mélancolie, ou à un état dépressif comme nous l'appellerions maintenant, cette question a toujours été considérée sous l'angle suivant : où se situe le point de fixation auquel régressent les patients dépressifs ? Pour répondre à cette question, comme nous l'avons noté, la plupart, mais non la totalité des formulations

* *A healthy way. (N.d.T.)*

psychanalytiques supposent que cette étape se situe dans la petite enfance ; elles s'accompagnent donc du postulat que la capacité à réagir à une perte de manière favorable doit, si tout se passe bien au cours du développement, être atteinte au cours de cette même période précoce. A partir de cette position théorique, la déduction qui s'ensuit nécessairement est que si un enfant s'est développé de manière favorable durant la période donnée, sa réaction à une séparation se produisant ultérieurement sera saine. Ainsi, comme toutes ces hypothèses soutiennent que la période en question (qu'on la définisse comme la phase d'oralité, de symbiose, de narcissisme primaire ou d'identification primaire, ou bien encore celle au cours de laquelle la position dépressive est normalement atteinte), se produit avant le premier anniversaire ou peu après, elle prévoit de fait qu'un enfant qui s'est développé normalement durant cette période réagira sans aucun trouble pathologique à une perte subie au cours de la deuxième ou troisième année, ou plus tard encore. Ceci signifie qu'en principe ces hypothèses doivent pouvoir être soumises à une vérification empirique.

Bien que les données avec lesquelles nous travaillons (voir chap. 1) n'aient pas été recueillies dans le but de vérifier des hypothèses de ce type, pour autant qu'elles s'y rapportent, elles ne confirment pas cette opinion. Des enfants dont le développement antérieur semble avoir été raisonnablement satisfaisant peuvent néanmoins réagir à une séparation de leur mère se produisant durant la deuxième, troisième et quatrième années de vie par des processus de deuil qui ont des caractéristiques typiques de la pathologie ; et d'autre part, que la réaction devienne pathologique ou non semble être déterminé à un très haut degré par la manière dont l'enfant sera traité durant la période de séparation et par la suite (voir chap. 23 et 24). Dans des circonstances défavorables, à la fois la nostalgie et les reproches vis-à-vis de la mère qui a déserté se trouvent redirigés et déconnectés cognitivement de la situation qui les a suscités, et le résultat est qu'ils restent actifs bien que plus ou moins inconscients[1]. Alors qu'il serait

1. Dans la terminologie traditionnelle, on dit que la nostalgie et les reproches ont été déplacés et refoulés.

extraordinaire que le développement antérieur soit sans aucune influence sur le cours du deuil à cet âge, il n'existe aucune preuve qu'il soit aussi crucial que chacune des hypothèses en question l'exige. De plus, dans des chapitres ultérieurs, des données seront présentées qui montrent que des événements survenant plus tard, notamment la perte de la mère avant le dixième ou onzième anniversaire, associés à certaines conditions particulières, peuvent jouer un rôle fondamental dans le développement d'un état dépressif.

Que ces conclusions soient confirmées ou non, la théorie traditionnelle reste contestable sur au moins deux autres points. Le premier est la supposition qu'une hypothèse valable pour un état dépressif soit nécessairement valable également pour un deuil pathologique. Le deuxième point plus sérieux de fragilité de la théorie traditionnelle, se rapporte aux données et aux raisonnements ayant abouti à la conviction qu'un trouble de type dépressif est toujours dû à une fixation qui s'est produite durant la première année. Quand on examine ces propositions de près, il apparaît que les données qui les étayent sont de faible valeur (Bowlby, 1960*b*). De ce fait, la conviction qui en est issue que les déterminants principaux du deuil pathologique sont en vigueur dès le premier développement, est mal fondée.

Il est très intéressant par conséquent que dans le cadre de la tradition centrale de pensée psychanalytique, diverses théories alternatives se rapportant aux racines du développement de la pathologie dépressive et également implicitement du deuil pathologique, soient déjà explicitement ou non retrouvées dans les travaux d'Abraham (1924*a*), Gero (1936), Deutsch (1937), et Jacobson (1943) par exemple[1]. Dans ces études, on a mis en cause la perte durant l'enfance de la mère ou de l'amour de la mère. De plus, des études ultérieures sur les expériences infantiles de ceux qui, au cours de leur vie adulte sont prédisposés à la dépression, attirent l'attention sur un certain nombre d'autres formes de perturbations graves de la relation d'un enfant à ses parents (habituellement, mais en aucun cas exclusivement, sa mère).

1. Pour une revue complète de la pensée psychanalytique sur les troubles dépressifs, voir Mendelson (1974).

Position adoptée

Il est temps d'expliciter la position adoptée dans ce travail. Elle est issue de l'examen de plusieurs séries plus ou moins indépendantes de données dont la plupart ont déjà été revues soit dans ce volume, soit dans le volume II. Il s'agit des suivantes :

a / Données se rapportant aux modèles *(patterns)* de relations affectives que les personnes sujettes au deuil pathologique sont prédisposées *(biased)* à établir (chap. 11) ;

b / Données tirées d'études plus étendues (revues dans le volume 2, chap. 15 à 19), se rapportant aux expériences infantiles de personnes dont les relations affectives tendent à prendre les formes auxquelles on se réfère dans *a* / ;

c / Données se rapportant aux types de conditions psychosociales existantes au moment ou après une perte qui s'avèrent influencer le cours du deuil pour le meilleur ou pour le pire (ce volume, chap. 10) ;

d / Données se rapportant aux traits psychologiques qui s'avèrent caractériser le deuil pathologique lui-même (ce volume, chap. 9) ;

e / Et enfin les quelques données fragmentaires que nous possédons qui se rapportent aux expériences infantiles de personnes dont le deuil a pris un cours pathologique (qui ne sont pas les mêmes personnes que celles qui ont présenté des manifestations dépressives, bien qu'il y ait un chevauchement). Très régulièrement, les descriptions des personnes souffrant d'un deuil pathologique les mentionnent comme ayant été des enfants non désirés ou ayant souffert d'une séparation ou de la perte d'un parent ou encore d'avoir eu une enfance malheureuse ou source de tensions pour une raison ou pour une autre[1]. Il n'est pas rare que

1. Une étude récente des réactions d'analysants à la mort de leur analyste par Lord, Ritvo et Solnit (1978) montre qu'il existe des rapports importants entre des antécédents de perte et de privation durant la petite enfance et un deuil pathologique. Des vingt-sept patients étudiés, dix avaient réagi par « un deuil compliqué et prolongé », et onze par un deuil « normal ». Toutes les dix personnes du premier groupe « avaient été l'objet de privations émotionnelles significatives qui comprenaient un abandon, effectif ou psychologique, ou les deux à la fois ». Par contre, la fréquence de telles expériences était beaucoup plus faible chez ceux qui réagissaient par un deuil normal.

> les détails sur ces expériences manquent ; cependant, à partir des informations que nous possédons, et en les examinant à la lumière d'informations obtenues d'autres sources, il n'est pas difficile d'imaginer ce qu'ils ont pu être.

Les hypothèses que nous proposons ici et qui concernent les expériences infantiles qui prédisposent un individu à une réaction pathologique à la perte sont, d'après nous, à la fois compatibles avec les données que nous possédons concernant ces différents champs et, d'autre part, susceptibles d'être vérifiées empiriquement.

Cependant, avant de détailler ces hypothèses, il peut être utile de rappeler au lecteur la position théorique d'ensemble adoptée dans ce travail (précisée dans les volumes antérieurs, notamment le dernier chapitre du volume 2 : « Voies de croissance de la personnalité »), et d'indiquer comment elle s'applique à notre problème :

a / Les perturbations de personnalité qui comprennent une prédisposition à réagir à la perte par un deuil pathologique sont considérées comme étant le résultat d'une ou plusieurs déviations du développement qui ont pu prendre leur origine, ou ont pu se trouver aggravées, durant n'importe laquelle des années de la petite enfance, de la deuxième enfance, et de l'adolescence.

b / Les déviations sont le résultat d'expériences défavorables vécues par un enfant dans sa famille originaire (ou dans une famille substitutive), notamment des discontinuités dans ses relations et certains modes de réponse ou d'absence de réponse des figures parentales à son désir d'amour et de soins.

c / Les déviations consistent en des perturbations dans la manière dont le comportement d'attachement de l'individu concerné s'organise, habituellement dans le sens soit d'un attachement fait d'anxiété et d'insécurité, soit d'une affirmation véhémente d'autonomie.

d / Bien que les déviations une fois établies aient tendance à persister, elles restent cependant sensibles, dans une certaine mesure, aux expériences ultérieures, la conséquence étant qu'elles peuvent évoluer soit dans un sens plus favorable, soit dans un sens encore moins favorable.

e / Parmi les types d'expériences ultérieures pouvant affecter le développement de manière favorable, sont toutes les occasions qui donnent à l'individu enfant, adolescent ou adulte, une chance de vivre un attachement relativement sûr ; mais la possibilité de faire usage de telles occasions dépend de la manière dont son comportement d'attachement est déjà organisé, et des caractéristiques particulières de la relation en question.

Nous allons maintenant nous occuper des expériences infantiles pertinentes retrouvées dans les antécédents des trois types de personnalité vulnérable décrits dans le chapitre précédent : personnalités manifestant des attachements anxieux et ambivalents ; personnalités ayant tendance à soigner compulsivement ; et personnalités affirmant leur indépendance de tout lien affectif.

Les expériences prédisposant à des attachements anxieux et ambivalents

Les expériences infantiles de personnes ayant tendance à établir des attachements anxieux et ambivalents sont examinées en détail dans les chapitres 15 à 19 du volume 2. Les données présentées montrent que les individus de ce type ont bien plus tendance que ceux qui sont devenus des adultes sûrs d'eux-mêmes, à avoir eu des parents qui (pour des raisons liées à leur propre enfance et/ou des difficultés dans leur mariage) ont trouvé que les désirs de leurs enfants de recevoir de l'amour et des soins représentaient un fardeau, et y réagissaient avec irritation, en ignorant ces demandes, en grondant, ou en faisant la morale. De plus, les personnes angoissées ont davantage tendance que les autres à vivre des expériences bouleversantes additionnelles. Par exemple, certaines d'entre elles auront reçu des soins nourriciers d'une succession de personnes différentes ; certaines vont avoir vécu de brèves périodes d'internat au cours desquelles elles n'auront reçu que peu ou pas de maternage substitutif ; certaines auront eu des parents qui étaient séparés ou divorcés[1] ; d'autres encore auront subi un deuil durant leur enfance (voir chap. 17).

Néanmoins, bien que ceux qui établissent des attachements de type anxieux et ambivalent aient généralement vécu des discontinuités dans les soins parentaux et/ou aient souvent eu à subir un rejet de la part de leurs parents, le rejet a plus souvent été intermittent et partiel que complet. Le résultat en est que ces enfants, espérant encore recevoir amour et soins, mais profondément anxieux à l'idée d'être délaissés ou abandonnés, accroissent leurs demandes d'attention et d'affection, refusent d'être seuls et protestent vigoureusement si on les laisse effectivement seuls.

Il s'agit là d'un tableau des expériences et du développement des enfants qui est exactement le contraire de celui qui s'est répandu dans l'opinion publique d'une enfance gâtée et excessivement choyée, qui a malheureusement été incorporé très tôt dans la théorisation psychanalytique. Parmi les nombreuses conséquences malheureuses de cette conception se trouve le fait que les expériences infantiles qui jouent une part importante dans la prédisposition d'une personne à réagir à une perte par un deuil pathologique ont été méconnues ou n'ont été l'objet que de peu d'attention.

Julia était une patiente adulte souffrant d'un deuil pathologique qui décrivait une relation à sa mère dont je pense qu'elle est typique ; c'est elle (déjà décrite dans le chap. 9) qui, à la suite de la mort de sa mère, avait conservé sans l'utiliser une robe du soir rouge d'où elle s'attendait à voir émerger sa mère[2].

Julia, une secrétaire noire cultivée, fut vue pour la première fois huit mois après la mort de sa mère. Parmi ses symptômes, on notait la perte de l'intérêt, une extrême

1. Dans l'étude sur le deuil conduite à Harvard, Parkes et coll. rapportent que la probabilité d'avoir eu des parents séparés ou divorcés était sensiblement plus grande chez ceux dont le taux d'ambivalence était élevé, que pour ceux chez qui il était bas : la fréquence était respectivement de 27 % et 0 %. On notait également une différence significative en ce qui concerne la perte de la mère, du fait de sa mort ; la fréquence étant respectivement de 33 % et 17 %. Par contre, la fréquence de la perte du père du fait de sa mort était inversée : à savoir respectivement 7 % et 30 %.

2. Ce récit qui a été réécrit est tiré de Volkan (1975 : 340-344).

préoccupation autour de l'image de sa mère, de l'insomnie et des rêves inquiétants au sujet de sa mère dont elle se réveillait avec un sentiment de panique à l'idée que sa mère « pourrait ne pas être partie ». Bien que Julia ait conservé une façade gaie vis-à-vis des autres, il semble très probable que son état aurait évolué vers celui d'un deuil chronique.

Au cours de sa psychothérapie, Julia devait donner le récit suivant de sa vie. Elle était la plus jeune enfant d'une famille qui semble avoir eu beaucoup de difficultés. Par exemple, lorsqu'elle était âgée de six mois, sa mère avait dû rester alitée pendant un an à la suite de brûlures graves, et son père s'était mis à boire ; ce sont ses plus grands frères et sœurs qui s'étaient occupés de Julia. Après avoir quitté l'école, elle allait rester chez elle pour soigner sa mère qui était devenue veuve et qu'un diabète avait rendu invalide. Julia avait dû pour cela abandonner des bourses pour l'Université ainsi que des offres en mariage ; au lieu de quoi, elle était devenue une sorte de martyr. Constamment inquiète de la santé de sa mère, elle dormait au pied du lit de celle-ci de façon qu'au milieu de la nuit elle puisse fréquemment vérifier que sa mère était encore vivante. Dans la journée, elle faisait des vérifications semblables au moyen du téléphone.

Il semble que la mère de Julia trouvait toujours à redire ; elle est décrite comme ayant été « extrêmement exigeante, autoritaire, critique, et souvent dénigrante et humiliante » ; les enfants aînés n'avaient pas de temps à perdre sur elle. Il n'est pas surprenant que Julia, comme elle devait l'avouer plus tard, ait souvent souhaité que sa mère soit morte ; dans l'un des rêves qu'elle devait rapporter au cours de sa psychothérapie, elle poussait la chaise roulante de sa mère par-dessus un précipice.

Dans ce récit comme si souvent dans la littérature clinique, bien que nous sachions ce qu'était le comportement tyrannique de la mère de Julia, nous ne savons, par contre, pas ce qu'elle disait. Nous pouvons nous demander ce qu'étaient les mots et les phrases par lesquels la mère exprimait ses exigences et ses critiques. En quels termes et avec quel ton dénigrait-elle et humiliait-elle Julia ? En nous appuyant sur notre expérience clinique, nous pouvons supposer que sa mère devait minimiser les efforts que Julia faisait pour l'aider, se plaindre d'être délaissée, et rendre Julia responsable de tout revers dans son état de santé. Si mes hypothèses sont exactes, une enquête valable aurait probablement mis en évidence beaucoup d'autres détails du même ordre.

Dans une réflexion antérieure sur les expériences infantiles qui aboutissent à des états d'anxiété intenses, nous avons mis tout particulièrement l'accent sur les menaces parentales d'abandon de l'enfant ou de suicide. Quand il est l'objet d'une telle menace, souvent d'ailleurs faite de manière délibérée par une mère exaspérée dans une tentative de le contrôler, un enfant va devenir extrêmement angoissé à l'idée qu'il pourrait la perdre pour toujours. Il aura également tendance à être très en colère contre elle, bien que jusqu'à l'adolescence, il soit peu vraisemblable qu'il l'exprime ouvertement et directement. Que le comportement résultant soit celui d'un conformisme anxieux, ou celui d'une révolte violente, accompagnés d'un vernis d'indifférence, dépend en partie de l'existence d'une affection parentale authentique accompagnant les menaces, et en partie du sexe, de l'âge et du tempérament de l'enfant. Dans tous les cas, l'individu aura été élevé avec l'idée que si sa mère devait disparaître, la responsabilité lui en incomberait indiscutablement. Il n'est pas étonnant de ce fait que si sa mère vient à mourir, ou ultérieurement son épouse, il s'accuse d'être responsable de ce que cela soit arrivé.

A côté de ces enfants exposés à des menaces grossières et effrayantes, existent d'autres enfants dont les parents utilisent des pressions beaucoup plus subtiles. Un exemple en est la menace d'un parent de ne plus aimer son enfant s'il ne se conforme pas à certaines exigences. A ceci peut parfois s'ajouter l'affirmation que l'enfant est intrinsèquement incapable de susciter l'amour et que ce n'est qu'un parent dévoué et plein d'abnégation qui peut endurer sa présence.

Un cas particulier de relation extrêmement « dépendante » est celle où un parent utilise des techniques de ce type pour forcer son enfant à s'occuper de lui (pour des raisons qui sont faciles à comprendre une fois que les expériences infantiles du parent lui-même sont connues, voir volume 2, chap. 18). La description qui suit d'un célibataire de quarante-cinq ans qui était devenu extrêmement déprimé après la mort de sa mère est une illustration de la manière dont ce type de relation peut se développer et également comment elle aboutit à une réaction pathologique à la perte. Dans ce cas les renseignements ont été fournis par le patient lui-même au cours d'une thérapie qui a commencé deux ans après son deuil[1].

> Enfant unique dont le père était parti lorsqu'il était encore un nourrisson, M. D... avait été élevé par sa mère toute seule ; ils avaient vécu tous deux ensemble jusqu'à sa mort. Au début de sa thérapie, il devait parler d'elle comme s'il s'agissait d'un être supérieur et hors de ce monde. Par la suite cependant, il devint évident que derrière cette image idéalisée, il y avait une femme qui, d'une manière tyrannique, avait exigé son obéissance absolue, tout en ridiculisant simultanément les tentatives qu'il pouvait faire d'avoir une existence indépendante. M. D... avait grandi avec l'idée qu'il était une charge pour sa mère, qu'il ne méritait pas son amour et son attention, et qu'il ne pourrait être accepté par elle que s'il mettait tous ses efforts en œuvre. Devenu adulte, il devait continuer à vivre avec elle « dans un état de quasi-esclavage », et l'avait entretenue d'un point de vue matériel jusqu'à sa mort.
>
> Après sa mort, il avait désespéré de son avenir, avait abandonné son emploi, et n'était sorti de chez lui que pour acheter à manger et se rendre chez des médecins chez qui il se plaignait de divers maux somatiques. Quand ses économies eurent disparu, il vendit ses possessions et s'installa dans une chambre minable.

Dans son commentaire de ce cas, Bemporad note que M. D... avait à la fois accepté l'idée que sa mère se faisait de lui, et le rôle qu'elle avait exigé qu'il assume. Dans la perspective adoptée ici, nous notons de plus qu'il avait accepté l'idée que sa mère se faisait d'elle-même, et qu'elle l'avait entravé et attaché à elle par un certain nombre de techniques entrecroisées. D'un côté, elle avait fait en sorte que son amour et son approbation soient fonction de l'obéissance de son fils à toutes ses exigences, en particulier qu'il prenne constamment soin d'elle ; d'un autre côté, elle l'avait conduit à penser qu'il était intrinsèquement incapable de susciter de l'amour et

1. Ce récit, qui a été réécrit, est tiré de BEMPORAD (1971).

que de ce fait il ne pourrait jamais gagner l'amour de quelqu'un d'autre.

Ni dans le cas de M. D..., ni dans celui de Julia, les thérapeutes n'ont évoqué la possibilité que la mère du patient ait pu utiliser la menace d'abandonner le patient comme moyen de parvenir à ses fins. Mais je pense que tant que l'on n'a pas spécifiquement exploré cette possibilité et manqué de trouver de preuves en ce sens, on ne peut affirmer qu'aucune menace de ce type n'ait jamais été faite.

Ajoutées aux pressions examinées et décrites ci-dessus, existent encore beaucoup d'autres modalités par lesquelles un parent peut s'assurer l'obéissance de son enfant. Par exemple, il est très facile d'induire un sentiment de culpabilité chez un enfant en insistant depuis son plus jeune âge que son comportement méchant rend son père ou sa mère malade, et pourra s'il continue, être la cause de leur mort. Ceci nous amène à examiner les expériences infantiles de ceux qui sont devenus des adultes prédisposés à soigner compulsivement les autres.

Les expériences prédisposant à soigner compulsivement

Il ne semble pas exister d'études systématiques des expériences infantiles qui contribuent à cette prédisposition. Néanmoins, l'expérience clinique, et l'étude de certains individus reconnus comme agoraphobiques ou phobiques scolaires (voir volume 2, chap. 18 et 19), mettent nettement l'accent sur certaines caractéristiques.

Au moins deux types d'expériences infantiles assez différentes l'une de l'autre sont retrouvées dans la biographie de ceux qui vont devenir des soignants compulsifs.

Dans le premier, des soins maternels intermittents et insuffisants étaient la règle durant la première enfance, pouvant avoir été jusqu'à la perte définitive. Puisque cette question va être abordée dans des chapitres ultérieurs (21 et 23), nous n'en dirons pas davantage ici.

Un autre type de vécu est celui de l'enfant soumis à des pressions pour qu'il s'occupe d'un parent malade, angoissé ou hypochondriaque. Dans certains cas, l'enfant est amené à penser qu'il est lui-même responsable de la maladie de son parent, et qu'il a de ce fait une obligation à assumer la fonction de soignant. Dans d'autres cas, sans qu'on le tienne pour responsable de la maladie, il est néanmoins amené à avoir le sentiment qu'il a la responsabilité de s'occuper de son parent. Comme dans la majorité des cas, le parent est la mère, ce qui suit a été écrit comme s'il en était toujours ainsi.

Dans certains cas, la mère est physiquement malade. Par exemple, une femme fut enceinte de manière inattendue passé la quarantaine, et à la suite d'une grossesse et d'un accouchement difficiles, devait souffrir chroniquement d'une tension artérielle élevée. Le bébé, un garçon (qui manifestement n'avait pas été désiré) sut dès son plus jeune âge que c'était indiscutablement lui qui avait rendu sa mère malade et qu'il était donc de sa responsabilité de s'occuper d'elle. C'est à quoi il se dévoua jusqu'à ce qu'elle mourut lorsqu'il était adolescent. Une fois qu'il eut quitté l'école et se mit à gagner sa vie, il rencontra une femme nettement plus âgée que lui pour qui il éprouva un attachement très fort ; elle avait elle-même vécu une vie difficile ; il s'empressa de se charger de toutes les responsabilités la concernant.

Dans un autre cas semblable, la mère d'un enfant âgé de cinq ans souffrait d'un diabète grave. Une nuit, elle devait tomber dans un coma diabétique et fut emmenée en ambulance à l'hôpital où elle allait récupérer. Par la suite, la mère allait recourir à son fils pour qu'il l'aide à faire ses injections d'insuline et pour qu'il s'occupe d'elle de diverses autres manières. Il le fit, constamment hanté par le souvenir de cette mère emmenée de la maison dans un état qui lui paraissait celui de l'agonie. Terriblement angoissé à l'idée que quelque chose de semblable puisse se reproduire pendant son sommeil ou quand il était absent de la maison, il restait éveillé toute la nuit, et se mit à refuser d'aller à l'école : à l'âge de dix ans, on l'adressa à la Tavistock Clinic avec le diagnostic de « phobie scolaire ».

Ce cas est une illustration des similarités entre les expériences familiales qui conduisent aux types de personnalité que nous examinons maintenant, et les expériences familiales d'individus chez qui le diagnostic de phobie scolaire ou d'agoraphobie a été posé[1]. Dans les deux cas existe généralement un parent qui a utilisé, et qui est peut-être encore en train d'utiliser, de fortes pressions pour inverser la relation en exigeant du fils ou de la fille qu'ils soient ceux qui donnent les soins. Dans les deux cas, plus on a fait agir des pressions morales ou autres sur le fils ou la fille, plus il ou elle sera attaché(e) au parent et plus l'idée de quitter le domicile des parents entraînera angoisse et culpabilité mais plus il aura de ressentiment et d'amertume au fond de lui-même d'avoir été traité ainsi. De plus, si effectivement le parent devait se trouver gravement malade, il est presque inévitable que celui qui donne les soins se sente encore plus effrayé et coupable. Enfin si le parent devait mourir, on voit à quel point il est facile que le soignant assume toute la responsabilité et, dirigeant sur lui-même tout le ressentiment qu'il éprouve, se mette à développer un deuil chronique.

Les données qui concernent les expériences familiales et les modèles de relations affectives des patients chez qui le diagnostic de phobie scolaire ou d'agoraphobie a été posé, et les événements courants qui les précipitent dans des crises émotionnelles, données qui ont été précisées dans les chapitres 18 et 19 du volume 2, sont en tous points conformes avec les vues exprimées dans ce chapitre. Il est donc particulièrement intéressant que chez une proportion significative, tant d'enfants que d'adultes considérés comme phobiques, l'état aigu ait été précédé de la maladie ou de la mort subite du père ou de la mère, ou d'un autre parent proche, habituellement comme l'écrit Roth (1959), « d'un parent vis-à-vis duquel le patient était extrêmement dépendant ».

1. Depuis que le chapitre 19, volume II a été écrit où les rapports étroits entre les états phobiques de l'enfance et de l'âge adulte avaient été examinés, des données additionnelles ont été publiées. Dans une étude catamnestique de cent adolescents qui avaient été soignés pour phobie scolaire, il a été trouvé qu'après un intervalle dont la moyenne était de trois ans, environ un tiers souffraient de perturbations émotionnelles graves, y compris six (cinq filles et un garçon) qui avaient développé des symptômes agoraphobiques graves et persistants (Berg et coll., 1976). Dans une autre étude, on a trouvé chez les enfants âgés de onze à quinze ans d'un groupe de femmes agoraphobiques, que pas moins de 14 % souffraient de phobies scolaires. Les mères de ces enfants à phobie scolaire avaient plus souvent souffert de phobie scolaire en tant qu'enfants que les autres mères (Berg, 1976). Ces résultats sont très fortement en faveur de l'idée que les deux états ont des points communs sur le plan psychopathologique.

Les expériences prédisposant à l'affirmation de l'indépendance de tous liens affectifs

Du fait qu'aucune étude systématique n'a été entreprise sur les expériences infantiles de personnes ayant tendance à affirmer leur autonomie émotionnelle, nous devons à nouveau recourir pour notre information à une collection hétérogène d'observations cliniques. Cependant à partir de celles-ci, un certain nombre de modèles se dessinent assez clairement.

De même que dans le cas des soins compulsifs, il semble que deux types d'expériences infantiles assez différentes l'une de l'autre soient prévalentes. L'une d'entre elles est la perte d'un parent durant l'enfance, l'enfant devant à partir de ce moment se débrouiller seul. L'autre est l'attitude critique et inamicale d'un parent à l'égard des désirs habituels d'amour, d'attention et de soutien d'un enfant. Il semble qu'il ne soit pas rare qu'une personne qui a évolué dans le sens de l'affirmation de son indépendance de tous liens affectifs, ait été en fait exposée à un mélange d'expériences des deux types.

Les familles se différencient énormément les unes des autres selon la manière dont elles tiennent compte du rôle des liens affectifs et du comportement d'attachement dans la vie des membres de la famille. Dans une famille peut exister un profond respect pour les liens affectifs, une réaction prompte aux expressions du comportement d'attachement, et une compréhension empreinte de sympathie pour l'angoisse, la colère et la détresse suscitées par une séparation temporaire d'une personne aimée, ou par une perte permanente. Souvent, on encourage l'expression des pensées et des sentiments, et un soutien rempli d'amour est offert lorsqu'il est demandé. Dans une autre famille par contre les liens affectifs ne sont pas appréciés, le comportement d'attachement est considéré comme enfantin et signe de faiblesse et il est repoussé ; toute manifestation de sentiments est désapprouvée et le mépris est exprimé vis-à-vis de ceux qui pleurent. Parce qu'ils sont condamnés et méprisés, un enfant finira par inhiber ses comportements d'attachement et par masquer ses sentiments.

De plus, il en vient comme ses parents à considérer son ardent désir d'amour comme une faiblesse, sa colère comme un péché, et son chagrin comme enfantin.

Certains des individus exposés à ce dernier type d'expériences familiales durant leur enfance, vont devenir durs et opiniâtres en grandissant. Ils pourront être des individus compétents et apparemment indépendants, et il se peut qu'ils traversent la vie sans jamais manifester de signe d'effondrement. Pourtant il pourra s'avérer difficile de travailler et de vivre avec eux, car ils ont peu de compréhension aussi bien pour les autres que pour eux-mêmes, et il leur arrive facilement d'être remplis de jalousie et d'un ressentiment brûlants. De plus, s'ils arrivent à avoir assez confiance pour pouvoir en parler à un thérapeute, leur sentiment d'être isolés et de ne pas être aimés, est triste au possible ; et surtout lorsqu'ils sont plus âgés, le risque est grand chez eux d'états dépressifs, d'alcoolisme et de suicide. Même quand ils ne deviennent pas eux-mêmes des cas psychiatriques, ils peuvent être responsables de l'effondrement d'autres personnes : conjoint, enfants, employés. Winnicott (1960) a utilisé le terme de « faux self » pour désigner le Soi qu'une telle personne éprouve et que volontairement ou involontairement elle manifeste au monde alentour. Ce terme est préférable à celui de « narcissique » quelquefois utilisé par des psychanalystes pour décrire ce type d'individus.

Cependant, toutes les personnes exposées à ce type d'expériences infantiles ne vont pas développer une personnalité aussi fortement organisée. Chez beaucoup d'entre elles, la dureté et l'indépendance sont plus fragiles et il semble que ce soit parmi ces personnes que seront recrutés une proportion importante de ceux qui, au cours de leur vie, vont développer une réaction pathologique à la perte. Sa forme probable est l'absence prolongée de deuil conscient. Des exemples en ont été, donnés dans le chapitre 9 : voir les comptes rendus concernant Mme F... et M. AA...

Le compte rendu qui suit d'un jeune homme de vingt-trois ans dont les efforts vers l'indépendance allaient en s'effondrant, présente de nombreuses caractéristiques dont je pense qu'elles sont typiques d'individus de ce type. Ce récit est présenté non pas comme un exemple de deuil pathologique, mais pour les précisions apportées sur la manière dont ce jeune homme avait été traité en tant qu'enfant, et de comment il y avait réagi[1].

Au moment de l'entretien avec un psychiatre avant son admission à l'hôpital, M. G... était extrêmement déprimé et parlait sans émotion apparente de la probabilité de son suicide. Un an plus tôt, il avait fait une tentative de suicide timide ; la prochaine fois, affirmait-il, il s'assurerait de son coup. Quand on lui proposa une hospitalisation, il l'accepta d'une manière neutre et passive, insistant cependant que son état d'esprit était moins une maladie qu' « une philosophie de la vie ». A ce moment existait un sérieux doute sur la possibilité d'un état schizophrénique.

Il s'agissait d'un beau jeune homme de grande taille qui ne devait jamais présenter aucune caractéristique de psychose durant son hospitalisation. Mais il allait rapidement se singulariser par un comportement à la fois coopérant et non conventionnel.

Au cours de deux entretiens avec son psychothérapeute avant le commencement du traitement, il lui décrivit ce qui lui apparut à elle comme « une vie entière passée à prétendre anxieusement être une personne indépendante ». Bien qu'à l'école il fut à la fois bon en travail et en sport, il était gêné à l'idée d'être en compétition et s'était retenu intentionnellement de gagner ; néanmoins, il avait poursuivi jusqu'à l'Université et avait obtenu un diplôme. Bien qu'il ne supportât pas d'être seul, d'être avec d'autres était une source de conflits. D'un côté, il souhaitait être reconnu ; d'un autre, il était pétrifié de peur que ses propos ne tombent à plat. Souvent, dit-il, il jouait à être cynique et sarcastique.

Pendant un certain temps, il avait été fiancé ; mais ceci devait également être une source de conflits. Car non

1. Ce compte rendu est une version extrêmement abrégée d'une observation très complète donnée par LIND (1973) pour le matériel duquel elle a fait appel aux détails donnés dans la lettre de son correspondant, à de brèves notes écrites par elle immédiatement après chacune des dix-neuf séances bi-hebdomadaires de la thérapie, et d'un récit écrit par le patient après la fin de son traitement dans lequel il décrit son état avant et après celui-ci. Elle note que les éléments biographiques « ne lui avaient pas été confiés autrement que par bribes avant que le patient n'ait changé ». D'un point de vue scientifique, le défaut majeur de ce document, est que toutes les informations concernant l'enfance du patient viennent du patient lui-même, et de ce fait restent invérifiables.

seulement il était extrêmement effrayé à l'idée que sa fiancée puisse le quitter, mais il avait également peur de devenir trop dépendant d'elle. Quand elle regardait ailleurs, il était extrêmement jaloux ; alors il essaya de se guérir de sa jalousie en encourageant sa fiancée à lui être infidèle. Quand il se rendit compte qu'elle avait suivi sa recommandation, il se sentit extrêmement angoissé : « pas de colère », prétendait-il, « mais quelque chose s'est effondré en moi ».

M. G... était l'aîné d'une famille nombreuse catholique ; quand il atteignit l'âge de trois ans, il avait déjà deux jeunes frères. Ses parents, disait-il, se disputaient à la fois souvent et violemment. Pendant ses premières années de vie, son père avait travaillé de longues heures loin de la maison pour apprendre son métier. La mère était toujours imprévisible. Elle était souvent si affolée devant les disputes de ses enfants qu'elle s'enfermait pendant des jours entiers dans sa chambre. Plusieurs fois, elle avait quitté le domicile emmenant les filles avec elle, mais laissant les fils au père.

On lui avait dit qu'il avait été un bébé malheureux, mauvais mangeur et mauvais dormeur, qu'on avait souvent laissé seul à pleurer pendant de nombreuses heures. Ses pleurs, disait-on, n'avaient été que pour tenter de contrôler ses parents et se faire gâter. Il se rappelait que lorsqu'il avait eu une appendicite, il était resté toute la nuit éveillé à gémir ; mais ses parents n'avaient rien fait et, au matin, il était gravement malade. Par la suite durant sa thérapie, il devait se rappeler combien il était bouleversé d'entendre ses jeunes frères et sœurs pleurant sans que ses parents s'en occupent, et combien il les avait haïs et avait eu envie de les tuer.

Il s'était toujours senti comme un enfant perdu et n'arrivait pas à comprendre pourquoi il avait été rejeté, ou du moins pourquoi il avait eu le sentiment d'être rejeté. Son premier jour à l'école avait été, disait-il, le jour le plus épouvantable de sa vie. Cela lui avait paru constituer la manifestation définitive du rejet de sa mère ; il s'était senti désespéré toute la journée et n'avait cessé de pleurer. C'est à la suite de cela qu'il en était venu graduellement à cacher tout désir d'amour et de soutien ; il n'avait jamais voulu demander d'aide ou qu'on fasse quelque chose pour lui.

Maintenant, au cours de sa thérapie, il était effrayé à l'idée qu'il pourrait s'effondrer et pleurer et souhaiter qu'on le materne. Il était sûr que ceci amènerait son thérapeute à le trouver « assommant » et à considérer son comportement comme un moyen d'obtenir de l'attention, et que s'il devait lui dire quoi que ce soit de personnel, elle s'en trouverait offensée et peut-être irait s'enfermer dans sa chambre.

Le traitement devait progresser plus rapidement qu'on n'aurait pu s'y attendre. Ceci était probablement dû en partie au fait que le « faux self » n'était pas trop fortement organisé, et en partie au fait que son thérapeute, familière de Winnicott, avait une bonne compréhension de ce que ses vrais désirs et sentiments pouvaient être. Par la suite, il devait rédiger un texte où il se décrivait avant le début de son traitement et où il expliquait comment, durant de nombreuses années, il avait été vaguement conscient de l'existence de « deux « je » *(me)*, le vrai « je »... pétrifié devant l'idée de se révéler... (qui) haïssait l'autre « je »... qui se conformait aux exigences sociales ». Le vrai « je », disait-il émergeait parfois brièvement, par exemple quand il éprouvait de l'empathie pour une personne se trouvant dans la même situation que lui. Il y eut des occasions, écrivait-il, où il eut le sentiment qu'il pouvait se trouver suffisamment inspiré pour « entreprendre une grande mission de réforme de l'humanité pour ce monde malheureux et sans amour ». Il n'a pas été précisé dans le compte rendu publié ce qui avait entraîné l'effondrement de M. G... mais les données laissent penser que ce fut la rupture des fiançailles, même si, comme cela paraît probable, il a joué lui-même une part importante dans leur survenue[1].

Notons que dès le chapitre 9, nous avions des récits d'individus dont le deuil avait évolué défavorablement et qui décrivaient comment du fait de leurs expériences infantiles, ils s'étaient construits une coquille protectrice (comme par exemple Mme I...), ou avaient appris à étouffer leurs sentiments (par ex. Mme Y...). Nous retrouvons à la fin du chapitre 10 des descriptions par des personnes en deuil des obstacles au deuil qu'ont constitués les recommandations de parents ou d'amis qu'ils se reprennent et qu'ils arrêtent

1. Une étude de la psychopathologie de ce patient, en référence à la théorie esquissée dans le chapitre 4, sera trouvée vers la fin du chapitre suivant.

de pleurer. Nous avons appris combien cela pouvait être utile pour une personne en deuil qu'on lui donne l'occasion de s'étendre sur tous les détails du passé, d'exprimer sa nostalgie, sa colère et son chagrin, et de pleurer.

A la lumière de ces considérations, ainsi que des descriptions des effets sur de jeunes enfants de l'exigence de leurs parents qu'ils ne pleurent pas (voir chap. 1 et 23), nous avançons l'hypothèse que l'un des déterminants majeurs de la manière dont une personne va réagir à une perte est la façon dont ses parents ont évalué son comportement d'attachement et tous les sentiments qui l'accompagnent, et comment ils y ont réagi durant sa petite enfance, sa seconde enfance et son adolescence. Des effets particulièrement défavorables sont attribués aux remarques dénigrantes et sarcastiques faites par les parents ou les substituts parentaux, chaque fois qu'un enfant se sent dans un état de détresse et recherche un soutien. Il est considéré comme établi que les injonctions « ne pleure pas », « ne sois pas un bébé pleurnichard », « je ne t'aimerai pas si tu pleures » peuvent créer des dommages insondables, tout particulièrement lorsqu'elles sont exprimées sur un ton méprisant. Au lieu qu'on lui permette de partager ses moments de peur, de malheur et de chagrin, l'individu traité ainsi est conduit à se renfermer sur lui-même et à assumer seul ses peines. Je pense également que plus ceci aura commencé tôt dans la vie, et plus les pressions auront été fortes, plus les dommages causés seront grands.

Dans ce chapitre, il a été pratique d'examiner sous des rubriques différentes les divers types d'expériences infantiles dont les données suggèrent qu'elles sont responsables en bonne partie des diverses formes de personnalité reconnues comme étant prédisposées à évoluer vers un deuil pathologique. Bien entendu, dans la vie, toutes les combinaisons de telles expériences peuvent survenir avec pour résultat une diversité correspondante des types de personnalités perturbées. Dans le chapitre suivant, les caractéristiques principales du deuil pathologique et les processus psychologiques qui en sont responsables sont examinés à la lumière de la position théorique esquissée dans le chapitre 4.

CHAPITRE 13

Les processus cognitifs contribuant aux variations dans les réactions à la perte

« Il n'est pas possible de penser que je ne m'assiérai plus jamais avec vous et que je ne vous entendrai plus jamais rire. *Que tous les jours pour le restant de mon existence, vous serez absent.* Personne à qui parler de mes plaisirs. Personne pour m'inviter à faire une promenade, à aller « sur la terrasse ». J'écris dans un livre vide. Je pleure dans une pièce vide. Il ne pourra plus jamais y avoir de réconfort. »

(CARRINGTON[1])

Un cadre pour la conceptualisation des processus cognitifs

Dans les chapitres précédents, j'ai passé en revue les nombreuses variables qui ont une influence sur le cours du deuil, y compris certaines particularités de la personnalité de l'endeuillé, ainsi que les types d'expériences infantiles dont les données suggèrent qu'elles contribuent à leur développement. Ici et là, les processus psychologiques, par l'intermédiaire desquels ces variables semblent agir, ont été indiqués, mais aucune attention systématique ne leur a encore été

1. Note de son journal intime après la mort de Lytton Strachey (D. GARNETT (édit.), 1970).

accordée. C'est ce défaut que je vais maintenant tenter de combler.

Toutes les situations que nous rencontrons dans la vie sont interprétées en fonction des modèles de représentation que nous avons du monde qui nous entoure et de nous-mêmes. Une information qui nous parvient par l'intermédiaire de nos organes sensoriels, est sélectionnée et interprétée en fonction de ces modèles ; sa signification pour nous, et pour ceux auxquels nous tenons, est évaluée en fonction de ceux-ci, et des plans d'action sont conçus et exécutés avec ces modèles à l'esprit. De plus, de la manière dont nous interprétons et évaluons chaque situation dépend également comment nous nous sentons. Quand une situation se produit que nous évaluons comme nocive pour nos intérêts ou pour ceux des personnes auxquelles nous tenons, notre premier mouvement instinctif est d'essayer de rectifier la situation. Dans toute tentative de cet ordre, nous analysons ce qui semble avoir été la cause de la situation et nous organisons notre plan d'action de façon correspondante. Bien entendu, notre analyse de la causalité se fait par référence aux modèles de représentation que nous pouvons avoir des objets et des personnes qui jouent un rôle dans la situation ; nos plans d'action sont conçus en fonction du répertoire d'actions qui est à notre disposition.

Dans les chapitres 14 et 20 du volume II, une description est donnée de la manière dont un enfant au cours de son développement se constitue des modèles opératoires de son monde, et de lui-même en tant qu'agent dans ce monde. Il a été noté tout particulièrement que les données pour la construction des modèles étant issues de sources multiples, il existe toujours une possibilité que ces données soient incompatibles entre elles et que, de plus, pour une minorité d'enfants de telles incompatibilités peuvent être régulières et persistantes. L'exemple a été donné d'un parent qui affirme qu'il aime son enfant alors que le vécu de première main de l'enfant des actions de son parent suggèrent l'inverse. Dans un tel cas, l'enfant se trouve devant un dilemme. Doit-il accepter l'image telle qu'il la voit lui-même ? Ou doit-il accepter celle que son parent affirme être vraie ? Plusieurs résultats possibles ont été esquissés, dont le plus fréquent est probablement un compromis incommode où l'enfant accorde un certain crédit à chaque série de données, et oscille avec une certaine gêne entre deux paires incompatibles de modèles, chaque paire consistant en un modèle de son parent et un modèle complémentaire de lui-même.

Ce cadre de théorie cognitive, qui a été développée dans le chapitre 4 de ce volume fournit certains des composants fondamentaux permettant de faire avancer la théorie du deuil.

Quand une information nous parvient concernant une nouvelle situation, elle peut être traitée avec une plus ou moins grande hâte, plus ou moins adéquatement, et plus ou moins complètement. Par exemple, plus une situation paraît être nocive pour nous, et plus nous agirons rapidement. En évaluant la situation rapidement et en agissant promptement, les dommages peuvent être diminués ou même évités complètement. Pourtant la vitesse se paye. La perception peut être inexacte, l'évaluation inadéquate et le plan d'action prévu médiocre. Le résultat comme on le sait bien, c'est que plus on se hâte et moins on va vite.

Il existe de plus certaines informations qui s'avèrent difficiles à traiter. Par exemple les informations qui sont incompatibles avec nos modèles existants, ce qui est illustré par le peu de cas que nous ferons (ou l'indifférence que nous manifesterons à l'égard) de données qui se trouvent être en conflit avec une théorie qui nous est chère. En général, quand une nouvelle information se heurte à des modèles établis, ce sont les modèles qui triomphent : pratiquement toujours à court terme, très souvent à long terme.

Bien qu'à court terme, un modèle existant, s'il est solidement implanté, tend à exclure toute nouvelle information incompatible, à long terme un vieux modèle pourra se trouver remplacé par un modèle nouveau. Néanmoins, bien des indices laissent penser que nous n'entreprenons un tel remplacement qu'à contrecœur. Au départ, il faut que nous soyons convaincus que la nouvelle information est d'une telle valeur et importance qu'une révision des modèles est vraiment nécessaire. Par la suite, une fois embarqués dans la tâche, nous n'y procédons que par à coups, et nous referons souvent appel au modèle vieux et familier, même si nous savons qu'il est périmé. L'un dans l'autre, il s'avère que le démantèlement d'un modèle qui a joué, et qui joue encore, un rôle majeur dans notre vie quotidienne, et son remplacement par un nouveau modèle, constitue une tâche lente et ardue, même lorsqu'en principe la nouvelle situation est la bienvenue. Lorsque la nouvelle situation n'est par contre pas la bienvenue, la tâche est non seulement ardue, mais elle est également douloureuse, et peut-être bien effrayante également.

Certaines situations, qui sont nouvelles, et qui ne sont pas les bienvenues, peuvent en vérité apparaître à première vue si consternantes que nous redoutons de reconnaître même leur existence. Ceci a pour résultat que nous retardons le moment d'évaluer leur vraie dimension, et que nous n'esquissons pas de plans pour leur faire face. Un tel retard est d'autant plus probable que l'évaluation préliminaire a permis de penser que la situation était irréversible. En effet, s'il en était ainsi, nous serions confrontés à la tâche de devoir remplacer des modèles existants par de nouveaux modèles dans des circonstances où le changement n'est pas du tout souhaité. Il n'est donc pas étonnant de ce fait que la perte d'une personne aimée, crée des difficultés psychologiques très grandes qui viennent s'ajouter à la profonde détresse.

Nous allons décrire quelques-uns des processus de deuil normal en utilisant ce cadre de référence.

Lorsqu'un lien affectif est brisé, on note généralement dans un premier temps l'enregistrement de l'information en question, couplée à une incapacité de l'évaluer plus que superficiellement : c'est la période d'engourdissement. A partir de là, la poursuite des évaluations se fera par poussées avec de nombreux intervalles. Durant une poussée, certaines implications de l'information déjà enregistrée sont prises en considération, ou ré-examinées alors que d'autres sont encore évitées ; simultanément, des informations supplémentaires peuvent être recherchées. Ces informations supplémentaires peuvent avoir pour tâche de contester, de vérifier ou encore d'amplifier les informations antérieures ; ou bien elles peuvent avoir pour tâche de contester ou de confirmer des implications qui avaient déjà été acceptées avec une certaine hésitation ; ou bien encore d'explorer les limites ou les possibilités offertes par la situation telle qu'elle semble se présenter maintenant. A chaque intervalle entre les poussées, par contre une partie ou la totalité des informations concernant les modifications, qui avaient déjà été reçues, auront tendance à être exclues, tandis que les vieux modèles et les vieilles croyances seront partiellement ou totalement réétablis. D'où les oscillations de sentiments que nous avons déjà illustrés.

Durant le processus de réception et d'évaluation des informations qui découlent de toute modification majeure, une personne stable va habituellement rechercher l'aide d'un compagnon. Il lui demande de démentir ou de vérifier l'information, de confirmer ou d'infirmer son évaluation initiale, de l'aider à examiner comment et pourquoi l'événement s'est produit, ce que ses conséquences ultérieures pourront être, de quoi sera fait l'avenir, et quel plan d'action convient, si tant est qu'il y en ait qui convienne. Un compagnon de valeur sera d'une grande utilité dans toutes ces questions. Mais, en fonctionnant également comme figure d'attachement et en prodiguant des soins, ce compagnon pourra jouer un rôle encore plus grand. Car, du fait même de sa présence, l'angoisse de la personne en deuil sera réduite, son moral réconforté, ses évaluations faites avec moins de hâte, et les actions nécessaires pour faire face aux situations seront choisies et organisées plus judicieusement.

Il n'est pas exceptionnel qu'après un deuil la situation à laquelle la personne doit faire face comporte précisément le fait que la mort a entraîné la perte de la seule personne à laquelle elle avait l'habitude de se confier. Ainsi, non seulement la mort est un coup désastreux, mais la personne même vers qui il serait naturel de se tourner en cas de désastre n'est plus là. De ce fait, si le deuil doit suivre un cours favorable, il devient essentiel que la personne en deuil puisse trouver un réconfort ailleurs.

Qu'une personne en deuil soit capable à la fois de recevoir et d'accepter de l'aide est fonction de trois variables interconnectées :

— qu'un consolateur potentiel soit disponible ;
— et si oui, que sa manière de faire soit secourable ;
— quand un consolateur est à la fois disponible et potentiellement secourable, que la personne en deuil soit capable de lui faire confiance et de se confier à lui.

Dans le chapitre 10, nous avons examiné les deux premières de ces variables. Nous allons maintenant examiner le rôle de la troisième.

Prédispositions cognitives affectant les réactions à la perte

Quand il est confronté à une information signifiant qu'une perte s'est produite, chaque individu va la traiter de sa propre manière spécifique : plus ou moins lentement, plus ou moins complètement, plus ou moins exactement ; cela dépend des structures cognitives à travers lesquelles l'information passe. L'effet global de ces structures sur le traitement de l'information peut être désigné sous la dénomination de prédisposition cognitive *(cognitive bias)* de l'individu.

Il est clair que les directions vers lesquelles un individu va se trouver cognitivement prédisposé, sont fonction des modèles de représentation de ses figures d'attachement et de lui-même qu'il s'est constitué durant son enfance et son adolescence, et si les points de vue avancés dans ce travail s'avèrent exacts, ceux-ci à leur tour sont fonction de ses expériences dans sa famille durant ces années. Ce que seront effectivement ses réactions dépend ensuite de l'interaction entre les conditions qui entourent ou qui succèdent à la perte, et ses prédispositions cognitives à réagir d'une façon donnée à cette situation (et peut-être sur des interactions avec d'autres variables également). En particulier, je prétends que les types d'expériences infantiles qu'une personne a vécues jouent un rôle critique. En effet, par l'intermédiaire de ses modèles de représentation, ces expériences sont en grande partie responsables : premièrement du modèle de ses relations affectives durant sa vie, et deuxièmement, des prédispositions cognitives qu'il introduira dans toute perte qu'il pourrait subir.

Après ces réflexions, nous pouvons décrire un certain nombre de zones où les prédispositions cognitives spécifiques d'un individu donné peuvent exercer une influence de portée lointaine sur la manière dont il réagit à une perte, ainsi qu'aux diverses circonstances qui l'entourent, et ainsi déterminer pour une large part le cours que prendra son deuil. Un certain nombre de ces prédispositions concernent la manière dont sera interprétée l'information qui aura pu être traitée ; d'autres concernent le degré d'acceptation et de traitement adéquat de l'information ou, au contraire, son degré d'exclusion défensive. Parmi les prédispositions facilement reconnues, on peut citer les suivantes :

a / Comment la personne en deuil comprend le rôle joué dans la perte par la personne morte elle-même ;

b / Comment elle comprend son propre rôle dans la perte et comment la personne morte pourrait le considérer ;

c / Ce qu'elle attend d'une personne qui pourrait proposer une assistance ;

d / Combien elle est consciente de ses constructions projetées sur les événements passés et de leur influence envahissante sur ses attentes dans le présent ;

e / A quel point ses constructions et ses attentes sont ouvertes à de nouvelles informations et donc à une révision, ou sont au contraire fermées.

Une grande partie de ce qui est désigné dans ce chapitre sous le terme de prédisposition cognitive, est habituellement désigné dans la littérature psychanalytique conventionnelle sous le terme de phantasme. Il y a cependant un certain nombre de raisons pour ne pas utiliser ce terme. L'une d'entre elles est que le mot phantasme est maintenant très largement utilisé pour désigner pratiquement n'importe quel processus cognitif. Une autre raison est que peu d'efforts systématiques ont été faits pour comprendre comment un individu en arrive à penser de la manière qui lui est spécifique. Enfin, pour rendre compte des origines des phantasmes d'un individu, on a longtemps largement préféré les hypothèses en faveur de leur origine presque totalement autonome, quelle que soit la forme qu'ils puissent prendre, avec un préjugé tout aussi profond contre les hypothèses, comme celles proposées ici, qui font jouer un rôle déterminant majeur aux expériences infantiles dans la famille.

A l'intérieur de ce cadre théorique très large, nous allons maintenant tenter d'expliquer certaines des principales variations dans le cours du deuil et également certaines des caractéristiques pathologiques les plus importantes. Bien qu'il puisse paraître logique de commencer par décrire les réactions qui sont supposées être typiques du deuil normal, nous allons au contraire commencer par la pathologie. La raison en est que les réactions normales ressortent plus clairement lorsqu'elles sont comparées aux réactions pathologiques.

Prédispositions contribuant au deuil chronique

Conformément aux données (fragmentaires il est vrai) concernant les personnalités et les expériences infantiles de ceux qui risquent d'évoluer vers un deuil chronique, on peut penser que ces personnes ont établi en elles-mêmes des modèles de représentation de leurs figures d'attachement et d'elles-mêmes avec certaines caractéristiques spécifiques, quoique souvent incompatibles.

Je pense que pratiquement toujours le modèle des parents sera celui de personnes au-dessus de toute critique et le modèle complémentaire de soi-même, d'une personne dont la valeur est plus ou moins inexistante. Cette personne va penser d'elle-même qu'elle a tendance à de l'ingratitude et à de la colère injustifiée, qu'elle a de la chance d'avoir des parents qui se sont sacrifiés pour elle, et qu'il est de son devoir de les vénérer. Coexistant avec cette paire de modèles, mais subordonnée à elle, existera une autre paire où ses parents seront perçus comme avares de leur affection et de leur attention, trop souvent non disponibles, et d'elle-même comme plus justifiée que ses parents ne l'admettent, dans ses exigences à leur égard, et dans sa colère quand ils lui font défaut ; elle se sentira également animée de meilleurs sentiments et d'intentions à leur égard qu'ils ne le reconnaissent.

On peut penser que la première paire de modèles est dérivée de ce que ses parents lui ont toujours dit[1] et la deuxième paire

1. Le point de vue proposé ici présente des éléments en commun avec celui de Sullivan, précisé par Mullahy (voir SULLIVAN, 1953), à savoir que l'évaluation qu'un enfant fait de lui-même est le reflet de la manière dont les adultes importants de sa vie l'évaluent. Il existe cependant une différence. Alors que Sullivan soutient qu'un enfant accepte ces appréciations passivement, (en partie parce qu'il manque d'expérience pour pouvoir faire

subordonnée, de son vécu de première main. Bien que ces paires soient incompatibles, elles vont persister toutes deux, stockées éventuellement sous des formes distinctes (voir chap. 4). De plus, une paire ou l'autre, ou les deux à la fois, vont presque certainement être appliquées sans modification chaque fois qu'elle va s'embarquer dans une nouvelle relation affective, comme par exemple le mariage.

Comme illustration de ce mode de pensée chez quelqu'un souffrant d'un deuil chronique, examinons le cas de M. M... (voir chap. 9) qui, à l'âge de soixante-huit ans, fut déprimé et rempli d'auto-accusations après la mort de sa femme, affirmant qu'elle avait été parfaite, malgré ses nombreux défauts bien connus. En se fondant sur la théorie, je pense qu'il fonctionnait suivant une paire de modèles dont les prédispositions de l'un l'avaient toujours amené à considérer toute figure d'attachement (d'abord sa mère, puis sa femme) comme au-dessus de toute critique, tandis que l'autre l'amenait à se considérer comme nécessairement responsable de tout ce qui n'allait pas dans une relation. De plus, suivant la théorie, les influences qui avaient amené M. M... à construire de tels modèles (contrôlant ses perceptions et actions) provenaient de ses parents et probablement principalement de sa mère. Nous pouvons supposer que durant toute son enfance, elle avait insisté pour qu'il la considère toujours comme au-dessus de toute critique et lui-même comme la personne responsable de tout dommage qui pouvait advenir à la famille. Toujours en fonction de ces déductions, on pouvait s'attendre lorsque sa femme mourut qu'il soit fortement prédisposé à s'accuser lui-même de lui avoir fait défaut, et qu'il soit l'objet de ruminations incessantes sur ses insuffisances en tant que mari, et sur ses « péchés d'omission ou d'action ».

En rendant ainsi compte de la forte tendance qu'une personne déprimée a d'idéaliser sa figure d'attachement, je romps avec la tradition. Pratiquement, toutes les théorisations jusqu'ici ont fait appel à des explications qui reposent sur

autrement, et en partie de peur des conséquences possibles à penser tout seul), selon le point de vue adopté ici, on admet qu'un enfant, non seulement accepte passivement les évaluations des autres, mais qu'il parvient également activement à ses propres évaluations de lui-même et des autres (qui peuvent être totalement différentes).

les concepts de régression et/ou d'agressivité innée. Ainsi, l'une des explications, c'est que la personne déprimée non seulement souhaite voir l'autre comme parfaite, mais qu'en le faisant elle régresse à l'état infantile dans lequel, affirme-t-on, l'enfant est incapable de voir ses parents sous un autre jour. Une autre explication est que la personne déprimée doit écarter toute critique de sa figure d'attachement, en les détournant éventuellement vers elle-même, parce que ses tendances agressives sont excessives. Lorsqu'on leur demande d'expliquer la présence de telles tendances chez certaines personnes et leur absence chez d'autres, les partisans de ces hypothèses invoquent habituellement l'existence de différences constitutionnelles.

Au contraire, je suppose l'existence de vécus infantiles différentiels : un adulte est fortement prédisposé à considérer sa figure d'attachement comme étant au-dessus de toute critique parce que l'un de ses parents, ou les deux, ont insisté pour qu'il le fasse. De plus, il n'est pas exceptionnel qu'ils aient renforcé leurs injonctions en le menaçant de sanctions légères, sévères ou même terrifiantes s'il devait faire autrement. J'admets qu'il s'agit-là de suppositions qui exigent encore beaucoup de recherches supplémentaires, mais ces hypothèses expliquent une bonne partie des données cliniques et ont le mérite d'être vérifiables (au moyen d'études prospectives).

Dans le cas de M. M..., la paire de modèles qui l'amène à considérer sa figure d'attachement comme au-dessus de toute critique tandis qu'il assume toute la culpabilité, semble avoir été la paire qui a dominé une bonne partie de sa vie, peut-être même toute sa vie. Pourtant il est possible que nous soyons dans l'erreur. En effet, chaque fois qu'un individu possède deux paires de modèles incompatibles, la situation est instable, et la paire dominante durant une période de la vie de la personne pourra devenir la paire subordonnée durant une autre partie de sa vie. Par exemple, un individu dont les perceptions et les actions ont pendant longtemps été contrôlées par une paire de modèles où ses parents sont au-dessus de toute critique, tandis qu'il est lui-même toujours à blâmer, peut subir une modification de son équilibre cognitif, telle que la paire subordonnée devient la paire dominante. Dans un cas semblable, la rancœur latente de l'individu éclate et cessant d'être un paillasson, il se rebelle. Cependant, on ne peut pas être sûr de la durée de ce renversement de dominance de modèles car aussi longtemps que des paires de modèles profondément incompatibles les uns avec les autres demeurent dans l'esprit d'une personne, la situation mentale reste instable.

Il faut noter que même lorsqu'une paire de modèles se trouve dans une position de subordination, elle peut néanmoins exercer un effet considérable sur les perceptions, les sentiments et les actions d'une personne. Dans le cas de M. M... par exemple, il semble vraisemblable que son irritabilité et sa tendance à accuser ses enfants d'avoir blessé leur mère, et à rendre l'hôpital responsable de la mort de sa femme peuvent être attribuées à cette « autre partie de lui-même ». A cette « autre partie » peuvent également être attribuées d'autres caractéristiques bien connues des personnes déprimées : leur tendance à s'engager fréquemment dans des conduites dont l'effet est de susciter la préoccupation inquiète de ceux qui les entourent, tout en le faisant de manière tellement indirecte et inavouée que leur objectif demeure dissimulé. Dans leur étude du traitement de patients déprimés, Cohen et ses collègues (1954) ont donné une description très vivante de tels comportements et de leurs effets perturbateurs sur ceux qui essayaient de les aider.

Autres traits biaisant la perception
les sentiments et le comportement

J'ai maintenant décrit certains aspects principaux des modèles de fonctionnement des figures d'attachement et de soi-même dont je pense qu'ils contrôlent les perceptions, les sentiments et les actions de la grande majorité des personnes qui risquent de développer un deuil chronique. A ces traits principaux, peuvent être ajoutés un ou plusieurs autres qui, comme les premiers, sont potentiellement pathogéniques. Qu'un trait soit typique ou non des modèles d'un individu dépend, si la théorie proposée est correcte, des expériences infantiles de l'individu concerné.

L'un de ces traits est réalisé quand le modèle de soi-même est conçu comme soumis à une obligation absolue de toujours fournir des soins à la figure d'attachement. Un exemple de personne dont on peut supposer que ses perceptions et ses actions étaient contrôlées par un modèle semblable était M. D... (voir chap. 12), ce célibataire de quarante-cinq ans qui avait traversé la vie en considérant sa mère comme un être supérieur et hors de ce monde, et lui-même comme un malheureux sans valeur, incapable de susciter de l'amour chez une autre personne et dont le devoir était qu'il serve sa mère. Les données cliniques suggèrent fortement que son modèle de lui-même et le modèle complémentaire de sa mère dérivaient en fait de ce qu'elle avait toujours exigé qu'il croit. En raison de la nature persistante de ces modèles construits précocément, le comportement de cet homme, (comme celui de M. M...) avait continué à être contrôlé par eux longtemps après que sa mère soit morte.

De manière similaire, une personne élevée à voir ses actions comme compromettant constamment la santé, et même la vie de ses parents, sera fortement prédisposée à interpréter la mort de l'un d'entre eux comme étant précisément la catastrophe à laquelle devait aboutir inévitablement ses soi-disants égoïsmes, étourderies et insuffisances de soins. Concurremment à cette manière d'interpréter la mort, il n'est pas permis de penser que la personne morte ait pu à quelque moment être en défaut. Au contraire, la personne morte est idéalisée, tous ses bons aspects sont exagérés et tous ses défauts sont effacés.

Un autre trait que l'on peut trouver chez une personne risquant de développer un deuil chronique est le modèle de figure d'attachement suivant : c'est une personne qui va très probablement réagir à quelque imperfection de soi-même par une menace d'abandon ou de suicide. Les personnes dont les perceptions sont contrôlées par un tel modèle seront inévitablement et forcément prédisposées à interpréter la mort d'un parent ou d'un conjoint comme la réalisation longtemps attendue de telles menaces. En réaction, la personne en deuil va vraisemblablement se sentir extrêmement en colère vis-à-vis de ce qu'elle ressent comme une désertion ; suivant les personnes, l'agressivité sera exprimée directement ou redirigée ailleurs. De plus, la personne en deuil peut s'imaginer qu'elle peut récupérer la personne perdue au moyen de contraintes ou de supplications comme cela a peut-être toujours été le cas dans le passé. Je pense que c'est ainsi qu'on peut rendre compte du grand nombre de cas où les personnes en deuil continuent pendant de nombreuses années à s'absorber dans des revendications agressives et des recherches infructueuses.

Qu'une personne en deuil interprète la mort de sa figure d'attachement comme la conséquence d'un abandon punitif, ou due à sa propre négligence criminelle, elle ne peut qu'être convaincue que la mort est de sa faute et qu'elle ne peut la reprocher à personne d'autre. De plus, dans la mesure où elle ressent la présence persistante de la personne morte, elle va imaginer cette présence en train de comploter une revanche ; d'où son anxiété intense et ses rêves alarmés.

Dans cette acception, la théorie proposée rompt, encore une fois, avec la tradition. Depuis longtemps, une des théories favorites de nombreux psychanalystes rendant compte à la fois de l'anxiété et des auto-accusations notées dans le deuil chronique, suggéraient qu'ils sont la conséquence de ce que la personne en deuil avait inconsciemment nourri des sentiments meurtriers à l'égard de la personne morte. Il est vrai que dans certains cas, on a de bonnes raisons de penser qu'une personne était remplie de désirs meurtriers ; chaque fois que c'est le cas, l'anxiété et la culpabilité ont tendance à être considérablement accrues. C'est ce qui est clairement illustré par le cas de Julia décrit dans le chapitre 12. Mais je pense que cette théorie ne s'applique qu'à une minorité de cas seulement et que la retenir à l'exclusion de toute autre explication possible constitue une erreur sérieuse.

De plus, ce que les adeptes d'une version généralisée de cette théorie ne perçoivent habituellement pas, c'est qu'une personne ne nourrit pas des sentiments meurtriers pour rien. Très régulièrement, on apprend que ces sentiments ont été suscités répétitivement, initialement durant l'enfance, mais dans un nombre de cas significatifs jusqu'à l'époque actuelle. Rejets, séparations, exigences démesurées et menaces alarmantes ont été imposés par les parents (ou les substituts parentaux) dans des proportions variées. Je pense qu'ils ont été le lot de toutes les personnes, ou en tout cas de la vaste majorité des personnes chez qui on observe de fortes impulsions à blesser ceux qui leur sont proches. Ici encore, le cas de Julia constitue une illustration (voir également le volume 2, chap. 17).

L'influence des modèles subordonnés

Dans tous les cas les plus graves de deuil chronique, l'endeuillé est à peine conscient qu'en plus des réactions auxquelles il paraît tout entier soumis (et que j'attribue à une paire de modèles qui tiennent sa figure d'attachement comme au-dessus de toute critique alors que lui-même est responsable de tout ce qui va mal), il est également soumis à d'autres réactions latentes d'un tout autre type. Elles comprennent, d'une part un désir ardent d'un amour qui n'a jamais été accordé et, d'autre part, un ressentiment amer contre ceux qui, pour quelque raison que ce soit, ne le lui ont jamais donné.

L'existence de ces autres réactions (qui restent généralement pour une bonne part inhibées et isolées à l'intérieur de la personne), sont à attribuer à l'influence de la paire de modèles subordonnés, bâtis non pas à partir de ce que la figure d'origine affirmait être vrai, mais de ce que la personne en deuil a effectivement ressenti. Ce n'est qu'avec un compagnon qui se garde de tout jugement et qui se montre compatissant et compréhensif que ces réactions latentes auront des chances d'être exprimées, d'abord avec hésitation, puis éventuellement, dans toute leur vigueur. Au cours de telles expressions, bien loin d'être au-dessus de toute critique, la figure d'attachement va apparaître avec des défauts effroyablement évidents. Au lieu de se voir soi-même comme incapable de susciter de l'amour et comme une personne ingrate, on s'aperçoit qu'on a été trop souvent l'objet d'injustices alors qu'on était exagérément reconnaissant des miettes de bienfaits qui pouvaient être accordées.

Prédispositions contribuant à l'absence prolongée de deuil

Nous avons assez dit dans les chapitres précédents, et en particulier dans les dernières pages du chapitre 11, ce que nous pensons que sont les prédispositions cognitives contribuant à l'absence prolongée de deuil. Des remarques dénigrantes, ou encore sarcastiques, faites par les parents chaque fois qu'un enfant se trouve en détresse et recherche un réconfort, le conduisent à apprendre que pleurer et rechercher un réconfort n'invitent qu'aux rebuffades et au mépris. Les séquelles naturelles en sont qu'une telle personne va vouloir cultiver son indépendance, se construire une coquille protectrice, et nier autant que possible tout désir d'amour et de soutien. Plus un enfant est rejeté et vit des expériences de séparation, plus il est anxieux et malheureux, plus les rebuffades qu'il reçoit vont être fréquentes et douloureuses, et plus par conséquent sa coquille protectrice va devenir épaisse. De fait, chez certaines personnes, cette coquille devient si épaisse que les relations affectives seront réduites au point qu'une perte cesse même d'avoir toute signification. Ils sont peut-être imperméables au deuil, mais à quel prix !

Une personne élevée de cette manière peut finir par être fière de son indépendance ; ou bien elle peut regretter son manque de sentiments ; ou peut-être plus fréquemment, elle va osciller entre ces deux positions.

Un exemple de personne prétendant être fière de son autonomie, est M. G..., ce patient au « faux self » décrit dans le précédent chapitre, sur l'enfance duquel nous avons beaucoup de renseignements (à condition d'accepter le récit de M. G... comme valable). Ayant vécu de nombreuses rebuffades de la part de sa mère durant ses premières années de vie, il avait interprété son envoi à l'école (vraisemblablement à l'âge de cinq ou six ans) comme représentant un rejet définitif, et avait désormais refusé de jamais demander qu'on l'aide ou qu'on fasse quelque chose pour lui. Le résultat était qu'une bonne partie de sa vie était basée sur la désactivation des systèmes de transmission de son comportement d'attachement. Néanmoins, la désactivation n'était pas complète et de ce fait il se retrouvait avec des conflits consternants. Par exemple, il n'était pas plus tôt engagé à se fiancer avec son amie, que terrifié d'être trop dépendant d'elle, il l'encourageait à le déserter. Il n'est cependant pas certain qu'il se rendait compte à l'époque que sa crainte de devenir trop dépendant était le reflet de sa crainte de se retrouver à nouveau rejeté.

Bien que les expériences infantiles soient considérées comme jouant un rôle majeur dans l'absence prolongée de deuil après une perte, il ne faut cependant pas négliger les expériences de vie postérieures. Par exemple, Maddison (1968) rapporte le cas d'une veuve qui, dans ses tentatives de répression de son chagrin, était d'évidence encore considérablement influencée par son mari dont elle disait qu'il avait toujours été extrêmement critique chaque fois qu'elle avait pleuré. Comme les autres veuves de la série de Maddison qui tentaient consciemment de s'empêcher de s'affliger, l'évolution de cette femme devait être défavorable.

Préjugés à l'égard de consolateurs potentiels

Qu'une personne réagisse à une perte par un deuil chronique ou par une absence prolongée d'affliction, d'une manière comme de l'autre, elle aura vraisemblablement des difficultés à trouver un réconfort auprès d'amis. Certains vont éviter délibérément toute personne qui pourrait manifester de la sympathie. D'autres vont les rechercher mais, pour des raisons qui tiennent à eux, n'en trouveront pas. Lorsque des modèles de représentation des types décrits dans les chapitres précédents existent à l'intérieur d'une personne, elle ne croira pas possible de recevoir de la part de sa famille ou d'autres personnes gentillesse ou réconfort. Et même, elle pourra penser qu'elle recevra à la place des accusations et des punitions ; ou encore que le prix du réconfort sera une servitude supplémentaire pour le restant de sa vie. En raison de ses convictions, elle aura tendance à être extrêmement hésitante devant toute offre d'aide ; elle aura également tendance à interpréter de manière erronée les propositions d'un consolateur potentiel. Critiques et rejets, ou une intention prédatrice, seront vus là où il n'y en a pas. Bien que ces interprétations puissent être complètement fausses (et que la personne puisse parfois parfaitement le savoir), elle n'en continuera pas moins à être profondément influencée par elles. Un modèle, une fois institué, s'avère extrêmement difficile à modifier.

Dans un bref récit *A Grief Observed* (*Description d'un deuil*, 1961), l'auteur bien connu, C. S. Lewis, a décrit sa propre expérience dans les mois qui ont suivi la mort de sa femme. Ce récit donne nettement l'impression qu'il s'agit d'un homme dont la vie émotive avait été extrêmement inhibée et réprimée durant son enfance, avec pour résultat qu'il était devenu un adulte très introspectif. Les passages qui suivent sont très frappants.

Etant un homme profondément religieux, Lewis recherchait un réconfort auprès de Dieu, mais au lieu de ressentir une présence consolatrice, il eut l'impression qu'on lui claquait la porte au nez :

> Où est Dieu pendant ce temps ? C'est l'un des symptômes les plus inquiétants. Quand vous êtes heureux... vous serez — ou du moins c'est ainsi que cela paraît — accueilli à bras ouverts. Mais allez à Lui quand votre besoin est désespéré, quand toute autre aide est vaine et que trouverez vous ? Une porte claquée à la figure et le bruit du verrou qu'on tire à double tour. Après quoi, le silence. Vous pouvez aussi bien aller chercher ailleurs... (p. 9).
>
> C'est... l'intensité même de la nostalgie qui abat le rideau de fer, qui nous donne l'impression que nous regardons dans le vide... « Ceux qui demandent » (en tout cas « qui demandent trop importunément ») n'obtiennent pas. Ne le peuvent peut-être pas (p. 58).

Pour tous ceux qui abordent les problèmes du deuil selon le point de vue adopté ici, certaines déductions seront évidentes quant à la manière dont les parents de Lewis réagissaient lorsqu'enfant, il se trouvait dans un état de détresse et recherchait un réconfort ; d'ailleurs une confirmation de ces déductions pourra être retrouvée dans son auto-biographie[1]. Non seulement sa mère était morte d'un cancer quand il était âgé de neuf ans et demi, mais son père, qui avait toujours été fantasque, devint si éperdu qu'il ne fut aucunement en état de réconforter ses deux fils dans leur chagrin. Au contraire, il se les aliéna : « Il parlait de manière extravagante et agissait injustement... Avec la mort de ma mère, tout bonheur certain, tout ce qui était tranquille, tout ce à quoi je pouvais me fier, disparut de ma vie » (p. 25 et 27).

Si l'interprétation de la réaction de C. S. Lewis à la mort de sa femme est bonne, sa frustration peut être comprise à la lumière de la théorie proposée dans le chapitre 4 comme étant la conséquence de ce que les systèmes qui médiatisaient son

1. LEWIS, *Surprised by Joy* (1955). Voir aussi la préface rédigée par son frère aîné à son livre *Letters* (W. H. LEWIS, (édit.), 1966).

comportement d'attachement avaient été désactivés après la mort de sa mère quand il était âgé de neuf ans.

Je pense que cette prévision profondément inscrite de ce que seront les comportements possibles de consolateurs potentiels joue un grand rôle dans la détermination de l'état d'une personne en deuil : triste, horriblement triste, ou devenant également désespérée et déprimée.

Elle explique également en partie pourquoi d'autres personnes endeuillées rejettent l'idée d'une consolation ou même nient en avoir besoin.

Prédispositions contribuant à une évolution normale

A ce point de notre exposé, il n'est pas nécessaire d'en dire beaucoup sur les prédispositions cognitives qui aident une personne en deuil à faire face à la perte et à aboutir à une évolution favorable de son deuil. On peut supposer qu'une telle personne possède vraisemblablement un modèle de représentation de la figure d'attachement comme étant disponible, remplie de sympathie et disposée à l'aider, et un modèle complémentaire d'elle-même comme d'une personne potentiellement susceptible de susciter de l'amour et reconnue comme précieuse. Ces modèles se seront établis du fait d'expériences heureuses durant son enfance où ses désirs d'amour, de réconfort et de soutien auront été respectés et remplis. Par la suite, sous l'influence de ces modèles, elle aura vraisemblablement été capable d'établir d'autres relations remplies d'amour et de confiance durant son adolescence et sa vie adulte.

Une telle personne ne sera pas épargnée par le chagrin lorsqu'elle sera confrontée à la perte d'une personne qui lui était proche ; au contraire, elle pourra éprouver un chagrin profond et quelquefois même être extrêmement en colère. Mais, à condition que les circonstances et les causes de la mort n'aient pas été particulièrement défavorables, elle aura une chance de se voir épargner les expériences qui conduisent un deuil à devenir insupportable, ou improductif, ou les deux à la fois. Par exemple, il est peu probable qu'elle ait plus qu'une impression fugitive d'avoir été rejetée ou désertée ; il n'est pas non plus très vraisemblable qu'elle s'engage dans des auto-accusations injustifiées. Puisqu'elle n'aura pas peur d'éprouver des désirs intenses et sans réciprocité d'amour pour la personne perdue, elle se permettra d'être saisie de bouffées de chagrin et il lui sera tout naturel d'exprimer sa nostalgie et son chagrin au milieu de ses larmes. Si des amis qui manifestent leur sympathie sont disponibles, elle éprouvera un réconfort à se remémorer avec eux des jours plus heureux, et à penser aux satisfactions passées de cette relation maintenant perdue, sans devoir effacer la perception de sa fin. Dans les mois et les années qui suivent, elle sera probablement capable de réorganiser sa vie, avec sans doute le soutien de l'impression durable de présence persistante et bienveillante de la personne perdue.

Au cas où l'on pourrait penser que nous mettons un trop grand accent sur les expériences infantiles comme déterminants de la forme prise par le deuil durant la vie adulte, nous rappelons au lecteur les résultats de l'étude de Maddison faite certes sur un faible échantillon, mais qui montrent une corrélation de un pour un entre la relation d'une veuve avec sa mère et l'évolution de son deuil (chap. 10).

Interaction entre les prédispositions cognitives et d'autres conditions affectant les réactions à la perte

Indépendamment des prédispositions cognitives particulières qui influencent les relations affectives d'une personne, les réactions qui succèdent à une perte sont inévitablement la résultante de l'interaction entre ces prédispositions et les conditions particulières prévalentes au moment de la perte et dans les semaines et les mois qui suivent. Le résultat en est que certains individus dont les prédispositions paraissent être de mauvais augure peuvent s'en sortir avec une évolution relativement satisfaisante, tandis que la présence de prédispositions favorables ne sont absolument pas une garantie contre un deuil intense et difficile.

Bien que la compréhension de ces interactions soit de première importance lorsque nous approchons un individu récemment endeuillé, il n'est peut-être pas nécessaire de développer ce sujet ici. En effet, les lecteurs qui auront étudié cette œuvre jusqu'à ce point n'auront guère de difficulté à appliquer la théorie esquissée et de voir comment les conditions décrites dans le chapitre 10 peuvent avoir les effets variables sur le cours du deuil que les données suggèrent. En effet, on peut revendiquer comme l'un des mérites de cette théorie qu'elle propose un lien simple entre, d'un côté les influences sur le cours du deuil des conditions extérieures à la personne en deuil, et de l'autre des influences sur son cours des prédispositions personnelles qui lui appartiennent.

Il est clair que les données que j'ai pu apporter pour étayer le point de vue avancé sont tout à fait insuffisantes et que de nombreuses recherches plus poussées sont nécessaires. En particulier, il sera nécessaire de conduire des études prospectives commençant bien avant que le deuil ne soit attendu, en faisant des prédictions en fonction de diverses variables, sur la manière dont le deuil va vraisemblablement évoluer si la personne devait éprouver une perte. Les données nécessaires seraient d'au moins deux types. D'abord le matériel biographique pertinent serait obtenu à partir d'entretiens, y compris des interviews de membres de la famille, ainsi que d'entretiens conjoints. Par exemple, si l'échantillon était fait de couples mariés, ce qui serait assez raisonnable, les informations sur leur relation et son déroulement seraient obtenues profitablement à partir d'un certain nombre d'entretiens conjoints, ainsi que d'entretiens individuels. Deuxièmement, une évaluation serait faite, indépendamment de tout matériel biographique, du modèle de réaction que chaque sujet est prédisposé habituellement à adopter quand il est confronté soit à une séparation temporaire, soit à une perte permanente. Dans ce but, le *Separation Anxiety Test (Test de l'Angoisse de Séparation)* de Hansburg, convenablement amplifié et développé semble être un outil prometteur (Hansburg, 1972)[1].

1. Une description de ce test est donnée dans le volume II, chap. 17. Le principe sur lequel il est bâti est de présenter au sujet une série d'images qui illustrent diverses situations où un individu de même âge et de même sexe que le sujet fait l'expérience d'une séparation, d'une perte, ou du risque de perte. On demande alors au sujet s'il a jamais vécu une situation de ce

En attendant des données supplémentaires, nous prétendons que la théorie proposée est compatible avec les données fragmentaires disponibles, qu'elle a une compatibilité interne et surtout qu'elle conduit à des hypothèses susceptibles d'être soumises à des vérifications systématiques.

type, et dans l'affirmative ce qu'il a éprouvé et comment il a réagi. S'il n'a pas vécu de telle expérience, on lui demande de l'imaginer et de raconter comment il pense qu'il se sentirait et réagirait. Une version de ce test convenant aux enfants âgés de cinq ans a été mise au point, et les premiers résultats en ont été rapportés par KLAGSBRUN et BOWLBY (1976).

CHAPITRE 14

Tristesse, dépression et état dépressif

> L'affect correspondant à la mélancolie est le deuil ou le chagrin : c'est-à-dire la nostalgie pour une chose qui est perdue.
>
> (Sigmund FREUD)[1]

Tristesse et dépression

Dans ce chapitre, je vais expliquer mon approche de ce champ vaste et controversé de l'état dépressif[2] ; nous élargirons le tableau pour prendre en compte les pertes dues à d'autres causes que la mort.

Nous allons d'abord examiner en quoi une personne triste, et peut-être temporairement déprimée, diffère psychologiquement d'une personne qui est chroniquement déprimée,

1. Tiré de l'*Esquisse G*, janvier 1895 (S. FREUD, 1954) (Esquisse d'une psychologie scientifique in *La naissance de la Psychanalyse, lettres à Wilhelm Fliess, notes et plans*, Paris, PUF, 1956).

2. Pour refléter mon opinion qu'il existe une véritable différence d'espèce entre la dépression clinique et l'humeur dépressive normale, dans ce qui suit je désignerai sous le terme d' « états dépressifs » *(depressive disorders)*, les états cliniques désignés ici ou là sous les termes de « dépressions cliniques », d' « états dépressifs cliniques » ou « maladies dépressives ». J'adopte cette terminologie d'abord parce que je pense que les états cliniques peuvent être mieux compris comme étant une version pathologique de ce qui est habituellement une réaction normale, et ensuite parce que tandis que le terme « état » *(disorder)* est compatible avec le mode de pensée médicale, il n'est cependant pas lié spécifiquement au modèle médical comme les termes « clinique » et « maladie ».

ou même chez qui le diagnostic d'état dépressif a été posé.

La tristesse est une réaction normale et saine devant toute infortune. La plupart, sinon la totalité des épisodes les plus intenses de tristesse, sont suscités par la perte ou l'attente de la perte, soit d'une personne aimée, soit de lieux familiers et aimés, soit encore d'un rôle social. Une personne triste sait qui (ou ce que) elle a perdu, et désire ardemment son retour. De plus, elle va vraisemblablement se tourner vers quelque compagnon en qui elle a confiance pour qu'il l'aide et la réconforte, et elle va penser quelque part dans son esprit qu'avec du temps et de l'aide, elle va pouvoir se rétablir au moins partiellement. Malgré une grande tristesse, l'espoir peut encore être présent. Si une personne triste ne trouve aucun individu vers qui elle puisse se tourner, son espoir va certainement diminuer ; mais il ne disparaît pas nécessairement. Se rétablir entièrement seul, par ses propres moyens, sera certainement beaucoup plus difficile ; mais cela n'est pas impossible. Son sentiment de compétence et de valeur personnelle demeure intact.

Et cependant il se pourrait qu'à certains moments elle se sente déprimée. Dans un article précédent (Bowlby, 1961*b*), je suggérais que la dépression (en tant qu'humeur ressentie par la plupart des personnes de temps à autre), accompagne inévitablement tout état au cours duquel le comportement se désorganise, comme c'est vraisemblablement le cas à la suite d'une perte : « Tant qu'il existe des échanges actifs entre nous-mêmes et le monde extérieur, que ce soit par la pensée ou par l'action, notre vécu subjectif n'est pas celui de la dépression : l'espoir, la peur, la colère, la satisfaction, la frustration ou n'importe quelle combinaison de ceux-ci, peuvent être ressenties. C'est quand l'échange cesse que la dépression survient (et se poursuit), jusqu'au moment où de nouveaux modèles d'interactions s'organisent par référence à un nouvel objet ou but... »

Une telle désorganisation, et l'humeur dépressive qui l'accompagne, quelque douloureuse et peut-être déroutantes qu'elles puissent être, sont néanmoins potentiellement adaptatives. En effet, tant que les modèles de comportement organisés en vue d'interactions qui ne sont plus possibles n'ont pas été démantelés, il n'est pas possible que de nouveaux modèles organisés en vue de nouvelles interactions soient bâtis. Il est caractéristique de la personne ayant une santé mentale normale qu'elle puisse endurer cette période de dépression et de désorganisation, et en émerger après un temps qui n'est pas excessif, avec un comportement, une pensée et des sentiments qui commencent à se réorganiser en vue d'interactions de types nouveaux. Ici encore, son sentiment de compétence et de valeur personnelle demeure intact.

Etats dépressifs et expériences infantiles

Qu'est-ce qui permet d'expliquer le plus ou moins grand degré de désespoir et d'impuissance qui, comme Bibring (1953) l'a fait ressortir, est caractéristique des états dépressifs, et de ce sentiment si fréquent des victimes d'être abandonnés, non désirés et incapables de susciter de l'amour, comme Beck (1967) parmi d'autres l'a souligné. Dans cette étude, je propose un certain nombre de facteurs, qui de manière isolée ou combinée, peuvent être présents.

Seligman (1973) attire l'attention sur les personnes qui, ayant souvent échoué dans leurs tentatives de résoudre certains problèmes, vont désormais se sentir impuissantes, et confrontées à un problème largement à leur portée, seront susceptibles de ne faire aucune tentative pour l'aborder. Si d'aventure elles tentaient de le faire et réussissaient, elles seraient capables d'attribuer leur succès au pur hasard. Cet état d'esprit que Seligman désigne sous l'expression heureuse « d'impuissance savante » *(learned helplessness)* est responsable, d'après lui, de l'impuissance des états dépressifs. La théorie qu'il propose est tout à fait compatible avec celle avancée ici.

Dans la plupart des types d'état dépressif, y compris celui du deuil chronique, le principal sujet de préoccupation de la personne concerne sa capacité à établir et à maintenir des relations affectives. Je pense que le sentiment d'impuissance dans ces domaines particuliers peut être attribué aux expériences vécues dans la famille d'origine. Ces expériences qui se sont probablement poursuivies jusqu'à une époque avancée de son adolescence, sont généralement de l'un ou l'autre, ou de la combinaison de trois types interconnectés :

a / Il est vraisemblable qu'elle a fait l'expérience amère de ne jamais pouvoir atteindre une relation stable et sûre avec ses parents, bien qu'elle ait fait des tentatives répétées pour y parvenir, et en particulier d'avoir fait tout son possible pour répondre à leurs exigences, et peut-être même aux espérances irréalistes qu'ils pouvaient avoir à son égard. Ce vécu infantile aboutit à ce que se développe chez elle une forte prédisposition à interpréter toute perte qu'elle pourrait encourir par la suite comme un nouvel échec de sa part à établir ou à maintenir une relation affective stable.

b / Il est possible qu'on lui ait dit de manière répétée combien elle était : incapable de susciter de l'amour, et/ou insuffisante, et/ou incompétente[1]. Si elle a éprouvé ce vécu, elle est conduite à développer un modèle d'elle-même de non aimée et non désirée, et un modèle des figures d'attachement comme susceptibles d'être indisponibles, ou rejetantes, ou punitives. De ce fait, chaque fois qu'une telle personne souffre de l'adversité, loin d'attendre des autres qu'ils l'aident, au contraire elle s'attend à ce qu'ils soient hostiles et rejetants.

c / Elle aura une probabilité plus grande que les autres d'avoir vécu la perte effective d'un parent durant son enfance (voir plus loin dans ce chapitre), avec de ce fait des consé-

1. Une des motivations principales pour qu'un parent, habituellement la mère, s'adresse ainsi à un enfant ou un adolescent, est de s'assurer qu'il restera à la maison pour s'occuper d'elle (comme cela a été décrit dans le chapitre 12 sous le titre « Les expériences prédisposant à soigner compulsivement »). Le plus étonnant, c'est que les pressions de ce type sont souvent prises pour de la « surprotection ».

Quand on tient compte de cette erreur de dénomination, les conclusions auxquelles aboutit PARKER (1979) s'avèrent être compatibles avec les types d'expériences infantiles envisagés ci-dessus. Grâce à une étude par questionnaire de cinquante patientes déprimées et d'un groupe de contrôle de cinquante personnes il conclut que les patientes déprimées ont tendance, de manière significativement plus grande que les personnes du groupe de contrôle, à considérer que leurs mères les ont traitées avec un *mélange* de « mauvais soins » et de « surprotection excessive ». Les chiffres sont respectivement de 60 et 24 % pour chaque groupe.

quences pour elle qu'elle était impuissante à modifier, quelques désagréables qu'elles aient pu être. De telles expériences la confirmeraient dans la conviction que tout effort qu'elle pourrait faire pour remédier à sa situation serait destiné à l'échec.

Sur ce plan spécifique, on peut prédire que l'allure particulière de l'état dépressif d'une personne sera fonction de l'allure également particulière de ses expériences infantiles, ainsi que de la nature et des circonstances de l'événement défavorable qu'elle vient de vivre.

Certes, ces opinions sont basées sur des données fragmentaires et restent encore hypothétiques. Mais elles permettent d'expliquer d'une manière plausible et vérifiable, pourquoi une personne gravement déprimée, non seulement se sentira triste et solitaire comme d'autres personnes dans des circonstances similaires, mais également non désirée, non aimée et impuissante. Elles permettent également d'expliquer de manière plausible pourquoi ces personnes sont si souvent mal à l'aise lorsqu'une aide leur est proposée, ou n'y répondent pas.

Le fait d'avoir été exposé durant l'enfance à des expériences du type envisagé pourrait également expliquer pourquoi chez des individus ayant une propension à se déprimer existe une si forte tendance à ce que la tristesse, la nostalgie et peut-être également la colère (suscitées par une perte) se détachent de la situation qui les a suscitées. Tandis que dans un deuil normal, une personne endeuillée va être très occupée à penser à la personne morte, et peut-être à la douleur qu'elle a pu endurer, ainsi qu'à la frustration de ses propres espoirs, et va se demander pourquoi la perte s'est produite et comment elle aurait pu être empêchée, une personne prédisposée à un état dépressif va très vite porter son attention ailleurs, non pas en vue d'un soulagement temporaire, mais en tant que diversion qui, lorsqu'elle est adoptée, peut devenir profondément inscrite. Le cas de Mme NN..., cette femme de trente ans, mère d'un enfant leucémique, rapporté dans Wolff et coll. (1946*b*) et déjà décrit dans le chapitre 9, constitue un exemple. Bien que souvent angoissée, agitée et larmoyante, elle réussissait à éviter d'avoir à discuter de l'état déclinant de son enfant grâce à des discours sans fin où elle disait combien *elle* était bouleversée, et combien elle ne pouvait plus supporter *ses* propres sentiments. Sachar et coll. (1968) et Smith (1971) ont également attiré l'attention sur la fonction de diversion ou de défense de ces ruminations centrées sur soi-même de patients souffrant d'états dépressifs.

Comme nous l'avons vu dans le chapitre 4, la déconnection d'une réaction par rapport à une situation peut se faire à des degrés variables et peut revêtir différentes formes. Je soupçonne fort que l'une des formes les plus opiniâtres est la conséquence d'une interdiction implicite ou explicite des parents à leur enfant (peut-être même sous la menace de sanctions) qu'il envisage un mode d'interprétation vis-à-vis d'eux ou de lui-même autre que celui qui a été induit par eux. Non seulement cet enfant (et par la suite l'adolescent et l'adulte qu'il deviendra) est incapable de réévaluer et de modifier ses modèles de représentation de ses parents et de lui-même, mais il lui est également interdit de communiquer à d'autres des informations ou des idées qu'il pourrait avoir qui présenteraient ses parents sous un jour beaucoup moins favorable, et lui-même sous un jour beaucoup plus favorable.

En général, il semble probable que plus le trouble dont la personne souffre est persistant, plus le degré de déconnection sera grand, et plus l'interdit à l'égard d'une réévaluation de ses modèles sera complet.

On a déjà mentionné brièvement certains résultats empiriques rapportés par Aaron Beck à la suite de son étude complète et systématique de patients souffrant de dépression (Beck, 1967 ; Beck et Rush, 1978 ; Kovacs et Beck, 1977). Il peut par conséquent être utile de dire un mot de la théorie qu'il a formulée pour rendre compte de ses résultats, et comment elle se rattache à la théorie proposée ici.

Au lieu d'adopter l'un des points de vue traditionnels suivant lequel l'état dépressif est « un trouble sévère primaire de l'humeur avec une perturbation résultante de la pensée et du comportement » (pour citer la définition donnée dans les éditions de 1952 et de 1968 du manuel de diagnostic de l'Association psychiatrique américaine), ou qu'il est la conséquence du retournement vers soi de l'agression comme l'a proposé Freud, Beck fournit des données en faveur de l'idée que l'humeur abattue du patient est la conséquence logique de la manière dont il se considère lui-même et dont il considère le monde et son avenir. Ceci conduit Beck à formuler une théorie cognitive des états dépressifs, théorie fondue dans le même moule que la théorie des prédispositions cognitives proposée ici. Les deux formulations considèrent que les individus qui ont une prédisposition à la dépression possèdent des modèles cognitifs ayant des traits inhabituels mais typiques dont la conséquence est qu'ils interprètent les événements de leur vie d'une manière spécifique.

La différence entre les deux formulations est que si l'une d'entre elles tente de rendre compte du développement de tels modèles à partir du postulat que ceux qui les développent ont été exposés durant leur enfance à certains types caractéristiques d'expériences, l'autre n'offre aucune explication. Bien que, comme la plupart des cliniciens, Beck suppose que les expériences de l'enfance jouent un rôle dans le développement de ces schémas, il ne poursuit pas plus loin, notant fort justement que la recherche dans ce domaine est remplie de difficultés.

En résumé, on peut dire que les données de Beck sont explicables par la théorie avancée ici, et que sa théorie est compatible avec la mienne. La différence entre les deux théories, est que Beck va moins loin.

Il n'est pas rare que l'état d'esprit d'une personne gravement déprimée soit décrit ou expliqué en termes de « perte de l'estime de soi ». Je pense que c'est un concept qui n'est pas à la mesure de l'importance qu'on lui a donnée. Il ne fait pas clairement ressortir que la faible estime de soi à laquelle il est fait référence, est la conséquence d'un ou de plusieurs jugements activement négatifs sur soi-même, comme par exemple que le Soi est incapable de changer la situation pour le mieux et/ou est responsable de la situation en question, et/ou est intrinsèquement incapable de susciter de l'amour, et donc incapable de façon permanente d'établir ou de maintenir un lien affectif. Puisque le terme « faible estime de soi » n'est vecteur d'aucun de ces sens, il ne sera pas employé ici.

Les états dépressifs et leurs relations à la perte : l'étude de George Brown

Depuis que Freud a publié *Deuil et Mélancolie*, les interrogations sur l'importance du lien entre les états dépressifs et la perte, et sur la fréquence des cas pouvant être considérés comme des versions déformées du deuil, sont restées sans réponse. Il n'est pas possible d'y répondre en procédant comme nous l'avons fait jusqu'ici. Au lieu de procéder de manière prospective comme nous l'avons fait, en commençant par une perte et en considérant ensuite ses conséquences, il faudrait commencer par des groupes représentatifs d'individus souffrant d'état dépressif et déterminer ensuite rétrospectivement ce que nous savons des causes.

Il se trouve que les résultats d'une étude de première importance de ce type faite par un sociologue britannique, George Brown, ont été publiés dans la dernière décennie et qu'ils nous permettent d'avancer quelque peu dans la direction que nous souhaitons. Son livre récent avec Tirril Harris, *The Social Origins of Depression* (1978*a*), rend compte de manière détaillée de l'enquête et de ses résultats, ainsi que du détail de publications antérieures.

Brown et ses collègues entreprirent d'étudier la part jouée par des événements sociaux de caractère émotionnellement significatif dans l'étiologie des états dépressifs. Ils tinrent compte non seulement des événements récents et des conditions actuelles, mais également de certaines catégories d'événements antérieurs. Dans ce qui suit nous n'allons discuter de l'influence que de deux seulement des nombreuses variables notées par Brown. Il s'agit premièrement du rôle des événements récents de la vie, et deuxièmement de celui de la perte durant l'enfance. Savamment instruit des difficiles problèmes de méthodologie dans lesquels s'était embourbé ce domaine de recherche, Brown allant préparer son projet avec un soin exceptionnel.

Parmi les problèmes que ses collègues et lui cherchèrent à résoudre, était celui de l'échantillonnage. Pour y parvenir, ils prirent des mesures pour s'assurer à la fois que leur échantillon d'individus souffrant d'états dépressifs était suffisamment représentatif de tous ceux qui étaient atteints, sans être limité à ceux qui se trouvaient recevoir des soins psychiatriques, et, d'autre part, que leur groupe de comparaison d'individus normaux ne comportait pas de patients non reconnus.

Un autre problème auquel ils accordèrent une grande attention était de décider ce qui devait être compté comme « événement de signification émotionnelle » pour la personne en question. Si la décision était laissée entièrement à la personne, il existait un danger de raisonnement circulaire, tout événement qu'elle considérait avoir été source de tension *(stress)* serait compté comme événement produisant une tension ; donc plus une personne aurait tendance à ressentir de tensions, plus on devrait compter chez elle d'événements ayant entraîné de la tension. Réciproquement, pour des raisons qui ont déjà été discutées, une personne perturbée pourra ne pas faire mention d'événements dont on s'apercevra par la suite qu'ils ont un très grand rapport avec son état de tension, et elle pourra affirmer soit qu'elle n'a aucune idée de ce qui a pu la bouleverser, soit mettre en cause d'autres événements dont on s'apercevra ultérieurement qu'ils n'avaient qu'une importance mineure. D'un autre côté, il faut reconnaître que bien qu'on ne puisse laisser une personne en état de tension être l'arbitre final, si on ne prend pas en compte les conditions dans lesquelles elle vit, le sens qu'un événement a pour elle ne sera pas perçu. Par exemple que la naissance d'un bébé soit l'occasion d'une grande joie, d'une grande angoisse, ou d'une grande désolation, dépend de ce qui entoure l'événement.

Echantillonnage. — Au cours de leur enquête conduite dans une commune du sud de Londres, Brown et Harris ont étudié principalement deux groupes de femmes : un groupe de patientes et un groupe communautaire. Le groupe de patientes comprenait cent quatorze femmes, âgées de dix-huit à soixante-cinq ans, qui avaient été diagnostiquées comme souffrant d'états dépressifs de survenue récente, de degré et de forme variables, et qui recevaient des soins psychiatriques, soit de manière ambulatoire, soit au cours d'une hospitalisation.

Le groupe communautaire comprenait un échantillon pris au hasard de quatre cent cinquante-huit femmes se situant dans le même groupe d'âge que les patientes et habitant dans le même arrondissement du centre de Londres. Plusieurs sous-groupes furent isolés dans ce groupe communautaire.

Dans leur investigation de l'échantillon communautaire, la première tâche fut de reconnaître les femmes qui, bien que ne recevant pas de soins psychiatriques, présentaient néanmoins des perturbations psychiatriques. Un sociologue allait le faire, conseillé par un psychiatre participant au travail de recherche, par l'intermédiaire d'un entretien avec chacune des femmes où il utilisait une version abrégée d'un formulaire d'examen clinique que le psychiatre utilisait quand il interrogeait les membres du groupe de patientes (à savoir *The Present State Examination (Examen de l'état actuel)* mis au point par Wing et coll., 1974). Grâce aux résultats de cet examen et des autres renseignements disponibles, on évalua l'état mental de chacune des femmes de l'échantillon. Celles qui présentaient des symptômes d'une gravité suffisante pour mériter une attention psychiatrique, en fonction des critères habituellement reconnus en Grande-Bretagne étaient classées comme « cas ». Celles qui présentaient des symptômes dont la gravité était inférieure à ces critères, étaient classées comme « cas limites ». L'appréciation de celles qui appartenaient aux « cas » et aux « cas limites », se faisait grâce à des exemples types.

Des quatre cent cinquante-huit femmes de l'échantillon communautaire, soixante-seize furent classées comme « cas » et quatre-vingt-sept comme « cas limites », ce qui en laissait deux cent quatre-vingt-quinze relativement libres de tout symptôme. Dans les résultats rapportés ici, les cas limites ont été regroupés avec les « sans symptômes », constituant un sous-groupe de trois cent quatre-vingt-deux femmes utilisé comme groupe de comparaison.

La tâche suivante fut de déterminer la date du début des symptômes chez les soixante-seize femmes classées comme cas. Chez environ la moitié (39), les symptômes étaient présents depuis au moins douze mois. Celles-ci sont appelées cas chroniques. Chez les trente-sept restants, le début était considéré comme s'étant produit dans l'année précédant l'entretien ; celles-ci sont appelées cas débutants[1].

Ce travail préliminaire permit d'isoler quatre groupes de femmes : les cent quatorze du groupe de patientes, les trente-neuf du groupe de chroniques, les trente-sept du groupe de cas débutants et les trois cent quatre-vingt-deux femmes du groupe communautaire, classées comme normales ou limites.

Rôle d'événements récents de la vie

Pour la partie de l'enquête dont le but était de déterminer le rôle d'événements récents de la vie, on écarta le groupe de cas chroniques et l'enquête fut limitée aux trois autres groupes.

Les événements à prendre en considération avaient été définis par avance et choisis comme ayant une probabilité de signification émotionnelle considérable pour une femme normale. Une enquête systématique était alors conduite auprès de chacune des femmes faisant partie de ces échantillons pour savoir quelle avait été la fréquence des événements de ce type dans sa vie au cours de l'année précédant l'entretien. Un classement était ensuite établi par plusieurs chercheurs n'ayant pas participé à l'entretien des différentes manières dont ils estimaient qu'une femme placée dans les conditions décrites réagirait. Une clause essentielle était que, tandis que ce classement tenait compte de tous les renseignements sur les conditions de vie de la personne sur laquelle portait cette enquête, il était cependant établi sans que l'enquêteur sache comment elle avait effectivement réagi. En raison de l'importance des résultats, un compte rendu plus complet de la procédure adoptée est donné à la fin de ce chapitre.

Dans leur analyse des résultats, l'échelle de classement la plus importante était celle se rapportant au degré de menace ou de désagrément ayant duré plus d'une semaine, qu'un événement avait vraisemblablement représenté pour une femme placée dans les conditions particulières décrites. Cette

1. Du fait que dans la perspective de cette recherche, il était essentiel que la date de début soit notée de manière très précise, les enquêteurs utilisèrent une technique d'entretien particulière, qui fut également utilisée pour le groupe de patientes. Une vérification de sa validité s'avéra satisfaisante : elle consistait à comparer la date de début donnée par la patiente avec celle donnée de manière indépendante par un membre de la famille.

échelle dénommée par Brown et Harris « échelle de contexte de menaces à long terme » s'avérait d'après eux être « la mesure d'importance cruciale pour la compréhension de l'étiologie de la dépression », puisqu'une fois qu'on avait tenu compte de cette échelle, les échelles qui évaluaient l'importance d'autres événements s'avéraient ne rien apporter de plus. En donnant leurs résultats, ils désignent comme événement grave tout événement considéré comme devant vraisemblablement constituer une menace moyenne ou grave à long terme pour une femme placée dans les conditions décrites.

Lorsque l'on compare la proportion de femmes ayant vécu au moins un événement grave dans la période considérée dans chacun des trois groupes, des différences importantes et significatives sont trouvées. Parmi les patientes, la proportion de celles qui ont vécu au moins un événement grave est de 61 % ; dans le groupe de cas débutants 68 % ; dans le groupe de comparaison 20 %. De plus, tant dans le groupe de patientes que dans le groupe de cas débutants, une proportion beaucoup plus grande que dans le groupe de comparaison avait vécu au moins deux événements graves durant la même période : les pourcentages étaient respectivement de 27 %, 36 % et 9 %.

Ainsi que cela a été décrit plus complètement dans le chapitre 17, parmi les patientes une proportion pratiquement aussi élevée de femmes diagnostiquées comme souffrant d'une dépression psychotique, dite endogène, avaient vécu un événement grave, que de femmes diagnostiquées comme souffrant d'une dépression névrotique, dite réactionnelle : les chiffres étaient respectivement de 58 % et de 65 %.

Après avoir étudié l'intervalle entre la survenue d'un événement grave et le début d'un état dépressif, Brown et Harris ont conclu que chez les personnalités sensibles, « les événements graves aboutissent assez rapidement à une dépression ». Chez les deux tiers d'entre elles, l'intervalle était de neuf semaines au plus, et pratiquement chez toutes, la dépression débuta dans les six mois.

Puisqu'une femme sur cinq du groupe de comparaison de trois cent quatre-vingt-deux femmes avaient subi un événement grave dans les trente-huit semaines précédentes sans développer d'état dépressif, il est possible qu'un événement grave ait pu s'être produit par hasard dans la vie d'un futur patient durant la période en question, sans qu'il ait joué de rôle dans la survenue de sa dépression. Pour tenir compte de cette éventualité, Brown et Harris ont appliqué une correction statistique qui leur permet de conclure que chez au moins 49 % des patientes, l'événement grave était véritablement d'importance causale et non pas le résultat du simple hasard. Ceci signifie que si la future patiente n'avait pas subi cet événement grave, elle n'aurait probablement pas souffert d'état dépressif avant longtemps, et plus vraisemblablement jamais. Il s'agit là d'une conclusion très importante.

Jusqu'ici nous n'avons rien dit de la nature des événements estimés par les évaluateurs comme constituant un événement grave dans le cadre de la définition utilisée. A l'examen, il s'avère que la majorité d'entre eux impliquent une perte ou l'imminence d'une perte. Comme le disent Brown et Harris « la perte et la déception sont les caractéristiques centrales de la plupart des événements qui induisent une dépression clinique ». Effectivement, sur l'ensemble des événements qui étaient estimés constituer une menace grave ou moyennement grave, dans les conditions données, chez les femmes déprimées ou les femmes du groupe de comparaison, pratiquement la moitié impliquait une perte ou l'imminence d'une perte d'une personne avec qui la femme avait entretenu une relation intime, à savoir son mari, son amoureux ou confident, ou son enfant. Les causes de ces pertes ou pertes imminentes étaient la mort, une maladie comportant une menace vitale, un enfant partant pour un endroit éloigné, et l'effondrement conjugal se manifestant par une désertion, par un projet ou une menace de séparation, ou par la découverte subite d'une liaison secrète.

Un groupe supplémentaire de 20 % de tous les événements graves enregistrés, impliquait une perte ou une perte imminente d'un type différent. Dans quelques cas, l'événement confirmait à une femme la réalité ou l'irréversibilité d'une situation dramatique dans laquelle elle se trouvait déjà. Par exemple, un couple en mésentente décide finalement de se séparer légalement ou un enfant naît chez une femme qui savait son mariage sans avenir. D'autres événements impliquaient d'autres types de pertes, notamment la perte d'un emploi ou l'expulsion de son domicile[1].

Quand on tient compte de toutes les pertes de ce type, il s'avère que la moitié des femmes qui souffraient d'un état dépressif avaient subi une perte (48 % des patientes et 58 % des cas débutants), alors que dans le groupe de comparaison le chiffre était de 14 %. Quant à la proportion de cas où la perte en question était une mort, le taux est à peu près le même dans les différents groupes : parmi les patientes 11 %, dans le groupe des cas débutants 14 %, dans le groupe de comparaison 4 %.

Bien qu'on ne puisse se permettre sur la base de ces résultats d'affirmer que les états dépressifs de tous les types sont identiques aux états de deuil chronique, les résultats font néanmoins clairement apparaître qu'il existe un grand degré de chevauchement entre eux. De plus, le chevauchement est probablement beaucoup plus important que les chiffres ne permettent de le penser. En effet, une étude des femmes qui étaient déprimées mais dont les événements récents de la vie n'avaient *pas* été classés comme comprenant une perte ou un événement grave, montre qu'un certain nombre d'entre elles ont manifestement été mal classées. Par exemple pour l'une des patientes, les renseignements concernant les événements de sa vie n'avaient été rapportés que par la suite et n'avaient pas été à la disposition des évaluateurs : on avait ainsi appris que son mari rentrait tard sous un prétexte fallacieux et qu'elle avait trouvé du rouge à lèvres sur son mouchoir, une découverte dont elle n'avait pas fait part à la personne

1. Dans une étude comparable de Paykel (1974) deux tiers des évenements qui précédaient la survenue d'une maladie dépressive étaient classés comme « sorties » *(exits)* correspondant en gros à ce que Brown et Harris classaient comme pertes ou pertes imminentes.

Cependant, dans une autre étude par un groupe dirigé par William Bunney (Leff, Roatch et Bunney, 1970), les événements survenant le plus fréquemment avant le début d'une maladie dépressive sont ce qu'ils appellent « les menaces à l'identité sexuelle », suivis dans l'ordre de fréquence par « les modifications dans la relation conjugale ». A l'exception de sept patientes qui avaient vécu la mort d'une personne proche (17 %), la catégorie « perte » n'a pas été utilisée. Mais l'examen de leurs données montre que dans un certain nombre de cas, par exemple de divorce, de séparation, ou de « lâchage » par un amoureux, l'événement en question pouvait aussi bien, ou mieux, être classé comme perte.

qui avait conduit l'entretien. Pour une autre, un événement n'avait pas été classé comme grave parce que l'objet perdu, un chien, n'avait pas été porté sur la liste définie au départ. Cette femme, une veuve vivant avec sa mère, avait ce chien depuis dix ans, et deux semaines avant la survenue de sa dépression, avait été obligée par le propriétaire de son logement de le faire abattre. Il était évident que le chien avait pour elle une grande importance affective : « Il était notre bébé, toute notre vie lui était dévouée. »

Difficultés dans l'obtention du matériel pertinent

Le travail de Brown et Harris est décrit en détail non seulement parce que leurs résultats sont d'une grande importance pour la compréhension des états dépressifs, mais également parce que leur travail montre toutes les précautions qu'il faut prendre pour recueillir les données nécessaires à la tâche en question.

Il existe un certain nombre de raisons pour lesquelles la survenue d'un événement de grande signification émotionnelle pour la personne concernée risque d'être méconnue par un clinicien ou un chercheur (avec comme conséquence que le trouble consécutif sera à tort étiqueté endogène). Un des problèmes est le caractère intime des événements eux-mêmes, et des difficultés que certains d'entre eux peuvent poser à une personne conduisant l'enquête. Le rouge à lèvres sur le mouchoir du mari pris dans le contexte plus global de son comportement en est un exemple. D'autres sont des anniversaires[1] ou des événements analogues qui font soudain prendre conscience à la personne concernée de toute la signification d'événements du passé.

Une deuxième raison ou série de raisons pour laquelle des événements de grande signification peuvent ne pas être enregistrés est la propension d'une personne souffrant d'un état dépressif, soit de n'avoir pas envie de confier les informations pertinentes à la personne qui enquête, soit d'être

1. Les anniversaires n'étaient pas sur la liste des événements définis d'avance que Brown et Harris avaient utilisée. On les avait omis, non parce qu'on pensait qu'ils étaient de peu d'importance, mais parce qu'il existait des difficultés méthodologiques pour obtenir des renseignements systématisés sur ce sujet (communication personnelle).

incapable de le faire en raison de pressions familiales, ou parce qu'il ignore effectivement ce qui constitue la cause de sa dépression. Il est relativement facile de comprendre l'absence du désir de raconter à une personne professionnelle un événement qui est extrêmement douloureux et peut-être même humiliant. Mais il semble que l'on méconnaisse la possibilité qu'une personne soit soumise à des pressions familiales importantes pour qu'elle ne dévoile pas la survenue de certains événements. Et pourtant, il n'est pas douteux qu'elles jouent un grand rôle. Goodwin[1], par exemple, les mentionne comme un problème important de l'étude de Bunney, tout particulièrement en ce qui concerne les patients déficients mentaux et psychotiques. Comme illustration, il cite le cas d'une femme qui avait eu un avortement quatre mois avant son admission mais qui avait été incapable d'en parler avant plusieurs mois de traitement. Dans sa famille, toute référence à ce sujet était tabou. Il est peut-être encore plus difficile de se rappeler qu'une personne peut effectivement ignorer ce qui la tourmente. Pourtant, comme nous l'avons déjà noté, de telles ignorances se produisent très certainement.

La conclusion déjà donnée précédemment est qu'il existe un très important chevauchement entre les états dépressifs et les états de deuil chronique ; elle est renforcée par un autre résultat de l'étude de Brown et Harris. Les femmes qui vont présenter un état dépressif à l'âge adulte ont une plus grande probabilité que les autres d'avoir souffert de la perte de leur mère durant leur enfance.

La fréquence de la perte ou de la séparation prolongée d'un parent durant l'enfance

Pour cette partie de la recherche, les trois groupes suivants furent étudiés : les cent quatorze du groupe de patientes, les soixante-seize des groupes de cas communautaires combinés (chroniques et débutants), et les trois cent quatre-vingt-deux du groupe de comparaison.

La fréquence de la perte de la mère du fait de sa mort, d'un abandon, ou d'une séparation ayant duré plus de douze

1. Rapporté dans Friedmann et Katz (1974, p. 151).

mois[1], avant l'âge de onze ans, pour chacun des trois groupes est présentée dans le tableau 4, ainsi que les chiffres correspondants à la perte du père. Tant dans le groupe des patientes que dans le groupe de cas communautaires, la fréquence de la perte de la mère est plus élevée qu'elle ne l'est dans le groupe de comparaison, et il en est de même à un degré moindre, pour la perte du père. La seule différence atteignant un niveau statistiquement significatif est celle qui existe entre le groupe de cas communautaires et le groupe de comparaison, respectivement 22,4 % et 6,0 %.

TABLEAU 4. — *Fréquence de la perte de la mère et du père qu'elle qu'en soit la cause, avant l'âge de 11 ans* (en %)

	Patientes	« *Cas* »		*Individus* « *normaux* »
Perte de la mère	10,5	22,4	*	6,0
Perte du père	15,8	17,1		11,5
N	114	76		382

* P = < 0,01.

Le lien entre la perte de la mère durant l'enfance et l'état dépressif des femmes de l'échantillon communautaire peut être exprimé d'une autre manière. Sur l'ensemble de l'échantillon de quatre cent cinquante-huit femmes qui avaient été vues dans cette communauté, quarante avaient perdu leur mère avant l'âge de onze ans, contre quatre cent dix-huit qui l'avaient conservée. Parmi les quarante qui avaient perdu leur mère, pas moins de dix-sept, soit 42,5 % devaient présenter un état dépressif ; tandis que parmi les quatre cent dix-huit qui avaient vécu avec leur mère seulement cinquante-neuf, soit 14,1 % devaient en présenter. Ainsi sur l'ensemble de l'échantillon communautaire, la fréquence de l'état dépressif était trois fois plus élevée dans le sous-groupe ayant perdu leur mère que dans le sous-groupe qui avait conservé leur mère.

1. On n'a pas tenu compte des périodes de séparation pendant les évacuations durant la guerre parce que des informations n'ont pas été recueillies sur tous les sujets. Pour plus de détails, voir BROWN et coll. (1977).

Une question qui surgit à partir de ces résultats est de savoir pourquoi la fréquence de la perte (ou de la séparation prolongée) de la mère avant l'âge de onze ans dans le groupe de femmes déprimées qui ne recevaient pas de soins psychiatriques, c'est-à-dire le groupe de cas communautaires, était tellement plus élevée (22,4 %) qu'elle ne l'était parmi celles qui recevaient des soins psychiatriques, c'est-à-dire le groupe de patientes (10,5 %). Une possibilité que les données recueillies par Brown et Harris permettent de suggérer est que les conditions familiales de femmes qui ont perdu (ou ont été séparées de) leur mère durant leur enfance, sont différentes de celles d'autres femmes, et ces conditions mêmes (par exemple un mariage très précoce et plusieurs jeunes enfants dont il faut s'occuper sans aucune aide) sont de nature à jouer contre toute propension à rechercher les soins médicaux ou psychiatriques.

Quelle que puisse être l'explication de ce résultat, il est évident que des études ultérieures ne peuvent plus partir de la supposition qu'un échantillon d'individus qui souffrent d'une perturbation décrite d'un point de vue psychiatrique soit représentatif de tous les individus souffrant de cette perturbation.

Le rôle de la perte dans les états dépressifs : résumé

On peut maintenant résumer les conclusions auxquelles ont abouti Brown et Harris. L'expérience d'une perte peut contribuer de manière causale à un état dépressif par l'intermédiaire de l'un des trois moyens suivants :

a / En tant qu'agent *provoquant* qui accroît le risque du développement d'une perturbation et détermine le moment auquel elle se produit : la majorité des femmes à la fois du groupe de patientes et du groupe de cas débutants, avaient éprouvé une perte majeure (du fait de la mort ou pour une autre raison) dans les neuf mois précédant le début des troubles ;

b / En tant que facteur de *vulnérabilisation* qui accroît la sensibilité d'un individu à de tels événements : dans l'étude de Brown, de même que dans d'autres études (voir le chap. 17) la perte de la mère avant l'âge de onze ans est d'importance significative ;

c / En tant que facteur ayant une influence à la fois sur la *gravité* et la *forme* de tout état dépressif qui pourrait se développer : les résultats de Brown et Harris qui se rapportent à ces effets sont donnés dans le chapitre 17.

Cependant la perte ou d'autres types voisins d'événements graves n'étaient pas les seules formes d'expériences personnelles dont Brown et Harris avaient trouvé qu'elles contribuaient de manière causale aux états dépressifs. De même que pour les pertes, ces autres agents de causalité peuvent jouer soit comme facteur de détermination du début, soit comme facteur d'accroissement de la vulnérabilité. Parmi les premiers, certains types d'événements familiaux, qui bien que n'appartenant pas à leur définition d'événements graves, étaient néanmoins à l'origine d'inquiétudes et d'angoisses et ceci depuis plus de deux ans. Parmi les facteurs qui semblent avoir accru la vulnérabilité d'une femme, on notait l'absence de toute relation intime personnelle dans sa vie, la présence de trois enfants ou davantage âgés de moins de quatorze ans et dont il fallait s'occuper, et enfin le fait de ne pas aller travailler.

Il faut noter que les résultats de Brown et Harris ont fait l'objet de critiques. Par exemple, Tennant et Bebbington (1978) contestent à la fois leur méthode de diagnostic des états dépressifs dans l'échantillon communautaire, et certaines méthodes statistiques qu'ils ont utilisées pour l'analyse de leurs données. Ceci les conduit à émettre des doutes sur la distinction faite entre les agents provocateurs et les facteurs vulnérabilisants. Cependant, Brown et Harris ont répondu à ces critiques de manière convaincante (1978*b*).

Méthode utilisée par Brown et Harris pour reconnaître les événements de la vie : détails supplémentaires

Pour répondre aux problèmes méthodologiques posés par la reconnaissance des événements de signification émotionnelle pour un individu (permettant des comparaisons valables entre les groupes) une méthode comportant trois étapes fut adoptée.

La première étape était de reconnaître les événements ayant pu avoir une importance qui s'étaient produits durant la période en question. Dans ce but furent définis d'avance et dans le détail trente-huit événements de la vie susceptibles de provoquer une réaction émotionnelle chez la plupart des personnes (il était précisé quelles étaient les personnes faisant partie de la vie du sujet qui étaient concernées). Les enquêteurs devaient ensuite examiner avec chacun des sujets si l'un ou l'autre de ces événements avait eu lieu durant la période en question, et noter les faits comme ils étaient rapportés sans poser de question sur la manière dont le sujet avait pu réagir.

La période choisie pour cette enquête était l'année précédant l'entretien. Tant pour les femmes faisant partie du groupe de patientes que pour celles faisant partie du groupe de cas débutants, elle était en moyenne de trente-huit semaines avant l'installation des symptômes.

Bien que cette première étape fournisse une méthode fiable pour reconnaître la survenue de certains types d'événements, elle ne prenait pas en considération (délibérément) les conditions personnelles d'un individu et la signification que l'événement pourrait vraisemblablement avoir pour quelqu'un se trouvant dans ces conditions particulières. Ceci devait se faire au cours des deuxième et troisième étapes.

Ayant reconnu la survenue d'un événement conforme aux critères utilisés, les enquêteurs remplissaient ensuite de manière aussi informelle que possible une liste très longue de questions portant sur ce qui avait précédé et succédé à chaque événement, et les sentiments et les attitudes qui les avaient accompagnés. Indépendamment de ces questions, l'enquêteur cherchait à encourager la femme à parler longuement, et par des questions plus précises essayait d'obtenir du matériel biographique plus détaillé. Tous les entretiens étaient enregistrés au magnétophone.

Comme la consignation des événements de la vie et de leur signification devait être faite pour toutes les personnes appartenant aux trois échantillons de manière strictement comparable, il fallait apprécier la signification que chaque événement noté pouvait vraisemblablement avoir pour une femme placée dans les conditions particulières décrites et le faire en fonction d'un critère pouvant être appliqué en général et sans se référer à la façon spécifique dont la femme interrogée se trouvait avoir réagi. Ceci constituait la troisième étape.

Pour chacun des événements rapportés, un grand nombre d'évaluations étaient faites par des chercheurs n'ayant pas participé à l'entretien. Une des évaluations concernait « l'indépendance » de l'événement, c'est-à-dire à quel point on pouvait le considérer comme indépendant du comportement conscient du sujet. Les autres échelles évaluaient l'impact de l'événement sur une femme placée dans les conditions décrites. Ces évaluations faites d'après une échelle de quatre niveaux prenaient en compte tous les renseignements concernant les conditions dans lesquelles se trouvait le sujet, mais sans savoir comment il avait effectivement réagi. D'abord, chaque évaluateur travaillait de manière indépendante, faisant une évaluation sur chacune des échelles. Puis, les évaluateurs discutaient des décalages qui pouvaient exister et se mettaient d'accord sur une évaluation définitive. Les évaluations correspondaient fréquemment entre elles. Les évaluateurs étaient aidés dans leur tâche non seulement par leurs discussions régulières, mais également par un certain nombre d'exemples types illustrant les quatre niveaux de chacune des échelles, et par un certain nombre de conventions.

En procédant suivant cette méthodologie relativement pesante, les chercheurs visaient à fermer le vide béant scientifique que laissaient subsister les deux méthodes de recherches traditionnellement employées, c'est-à-dire d'une part l'observation clinique avec sa très grande densité de détails, mais où manque la possibilité de groupes de comparaison et des garanties contre un raisonnement circulaire, et d'autre part l'approche épidémiologique où les garanties sont nombreuses mais où manque par contre la dimension individuelle.

Rôle des processus neurophysiologiques

Il est essentiel de comprendre que le fait d'attribuer un rôle majeur dans l'étiologie des états dépressifs à des événements psychosociaux, et en particulier à la séparation et à la perte, n'empêche pas d'attribuer un rôle important également aux processus neurophysiologiques.

Il est à peu près sûr maintenant qu'il existe un lien entre d'un côté des niveaux anormaux du taux de certaines hormones neuro-endocriniennes ou de neurotransmetteurs, et les états ou perturbations affectives de l'autre. La controverse surgit quand on s'interroge sur le rapport de causalité. Selon une école de pensée, la séquence causale se fait toujours dans un seul sens à partir de modifications dans les processus neurophysiologiques vers des modifications affectives et cognitives. Pourtant il est maintenant clair que la séquence causale peut aussi bien aller dans le sens opposé. Des recherches ont montré que des états cognitifs et affectifs d'angoisse et de dépression, induits chez des adultes par des événements tels que la séparation et la perte, non seulement peuvent être accompagnés de modifications significatives dans les taux de certaines hormones neuro-endocriniennes mais également que ces modifications sont semblables à celles dont on sait qu'elles sont fréquemment présentes chez des adultes souffrant d'état dépressifs. Il semble probable que des modifications comparables surviennent également chez les enfants soumis à la séparation et à la perte[1]. Une fois qu'elles se sont produites, ces modifications endocriniennes peuvent prolonger ou intensifier la réaction dépressive. Nous recommandons au lecteur intéressé par ce champ, la revue très détaillée de Hamburg, Hamburg et Barchas (1975).

Il n'est pas surprenant que les études montrent que la dimension et la forme des réactions neurophysiologiques aux événements psychologiques varient énormément d'une personne à l'autre. Ces différences sont probablement responsables, en partie au moins, des différences entre les individus dans leur degré de vulnérabilité à ces événements. Certaines différences sont vraisemblablement d'origine génétique, mais ce n'est pas la seule possibilité. Une autre source possible de différence pourrait être l'existence d'expériences infantiles différentes. Ainsi, il est possible d'imaginer que l'état du système neuro-endocrinien d'individus ayant été soumis à des conditions entraînant des situations de tension grave durant leur enfance, pourrait être modifié de manière permanente, de sorte qu'ils sont désormais plus sensibles, ou

1. De telles modifications se produisent sans aucun doute chez les enfants singes. Par exemple, McKinney (1977) dans une revue des études de modèles animaux d'état dépressif, rapporte que chez les macaques rhésus âgés de quatre mois qui avaient été séparés de leur mère pendant six jours, des altérations majeures étaient retrouvées dans les systèmes aminergiques périphériques et cérébraux centraux.

moins sensibles. De toute façon, les influences génétiques ne fonctionnent jamais dans le vide. Durant le développement, des interactions complexes entre les influences génétiques et environnementales sont la règle ; c'est tout particulièrement quand des organismes sont soumis à des tensions que les différences génétiques entre eux vont le plus vraisemblablement avoir des conséquences.

TROISIÈME PARTIE

Le deuil chez l'enfant

CHAPITRE 15

La mort d'un parent durant l'enfance et l'adolescence

> ... Dick... lui raconta la mort de son propre père qui était survenue quand Dick était un enfant à Dublin, âgé de pas tout à fait cinq ans. « Ce fut la première fois de ma vie que je devais éprouver du chagrin », expliqua Dick, « je me souviens que je suis entré dans la chambre où reposait son corps et ma mère était assise pleurant auprès de lui. J'avais une raquette dans la main et je suis tombé en me heurtant au cercueil et j'ai appelé Papa ; sur quoi ma mère m'a pris dans ses bras et m'a dit au milieu d'un torrent de larmes que Papa ne pouvait pas m'entendre et qu'il ne pourrait plus jamais jouer avec moi... Et voilà », dit Dick avec gentillesse, « ce qui m'a fait prendre en pitié tous les enfants depuis lors et m'a amené à t'aimer mon pauvre enfant sans père et sans mère ».
>
> (THACKERAY, *Henry Esmond*)

Sources et plan de travail

Nous avons déjà vu dans le premier chapitre les controverses qui se poursuivent autour de la question de savoir si les enfants et les adolescents sont capables de réagir à la perte d'un parent par une forme normale de deuil, et dans l'affirmative à quel âge ils en sont capables. Notre plan sera de laisser pour plus tard l'étude des problèmes particuliers posés par les pertes subies durant les deux ou trois premières années de la vie, pour commencer par passer en revue les données concernant les réactions à la perte consécutive à une mort survenue entre à peu près le troisième anniversaire et la fin de l'adolescence.

Comme les études systématiques des réactions d'adolescents et d'enfants à la perte d'un parent par la mort, sur des échantillons suffisamment représentatifs, n'ont commencé que récemment[1], nous ne pourrons disposer que de données moins représentatives. Trois sources sont disponibles :

— les données de deux études pilotes, l'une par Kliman (1965) et l'autre par Becker et Margolin (1967) ;
— les données provenant d'une étude clinique d'importance majeure conduite à Cleveland, Ohio, par un groupe dirigé par Erna Furman (1974) ;
— les données accessoirement recueillies sur les réactions des enfants de veuves au cours des diverses études sur les adultes en deuil qui ont été rapportées dans les précédents chapitres.

Bien qu'au cours d'aucune de ces études, les données n'aient été aussi systématiques que dans les études sur le deuil adulte que nous avons déjà examinées, il existe cependant suffisamment de cohérence dans les résultats pour nous donner une certaine assurance. L'un des défauts principaux est que du fait que le nombre total d'enfants concernés dans chaque étude est assez faible et qu'ils sont répartis sur toute la durée de l'enfance, le nombre disponible à tout moment donné du développement est très faible.

L'étude de Gilbert et Ann Kliman, entreprise dans un faubourg cossu de New York, concerne dix-huit enfants provenant de sept familles de la moyenne bourgeoisie qui avaient été contactées par un intermédiaire à la suite de la mort d'un parent. Dans trois familles la mère était décédée, et dans quatre c'était le père. Les âges des enfants étaient compris pour la quasi-totalité entre trois ans neuf mois et onze ans un mois, à l'exception d'un nourrisson de moins

1. Une étude de ce type a été commencée en 1976 par le Dr Beverley Raphael à Sydney, Australie. Les résultats de la période inaugurale décrits dans RAPHAEL et coll. (1978) sont compatibles avec les généralisations faites dans ce chapitre et dans les chapitres ultérieurs.

d'un an et d'un garçon de quatorze ans et trois mois. La plupart des données concernant les enfants furent obtenues lors d'entretiens semi-directifs de longue durée avec le parent survivant, mais ultérieurement les enfants devaient également être vus. Un des défauts principaux de cette étude, à part la petite taille de l'échantillon, c'est qu'à l'exception d'une ou deux familles, le premier contact ne fut établi qu'au bout de nombreux mois, la moyenne étant de huit mois. La sélection des familles a cherché à écarter toutes celles qui tendaient vers une allure pathologique ; aucun des enfants n'avait été adressé en consultation du fait de difficultés émotionnelles.

L'étude de Becker et Margolin (1967) fut entreprise à Boston et concerne neuf enfants tous âgés de moins de sept ans, provenant de sept familles de la moyenne bourgeoisie. Dans six cas le père était mort et dans un cas c'était la mère. Dans tous les cas, le parent survivant avait été volontaire pour participer à l'étude, le contact avait été établi au plus six mois après la survenue de la mort (souvent plus tôt), et après une première évaluation, aucun des enfants n'apparaissait devoir relever d'une psychothérapie. Les données rapportées sont tirées d'entretiens hebdomadaires au domicile qui se sont poursuivis pendant un an ou davantage, et dont le but était d'aider le parent survivant, à la fois à faire face à sa propre perte et également à aider ses enfants à faire face à la leur. (Les données tirées d'entretiens hebdomadaires psychiatriques avec les enfants n'ont pas été rapportées.)

L'étude par Erna Furman et ses collègues concerne vingt-trois enfants dont tous avaient perdu un parent du fait de sa mort. Ils s'étendaient en âge de dix semaines à treize ans et comprenaient « noirs et blancs, riches et pauvres, diverses appartenances religieuses et diverses origines culturelles ». Quatorze des enfants devaient relever d'un traitement psychanalytique individuel de cinq séances hebdomadaires pendant des périodes allant de deux à six ans. Les neuf autres, tous âgés de moins de cinq ans, étaient pris en charge par un jardin d'enfants thérapeutique, tandis qu'un psychanalyste d'enfants assistait le parent survivant ou le substitut parental grâce à des séances hebdomadaires pendant des périodes allant de un à trois ans (pour qu'il agisse d'une manière thérapeutique avec son enfant). Par ce moyen, des données très détaillées de première main furent colligées ; dans un certain nombre de cas, elles commençaient immédiatement après la mort du parent, et on disposait de la possibilité inégalée d'étudier à quel point les réactions de chaque enfant étaient influencées dans un sens ou dans un autre par les réactions du parent survivant et par le degré d'information ou de mésinformation que l'enfant recevait. Dans la mesure où les cliniciens ont influencé le cours des événements, ce qu'ils firent indéniablement, le sens de leur influence et les techniques qu'ils utilisèrent sont clairement spécifiés : ceci permet au lecteur d'évaluer par lui-même la valeur et la pertinence des données obtenues.

Les réserves concernant cette étude sont liées à la manière dont l'échantillon a été constitué. A l'exception d'un seul enfant, aucun n'a été retenu simplement parce qu'il avait perdu un parent. Huit d'entre eux étaient déjà en thérapie, ou l'un des parents était en thérapie de soutien *(guidance)* quand, de manière inattendue, l'un des parents mourut. Parmi les autres, un certain nombre d'entre eux avaient été adressés en consultation en raison de difficultés émotionnelles qui devaient être considérées par les cliniciens (mais seulement après que le traitement ait été entrepris) comme ayant été précipitées ou exacerbées par un deuil subi antérieurement. Néanmoins bien que l'échantillon soit biaisé dans le sens de la pathologie, chez plusieurs des plus jeunes enfants, les difficultés qui existaient avant la mort du parent étaient minimes et banales. De plus, dans sa discussion, Furman se réfère à un ensemble d'autres observations recueillies par elle ou par d'autres membres de son groupe durant leur étude très intensive de ce problème. Dans ce qui suit, nous ferons appel très largement à leurs résultats.

Vu le faible nombre des échantillons de chacune de ces études, il est heureux que nous ayons des informations supplémentaires sur les réactions d'enfants, grâce aux études des veuves. Marris (1958) donne des renseignements sur quarante-sept veuves de Londres (avec quatre-vingt-treize enfants de moins de quinze ans restés à leur charge) ; chez Glick et ses collègues (1974) l'échantillon de veuves, avec des enfants de la même catégorie d'âge, est d'une taille comparable (bien que les détails n'aient pas été donnés).

D'autres rapports présentant un certain intérêt sont celui de Raphael (1973) sur les réactions des enfants dont les mères recevaient un soutien parce qu'une évaluation précoce avait prédit une évolution défavorable à leur deuil, et celui de Gorer (1965) qui, pour autant qu'il se rapporte aux enfants et aux adolescents, concerne essentiellement les réactions à la mort d'un grand-parent.

De ce qui précède, il est clair que nous aurons beaucoup plus de renseignements sur les réactions des enfants à la mort d'un père, qu'à la mort d'une mère. Les raisons nous en sont familières. Premièrement, dans la tranche d'âge qui nous concerne, il y a beaucoup plus d'enfants qui ont perdu leur père que d'enfants qui ont perdu leur mère. Deuxièmement, plusieurs des études auxquelles nous faisons appel se sont limitées aux veuves et à leurs enfants. Seule l'étude de Furman donne des détails sur la perte de la mère.

Aux études déjà mentionnées, s'ajoutent de nombreuses observations de patients de tous âges ayant bénéficié d'une psychothérapie pour des états, souvent graves, qui semblent pouvoir être attribués au moins en partie à la perte d'un parent durant l'enfance. Dans le cas de patients adultes, ces pertes se sont généralement produites de nombreuses années plus tôt et le lien entre l'événement et les symptômes manifestés par la suite est bien évidemment difficile à affirmer. Au contraire, dans le cas de patients enfants, la perte peut avoir été relativement récente et le lien est de ce fait beaucoup plus facile à établir. Tous ces cas (qui en comprennent un certain nombre rapportés par Furman et ses collègues) fournissent la base empirique de notre discussion de la pathologie dans les chapitres ultérieurs[1]. En attendant, nous allons examiner la validité des comptes rendus que nous prendrons en considération.

1. Peu de temps avant que ce volume ne soit mis sous presse, mon attention fut attirée sur la publication d'un autre travail d'importance majeure par une clinicienne, Lora Heims Tessman (1978), sur les réactions d'enfants et d'adolescents qui ont perdu un parent. Bien que ce travail se rapporte principalement aux pertes dues au divorce, un long chapitre est consacré aux pertes dues à la mort d'un parent.

Validité des données

En plus des difficultés habituelles chaque fois que l'on veut s'assurer de la validité des observations d'êtres humains réagissant à un événement de la vie (particulièrement lorsqu'il est éprouvant), existent des difficultés toutes particulières dans le cas d'enfants en deuil. Presque inévitablement, la plupart des observations des réactions des enfants rapportées dans la littérature sont tirées de récits donnés par le parent survivant, habituellement la mère. Bien que ces récits soient souvent très révélateurs, il existe plusieurs dangers majeurs. Le premier est que le parent survivant étant lui-même dans un état de perturbation émotionnelle sera probablement un observateur inégal, perceptif à un moment et aveugle à un autre. Deuxièmement, sa capacité de mémorisation des événements peut être plus sélective qu'elle ne l'est habituellement. Troisièmement, il risque d'attribuer à l'enfant des sentiments et des réactions qui sont en fait les siens. Enfin, il peut s'avérer difficile d'affirmer à quel point l'enfant réagit à la perte elle-même ou réagit au parent enveuvé et éperdu qui se comporte vis-à-vis de lui d'une manière étrange et peut-être difficile.

Ces problèmes ont été bien décrits par Harrisson et ses collègues (1967) qui ont étudié les réactions d'enfants qui se trouvaient hospitalisés dans un hôpital psychiatrique pour enfants à l'époque de l'assassinat du président Kennedy, ainsi que les réactions des membres du personnel. Par la suite, deux types d'observation des enfants étaient disponibles : d'une part les rapports routiniers journaliers rédigés par des membres de l'équipe ; d'autre part du matériel recueilli rétrospectivement, dont une bonne partie pendant les discussions des réunions d'équipe. Après avoir noté qu'il existait des différences très importantes et nombreuses entre les observations rédigées au jour le jour, et celles rédigées dans un second temps, et d'autre part à quel point l'équipe était influencée par la façon dont elle pensait que les enfants devraient réagir, les auteurs concluent : « Dans nos données, il était impossible de distinguer entre les erreurs de perception et les confusions des adultes, les réactions des enfants à cette tragédie, et les réactions des enfants aux modifications chez les adultes. » Ainsi avertis, nous aurons la sagesse d'avancer avec précaution.

Plan de travail

Quand nous avons discuté des réactions des adultes, il s'est avéré opportun de présenter d'abord un tableau général des réactions habituelles à la perte, puis de passer en revue les différentes variantes pathologiques, et seulement secondairement d'examiner les conditions qui jouent un rôle dans la détermination des divers cours que le deuil peut prendre. Ici nous allons procéder différemment. Il nous semble très clair que tous ceux qui ont examiné ce problème, y compris Nagera (1970) (dont le point de vue sur la capacité d'affliction des enfants est très différent de celui avancé ici), ont été profondément impressionnés par l'énorme influence sur les réactions d'un enfant à la perte, de variables telles que « ce qui a été dit » à l'enfant, quand cela lui a été dit, comment le parent survivant réagit lui-même, la réaction qu'il souhaite et attend de son enfant. Comme il serait irréaliste de discuter des réactions des enfants sans faire référence constamment à ces conditions, durant cette série de chapitres nous serons autant concernés par la manière dont les gens de l'environnement immédiat de l'enfant se comportent vis-à-vis de lui, que par l'enfant lui-même. Bien entendu, ceci n'est qu'une application aux problèmes particuliers de l'enfance de l'une des leçons principales apprises à propos du deuil des adultes, à savoir que le cours du deuil, même chez un adulte, est profondément influencé par la manière dont la personne est traitée par sa famille et ses amis durant les semaines et les mois qui suivent la perte.

Notre plan par conséquent est de commencer par examiner les réactions des enfants à la perte d'un parent quand les conditions sont favorables, puis à partir de là d'examiner toute la diversité de leurs réactions quand les conditions sont défavorables. Cependant, avant de le faire, il va être utile d'approfondir la nature exacte de certaines de ces conditions très influentes.

Quand dit-on, et que dit-on à un enfant ?

Les adultes sont habituellement présents quand un proche parent meurt ; s'ils ne le sont pas, il est vraisemblable qu'on leur donnera rapidement cette nouvelle. Par contre, dans les sociétés occidentales, les enfants ne sont généralement pas présents au moment de la mort ; il n'est pas exceptionnel que l'information leur parvienne beaucoup plus tard, et même à ce moment-là, d'une manière souvent propre à les induire en erreur. De ce fait, il n'est guère surprenant que les réactions des enfants aient tendance à être tout à fait hors de propos avec ce qui vient de se produire.

Quand l'un des parents d'un enfant meurt, la tâche de l'en informer repose pratiquement toujours sur le parent survivant. Il s'agit là d'une tâche extrêmement pénible. La plupart le font promptement, mais plus un enfant est jeune et plus le parent aura tendance à retarder ce moment ; et dans une importante minorité de cas, ce délai sera de plusieurs semaines ou même de plusieurs mois. En manière d'explication temporaire, on dira parfois à l'enfant que son père est parti en voyage, ou bien encore qu'il a été transféré dans un autre hôpital. Parmi les veuves de Boston étudiées par Glick et coll. (1974), environ 70 % informèrent immédiatement leurs enfants, mais près d'une sur trois retarda ce moment. Deux d'entre elles demandèrent à un parent proche de le faire à leur place.

Les observations montrent que dans les milieux culturels étudiés, le parent survivant va généralement dire à l'enfant que le père est monté au ciel ou qu'il a été emmené au ciel. Pour ceux qui sont croyants, cette information est en accord avec les croyances propres du parent. Pour beaucoup d'autres cependant, ce n'est pas le cas, de sorte qu'il existe dès le départ un désaccord entre ce qui est dit à l'enfant et ce que le parent croit. Ceci crée des difficultés. A moins que l'on ne prenne soin de lui expliquer les choses, un jeune enfant va tout naturellement supposer que le ciel n'est pas différent d'autres endroits distants et que le retour n'est qu'une affaire de temps. Une petite fille de quatre ans, à qui comme d'autres on avait dit que son père était allé au ciel, fut très en colère quelques mois plus tard et pleura amèrement parce qu'il n'était pas venu à sa fête d'anniversaire (Nagera, 1970). D'autres enfants vont demander sans arrêt à leur mère où se trouve le ciel, ce que les gens font là-bas, ce qu'ils mettent comme vêtements ou ce qu'ils mangent, toutes questions qu'un non-croyant trouvera bien embarrassantes.

Une autre explication très habituelle, à laquelle on recourt tout particulièrement après la mort d'une vieille personne comme un grand-parent, est de dire qu'elle est partie dormir. Il est vrai qu'il s'agit là d'une manière de parler bien connue. Cependant, un jeune enfant connaît mal les « manières de parler », et inévitablement va prendre la plupart de telles expressions littéralement. Il n'est donc pas étonnant par conséquent qu'à partir de ce moment, aller s'endormir devienne pour lui une activité dangereuse.

Les deux éléments d'information cruciaux que tôt ou tard un enfant doit savoir sont, premièrement que le parent mort ne reviendra jamais et, deuxièmement que son corps est enterré sous terre ou a été incinéré. Il est extrêmement difficile pour le parent survivant de donner de telles informations parce que son profond souci est d'abriter son enfant de la conscience de la mort et de la douleur du deuil, ce qui s'avère être le cas de tous les parents qui se retrouvent dans cette situation, ajouté au fait que parler dans le détail de ce sujet donne une trop grande consistance à sa réalité. Les renseignements sur la manière dont on a disposé du corps sont généralement ceux donnés avec le plus de retard, parfois même pas avant un an ou deux (Becker et Margolin, 1967). Ce n'est qu'une minorité d'enfants parmi l'ensemble des familles étudiées qui devaient assister à l'enterrement. Par exemple, dans l'étude de Marris à Londres seulement onze enfants sur quatre-vingt-quatorze. Par la suite, les enfants n'étaient généralement pas conduits sur la tombe ; ou bien s'ils l'étaient, on ne leur expliquait pas toujours pourquoi on s'y rendait. Dans une famille décrite par Becker et Margolin, les enfants se rendirent au cimetière avec leur père, déposèrent des fleurs sur une tombe et purent voir des membres de la famille pleurer sans que quiconque mentionne la mort de leur mère et son enterrement. De plus, les enfants se retinrent de poser la question de savoir pourquoi ils étaient tous là.

Non seulement les renseignements donnés aux enfants sont tardifs et les induisent en erreur, mais de plus toutes les personnes qui ont étudié ce sujet ont noté combien la plupart des parents survivants souhaitent vivement éviter que leur enfant ne se rende compte à quel point ils sont eux-mêmes bouleversés. Becker et Margolin citent le cas d'une mère qui évitait de raconter à ses enfants ce qu'elle éprouvait de peur de se mettre à pleurer et de ne plus pouvoir s'arrêter. Elle pensait que ce serait beaucoup trop bouleversant pour eux. Par contre, elle pleura abondamment durant les entretiens et décrivit ses pleurs nocturnes quand les enfants étaient endormis. Au cours de ces entretiens, elle devait reconnaître que l'une de ses difficultés principales était de ne pouvoir faire face à l'intensité des sentiments de ses enfants. Ainsi, loin d'aider leurs enfants à exprimer leurs sentiments, une partie des parents rendent cette expression presque impossible. La difficulté ainsi créée est clairement illustrée par un exemple donné par Palgi (1973) : il s'agit d'un jeune enfant que sa mère gronde parce qu'il n'a pas versé de larmes à la mort de son père. « Comment pourrais-je pleurer, devait-il répliquer, quand je n'ai jamais vu tes larmes ? »

Les enfants comprennent vite. Quand un parent a peur des sentiments, un enfant va cacher les siens. Quand un parent préfère le silence, les enfants tôt ou tard vont cesser de poser toute question. Plusieurs enquêteurs devaient noter combien ardemment certains des enfants souhaitaient en savoir davantage sur les raisons et la manière dont leur parent était mort et sur ce qui s'était passé depuis, mais leurs questions se heurtaient à l'attitude évasive ou au silence de leur parent. Kliman (1965) donne deux exemples de parents qui exprimèrent nettement leur répugnance à aborder ce sujet. Dans le premier cas, deux enfants qui étaient âgés de sept et neuf ans quand ils perdirent leur père, voulaient en savoir davantage à son sujet et pressaient leur mère de leur montrer de vieux films où on pouvait le voir. Mais comme elle trouvait cela trop douloureux, ils finirent par apprendre à manipuler tous seuls le projecteur, et se passaient eux-même régulièrement les films. Dans le deuxième cas, un père qui avait perdu à la fois sa femme et un fils dans un incendie se reprochait de ne pas en avoir fait suffisamment pour les sauver. Ne pouvant supporter de parler de ces événements, il fit promettre à ses deux filles survivantes de ne plus jamais parler de leur mère en sa présence.

Nous n'avons aucun moyen de savoir à l'heure actuelle quelle est la proportion de parents qui, dans notre culture, manifestent de la répugnance à partager avec leurs enfants informations et sentiments. A la lecture des divers rapports, il semble cependant que ce soit très commun à la fois en Grande-Bretagne et aux Etats-Unis. Cette notion est un point important dans la compréhension de la fréquence avec laquelle apparemment les enfants tendent à nier la réalité de la mort de leur parent, et peut également expliquer pourquoi la théorie suivant laquelle le moi de l'enfant serait trop faible et trop peu structuré pour pouvoir supporter la douleur du deuil, soit devenue si largement acceptée. En fait, les données présentées jusqu'ici suggèrent que, quelle que puisse être la capacité des enfants, il n'est pas rare que ce soit d'abord les adultes qui entourent l'enfant qui sont eux-mêmes incapables de supporter la douleur du deuil : peut-être celle de leur propre deuil, certainement celle de leur enfant, et surtout celle de leur deuil simultané.

Comment aider le parent survivant à aider les enfants

Ceux qui ont travaillé dans ce champ, et tout particulièrement les cliniciens, affirment formellement que des états de confusion et des états pathologiques succèdent à la rétention de la nouvelle de la mort du parent ; également quand toute expression de sentiment est découragée, soit implicitement, soit explicitement. C'est pourquoi de grands efforts ont été faits pour trouver les moyens d'aider le parent survivant à aider ses enfants.

La première tâche indubitablement est de fournir au parent survivant une relation de soutien à l'intérieur de laquelle il devra pouvoir se sentir libre d'évoquer le coup qu'il vient de recevoir, pourquoi et comment il est survenu, et d'exprimer tous ses besoins et sentiments violents, ce qui est absolument indispensable pour que le deuil prenne un cours normal. Une fois que le parent a lui-même surmonté cet obstacle, il devient moins difficile pour lui d'inclure ses enfants dans le processus de deuil. Se conformant parfois de façon inconsciente au comportement de son thérapeute, il pourra alors partager avec les enfants ce qu'il sait des événements, et répondre aussi honnêtement que possible aux questions qu'ils pourraient lui poser. Ils pourront alors ensemble exprimer leur chagrin et leur désarroi partagés ainsi que leur colère et leur nostalgie partagées. Souvent dans ces conditions, un parent va découvrir que l'enfant d'âge scolaire, ou l'adolescent, a une bien plus grande capacité à faire face à la vérité concernant à la fois son passé, et son avenir tristement altéré, qu'il ne l'avait jusqu'alors supposé, trompé parfois d'ailleurs par la famille ou des amis. Ce n'est en effet que lorsqu'on lui fournit vérité, sympathie et soutien qu'on peut attendre d'un enfant ou d'un adolescent qu'il réagisse à sa perte avec quelque degré de réalisme. Ceci soulève la question de savoir à quel point des enfants de divers âges peuvent être réalistes à l'égard de la mort.

Les idées des enfants sur la mort

Il existe de nombreuses controverses sur ce que les enfants d'âges divers pensent de la mort. Leurs idées sur la nature de la mort, ses causes et ce qui se produit après, sont parmi les questions débattues. Nous n'allons pas nous étendre longuement sur ces controverses car des revues très complètes de la littérature peuvent être trouvées dans Anthony (1971) et Furman (1974) en plus de leurs propres observations empiriques.

Une étude de la littérature montre que de nombreuses divergences d'opinion ont surgi du fait qu'un certain nombre de chercheurs ont confiné leur attention au cas particulier de la mort chez les êtres humains, ou au cas encore plus particulier de la mort parentale. D'autres désaccords peuvent être reliés au fait que certains des premiers enquêteurs (par exemple Nagy, 1948) ne se sont pas rendus compte à quel point les idées des enfants sur la mort sont issues des traditions culturelles de leurs familles ou de leurs camarades de classe. Le résultat en est que sont devenues monnaie courante des notions telles que celle qui veut qu'un enfant doit être âgé d'au moins six ans, ou même être adolescent, avant qu'il puisse concevoir l'idée que la mort est irréversible, ou encore que de jeunes enfants attribuent inévitablement toute mort à un agent humain ou quasi humain. Mais l'image qui émerge est totalement modifiée lorsque l'on a reconnu les préjugés culturels, et que l'on a tenu compte des problèmes très particuliers liés à la mort d'un parent.

Dans le cours de la vie quotidienne même de très jeunes enfants rencontrent la mort : un scarabée mort, une souris morte, un oiseau mort. Ce phénomène les intrigue. Au contraire de toutes les expériences antérieures avec cet animal, la créature morte est immobile et ne réagit pas quand on lui fait quelque chose. En règle générale, ceci suscite une certaine curiosité. Qu'est-il arrivé ? Cette créature dort-elle ? Comment peut-on l'amener à bouger ? Dans ces conditions, aucun enfant ne reste longtemps sans qu'une explication ou une autre lui soit donnée par un adulte ou par un autre enfant ; et c'est à partir de ces explications qu'il va développer ses propres idées.

Suivant les familles et les milieux culturels, les explications fournies à un enfant peuvent varier énormément. A une extrême, on trouve des idées de réincarnation universelle et d'intentionnalité divine, tandis qu'à l'autre extrême, on trouve des idées d'irréversibilité de la mort et du rôle des causes naturelles. Entre ces deux extrêmes existe une grande diversité de croyances, notamment celles qui distinguent entre la mort d'une forme supérieure de vie et la mort d'une forme inférieure. L'introduction de ces distinctions et de ces réserves d'ordres divers aboutit à ce que les différents types de croyances sur la vie et la mort auxquels adhèrent les adultes dans les sociétés occidentales vont généralement comprendre de nombreuses zones d'incertitude, d'ambiguïté, et de contradiction. Il n'est donc pas étonnant que les croyances des enfants soient également très diverses. Habituellement, elles se différencient de celles des adultes par leur expression plus crue, par leur interprétation littérale des métaphores et par leur insistance sur les ambiguïtés et les contradictions.

Dans leurs différentes publications, Robert et Erna Furman présentent des données qui montrent que même un jeune enfant n'a pas plus de difficultés pour concevoir la mort comme irréversible et due à des causes naturelles, qu'un adulte, et que le fait qu'il le fasse ou non dépend de ce qu'on lui a dit. Si on dit à un enfant à peine âgé de deux ans que le scarabée mort ou l'oiseau mort ne reviendra plus jamais à la vie, et que tôt ou tard la mort survient à toutes les créatures vivantes, il se pourra qu'il soit d'abord incrédule, mais il est vraisemblable qu'il finira par croire ses parents. Si on lui dit également que lorsqu'un animal ou une personne que l'on connaît bien meurt, il est tout à fait naturel d'éprouver de la tristesse et de souhaiter pouvoir le ramener à la vie, il ne sera guère surpris puisque cela est conforme à son vécu et lui montre que ses chagrins sont compris. Les Furman soulignent que lorsque les parents adoptent de telles attitudes, ils préparent leur enfant à pouvoir faire le deuil d'un parent proche, et même du père ou de la mère si cette tragique épreuve devait survenir. Les données suggèrent que ce n'est que lorsque le parent survivant croit profondément à des idées religieuses et philosophiques concernant la mort et la vie après la mort qu'il est utile de les exposer aux enfants : avec l'aide sincère de son parent survivant, l'enfant pourra en faire quelque chose, et participer au deuil familial. Dans d'autres conditions, la complexité de ces idées et la difficulté de distinguer entre la mort physique et spirituelle vont le laisser perplexe et confus, tandis qu'un gouffre d'incompréhension peut s'ouvrir entre lui et son parent survivant.

CHAPITRE 16

Les réactions des enfants lorsque les conditions sont favorables

> Et tandis que ce visage ravive mon deuil filial,
> L'imaginaire tisse un sortilège pour me secourir
> Me plongeant dans un songe Elyséen,
> Un rêve passager que vous êtes elle.
>
> (William COWPER[1])

Le deuil chez deux enfants âgés de quatre ans

Lorsque nous examinons les données présentées par Furman (1974) ainsi que celles des autres chercheurs déjà nommés, il semble clair que si les conditions sont favorables, même un jeune enfant est capable de faire le deuil d'un parent perdu d'une manière semblable au deuil normal de l'adulte. Les conditions requises ne sont guère différentes en principe des conditions qui sont favorables à un deuil adulte. Celles qui sont les plus importantes pour un enfant sont : premièrement qu'il ait pu jouir d'une relation suffisamment sûre avec ses parents avant la perte ; deuxièmement, comme nous l'avons déjà mentionné, que des renseignements prompts et précis lui soient donnés sur ce qui vient de se produire, qu'on lui permette de poser toutes sortes de questions et qu'on y réponde aussi honnêtement que possible, et qu'il participe au deuil de la famille y compris aux rites funéraires quels qu'ils

1. Après qu'il ait reçu un portrait de sa mère qui était morte lorsqu'il avait près de six ans.

soient ; troisièmement qu'il dispose de la présence réconfortante de son parent survivant, ou, si cela n'est pas possible, d'un substitut qu'il connaît et en qui il ait confiance, avec l'assurance que cette relation va se poursuivre. Il est vrai qu'il s'agit là de conditions rigoureuses, mais avant de nous étendre sur les nombreuses difficultés rencontrées pour y parvenir, nous allons d'abord décrire comment des enfants et des adolescents réagissent habituellement lorsque ces conditions sont satisfaites.

Les données montrent qu'après la mort d'un parent, un enfant ou un adolescent va généralement éprouver une nostalgie aussi persistante que l'adulte, et sera prêt à exprimer cette nostalgie ouvertement chaque fois qu'il trouvera une personne prête à écouter avec sympathie. A certains moments, il chérit l'espoir que son parent perdu pourra revenir ; à d'autres moments, il reconnaît à contrecœur que cela ne peut pas être et il est triste. A l'occasion, on pourra l'observer « cherchant » (bien que cet aspect ne soit pas très net dans la littérature), ou décrire éprouver le sentiment très vif de la présence de la personne morte. Dans certaines circonstances, il se sentira très en colère à propos de sa perte, dans d'autres il se sentira coupable. Il n'est pas rare qu'il ait peur de perdre son parent survivant, et/ou son parent substitut, ou que la mort s'empare également de lui. Du fait de sa perte et de sa crainte d'une nouvelle perte, il sera souvent angoissé et aura tendance à rester « collé » aux personnes, ou va quelquefois s'engager obstinément dans des comportements qui sont difficiles à comprendre tant que les raisons n'en sont pas connues.

Pour passer des généralisations aux cas individuels, nous allons présenter les observations de deux enfants toutes deux recueillies par Marion J. Barnes qui participait au groupe dirigé par Robert et Erna Furman à Cleveland. Ces récits ont été choisis parce qu'ils sont les plus complets dont on dispose sur de jeunes enfants provenant de milieux stables, et qui évoluaient de manière satisfaisante lorsqu'ils ont subitement perdu un parent[1]. La première, Wendy, perdit

1. Le cas de Wendy est une version abrégée d'un compte rendu donné dans un article de BARNES (1964). Le cas de Kathy est une version abrégée d'un compte rendu, également donné par BARNES dans le livre de FURMAN (1974 : 154-162).

sa mère alors qu'elle venait d'avoir quatre ans. L'autre, Kathy, perdit son père deux mois avant d'avoir quatre ans. La raison pour laquelle nous examinons d'abord les réactions d'enfants se situant à l'extrémité inférieure de l'échelle d'âge, c'est que plus un enfant est jeune et moins il est probable — peut-on supposer — que son deuil ressemble à celui d'un adulte.

Wendy fait le deuil de sa mère

Wendy était âgée de quatre ans quand sa mère mourut d'une poussée aiguë d'une maladie chronique. Désormais, Wendy allait vivre avec son père et une sœur, Winnie, de dix-huit mois plus jeune. De plus, la grand-mère maternelle se chargea de s'occuper des enfants lorsque le père était au travail, et une domestique qui travaillait dans cette famille dans la journée depuis que les enfants étaient nourrissons, vint vivre au domicile cinq jours par semaine. La grand-mère paternelle et une autre domestique participaient à la prise en charge durant les fins de semaine.

De nombreux renseignements sont disponibles sur le développement de Wendy avant la mort de sa mère, car celle-ci était venue pendant dix-huit mois, une fois par semaine, recevoir les conseils d'un thérapeute pour ce qui semble avoir été des problèmes relativement mineurs chez une enfant de deux ans et demi. Wendy était énurétique la nuit, dépendante d'une couverture, ayant eu « quelques fantasmes typiques de l'envie de pénis », et était incapable d'exprimer son hostilité verbalement, particulièrement à l'égard de sa jeune sœur. Six mois plus tard, la mère était encore inquiète de l'attachement de Wendy à sa couverture, de ce qu'elle suçait son pouce et de sa répugnance à la quitter. Cependant par ailleurs, Wendy semblait évoluer de manière favorable et commença d'aller à l'école maternelle.

On apprit alors que la mère de Wendy, maintenant âgée de vingt-cinq ans, avait subi une poussée d'une sclérose en plaques qui avait été en rémission durant les sept années précédentes. Mais à part les périodes de repos quotidiennes de deux heures de la mère, la maladie n'entraînait apparemment aucune différence dans la vie de famille et les deux parents souhaitaient vivement garder le secret bien que de manière assez prévisible, Wendy fut irritée de devoir rester silencieuse durant les longues périodes de repos de la mère. Quand des informations concernant la maladie finirent par transparaître, la thérapeute estima préférable, par prudence, d'admettre Wendy au jardin d'enfants thérapeutique du dispensaire ; mais personne ne prévoyait que la tragédie était si proche. En effet, quatre mois après l'admission de Wendy, sa mère devait faire une poussée fulminante de la maladie : elle fut subitement hospitalisée et mourut en moins de deux semaines.

Pendant une semaine ou deux avant la crise aiguë, la mère avait eu tendance à se sentir fatiguée et s'était plainte d'une douleur dans l'épaule. Wendy était inquiète et se mit à venir à contrecœur au jardin d'enfants, particulièrement lorsque ce fut le père qui se mit à l'amener à la place de la mère. Elle était visiblement inquiète de ce que la mère n'allait pas bien ; et son angoisse était accrue du fait que le grand-père paternel chez qui ils se rendaient en visite presque journellement, était également gravement malade, et que l'on s'attendait à ce qu'il ne survive pas.

Lorsque l'état de la mère s'aggrava subitement et qu'elle fut hospitalisée, la thérapeute vit le père quotidiennement pour l'aider à décider de ce que l'on devait dire aux enfants. Sur ses conseils, on expliqua aux enfants que la maladie était très grave, si grave en vérité que la mère ne pouvait pas soulever sa tête ou ses bras, ou même parler, ce qui aida Wendy à comprendre pourquoi sa mère ne pouvait pas lui parler au téléphone. On expliqua également aux enfants que les médecins faisaient tout leur possible pour sauver leur mère. De plus, durant les derniers jours très critiques, la thérapeute conseilla au père de ne pas leur cacher complètement sa tristesse, son souci et son angoisse comme il avait précédemment pensé qu'il devait le faire.

Dans les semaines précédant la flambée de la maladie, Wendy avait exprimé une certaine hostilité et rivalité vis-à-vis de sa mère, et elle avait également exprimé à deux reprises la crainte que sa mère puisse mourir. Basant son intervention sur la théorie que la crainte de la mort de la mère d'un enfant est habituellement le résultat d'un désir inconscient qu'elle meure, la thérapeute encouragea les parents à rassurer Wendy sur le fait que ses pensées coléreuses occasionnelles n'affectaient pas le bien-être de la mère. Durant la phase aiguë de la maladie de la mère, le père fut encouragé à continuer à donner de telles réassurances[1].

Le jour où la mère mourut, le père décida de raconter aux enfants ce qui s'était passé et également que la mère serait enterrée, et qu'après cela, il n'y aurait plus rien. Il le leur dit au cours d'une promenade en voiture. Maman s'était arrêtée de respirer, leur dit-il, elle ne pouvait plus rien sentir ; elle était partie pour toujours et ne reviendrait jamais. Elle serait enterrée dans le sol, protégée par une boîte et rien ne pourrait lui faire de mal : ni la pluie, ni la neige (qui tombait), ni le froid. Wendy demanda : « Comment pourra-t-elle respirer et qui la nourrira ? » Le père expliqua que lorsqu'une personne est morte, elle ne respire plus et n'a pas besoin de nourriture. Il y avait déjà eu un accord général sur le fait que les enfants étaient trop jeunes pour assister à l'enterrement ; mais le père leur montra le cimetière, avec un château d'eau à proximité qu'ils pouvaient voir au travers de la vitre.

Ce même soir, les enfants ne parurent pas particulièrement affectés et pendant un certain temps s'amusèrent à chanter « London Bridge is Falling Down »*. Les membres de la famille qui étaient en désaccord sur la franchise du père et préféraient raconter aux enfants des histoires sur le ciel et les anges, s'efforcèrent d'étouffer leur propre chagrin et de participer gaiement aux jeux des enfants.

Dans les jours qui suivirent, Wendy inventa deux jeux qu'elle jouait avec son père dans lesquels elle tournoyait puis s'étendait par terre. Dans l'un d'entre eux, elle se levait alors rapidement en observant : « Tu pensais que j'étais morte, n'est-ce pas ? », dans l'autre, où elle n'était supposer se lever que lorsque son père donnait le signal adéquat (qui était le prénom de sa mère), elle restait étendue à plat ventre. Par moments, par exemple aux repas, Wendy jouait gaiement le rôle de sa mère avec des remarques telles que « Papa, quelle jolie cravate. Où l'as-tu achetée ? », ou bien « Y a-t-il eu quelque chose d'intéressant au bureau aujourd'hui ? ».

1. Etant donné l'état de santé incertain de la mère, il semble vraisemblable que la source principale des craintes de Wendy résidait dans les manifestations qu'elle avait perçues chez le père ou la grand-mère, ou la mère elle-même, de leur propre angoisse à propos de l'état de la mère (voir volume 2, chap. 17).

* *N.d.T.* : « Le Pont de Londres s'écroule », l'équivalent de « Sur le pont d'Avignon, on y danse tout en rond. »

Pourtant le chagrin n'était pas loin. Une semaine après la mort de la mère, la grand-mère d'un autre enfant parlant de cette mort, manifesta un grand bouleversement alors qu'elles étaient en voiture en route pour aller chez la grand-mère de Wendy. Wendy pâlit et s'effondra sur le siège. Sa grand-mère la réconforta, la serra contre elle, et elles pleurèrent ensemble. A peu près à la même époque au cours d'une visite dans la famille, des cousins assurèrent Wendy que sa mère était un ange au ciel, puis lui montrèrent une photo de sa mère. Wendy pleura hystériquement et dit que sa mère était dans la terre.

Au cours de la troisième semaine après la mort de la mère, Wendy laissa entrevoir qu'elle espérait encore le retour de sa mère. Assise par terre avec sa jeune sœur, elle chantait : « Ma mère revient, ma mère revient, je sais qu'elle revient. » A quoi Winnie répondit sur un ton monotone d'allure adulte : « Maman est morte et ne reviendra pas. Elle est dans la terre près du château d'eau. » « Chut, ne dis pas cela », répliqua Wendy.

Les préoccupations de Wendy au sujet de sa mère se révélèrent également dans une chanson *Flocons de neige*, qu'elle inventa le lendemain de l'enterrement. Au début, elle se déroulait ainsi (probablement influencée par les interprétations qu'elle avait reçues) : « Les flocons viennent et puis disparaissent. J'aime ma mère et elle est morte. Je déteste ma mère et j'espère qu'elle ne reviendra pas. J'aime ma mère et je la veux. » Quelques jours plus tard, elle omettait : « Je déteste ma mère. » Arrivée au sixième jour, elle utilisait le temps passé : « J'aimais ma mère et je veux qu'elle revienne. » Quinze jours plus tard, en route pour l'école, c'était : « Ma mère revient », mais chuchoté si faiblement que la grand-mère l'entendit à peine.

La même préoccupation se dégageait d'un des autres sujets d'intérêt de Wendy. Pratiquement quotidiennement en route pour l'école, elle engageait la conversation avec sa grand-mère au sujet des canards dans l'étang : « Est-ce qu'ils ont froid ? Est-ce qu'ils vont geler ? Qui leur donne à manger ? » A certains moments, ces discussions débouchaient sur des questions plus directes : « Faut-il nourrir les gens morts ? Est-ce qu'ils ressentent quelque chose ? » Souhaitant réfuter le point de vue de la grand-mère suivant lequel des températures au-dessous de zéro rendent la glace encore plus épaisse, Wendy remplie d'espoir montrait une zone située au-dessus d'une source : « Mais grand-maman, je vois un endroit qui n'est pas du tout gelé alors qu'il fait déjà si froid. » La thérapeute suggéra à la grand-mère d'évoquer avec Wendy combien il est difficile de croire qu'une personne qui est morte l'est pour toujours et ne reviendra jamais.

C'est à la suite d'une de ces conversations que Wendy décida de faire semblant que sa grand-mère était sa mère : elle l'appellerait maman et sa grand-mère devrait faire semblant que Wendy était sa propre fille. Au jardin d'enfants, elle dit à une autre enfant qu'elle avait une mère pour « faire semblant » : sa grand-mère. A ceci, l'autre enfant répliqua : « Oh, mais ce n'est pas vraiment pareil, n'est-ce pas ? » A quoi Wendy acquiesça tristement : « Non, ça ne l'est pas. »

Une autre fois, environ quatre semaines après que sa mère soit morte, Wendy devait se plaindre que personne ne l'aimait. Essayant de la rassurer, son père lui cita une longue liste de noms de personnes qui l'aimaient (donnant les noms de ceux qui s'occupaient d'elle). Wendy fit le commentaire judicieux suivant : « Mais quand maman n'était pas morte, je n'avais pas besoin de tellement de personnes, il ne m'en fallait qu'une seule. »

Quatre mois après la mort de la mère quand la famille partit en vacances au printemps en Floride, il était évident que l'attente désespérée de Wendy du retour de la mère persistait. Ces vacances se trouvaient être la réédition d'un séjour particulièrement heureux de l'année précédente en compagnie de sa mère et Wendy était enthousiaste devant cette perspective ; durant le voyage, elle se rappela avec une précision photographique chaque événement du voyage précédent. Mais après leur arrivée, elle était plaintive, mécontente et irritable. Son père lui parla des souvenirs heureux et tristes que le voyage évoquait, et combien cela était tragique pour tous que maman ne revienne jamais : à quoi Wendy répondit avec un air de regret : « Est-ce que Maman ne peut pas bouger dans sa tombe juste un tout petit peu ? »

La capacité croissante de Wendy à s'accommoder de l'idée de la mort s'exprima un an après la mort de la mère quand un parent éloigné mourut. En informant Wendy, son père, souhaitant ne pas la bouleverser, ajouta que ce parent serait confortable sous terre, car il serait protégé par une boîte. Wendy répliqua : « Mais s'il est vraiment mort, pourquoi doit-il être confortable ? »

En même temps que sa préoccupation persistante à propos de sa mère manquante, et l'espoir décroissant de son retour, Wendy devait laisser entrevoir qu'elle avait peur elle-même de mourir.

Les premiers signes en furent sa tristesse et sa répugnance à s'endormir au moment de la sieste du jardin d'enfants. Sa maîtresse percevant qu'il y avait là une difficulté, prit Wendy sur ses genoux et l'encouragea à lui parler. Au bout de quelques jours, Wendy expliqua que lorsqu'on est endormi « on ne peut pas se lever quand on le veut ». Six mois plus tard, elle était encore préoccupée par la distinction entre le sommeil et la mort comme cela devait apparaître très clairement lorsqu'un oiseau mort fut trouvé et que les enfants discutèrent à son propos.

La crainte de Wendy de subir le même sort que sa mère se manifesta également lorsque, durant la quatrième semaine après la mort de sa mère, elle affirma qu'elle ne voulait pas grandir et devenir une grande dame et que si elle devait grandir, elle souhaitait être un garçon et un papa. Elle voulait également savoir l'âge qu'on avait quand on mourait et comment l'on tombe malade. Sur les conseils du thérapeute, le père parla avec Wendy de sa crainte qu'en grandissant elle ne meure comme sa mère et également la rassura sur le caractère exceptionnel de la maladie de sa mère. Quelques jours plus tard, Wendy demanda à sa grand-mère : « Grand-mère es-tu forte ? » Quand la grand-mère lui affirma qu'elle l'était, Wendy répliqua : « Je ne suis qu'un bébé. » Ceci fournit à la grand-mère une nouvelle occasion de parler des craintes de Wendy quant au danger de devenir grand.

A une autre occasion où Wendy devait également avoir peur, les indices étaient au premier abord si bien masqués que son comportement apparut tout à fait déraisonnable. Un matin dans la troisième semaine après la mort de sa mère, Wendy d'une manière qui ne lui ressemblait pas, refusa de mettre la robe qui avait été préparée, ou d'aller à l'école, et quand la domestique insista, elle fit une colère. La famille fut étonnée mais trouva l'explication en évoquant ce problème avec la thérapeute. A l'époque de Noël, la mère avait emmené les enfants voir les magasins et dans l'un d'entre eux, ils avaient vu un père Noël entouré de petits anges. Les robes des anges étaient à vendre, et la mère en avait acheté une pour chacune des enfants qui en avaient été enchantées. C'était sa robe d'ange que Wendy avait refusé de mettre ce matin-là.

Quinze jours après cet épisode, le grand-père paternel mourut. Quand on le lui dit, Wendy adopta une attitude prosaïque à propos de l'enterrement, et sembla bien comprendre le caractère définitif de la mort. Au jardin d'enfants, elle apparut triste et, assise sur les genoux de sa maîtresse, elle lui parla de cette mort et pleura un peu ; mais elle prétendit ensuite qu'elle ne faisait que bâiller. Un peu plus tard, cependant, elle devait faire le commentaire suivant : « Il n'y a rien de mal à pleurer si votre mère et votre grand-père sont morts. » Après cela, elle se rappela avec nostalgie que lorsqu'elle avait commencé à venir au jardin d'enfants, sa mère n'était pas encore malade et qu'elle l'emmenait et la ramenait de l'école.

Peu après, ayant entendu quelqu'un dire que la maison du grand-père serait vendue, Wendy se mit à manifester de l'appréhension. Elle refusa d'aller à l'école et se mit à vérifier que la vaisselle et les chaises étaient toujours en place. Ce n'est qu'après qu'on lui ait expliqué que sa maison à elle ne serait pas vendue, que ses craintes s'estompèrent et qu'elle accepta à nouveau de retourner à l'école.

En de nombreuses occasions, Wendy devait avoir peur de perdre d'autres membres de sa famille. Par exemple, elle était souvent inquiète et irritée au jardin d'enfants le lundi matin. Quand on lui demanda ce qui l'ennuyait, elle répliqua qu'elle était en colère parce que sa grand-mère maternelle et la domestique n'avaient pas été avec elle durant le week-end. Elle ne voulait pas qu'elles partent, jamais. De même, elle fut en colère contre sa grand-mère neuf mois après la mort de la mère, lorsqu'elle prit quelques jours de vacances.

A deux reprises, le père fut absent durant une nuit pour un voyage d'affaires. A l'école, Wendy parut triste et lorsque la maîtresse lui demanda ce qu'elle voulait qu'elle écrive pour elle, elle répondit : « Maman me manque. » La deuxième fois, elle ne voulait pas que sa grand-mère la laisse à l'école maternelle ; elle sortit sa vieille couverture et s'assit près de la maîtresse. Un peu plus tard, elle pleura et reconnut que son père lui manquait et qu'elle avait peur qu'il ne revienne pas. De même, elle fut bouleversée lorsque la domestique s'absenta pendant cinq semaines à la suite d'une blessure à sa jambe. Quand enfin la domestique revint Wendy voulut rester à la maison avec elle au lieu d'aller à l'école.

Beaucoup d'autres éléments de l'observation montrent la nostalgie persistante de Wendy pour sa mère, et son angoisse constante de subir une autre infortune. Quand un nouvel enfant arrivait à l'école, Wendy paraissait triste quand elle regardait l'enfant et sa mère. Lors d'une de ces occasions, elle prétendit que sa mère lui laverait son visage parce que la domestique avait oublié de le faire. Toute modification mineure de la routine, comme par exemple l'absence de sa maîtresse, entraînait de l'angoisse. En de telles occasions, au lieu de jouer, elle s'asseyait auprès d'une autre maîtresse avec un air triste.

Au bout de douze mois, Barnes rapporte que Wendy progressait de manière satisfaisante, mais elle prévoyait que, comme durant l'année passée, les séparations, les maladies, les disputes et les morts des animaux ou de personnes continueraient de susciter chez Wendy « un surplus » d'angoisse et de chagrin.

Au chapitre 23, une description est donnée de la manière dont Winnie, âgée elle de deux ans et demi, réagit à la mort de sa mère.

Kathy fait le deuil de son père

Kathy était âgée de trois ans et dix mois quand son père mourut très subitement d'une infection virale. Désormais, elle allait vivre dans la maison des grands-parents maternels avec sa mère et ses deux frères, Ted âgé de cinq ans, et Danny qui n'avait pas tout à fait un an.

Avant cette tragédie, la famille était déjà connue du thérapeute depuis dix-huit mois parce que les parents, « un jeune couple très heureux, dévoués l'un à l'autre et à leurs enfants », avaient demandé des conseils à propos du comportement hyperactif de Ted. Au bout de quelques séances, qui avaient abouti à des modifications dans la manière dont ses parents s'occupaient de lui, le comportement de Ted devait s'améliorer. Quelques semaines après la mort du père cependant, la mère était à nouveau inquiète à son propos et demanda à nouveau conseil.

Au moment de la maladie et de la mort du père, tous les membres de la famille avaient été malades et, Danny le bébé, avait été hospitalisé en même temps que le père. Lorsque le père mourut, la mère choquée et éperdue partagea immédiatement la nouvelle avec Ted et Kathy et les emmena demeurer chez ses propres parents. Après l'enterrement, auquel les enfants n'assistèrent pas, la mère vendit la maison et s'installa chez ses parents, restant au domicile pour s'occuper des enfants.

Depuis sa petite enfance, le développement de Kathy avait toujours été favorable. Elle parla tôt, s'habillait elle-même avec beaucoup de fierté depuis l'âge de deux ans, et prenait plaisir à aider sa mère dans la maison. Jusqu'à l'âge de deux ans et demi, elle avait sucé son index et était également dépendante d'une couverture mais s'en était depuis totalement désintéressée. Maintenant, dans sa quatrième année, elle aimait faire la cuisine avec sa mère et faire les lits. Elle était très habile avec la colle et les ciseaux, pouvait se concentrer pendant de longs moments, et prenait grand plaisir à toute réussite. Peu après sa naissance, elle était devenue la « préférée ouvertement avoué de son père » et quand il rentrait du travail, c'était toujours elle qu'il embrassait en premier[1].

Après la mort du père, la vie de Kathy changea brusquement. Non seulement elle n'avait plus de père, mais sa mère était préoccupée, et ses frères étaient également bouleversés. De plus, ils habitaient dans un nouveau domicile, le grand-père préférait les garçons, et la grand-mère n'était pas très tolérante vis-à-vis des petits enfants. Kathy pleurait souvent et était triste ; elle perdit son appétit, suça son doigt et se remit à étreindre sa couverture. A d'autres moments cependant, elle affirmait : « Je ne veux pas être triste » et semblait même un peu euphorique.

Bien que la mère éprouvat un chagrin profond, elle avait des difficultés à exprimer ses sentiments et on peut penser que sa propre réserve se conjuguait à la tendance de Kathy à se contrôler à l'excès. Lorsque la mère, grâce à l'aide qu'on lui apporta, se trouva capable de partager ses sentiments avec ses enfants, de leur parler de leur père et d'assurer Kathy qu'il était normal d'être triste, l'euphorie de Kathy s'atténua. Néanmoins, compte tenu de sa tendance à l'excès de contrôle, la thérapeute estima qu'il était préférable que Kathy entre au jardin d'enfants du dispensaire. Ceci eut lieu cinq mois après la mort du père, alors que Kathy était âgée de quatre ans et trois mois. La mère continua d'avoir des entretiens hebdomadaires avec la thérapeute.

1. Il semble vraisemblable que le favoritisme ouvertement avoué du père pour Kathy ait pu rendre compte d'une partie des problèmes de Ted (J. B.).

Durant ses premières semaines à l'école, Kathy paraissait parfaitement contrôlée. Elle s'adapta rapidement aux nouveaux horaires, souhaitait chaque jour rester un peu plus longtemps à l'école, et ne devait pas exprimer souvent que sa mère lui manquait. Cependant, elle n'établit pas des relations très proches avec les autres enfants, ni avec les maîtresses, et elle avait tendance à faire appel aux maîtresses sans que cela s'impose toujours, plutôt que de se défendre elle-même.

Dès le début, Kathy parla de son père et raconta immédiatement à tout le monde qu'il était mort. Quant au troisième jour après son arrivée, une tortue mourut, elle insista pour la retirer du bocal (ou un autre enfant l'avait placée) et exigea qu'on l'enterre. Il semble qu'elle avait une bonne compréhension des aspects concrets de la mort, même si elle n'exprimait aucun sentiment. Pourtant, ce qui est assez significatif, c'est que pendant ce temps elle était très concernée du bien-être d'un autre enfant qui avait également perdu son père. En le réconfortant et en jouant avec lui, elle essayait vivement de le distraire de son chagrin.

Trois mois après avoir commencé à aller à l'école, Kathy se rendit pour la première fois sur la tombe de son père. Elle était cependant en conflit. Tout à la fois, elle souhaitait vivement y aller, mais aussi pleura amèrement à l'idée de le faire. Après avoir placé des fleurs sur la tombe, elle posa une succession de questions auxquelles sa mère eut du mal à répondre : « Y a-t-il des serpents sous terre ? La boîte s'est-elle ouverte ? » La mère lutta bravement pour aider Kathy à comprendre et à exprimer ses sentiments, mais elle trouvait que le fardeau était quelquefois trop lourd.

Au cours des quatre mois suivants, Kathy maintenant âgée de quatre ans et demi, passa par un moment difficile. Danny était maintenant très actif et exigeait l'attention constante de sa mère. Ted, avec qui Kathy jouait habituellement, préférait maintenant ses pairs. On ne pouvait guère se tromper sur la préférence du grand-père pour les garçons. Et enfin, Kathy qui avait eu un problème orthopédique mineur, devait maintenant porter un plâtre sur une jambe. Elle n'était plus la petite fille heureuse et sûre d'elle-même. Se sentant manifestement délaissée, elle se mit à être exigeante avec ses maîtresses, et agaçante et irritable avec sa mère. Ses jeux se dégradèrent ; elle refusait de partager ses jouets, et d'une manière générale, devint capricieuse et malheureuse. Ou bien elle se pavanait pendant des heures déguisée avec des vêtements fantaisistes et des bijoux, ou bien elle se renfermait. Ses masturbations accrurent, de même que son besoin de sa couverture. Le soir, elle insistait pour que sa mère lui confirme qu'elle l'aimait.

Durant ces derniers mois, Kathy exprimait souvent son intense nostalgie pour son père. Tant à la maison qu'à l'école, elle parlait de lui et décrivait toutes les activités qu'ils avaient partagées ; parfois, elle inventait des histoires dans lesquelles son père venait à son secours lorsqu'elle avait peur et qu'elle était seule. A Noël, quand la famille se rendit sur sa tombe, Kathy fut profondément triste et exprima combien elle souhaitait le retour de son père. Quand on lui demanda ce qu'elle voulait comme cadeau de Noël, elle répondit avec abattement : « Rien. »

Dans le même temps, Kathy était souvent en colère et déraisonnable avec sa mère, en particulier à propos de petites déceptions. Par exemple, sa mère lui avait promis de l'emmener faire de la luge après l'école, mais avait dû y renoncer parce que la neige avait fondu. Kathy inconsolable le lui reprocha amèrement comme elle l'avait fait en d'autres occasions semblables : « Je ne peux pas souffrir que les gens ne tiennent pas leurs promesses. » Par la suite, il apparut que la veille de son admission à l'hôpital, le père avait promis d'emmener Kathy le lendemain dans un magasin de bonbons et, inévitablement, n'avait pu tenir sa promesse. Ceci déboucha sur une discussion avec sa mère des frustrations que la mort du père lui avait causées et combien elle était en colère de tout ce qui lui était arrivé. Avec tristesse, Kathy décrivit combien son père lui manquait tant à la maison qu'à l'école. « Il n'y a que deux choses dont j'ai envie, affirma-t-elle, mon papa et un autre ballon » (elle en avait récemment perdu un).

C'est également au cours de ces conversations que Kathy allait développer ses idées sur les causes de sa mort. Elle se rappelait qu'avant qu'on ne l'emmène à l'hôpital, son père n'avait pas l'air d'aller bien. Il avait également eu l'air triste et par la suite elle avait établi un lien entre cela et sa mort. « J'ai toujours pensé que si on est très heureux, on ne meurt pas. » C'est pour cette raison qu'elle avait essayé d'être heureuse après la mort de son père.

D'ailleurs, il y eut de nombreuses occasions après la mort de son père où Kathy manifesta sa peur que quelqu'un d'autre de la famille ne meure, en particulier s'il était malade. Quand Kathy elle-même tomba malade, elle questionna sa mère pour savoir si tous les pères meurent, si « Maman » allait mourir, si elle-même mourrait, ajoutant avec force : « Je ne veux pas mourir parce que je ne veux pas être sans toi. »

Quelques mois plus tard, la mère décida de déménager pour aller habiter avec ses enfants dans leur propre maison. Ceci en partie pour éviter les conflits avec les grands-parents (par exemple la grand-mère était de plus en plus critique à l'égard de Kathy, en particulier quand celle-ci se mettait en colère contre sa mère ou lorsqu'elle manifestait tristement sa nostalgie pour son père) et en partie pour être plus indépendante. Environ cinq ans plus tard, quand Kathy approchait de ses dix ans, sa mère se remaria et Kathy parut accepter son beau-père sans difficulté. Elle semblait alors bien se porter et elle réussissait bien à l'école, dans ses relations avec ses camarades et dans ses diverses occupations.

Dans sa conclusion, son thérapeute écrit : « Les difficultés initiales de Kathy caractérisées par un contrôle excessif de ses sentiments et dans sa difficulté à exprimer de la colère et de la tristesse étaient antérieures à la mort du père, mais furent accrues par elle. Elle devait donner ses raisons de ne pas vouloir être triste, mais l'attitude de sa mère vis-à-vis de l'expression et de l'acceptation des sentiments semble avoir joué un rôle plus important. L'acceptation par la mère de ce problème et ses efforts pour aider Kathy dans ce domaine lui furent d'un grand secours, de même que le soutien de ses maîtresses. »

Les lecteurs pourront également supposer de ce que nous savons de la grand-mère, que les difficultés de la mère dans l'expression de ses sentiments avaient pris leurs racines dans son enfance en réaction aux incapacités de sa propre mère.

Quelques conclusions proposées

Ces deux observations parlent pour elles-mêmes ; et lorsqu'on les examine concurremment à d'autres observations d'enfants dont les relations sont sûres et pleines d'affection, elles nous permettent de proposer un certain nombre de conclusions.

Lorsque les adultes sont suffisamment observateurs et ouverts, et que les autres conditions sont favorables, il s'avère que des enfants à peine âgés de quatre ans sont capables d'éprouver de la nostalgie pour un parent perdu, d'espérer, et à un certain moment de croire, qu'il pourra encore revenir, et d'éprouver de la tristesse et de la colère quand il devient clair que cela ne se produira jamais. On sait que de nombreux enfants insistent pour conserver un objet vestimentaire ou un autre objet ayant appartenu au parent mort et qu'ils chérissent particulièrement les photographies. Ainsi, loin d'oublier, les enfants que l'on a encouragés et aidés n'ont aucune difficulté à se rappeler leur parent mort, et au fur et à mesure qu'ils vieillissent, souhaitent vivement en entendre davantage sur lui pour confirmer et magnifier l'image qu'ils en ont retenue ; par contre, ils sont peut-être plus réticents à revoir de manière négative cette image s'ils apprennent des choses défavorables le concernant. Parmi les dix-sept enfants âgés entre trois ans neuf mois et quatorze ans trois mois étudiés par Kliman (1965), on devait noter chez dix d'entre eux une nostalgie ouverte et prolongée pour le parent perdu.

Comme pour un adulte qui se languit d'un conjoint perdu, la nostalgie d'un enfant pour un parent perdu est tout particulièrement intense et douloureuse lorsque la vie s'avère inhabituellement difficile. Ceci fut décrit avec vivacité par une adolescente qui avait perdu son père subitement quelques mois plus tôt à la suite d'un accident : « Quand j'étais petite, je me souviens combien je devais pleurer pour que Papa ou Maman vienne, mais j'avais toujours de l'espoir. Maintenant quand je pleure pour que Papa vienne, je sais qu'il n'y a aucun espoir. »

En apprenant leur perte, la première réaction de certains enfants sera de pleurer abondamment, tandis que d'autres ne pleureront pratiquement pas. D'après les résultats de Kliman, les enfants les plus âgés sont ceux qui réagissent le plus par des pleurs initiaux. Ainsi, on notait peu de pleurs chez les enfants de moins de cinq ans, alors que ceux de plus de dix ans pleuraient de manière prolongée. Passant en revue les descriptions par des mères devenues veuves des réactions initiales de leurs enfants, Marris (1958) est impressionné par leur extrême diversité. Certains enfants pleurèrent hystériquement pendant des semaines ; d'autres, en particulier les plus jeunes, paraissaient à peine réagir. D'autres se renfermèrent et devinrent asociaux. Furman décrit les sanglots répétés et prolongés d'enfants qui restèrent inconsolables alors que chez d'autres, les larmes apportaient un soulagement. Mais en l'absence d'études plus détaillées que celles disponibles, nous ne sommes pas en mesure d'évaluer ces résultats. Non seulement, il est nécessaire d'avoir des observations en nombre suffisant d'enfants de chaque catégorie d'âge, mais également d'avoir des détails précis tant sur les relations familiales des enfants que sur les circonstances de la mort, ainsi que ce qui leur a été dit et la manière dont le parent survivant a réagi. Il est vraisemblable qu'il faudra de nombreuses années pour réunir ces données.

Comme c'est le cas chez l'adulte, certains enfants endeuillés ont de temps en temps une image très vive de leur parent mort, liée manifestement à l'espoir et l'attente de leur retour. Kliman (1965 : 87) par exemple, rapporte le cas d'une petite fille de six ans qui, en compagnie de sa sœur aînée de deux ans, avait assisté à la mort subite de sa mère d'une hémorragie intracrânienne. Cette enfant, au moment de se lever le matin, avait souvent le sentiment que sa mère était assise sur son lit, lui parlant doucement, comme elle l'avait fait quand elle était vivante. D'autres cas décrits dans la littérature, habituellement donnés comme exemples de la dénégation de la réalité de la mort par l'enfant, peuvent être compris de manière semblable. Furman (1974) par exemple décrit comment Bess, âgé de trois ans et demi, dont on avait pu penser « qu'elle avait bien compris le caractère définitif de la mort de sa mère », annonça un soir à son père : « Maman a téléphoné et a dit qu'elle dînerait avec nous », paraissant manifestment penser que c'était vrai[1]. Un cousin de vingt-deux ans auquel tant la grand-mère que Wendy étaient attachées, vint leur rendre visite. Sans réfléchir, la grand-mère s'exclama : « Wendy, regarde qui est là ! » Wendy se

1. Heureusement, le père de Bess savait comment réagir. Doucement, il répondit : « Quand Maman nous manque énormément, nous aimerions penser qu'elle n'est pas vraiment morte. Je suppose que cela va être un dîner bien triste pour nous deux » (p. 24-25).

retourna puis pâlit ; aussitôt la grand-mère sut ce que Wendy avait pensé[1].

Ainsi, les données disponibles jusqu'ici suggèrent fortement que lorsque les conditions sont favorables, le deuil des enfants, comme celui des adultes, se caractérise habituellement par la persistance de souvenirs et d'images de la personne morte, et par les fréquents retours de la nostalgie et de la tristesse, en particulier au moment des réunions de famille ou d'anniversaires, ou lorsqu'une relation en cours ne se déroule pas de manière satisfaisante.

Cette conclusion est d'une grande importance pratique, tout particulièrement lorsqu'un enfant en deuil est supposé établir de nouvelles relations. L'idée que le préalable à l'établissement d'une nouvelle relation soit que le souvenir de la précédente se soit évanoui paraît loin d'être exacte, et au contraire, d'après les données dont on dispose, plus on peut les maintenir distinctes l'une de l'autre et plus les chances sont grandes que la nouvelle relation prospère. Ceci pourra s'avérer éprouvant pour une nouvelle figure parentale, car les comparaisons inévitables peuvent être douloureuses. Mais ce n'est que lorsqu'à la fois le parent survivant et/ou la nouvelle figure parentale sont sensibles à la fidélité persistante de l'enfant et à sa tendance à être irrité par toute modification qui semble menacer sa relation passée, que l'enfant aura des chances de s'adapter de manière stable à des nouveaux visages et à de nouvelles habitudes[2].

D'autres aspects du deuil de l'enfant ayant une grande portée pratique sont l'angoisse et la colère que le deuil induit habituellement.

En ce qui concerne l'angoisse, il n'est guère surprenant

1. L'erreur d'interprétation de Wendy née d'espoir et d'attente, se retrouve de manière très semblable dans l'expérience d'une veuve dont le mari était mort subitement d'une crise cardiaque dans la rue. Sept mois après sa mort, un agent de police se présenta à son appartement et l'informa que son mari avait eu un accident sans gravité et qu'on l'avait transporté à l'hôpital. Aussitôt elle pensa en elle-même combien elle avait eu raison tout le temps de croire que son mari était encore vivant et qu'elle n'avait fait que rêver qu'il était mort. Mais un moment plus tard, ayant des doutes croissants, elle demanda à l'agent de police le nom de la personne qu'il voulait contacter ; de fait, il s'agissait de la voisine d'à côté.

2. Ces problèmes pratiques ont été bien examinés par Furman (1974 : 26 et 68).

qu'un enfant qui a subi une perte de premier ordre craigne d'en subir une autre. Ceci le rendra particulièrement sensible à toute séparation de quiconque s'occupe de lui, ainsi qu'à tout événement ou remarque qui lui paraît témoigner du risque d'une autre perte. Le résultat est qu'il est souvent anxieux et « collant » aux adultes, dans des situations qui leur apparaissent tout à fait inoffensives, et qu'il aura plus tendance à rechercher un réconfort en recourant à un vieux jouet familier ou à une couverture qu'on ne pourrait s'y attendre à son âge.

Des considérations semblables s'appliquent à la colère car il est incontestable que le fait de perdre un parent rend certains jeunes enfants extrêmement en colère. Un exemple tiré de la littérature anglaise est celui de Richard Steele qui avait perdu son père à l'âge de quatre ans et qui se rappelait avoir frappé le cerceuil dans une folle rage. Du même ordre est la description par une élève institutrice de comment elle avait réagi quand, à l'âge de cinq ans, on lui apprit la mort de son père à la guerre. « Je criais après Dieu toute la nuit. Je ne pouvais pas croire qu'Il les avait laissés tuer mon père. Je le détestais à cause de cela »[1]. Nous n'avons aucun moyen de connaître la fréquence de ces explosions de colère. La plupart du temps, elles ne sont ni observées ni enregistrées, en particulier lorsque la colère suscitée est exprimée indirectement. Un exemple en est la rancœur bougonnante de Kathy de nombreux mois après la mort de son père qui s'exprimait dans ses plaintes répétées contre les gens qui ne tenaient pas leurs promesses. Manifestement si Kathy n'avait pas eu une mère qui, soutenue par un thérapeute, était en harmonie avec la situation et donc capable de découvrir l'origine des plaintes de Kathy, on aurait assez facilement considéré cette enfant tout simplement comme déraisonnable et dotée d'un mauvais caractère.

Il est difficile de savoir à quel point les enfants ont tendance spontanément à se considérer comme responsables de la perte. Ce qui est certain par contre, c'est qu'un enfant constitue un bouc émissaire tout disponible et ce n'est que trop

1. Cet exemple, de même que la référence à Richard Steele, est tiré de MITCHELL (1966).

facilement qu'une veuve ou un veuf bouleversés vont le mettre en accusation. Dans certains cas, un parent ne l'aura fait que lors d'un éclat aussi soudain que bref ; mais dans d'autres cas, il le fera de manière beaucoup plus persistante et systématique. Dans un cas comme dans l'autre, il est vraisemblable que l'enfant ainsi accusé prendra l'affaire à cœur et sera désormais prédisposé aux auto-accusations et à la dépression[1]. De tels facteurs semblent vraisemblablement avoir été responsables de la majorité des cas où un enfant en deuil développe un sens morbide de la culpabilité ; on a indubitablement donné trop peu de poids à ces facteurs dans les théorisations traditionnelles.

Néanmoins, certaines circonstances entourant la mort d'un parent ne peuvent que trop facilement conduire un enfant à la conclusion qu'il est coupable de la mort de ce parent, au moins en partie. Par exemple, lorsqu'un enfant souffrant d'une maladie infectieuse a contaminé son parent, ou lorsqu'un enfant se trouvait dans une situation dangereuse et, que son parent tentant de le secourir, a perdu sa vie. Dans de tels cas ce n'est qu'une discussion franche entre l'enfant et son parent survivant, ou un substitut approprié, qui lui permettra de voir cet événement et la part qu'il y a joué dans la perspective qui convient.

Dans des chapitres précédents (chap. 2 et 6), j'ai soutenu qu'à mon avis on disposait de trop peu de données pour pouvoir affirmer que l'identification à la personne perdue joue le rôle primordial que la théorie traditionnelle prétend lui donner dans le deuil normal. Une bonne partie des données expliquées jusqu'ici dans cette acception peuvent être comprises beaucoup mieux d'après moi, comme un effort persistant, quoique parfois déguisé, pour récupérer la personne perdue. D'autres phénomènes jusqu'ici présentés comme des preuves d'identification peuvent également être expliqués d'une autre manière. Par exemple, la crainte d'un enfant en deuil qu'il puisse également mourir s'avère souvent être la conséquence de son incompréhension des causes de la mort,

1. Des exemples sont donnés dans les chapitres 21 et 22. Voir aussi le cas de la femme souffrant d'une phobie des chiens rapporté par Moss (1960) et décrit à la fin du chapitre 18 du volume 2.

avec pour résultat qu'il suppose que ce qui a pu causer la mort de son parent pourrait aussi bien causer la sienne, ou encore que puisque son parent est mort jeune, il se pourrait qu'il subisse le même destin.

Il est vrai que de nombreux cas ont été rapportés où un enfant s'identifie manifestement à son parent mort. Wendy par moments s'adressait à son père comme sa mère s'était adressée à lui avec des remarques telles que : « Y a-t-il eu quelque chose d'intéressant au bureau aujourd'hui ? » D'autres enfants vont jouer à l'instituteur ou vont faire de grands efforts pour peindre, influencés de toute évidence par le fait que le père mort était instituteur ou que la mère morte était peintre. Mais ces exemples ne montrent rien de plus que le fait que l'enfant dont un parent est mort n'est pas moins disposé à l'imiter qu'il ne l'était avant sa mort. Alors que ces exemples montrent clairement combien réelle et importante la relation au parent continue d'être, même après sa mort, ils ne fournissent aucune preuve substantielle qu'après la perte l'identification joue un rôle plus important ou plus profond dans la vie de l'enfant qu'elle ne le faisait lorsque le parent était vivant.

Ainsi, je pense pour les processus identificatoires comme pour tant d'autres domaines que ce qui se produit durant le deuil de l'enfant n'est pas différent en principe de ce qui se produit durant le deuil des adultes. De plus, comme nous le verrons dans le chapitre 21, la part jouée par l'identification dans le deuil pathologique des enfants semble également ne pas être différente en principe de la part qu'elle joue dans le deuil pathologique des adultes.

Le deuil chez les enfants plus vieux et les adolescents

Si nous ne nous trompons pas dans notre conclusion que les jeunes enfants dans leur quatrième ou cinquième année effectuent un travail de deuil très semblable à celui des adultes, nous pouvons assurément nous attendre à ce que les enfants plus âgés et les adolescents le fassent également ; et toutes les données disponibles sont en faveur de cette conslusion. Les opinions contraires sont la conséquence je crois, simplement de ce que l'expérience des cliniciens est si souvent limitée aux enfants dont la perte et le deuil ont eu lieu dans des circonstances défavorables.

Pourtant, il y a lieu de penser qu'il existe également de réelles différences entre le deuil des enfants et le deuil des adultes et il est maintenant temps d'examiner ce qu'elles peuvent bien être.

Différences entre le deuil chez l'enfant et chez l'adulte

Le cours pris par le deuil des adultes est, comme nous l'avons vu, profondément influencé par les conditions prévalentes au moment de la mort et durant les mois et les années qui lui succèdent. Durant l'enfance, le pouvoir de ces conditions à influer sur le cours du deuil est probablement beaucoup plus grand encore qu'il ne l'est chez l'adulte. Nous allons commencer par examiner les effets de ces conditions.

Dans les chapitres précédents, nous avons noté à plusieurs reprises l'immense valeur pour une personne en deuil de pouvoir disposer d'une personne sur qui elle puisse s'appuyer, et qui est disposée à lui fournir un réconfort et une aide. Ici comme ailleurs, ce qui est important pour un adulte l'est encore plus pour un enfant. En effet, alors que la plupart des adultes ont appris qu'ils pouvaient survivre sans la présence plus ou moins continue d'une figure d'attachement, les enfants n'ont aucune expérience de cet ordre. De ce fait, il est manifestement beaucoup plus dévastateur encore pour un enfant que pour un adulte de se retrouver tout seul dans un monde étranger, une situation qui peut facilement se réaliser si un enfant a l'infortune de perdre ses deux parents, ou si son parent survivant décide pour une raison quelconque de le faire élever ailleurs que chez lui.

Bien des différences sont la conséquence de ce qu'un enfant est encore moins son propre maître que ne l'est un adulte. Par exemple, alors que l'adulte est soit présent au moment de la mort, soit informé rapidement et dans le moindre détail, l'information d'un enfant repose entièrement sur la décision de son parent survivant : et il n'est absolument pas en situation d'engager une enquête comme un adulte le ferait si on l'avait maintenu dans l'ignorance.

De même, un enfant se trouve encore plus désarmé que ne l'est un adulte si sa famille ou ses autres compagnons sont indifférents à sa nostalgie, à son chagrin et à son angoisse. Alors qu'un adulte peut, s'il le souhaite, chercher ailleurs la compréhension ou le réconfort si ses premiers échanges ne les lui ont pas apportés, un enfant est rarement en position de le faire. Ainsi, au moins une partie des différences entre le deuil des enfants et le deuil des adultes sont dues au fait qu'un enfant peut bien moins qu'un adulte contrôler le cours de sa vie.

D'autres problèmes sont la conséquence de ce qu'un enfant sait et comprend encore moins de choses au sujet de la vie et de la mort qu'un adulte. Par conséquent, il est plus susceptible d'établir des déductions erronées à partir des informations qu'il reçoit, et également de mal interpréter la signification d'événements qu'il observe ou de remarques qu'il entend. Les métaphores, en particulier, sont susceptibles de l'induire en erreur. Par conséquent, il est nécessaire que les adultes qui s'occupent d'un enfant en deuil lui donnent encore plus l'occasion de discuter de ce qui s'est passé et des implications à long terme, que s'il s'agissait d'un adulte. Dans la grande majorité des cas où des enfants sont décrits comme ayant manqué totalement de réaction à la nouvelle de la mort d'un parent, il semble plus que vraisemblable que les renseignements donnés et les occasions de discuter de sa signification furent si totalement inadéquats que l'enfant n'avait même pas pu commencer à comprendre l'exacte nature de ce qui s'était produit.

Cependant, toutes les différences entre le deuil de l'enfant et celui de l'adulte ne sont pas dues aux circonstances. Certaines proviennent de la tendance qu'a un enfant à vivre davantage dans le présent qu'un adulte, et de la relative difficulté qu'un jeune enfant a de se rappeler des événements passés. Peu de personnes sont continuellement plongées dans leur chagrin. Même un adulte dont le deuil se poursuit normalement oublie brièvement son chagrin lorsqu'un événement d'intérêt plus immédiat attire son attention. Pour un enfant, ces moments seront généralement plus fréquents que pour un adulte, et les périodes durant lesquelles il est occupé consciemment par sa perte seront par conséquent plus transitoires. Le résultat est que ses humeurs sont plus changeantes et qu'il existe davantage de risques qu'il soit mal compris. De plus, et pour les mêmes raisons, il sera facile de distraire un enfant au moins pendant un moment, ce qui conduira les personnes qui s'en occupent à se tromper et à penser que ses parents ne lui manquent pas.

Si cette analyse des différences entre les circonstances et la psychologie d'un enfant endeuillé et celles d'un adulte endeuillé est bien fondée, il n'est pas difficile de comprendre comment s'est développée l'idée que le Moi d'un enfant était trop faible pour pouvoir endurer la douleur du deuil.

Comportement des parents survivants vis-à-vis de leurs enfants endeuillés

Il est inévitable lorsqu'un parent meurt que la manière de faire du survivant vis-à-vis des enfants se modifie. Non seulement, le survivant est généralement dans un état de chagrin et de bouleversement, mais il doit maintenant assumer seul la responsabilité des enfants au lieu de pouvoir la partager, et remplir deux rôles (qui dans la plupart des familles sont clairement définis) au lieu du rôle unique qui lui était familier.

Chez un enfant, la mort d'un parent est toujours prématurée, et souvent subite. Non seulement, il est généralement jeune ou d'âge moyen, mais la probabilité est beaucoup plus grande qu'à un âge plus avancé, que la cause en soit un accident ou un suicide.[1]. La maladie subite également n'est pas rare.

1. En Grande-Bretagne, la proportion des morts dues à un accident ou un suicide est considérablement plus grande dans les groupes d'âge plus jeunes que dans les groupes d'âge plus vieux. Le tableau ci-dessous donne les pourcentages des hommes et des femmes qui sont morts avant d'avoir atteint l'âge de quarante-cinq ans, et de ceux âgés entre quarante-cinq et soixante-quatre ans pour l'année 1973.

	% de morts dues	
Groupe d'âge	*à un accident*	*au suicide*
15-44 ans	20,6	6,5
45-64 ans	1,9	1,3

Chiffres tirés de la *Revue statistique du Conservateur des Actes de l'état civil d'Angleterre et du pays de Galles pour 1973* (HMSO, 1975).

Ainsi pour les survivants, qu'ils soient de la génération de l'enfant, des parents ou des grands-parents, la mort a vraisemblablement constitué un choc et est venue briser tout plan et tout espoir qu'on avait mis dans l'avenir. Le résultat est que c'est précisément au moment où l'enfant a le plus besoin de la patience et de la compréhension des adultes qui l'entourent, que ceux-ci vont vraisemblablement être le moins capables de les lui fournir.

Nous avons déjà examiné dans le chapitre 10 quelques-uns des problèmes auxquels sont confrontés les veuves et les veufs ayant de jeunes enfants, et du faible choix des mesures possibles, souvent insatisfaisantes d'ailleurs, qui leur sont proposées et parmi lesquelles ils doivent choisir, dont l'une est d'envoyer les enfants vivre ailleurs. Ici, nous n'allons nous occuper que du comportement du parent survivant lorsqu'il continue de s'occuper des enfants au domicile. Puisque le comportement des veuves et des veufs va généralement être différent, et comme de plus nous en savons davantage sur les veuves, il est préférable d'examiner les deux situations séparément.

Une veuve s'occupant de ses enfants va vraisemblablement être triste et angoissée. Préoccupée par son chagrin, et les problèmes pratiques auxquels elle se trouve confrontée, il est loin d'être facile pour elle de donner à ses enfants autant de temps qu'elle leur en accordait auparavant, et ce n'est que trop facilement qu'elle sera impatiente et se mettra en colère lorsqu'ils réclament son attention et qu'ils récriminent parce qu'ils ne l'obtiennent pas. Une nette tendance à se mettre en colère après leurs enfants fut rapportée par une veuve sur cinq de celles interrogées par Glick et ses collègues (1974). Becker et Margolin (1967) rapportent le cas d'une mère de deux petites filles de trois et six ans qui ne pouvait pas supporter d'entendre les geignements de la plus grande et la battait fréquemment à cause de cela.

Une réaction opposée également fréquente, est qu'une mère devenue veuve, recherche pour elle-même un réconfort auprès de ses enfants. Dans l'étude de Kliman (1965), pas moins de sept des dix-huit enfants « allaient prendre l'habitude qu'ils n'avaient pas eue jusque-là, de partager régulièrement son lit avec le parent survivant. Ceci commençait habituellement assez rapidement après la mort et tendait à se poursuivre » (p. 78). Il est également fréquent qu'une veuve esseulée mette à contribution un enfant déjà plus âgé ou adolescent, en lui confiant des confidences ou des responsabilités qui ne sont pas faciles à assumer. Dans d'autres cas, elle pourra exiger d'un enfant, habituellement un enfant jeune, qu'il devienne la réplique de son père mort, ou si un enfant plus âgé est mort, de cet enfant mort (voir chap. 9). Une angoisse constante à propos de la santé des enfants accompagnée de visites fréquentes chez le médecin, autant pour recevoir un soutien de sa part que pour le traitement des enfants, est assez habituelle.

Non seulement une femme devenue veuve sera très angoissée à propos de la santé de ses enfants, mais elle aura également tendance à être très préoccupée de la sienne, en s'inquiétant tout particulièrement de ce qui arriverait à ses enfants si elle devait tomber malade à son tour et mourir. Parfois, comme Glick et coll. (1974) le rapportent, une mère exprimera ses angoisses à voix haute, et suffisamment près des enfants pour qu'ils puissent l'entendre. A la lumière de ces données, il n'est pas difficile de comprendre pourquoi certains enfants en deuil se montrent plein d'appréhension, refusent d'aller à l'école et finissent par être diagnostiqués comme des « phobies scolaires » (voir volume II, chap. 18).

Angoissée, sujette à une grande labilité émotionnelle, dépourvue de l'opinion modératrice d'un autre, une veuve aura tendance à exercer la discipline soit trop sévèrement, soit de manière trop laxiste et, très fréquemment, elle oscillera d'une extrême à l'autre. Les problèmes avec leurs enfants étaient le principal sujet de préoccupation d'environ la moitié des veuves ayant des enfants, étudiées par Glick à Boston.

Ce que nous savons des modifications dans le comportement de pères enveuvés vis-à-vis de leurs enfants endeuillés est tout à fait insuffisant. Sans doute, ceux d'entre eux qui s'occupent eux-mêmes de leurs enfants seront sujets aux mêmes modificatoins de comportement que celles notées chez les veuves. C'est tout particulièrement lorsque ces enfants sont de sexe féminin et/ou adolescents que les pères auront tendance à faire appel à eux de manière excessive, recherchant réconfort et compagnie.

Par contre, quand les enfants sont jeunes, la probabilité est grande qu'ils soient confiés à d'autres personnes, auquel cas un père devenu veuf pourrait les voir beaucoup moins qu'auparavant. Le résultat est qu'il risque d'ignorer ce qu'ils ressentent ou ce que sont leurs problèmes. Bedell (1973)[1], par exemple, a interrogé trente-quatre veufs pour savoir ce qu'ils pensaient des modifications qui s'étaient produites chez leurs enfants depuis que leur mère était morte. Peu de pères avaient remarqué des modifications et celles qu'ils avaient remarquées étaient peu importantes. A la lumière de ce que nous savons des réactions des enfants à la perte de leur mère, ces réponses suggèrent fortement que les pères avaient perdu le contact avec leurs enfants et étaient mal informés.

A partir de cette brève revue, nous pouvons conclure qu'une partie substantielle des difficultés particulières éprouvées par les enfants après la perte d'un parent sont le résultat direct de l'effet de cette perte sur le comportement du parent survivant à leur égard. Néanmoins et fort heureusement, de nombreux autres parents survivants, malgré leurs charges, sont capables de maintenir intacts leurs échanges avec leurs enfants et de les aider à faire le deuil de leur parent mort d'une façon qui leur permette de s'en sortir sans dommages. Que d'autres échouent cependant ne doit guère nous surprendre.

1. Cité par Raphael (1973).

CHAPITRE 17

Deuil infantile et pathologie psychiatrique

« Toutefois je suis loin d'affirmer que tous les enfants sont universellement capables d'un chagrin tel que le mien. Mais il y en a davantage que vous ne l'avez jamais su qui meurent de chagrin dans cette île où nous sommes... Il n'est pas exceptionnel que des enfants arrachés à leur mère et à leur sœur à cet âge meurent. Je parle de ce que je connais. »

(Thomas de QUINCEY,
Levana and Our Ladies of Sorrow)

Le risque accru de pathologie psychiatrique

Avant de décrire les formes très diverses que le deuil de l'enfant peut prendre quand les conditions sont défavorables, nous allons nous arrêter un moment pour examiner les données montrant que les enfants ayant perdu un parent par la mort ont plus tendance que d'autres à devenir des cas psychiatriques. Ce point de vue, longtemps implicite dans de nombreux écrits psychanalytiques, a été avancé explicitement par un certain nombre de chercheurs depuis au moins trois décennies. Bien que cela ait été l'objet de nombreuses controverses, les études plus rigoureuses de ces dernières années ont montré qu'une partie au moins des affirmations initiales étaient exactes.

Les données proviennent de plusieurs sources :

— des études qui montrent que les individus qui ont perdu un parent du fait de sa mort durant leur enfance ont plus tendance que d'autres à souffrir d'épisodes de grand bouleversement émotionnel à l'âge adulte ;
— des études qui montrent qu'il existe une fréquence plus grande de deuils infantiles parmi les enfants et les adolescents adressés en consultation psychiatrique ;
— des études qui montrent qu'il existe une fréquence plus grande de deuils infantiles parmi les adultes adressés en consultation psychiatrique.

On a remarqué de plus que la perte durant l'enfance d'un parent du fait de sa mort modifiait la symptomatologie des perturbations psychiatriques dont la personne pourrait souffrir par la suite.

Comme les études publiées sont innombrables et que les pièges statistiques sont nombreux, la discussion sera limitée à quelques exemples parmi les études les mieux conçues.

Il faut garder à l'esprit qu'en plus des études examinées dans ce chapitre et qui sont consacrées à la fréquence comparée de la *mort* parentale durant l'enfance dans les cas psychiatriques et chez des témoins, existent de nombreuses autres études dont le but, voisin mais plus large, est d'examiner la fréquence comparée de la perte d'un parent durant l'enfance, *quelle que soit la cause de la perte.* Comme les résultats de ces autres études ne sont pas moins significatifs d'un point de vue psychiatrique que ceux examinés ici, leur omission (pour des raisons de cohérence) est extrêmement regrettable.

Etude catamnestique d'enfants endeuillés à l'âge adulte

Pour autant qu'on sache, il n'existe qu'une seule étude qui ait tenté de suivre un groupe d'enfants endeuillés jusqu'à l'âge de la trentaine et de les comparer avec des sujets qui n'avaient pas subi de deuil. Il s'agit d'une étude entreprise par Fulton (Bendiksen et Fulton, 1975) qui avait pris comme échantillon initial en 1954 tous les élèves des classes de troisième *(ninth-grade)* des écoles de l'Etat du Minnesota. A cette époque, certaines données de base furent recueillies sur 11 329 adolescents âgés de quinze ans, en relation avec une recherche sur le MMPI *(Minnesota Multiphasic Personality Inventory)*. Dix-huit ans plus tard en 1972, alors qu'ils étaient âgés de trente-trois ans, trois sous-groupes totalisant un peu plus de huit cents individus furent choisis en vue d'une étude catamnestique.

Les trois sous-groupes furent sélectionnés par rapport à leur statut familial de 1954 ; à savoir : intact, brisé du fait de la mort d'un parent, ou brisé du fait d'une séparation ou d'un divorce. Les nombres en fonction du sexe étaient à peu près égaux. L'objectif était de contacter tous ces individus et de les inviter à compléter un questionnaire qui couvrait un champ relativement large de renseignements d'ordre social et psychologique (dont le statut conjugal, les relations familiales, les expériences de mort, les problèmes personnels et de santé). Malgré le taux de déperdition global très élevé dont on discutera plus loin et les limitations d'un questionnaire adressé par la poste, certaines différences significatives concernant le vécu émotionnel et la santé furent trouvées.

On ne notait pas de différence significative entre les trois groupes en ce qui concerne le sexe du sujet, le niveau d'éducation atteint, la dimension de la localité où ils vivaient, et d'autres variables du même ordre, mais il existait une légère tendance pour ceux provenant de familles qui étaient restées intactes à être actuellement mariées, à avoir un niveau universitaire et une plus grande régularité de carrière. La principale différence entre les groupes cependant résidait dans les réactions qu'ils rapportaient avoir éprouvées à la suite de bouleversements émotionnels majeurs ou de maladies graves ; à l'égard de ces deux incidents, les sujets provenant de familles intactes s'en étaient mieux sortis que ceux provenant des autres groupes. Le tableau 5 montre quelques résultats.

Dans l'interprétation de ces résultats, il est bon de garder à l'esprit non seulement que le taux de déperdition global était élevé, mais qu'il variait de manière notable d'un sous-groupe à l'autre, ce qui est intéressant en soi. Ainsi, sur un total de huit cent neuf personnes de l'échantillon d'origine, seules quatre cent une personnes avaient pu être retrouvées, et de celles-ci, seulement deux cent cinquante-six complétèrent le questionnaire. A chaque étape, les pertes étaient

TABLEAU 5. — *Fréquence des problèmes rapportés 18 ans plus tard pour trois groupes dont les structures familiales différaient à l'âge de 15 ans*

Problèmes rapportés 18 ans plus tard	*Structure familiale à l'âge de 15 ans* — *Intactes*	*Endeuil-lées*	*Div./Sép.*	*Résultats pour la différence entre endeuillés et séparés*
Maladie grave	8,8 %	17,1 %	19,6 %	< 0.08
Bouleversement émotionnel majeur	19,9 –	33,5 –	34,8 –	< 0,05
Arrestation/ Condamnation	2,2 –	5,6 –	2,2 –	NS
Divorce	8,8 –	7,1 –	10,9 –	NS
Nombre de sujets dans le sous-groupe	138	72	46	

significativement plus grandes parmi ceux provenant de familles brisées que parmi ceux provenant de familles intactes. Le tableau 6 donne les détails.

Qu'il soit plus difficile de retrouver la trace des individus dont les familles avaient été brisées durant l'enfance que ceux dont les familles avaient été intactes suggère qu'en

TABLEAU 6. — *Suite donnée à l'envoi du questionnaire*

Sous-groupe	*Nombre sélectionné pour l'étude catamnestique*	*Nombre ayant rempli le questionnaire*	% *Déperdition*
Famille intacte	324	138	57
Endeuillés	264	72	73
Parents séparés ou divorcés	221	46	79
	809	256	

tant que groupe, ils sont plus mobiles ; le fait que même lorsque l'on retrouve leurs traces, un moins grand nombre d'entre eux soit d'accord pour remplir un questionnaire, est évocateur en soi. L'un dans l'autre, il semble vraisemblable que les différences trouvées entre les groupes par rapport aux maladies graves et aux bouleversements émotionnels majeurs soient même sous-estimées par rapport à la position réelle.

D'autres études plus complètes sont manifestement souhaitables.

La fréquence d'un deuil infantile parmi les patients en psychiatrie infantile

Dans une étude sur plus de sept cents enfants consultant au Maudsley Hospital dans le sud de Londres, Rutter (1966) trouva que 11,6 % d'entre eux avaient perdu un de leurs parents du fait de sa mort. Cette proportion était d'environ deux fois et demi plus grande que ce que l'on pouvait prévoir pour le même groupe d'âge dans la population dont ils provenaient. On retrouvait des deuils avec la même fréquence disproportionnée, particulièrement durant les troisième et quatrième années de vie. Les taux de mortalité des pères et des mères étaient accrus dans la même proportion ; et les âges auxquels la perte s'était produite étaient similaires dans le cas de ceux qui avaient perdu une mère comme pour ceux qui avaient perdu un père.

Il existait une corrélation significative entre le sexe de l'enfant consultant et le sexe du parent mort, les filles ayant plus souvent perdu une mère et les garçons un père.

Les symptômes et les problèmes que manifestaient les enfants avaient autant tendance à prendre la forme de maladies névrotiques ou de perturbations névrotiques que d'un comportement antisocial ou délinquant. La date de l'installation de ces symptômes et de ces problèmes par rapport à la mort du parent était extrêmement variable. Dans certains cas, les symptômes étaient apparus avant la mort et étaient peut-être une réaction au fait que le parent était atteint d'une maladie mortelle. Dans d'autres cas, ils s'étaient développés peu après la mort. Dans environ un tiers des cas cependant, l'intervalle avait été jusqu'à cinq ans, ou même davantage.

Ce long délai avant l'installation des symptômes conduit Rutter à conclure que d'autres facteurs consécutifs à la mort étaient probablement aussi importants, voire davantage, que la mort elle-même. A cet égard, il souligne le rôle de certains facteurs tels que la rupture de la famille, de fréquents changements de la personne qui s'occupe des enfants, les modifications dans la distribution des rôles dans la famille, les effets du deuil sur le parent survivant, et l'introduction d'un beau-père ou d'une belle-mère (ce qui s'était produit dans deux cas sur cinq). Comme nous le verrons dans les chapitres suivants, il existe de bonnes raisons de penser que ces facteurs sont effectivement d'une grande importance dans l'explication des réactions des enfants. Néanmoins, il y a lieu de discuter une autre des conclusions de Rutter, d'ailleurs seulement suggérée, que les formes pathologiques de deuil ne jouent qu'un rôle mineur. En effet, dans sa discussion du problème (Rutter, 1966, 1976), il ne prend pas en considération la possibilité que puissent exister des individus qui, bien qu'ayant réussi à poursuivre leur vie sans perturbations manifestes durant leur enfance et leur adolescence, sont néanmoins rendus vulnérables par un deuil précoce et sont, de ce fait, plus exposés que d'autres à réagir à une nouvelle perte par un état dépressif. La conclusion la plus vraisemblable d'après moi, et en faveur de laquelle témoignent les données que nous allons présenter, c'est que la majorité des évolutions pathologiques sont le produit de l'interaction des conditions défavorables succédant à un deuil avec les processus de deuil induits par lui.

La fréquence des deuils infantiles parmi les patients en psychiatrie de l'adulte

Plusieurs études faisant mention d'une fréquence accrue des deuils infantiles dans les antécédents de patients psychiatriques par comparaison avec la population tout venant, ont été publiées entre 1955 et 1965. L'une d'entre elles de Félix Brown (1961), qui établit un lien entre les deuils infantiles et les états dépressifs, a été particulièrement influente. Par la suite cependant, bien que certaines études ultérieures confirmèrent les premiers résultats, d'autres ne les confirmèrent pas ; et la controverse qui en découla n'était pas encore réglée dans les années soixante (voir par exemple Grandville-Grossman, 1968). Néanmoins, des études plus récentes, notamment par un psychiatre, John Birtchnell (Birtchnell, 1972) et par un sociologue, George Brown (Brown et coll., 1977, 1978), ont confirmé certains des premiers résultats (mais pas la totalité) et ont également éclairé les raisons pour lesquelles cette controverse est née.

Mesurer la fréquence de la perte d'un parent dans un groupe de cas psychiatriques et la comparer avec la fréquence d'une perte semblable dans un groupe approprié d'individus, normaux d'un point de vue psychiatrique, est une tâche beaucoup plus complexe qu'on ne pourrait le supposer. Le premier et plus grand problème a été de définir et de trouver un groupe de comparaison valable. Non seulement faire correspondre les âges du groupe de patients et du groupe de comparaison est malaisé du fait que les taux de mortalité dans la plupart des pays ont diminué au fil du temps (sauf en période de guerre), mais de plus les groupes qui pourraient être facilement utilisés (comme les patients se trouvant dans un service hospitalier) peuvent comprendre des individus souffrant de perturbations psychiatriques masquées. On a maintenant compris qu'il en est de même dans un échantillon représentatif (du point de vue âge et sexe) de la population d'où provient le groupe de patients. Il est clair que de ne pas avoir pris en compte ce facteur (ainsi d'ailleurs que d'autres) explique pourquoi un certain nombre d'études n'ont pas noté de différences significatives entre les groupes.

Une étude de Birtchnell (1972) entreprise dans le nord-est de l'Ecosse, bien que ne s'étant pas assurée que le groupe de contrôle était libre de tout cas psychiatrique, fait néanmoins ressortir des différences statistiquement significatives bien que faibles. Dans ce très vaste projet d'étude, la fréquence d'un deuil infantile était notée chez plus de cinq mille patients, adressés dans un service psychiatrique, âgés de plus de vingt ans, souffrant de névroses, de psychoses non organiques et de toxicomanies, et également dans un groupe de contrôle de plus de trois mille individus tirés des fiches de généralistes de la même région. Comme les âges des patients dans les différentes catégories diagnostiques n'étaient pas les mêmes pour chaque comparaison, un groupe de contrôle différent correctement étalonné pour l'âge et le sexe fut utilisé. Les principaux résultats furent que :

> 1 / Ce n'est que pour les morts parentales s'étant produites avant l'âge de dix ans que des différences significatives furent trouvées entre les groupes de patients et les groupes de contrôle ;
>
> 2 / Une fréquence plus grande de deuils infantiles se retrouve chez les patients du sexe féminin que du sexe masculin ;
>
> 3 / Une fréquence plus grande est particulièrement évidente dans les états dépressifs et dans l'alcoolisme ;
>
> 4 / Quand on examine la perte de chaque parent séparément, on trouve que : *a* / la fréquence de la perte de la mère avant le dixième anniversaire est accrue de manière significative chez les patients déprimés tant du sexe masculin que féminin, de même que chez les alcooliques de sexe féminin, *b* / la perte du père avant le dixième anniversaire est accrue de manière significative chez les patientes qui sont à la fois déprimées et alcooliques mais n'est pas accrue de manière significative dans le cas des patients de sexe masculin.

Dans aucun des groupes de patients de cette étude, la fréquence d'un deuil infantile n'a été supérieure au double de ce qu'elle était dans les groupes de contrôle, et dans la plupart des groupes elle était moindre.

Il est vrai qu'en sélectionnant ces groupes de contrôle Birtchnell n'a pris aucune mesure pour écarter les individus qui, bien que n'ayant pas été adressés en consultation psychiatrique, pouvaient néanmoins présenter des difficultés psychiatriques ; s'il l'avait fait, les différences auraient vraisemblablement été encore plus grandes. Même ainsi, les données dont nous disposons suggèrent que les deuils infantiles ne jouent un rôle causal que dans une petite minorité des cas de maladie psychique. L'intérêt du travail effectué se situe, je pense, dans le fait qu'il fournit un point de départ pour des recherches sur les relations parents-enfants et leur influence sur la santé psychique, qui pourront être poursuivies dans l'avenir à un niveau beaucoup plus sophistiqué.

Perturbations auxquelles le deuil infantile contribue

Au cours des dernières années, il est devenu clair que ceux qui ont subi un deuil au cours de leur enfance, non seulement sont plus prédisposés que d'autres à constituer un trouble de type psychiatrique mais que tant la forme que la gravité du trouble qu'ils vont développer vont vraisemblablement être fortement influencés dans certaines directions.

Ceux qui ont souffert d'un deuil au cours de leur enfance et qui, à l'âge adulte, constituent des cas psychiatriques ont plus tendance que d'autres :

— à exprimer sérieusement des idées de suicide ;
— à manifester un haut degré d'attachement angoissé (ou de dépendance excessive) ;
— à constituer des états dépressifs graves qui peuvent être classés comme psychotiques.

Puisque seuls les résultats bien étayés sont décrits, la liste ci-dessus ne doit pas être considérée comme exhaustive.

Idéations et comportements suicidaires chez des étudiants

Il existe maintenant une abondante littérature sur le lien entre la perte des parents durant l'enfance, perte due à diverses causes (et pas seulement à la mort), et des tentatives de suicide ultérieures, par exemple Greer et coll. (1966), et Koller et Castanos (1968). Après avoir passé en revue la littérature dont une partie est clinique et une autre partie statistique, Adam (1973) conclut : « Il semble exister un accord général... que de toutes les séquelles attribuées à une perte infantile précoce, les données concernant le comportement suicidaire sont parmi les plus importantes. » Dans la plupart de ces études cependant, les pertes en question sont dues aux abandons, séparations et divorces, aussi bien qu'à la mort. Pour cette raison, la discussion sera limitée ici à la seule étude qui fasse la distinction entre les deux causes principales de perte. De plus, à la différence de la plupart des autres, cette étude se préoccupe de la présence ou de l'absence d'une idéation suicidaire sérieuse ainsi qu'aux tentatives, au lieu de se limiter aux seules tentatives. Ceci présente de grands avantages, d'abord parce que les idées de suicide surviennent beaucoup plus fréquemment que les tentatives, et ensuite parce que grâce à l'absence de contexte dramatique les idées sont plus faciles à examiner dans le cadre d'une recherche rigoureusement contrôlée.

Dans un projet de recherche conduit dans le cadre du Service de Santé de l'Université de McGill, Adam (1973) a comparé la fréquence et le type d'idéation suicidaire présents chez trois groupes d'étudiants, tous âgés entre dix-sept et vingt-sept ans, et adressés au service en raison de problèmes psychologiques. Dans un groupe (de trente-cinq personnes) les sujets avaient perdu un parent par la mort avant leur seizième anniversaire ; dans un deuxième groupe (vingt-neuf personnes), les sujets avaient perdu un parent pour une autre raison que la mort (habituellement une séparation ou un divorce) ; dans le troisième groupe servant de contrôle (cinquante personnes), les sujets provenaient de familles intactes. Les hommes étaient légèrement plus nombreux que les femmes dans ces échantillons.

Une fois sélectionnés, les étudiants étaient attribués au hasard à un enquêteur qui conduisait un entretien clinique semi-directif couvrant divers domaines, à savoir : l'adaptation générale, les antécédents médicaux, la prédisposition aux accidents, les tendances dépressives, les idées suicidaires, le comportement et les attitudes à l'égard de la mort et des mourants. Durant l'entretien, un certain nombre de données-clés étaient cotées en fonction de critères préétablis, validés par des études exploratrices ; une nouvelle cotation était établie indépendamment par un autre évaluateur qui utilisait un enregistrement sur magnétophone de l'entretien. Ce n'est qu'après qu'on eut complété la cotation qu'une enquête détaillée était conduite sur l'environnement précoce de l'étudiant et les circonstances entourant la mort, le divorce, ou la séparation parentale. Bien qu'on ait tenté autant que possible d'éviter de savoir quel était le statut familial du sujet jusqu'après que la cotation ait été terminée, cela s'est avéré impossible dans quelques cas. Des examens statistiques ultérieurs ont montré cependant que le fait de connaître le statut familial n'avait pas influencé la cotation.

Durant la première partie de l'entretien, un effort tout

particulier était fait pour rechercher la présence d'idées suicidaires et lorsqu'elles étaient présentes, on demandait au sujet de préciser avec autant de détails que possible, leur commencement, leur fréquence, leur intensité, leur durée et leur contenu. Les idées suicidaires étaient alors cotées sur une échelle de trois notes, par rapport à leur fréquence, leur intensité et leur durée. Tout sujet dont les idées étaient estimées modérées ou élevées à deux de ces paramètres, était considéré comme sérieusement suicidaire, les autres ne l'étant pas. Les sujets qui rapportaient avoir fait une tentative de suicide de n'importe quel type étaient également cotés dans la catégorie sérieuse. Lorsqu'existait un doute sur la catégorie à laquelle appartenait l'idéation, elle était classée non sérieuse.

D'après les résultats présentés dans le tableau 7, près de la moitié des étudiants ayant des problèmes psychiatriques qui avaient perdu un parent avant l'âge de seize ans, pour quelque raison que ce soit, présentaient une idéation suicidaire sérieuse, contre seulement 10 % de ceux qui provenaient de familles intactes. Cette différence est hautement significative d'un point de vue statistique. Que la perte d'un parent soit

TABLEAU 7. — *Fréquence d'idéation suicidaire grave chez des étudiants âgés de 17 à 27 ans éprouvant des difficultés psychiatriques du fait de la perte d'un parent avant leur seizième anniversaire*

	Statut de la famille de l'étudiant		
	Perte d'un parent		
Idéation suicidaire	*du fait de sa mort*	*du fait d'une séparation ou d'un divorce*	*Intacte*
Sérieuse	48,6 %	41,4 %	10 %
Non sérieuse	51,4 –	58,4 –	90 –
N	35	29	50

(Pour la différence entre les deux groupes où il y a perte d'un parent, et le groupe à famille intacte, P < 0.001).

due à la mort, à la séparation ou à un divorce ne faisait guère de différence : la fréquence d'une idéation suicidaire sérieuse était élevée dans chacun des groupes.

La fréquence des tentatives suicidaires pour les trois groupes suit un modèle identique. Parmi ceux qui avaient perdu un parent pour d'autres raisons (29) quatre avaient fait une tentative ; et parmi ceux qui provenaient de familles intactes (50) seulement deux avaient fait des tentatives ; ce qui donne une fréquence respectivement de 17, 14 et 4 %. Bien que la tendance soit évocatrice, les différences ne sont pas significatives (probablement du fait que les nombres sont peu élevés).

Adam a explicité en quoi les idées des étudiants considérés comme manifestant une idéation suicidaire sérieuse étaient différentes des idées de ceux considérés comme moins sérieux. Dans le premier groupe, les idées suicidaires étaient relativement plus complexes, plus persistantes et ayant duré plus longtemps. Souvent, elles se présentaient très intensément, sous forme d'un puissant besoin ou impulsion qui était quelquefois effrayant et difficile à contrôler ; c'est pour cette raison que certains des étudiants avaient recherché de l'aide dans l'espoir d'être protégés. Les thèmes exprimés étaient souvent un profond sentiment d'isolement, une absence d'espoir, et une haine de soi ; le thème de la mort était parfois relié à l'idée de la paix, la liberté ou la libération. Ce genre d'étudiant estimait que le suicide « avait un sens » et nombre d'entre eux avaient sérieusement envisagé de se tuer et avaient réfléchi à la manière d'y parvenir. Un certain nombre avait failli faire des tentatives et, sur un total de trente-quatre étudiants dont les idées étaient considérées comme sérieuses, pas moins de douze avaient effectivement fait une tentative. De ces douze tentatives, dix avaient été immédiatement précédées d'une perte effective ou de la menace de perte d'une personne importante.

Dans le cas de sept étudiants qui appartenaient tous au groupe ayant perdu un parent, les tentatives qu'ils avaient faites étaient considérées comme ayant été dangereuses ; et parmi ceux-ci quatre manifestaient également un comportement téméraire et/ou participaient à des sports présentant un certain risque.

Que de jeunes adultes qui ont perdu un parent dans leur

enfance soient plus exposés que d'autres à considérer l'idée du suicide n'est pas surprenant puisqu'une bonne partie des motivations à tenter ou réaliser un suicide peuvent être comprises comme une réaction à la perte d'une figure d'attachement, perte actuelle ou menace de perte. Les données cliniques suggèrent que parmi les autres motivations qui aboutissent à un suicide effectif, on peut noter les suivantes :

— le désir de se trouver réunis avec la personne morte ;
— le désir de revanche à l'égard de la personne morte à qui l'on en veut de vous avoir abandonné, ce qui conduit soit à retourner vers soi les désirs meurtriers suscités par la personne abandonnante, soit à abandonner une autre personne en guise de représailles ;
— le désir de se détruire pour apaiser un sentiment débordant de culpabilité pour avoir contribué à la mort d'une personne ;
— le sentiment que la vie ne vaut pas la peine d'être vécue faute de la perspective d'une relation d'amour avec une autre personne.

Parmi les motivations à réaliser un geste suicidaire, on peut noter :

— le désir de susciter une réaction d'attention chez une figure d'attachement ressentie comme nonchalante : l'appel à l'aide bien connu ;
— le désir de punir une figure d'attachement et de la contraindre ainsi à être plus attentive.

Il n'est pas douteux qu'au cours de tout acte, plus d'une motivation joue un rôle. De plus, ces motivations peuvent se combiner de diverses façons avec des motivations d'autres types.

Adam rapporte quelques-unes des tentatives préliminaires faites pour tenter de trouver des différences dans les antécédents des étudiants présentant des idées suicidaires sérieuses qui auraient permis de les distinguer de ceux qui n'en présentaient pas. Parmi les facteurs qui s'avérèrent ne pas être pertinents, étaient l'âge exact dans les seize premières années où l'étudiant avait éprouvé cette perte parentale permanente.

Par contre, Adam concluait que « la présence d'une figure cohérente, stable, et nourrissante d'une manière ou d'une autre, semblait être d'une très grande importance dans la constitution d'une protection contre le développement d'une idéation suicidaire significative... ». Comme nous allons le montrer dans les chapitres suivants, cette conclusion est étayée par de nombreuses autres données.

L'attachement angoissé (la surdépendance)

Certains données montrent qu'indépendamment de tout diagnostic, les patientes de sexe féminin qui ont perdu leur mère du fait de sa mort durant leurs dix premières années de vie, ont plus tendance que d'autres à présenter un haut degré d'attachement angoissé, souvent qualifié de surdépendance. Cette association sur laquelle Barry, Barry et Lindemann (1965) ont attiré l'attention pour la première fois, a été étudiée de manière plus rigoureuse par Birtchnell (1975*a*) dans le cadre de sa vaste étude dans le nord-est de l'Ecosse.

Au cours de l'investigation de Birtchnell, on devait apprendre que cinq cent soixante-seize personnes faisant partie de l'échantillon d'origine de patients, avaient à un moment donné été testés au MMPI. Des nombreuses échelles qui peuvent en être tirées, on décida d'en sélectionner quatre qui paraissaient plus susceptibles de permettre d'établir une discrimination entre les patients qui avaient souffert d'une perte parentale précoce et ceux qui n'avaient pas éprouvé de telle perte. Il s'agissait des échelles de Dépendance, Dominance, Force du Moi et enfin d'Autonomie.

Pour permettre des comparaisons, on maintint une séparation entre les patients de sexe maculin et de sexe féminin, et pour chaque comparaison, on sélectionna des sous-échantillons : premièrement de ceux qui avaient perdu leur père durant leurs neuf premières années de vie, mais dont la mère avait continué à vivre pendant au moins onze ans ; deuxièmement de ceux qui avaient perdu leur mère mais dont le père avait continué à vivre. Un troisième sous-groupe comprenait des patients dont les deux parents avaient vécu au moins jusqu'au vingtième anniversaire du sujet. On calcula et on compara la moyenne des résultats sur chacune des quatre échelles du MMPI pour les patients de chaque sous-groupe.

Pour certains des sous-groupes, le nombre de patients était faible[1].

Des comparaisons qui en résultaient (seize en tout), seule l'une d'entre elles présentait une différence valable d'un point de vue statistique. Les dix-sept patients de sexe féminin qui avaient perdu leur mère durant leurs neuf premières années de vie, avaient des résultats au-dessus de la moyenne sur l'échelle de Dépendance, significativement plus élevée ($P < 0.01$) que le résultat moyen des deux cent cinquante-sept patients de sexe féminin qui n'avaient perdu aucun de leurs deux parents. A l'exception de deux d'entre elles, les dix-sept avaient toutes un total supérieur à la moyenne de ce dernier groupe. Un examen attentif des observations montrait qu'elles avaient toutes une symptomatologie de type dépressif, et que la plupart d'entre elles avaient été des perpétuelles inquiètes toute leur vie. Cinq d'entre elles avaient été spécifiquement désignées comme remarquablement dépendantes[2].

Il ressortait des observations que chez la majorité de ces dix-sept femmes, la mort de leur mère avait été suivie d'expériences éprouvantes. Un maternage substitutif avait été improvisé et souvent il y eut de nombreux changements. La qualité des soins avait évidemment laissé beaucoup à désirer et on avait attendu dé la plupart des filles qu'elles remplissent elles-mêmes un rôle maternel à un âge très précoce. La majo-

1. Le nombre de patients de chaque sous-groupe était le suivant :

	Nombre de patients ayant perdu			
Sexe du patient	*Père*	*Mère*	*Aucun des deux*	*Total*
Masculin	9	6	157	172
Féminin	20	17	257	294
	29	23	414	466

2. Bien qu'aucune des autres différences entre la moyenne des résultats n'ait atteint un taux ayant une valeur statistique, on peut cependant noter que les six patients de sexe masculin qui avaient perdu leur mère avaient des résultats relativement bas sur l'échelle de dépendance, et élevés sur celle de l'autonomie. Ceci suggère qu'il existe une réaction qui va dans le sens de l'autonomie compulsive. Ainsi, les patients de sexe masculin présentaient un aspect contraire de celui des femmes.

rité d'entre elles rapportaient avoir eu des manifestations de nervosité lorsqu'elles étaient enfant, avec parmi leurs symptômes les plus fréquents de l'onychophagie, de l'énurésie ou des phobies de l'obscurité.

Forme et gravité de l'état dépressif

Dans le chapitre 14, un compte rendu a été donné de l'étude de George Brown et de ses collègues sur les états dépressifs de femmes d'une commune du sud de Londres (Brown et Harris, 1978*a*). Pour la partie de leur étude qui nous intéresse ici, nous ne ferons appel qu'à un seul des échantillons. Il s'agit de l'échantillon de patientes constitué de cent quatorze femmes âgées entre dix-huit et soixante-cinq ans chez qui avait été établi un diagnostic d'état dépressif, d'une forme ou d'un degré quelconque, de survenue récente, et qui recevaient un traitement psychiatrique (soit au cours d'une hospitalisation, soit en ambulatoire).

Une fois qu'on avait établi qu'une patiente correspondait aux critères de la recherche, elle était interrogée de façon systématique d'abord par un des psychiatres participant à la recherche, puis deuxièmement et de façon indépendante par un sociologue. Par ce procédé, des données tant cliniques que sociologiques étaient recueillies sous forme standard.

Une partie des objectifs de l'enquête de Brown était d'essayer de découvrir s'il existait des différences dans les expériences de vie des femmes qui se différenciaient cliniquement par la forme et la gravité de l'état dépressif dont elles souffraient. Dans ce but, le groupe de patientes était divisé en deux groupes diagnostiques : celles déprimées sur un mode psychotique, et celles déprimées sur un mode névrotique. Ce diagnostic différentiel était posé par un deuxième psychiatre participant à la recherche qui, aidé de critères traditionnels, fondait son jugement uniquement sur le groupement de symptômes présentés par chaque patiente tels qu'ils lui apparaissaient durant un entretien individuel, pendant lequel il vérifiait l'existence ou l'absence de cinquante-sept symptômes, et sans qu'il sache quels événements de la vie de la patiente avaient pu précéder, et peut-être provoquer l'installation de l'état dépressif. Cette restriction était nécessaire pour permettre au groupe de recherche de vérifier la très ancienne conception selon laquelle les dépressions psychotiques se développent sans avoir été précédées d'événements importants de la vie, contrairement aux dépressions névrotiques où la fréquence de tels événements est considérée comme élevée.

Sur les cent quatorze patientes étudiées, soixante-trois étaient diagnostiquées comme dépression psychotique et quarante-neuf comme dépression névrotique. (Deux patientes avaient été exclues de cette analyse parce qu'elles présentaient également des symptômes maniaques.) En général, les patientes classées comme psychotiques tendaient à être plus ralenties dans leurs mouvements, leurs pensées et leurs émotions, tandis que celles qui étaient classées comme névrotiques tendaient à être plus actives, et à manifester des émotions plus variées. Une fois qu'elles avaient été ainsi classées, les patientes de chaque groupe diagnostique étaient divisées en trois sous-groupes en fonction de la sévérité de leur état : grave, moyen ou léger.

Parmi les résultats d'un intérêt immédiat, on peut noter que dans la plupart des cas, un événement déterminant de la vie, habituellement la perte par la séparation ou par la mort d'un parent proche, était survenu dans les neuf mois précédant la survenue des symptômes, et que la fréquence de tels événements de la vie était presque aussi élevée dans le groupe psychotique (58 %), qu'elle l'était dans le groupe névrotique (65 %). Ainsi les résultats de Brown comme ceux de Paykel et coll. (1971) au travail duquel il se réfère, remettent vivement en question l'idée traditionnelle que la dépression psychotique est l'équivalent de la dépression endogène et que seules les dépressions névrotiques sont réactionnelles.

D'autres résultats de l'étude de Brown concernent la fréquence de ce qu'il dénomme une perte *passée*, une catégorie qui comprend des pertes de type spécifique survenant principalement mais non exclusivement durant l'enfance et l'adolescence et qui exclut toute perte s'étant produite durant les deux années précédant la survenue des symptômes. Les pertes passées étaient divisées en deux catégories, celles dues à la mort et celles dues à d'autres causes que la mort. Bien que la plupart de ces pertes soient celles de la mère ou du père avant le dix-septième anniversaire de la patiente, les critères pour la majorité des analyses utilisées par Brown sont plus complets. Comme les résultats sont extrêmement intéressants, nous allons d'abord décrire les critères.

Pour qu'une femme soit cotée comme ayant vécu une perte passée due à la mort, les critères de Brown étaient :

— la mort de sa mère ou de son père avant son dix-septième anniversaire ;
— la mort d'un frère ou d'une sœur survenant entre son premier et son dix-septième anniversaire ;
— la mort d'un enfant (à condition qu'elle ne se soit pas produite durant les deux années précédant la survenue des symptômes) ;
— la mort de son mari (à condition qu'elle ne se soit pas produite durant les deux années précédant la survenue des symptômes).

Pour qu'elle soit cotée comme ayant vécu une perte passée pour des causes autres que la mort, les critères étaient :

— l'abandon par sa mère ou son père avant son dix-septième anniversaire ;
— la séparation de sa mère ou de son père pendant un an ou davantage avant son dix-septième anniversaire.

Lorsqu'on applique ces critères aux deux principaux groupes diagnostiques de patientes et aux trois sous-groupes de chacun d'entre eux, il s'avère :

a / Que chez les femmes qui sont déprimées psychotiquement, la fréquence des pertes passées du fait de la *mort* est notablement élevée, la fréquence s'accroissant avec la sévérité de l'état ; et, réciproquement, que dans ce groupe la fréquence de pertes passées du fait de causes autres que la mort est faible ;

b / Que chez les femmes qui deviennent déprimées névrotiquement, la fréquence de pertes passées *de causes autres que la mort* est modérément élevée, la fréquence s'accroissant avec la sévérité de l'état ; et, réciproquement, que dans ce groupe, la fréquence de pertes passées du fait de la mort est comparativement basse.

Les chiffres et les pourcentages sont donnés dans le tableau 8. Ainsi, dans les séries de patientes de Brown, plusieurs

TABLEAU 8. — *Fréquence des pertes passées en fonction du type de perte et de la forme et la gravité de la dépression* (en %)

	Fréquence des pertes passées du fait			
	d'une mort		*d'une séparation*	
63 dépressions psychotiques				
12 très sévères	84	57	0	5
41 moyennement sévères	55		2	
10 moins sévères	20		20	
49 dépressions névrotiques				
6 très sévères	0	14	50	22
23 moyennement sévères	14		22	
20 moins sévères	20		16	

corrélations hautement significatives étaient trouvées entre le type de perte dont une femme avait souffert durant la première partie de sa vie, et tant la forme que la gravité de son état dépressif. Par contre, aucune corrélation semblable n'était trouvée avec le type ou la gravité d'une perte qu'elle aurait pu éprouver dans l'année précédant l'installation de ses symptômes. La forme et la gravité des troubles semblent de ce fait être déterminées très largement par les événements des premières années de vie.

Un autre résultat de l'étude de Brown est en faveur de cette conclusion. L'examen de ses données montre que la perte d'un parent ou d'un membre de la fratrie après le dix-septième anniversaire de la patiente ne jouait aucun rôle dans la détermination de sa symptomatologie.

Les différences entre les deux groupes principaux par rapport, à la fois à la fréquence des pertes passées dues à la mort, et à la fréquence des pertes passées dues à la séparation, sont hautement significatives. Dans les deux cas P est inférieur à .01.

Frappé par ces résultats très nets et tout à fait inattendus, Brown rechercha l'occasion de les vérifier. Fort heureusement, il existait au Maudsley Hospital des observations d'une série de patientes de sexe féminin qui avaient été hospitalisées du fait d'une dépression, et qui avaient été examinées antérieurement par un collègue, Robert Kendell, et sur lesquelles les renseignements nécessaires étaient disponibles. Lorsque ces observations furent analysées, les résultats s'avérèrent être similaires à ceux des séries de Brown. Ainsi non seulement les premiers résultats étaient confirmés, mais ils se révélaient être indépendants du jugement éventuellement idiosyncratique du psychiatre participant à la recherche.

Nous avons mentionné dès le début que la plupart des pertes passées que Brown incluait dans son analyse avaient été subies par les patientes avant leur dix-septième anniversaire. Les chiffres sont donnés dans le tableau 9.

Dans la perspective de notre discussion présente, le point principal qu'il faut noter est la proportion relativement élevée de femmes dans les séries de Brown chez qui le diagnostic était une dépression psychotique et qui avaient éprouvé la mort d'un parent ou d'un membre de leur fratrie avant leur dix-septième anniversaire, soit vingt-quatre sur soixante-deux, c'est-à-dire 39 %. La perte d'un mari ou d'un enfant au-delà du dix-septième anniversaire (mais plus de deux ans avant l'installation des symptômes) avait été subie par treize autres d'entre elles, soit 21 %.

La fréquence élevée d'une perte passée due à une mort chez les patientes diagnostiquées comme dépressions psychotiques se retrouve dans l'importante association qui existe

TABLEAU 9. — *Nombre de patientes rapportant avoir subi une perte passée en fonction du type de perte de l'âge auquel elle a été subie, et de la forme de la dépression*

	Perte due à la mort		*Perte due à une séparation*	
Forme de dépression	*Avant l'âge de 17 ans*	*17 ans et au-delà*	*Avant l'âge de 17 ans*	*17 ans et au-delà*
62 patientes psychotiques	24	13	3	1
49 patientes névrotiques	6	2	10	1
Total	30	15	13	2

entre une perte passée du fait d'une mort et une déficience intellectuelle. En tout, il y avait quarante-cinq patientes (trente-sept psychotiques et huit névrotiques) qui avaient subi une perte passée du fait d'une mort. Parmi celles-ci, trente-quatre (trente et une psychotiques et trois névrotiques), soit 75 %, présentaient une déficience intellectuelle. Cherchant une explication à cette association, Brown et Harris ont fait appel aux idées proposées dans les volumes précédents de cette œuvre, et à une théorie cognitive des états dépressifs. Ils suggèrent qu'une perte passée du fait d'une mort prédispose une personne à réagir à toute perte actuelle comme s'il s'agissait d'une nouvelle mort, avec pour conséquence un désespoir inapaisable qui conduit à son tour à une déficience intellectuelle. Une perte passée due à une séparation semble par contre prédisposer une personne à réagir à toute perte actuelle comme si elle pouvait être réversible. Le désespoir qui en résulte est mêlé à des accès de colère, voire de violences, et aboutit à un état qui aura plus tendance à être diagnostiqué comme une dépression névrotique que comme une dépression psychotique.

Dans ce chapitre, nous avons examiné les données qui suggèrent que ceux qui ont perdu un parent du fait de sa mort durant leur enfance ou leur adolescence, présentent un risque plus grand que d'autres de développer des manifestations psychiatriques, et tout particulièrement de devenir sérieusement suicidaires et, s'ils présentent une dépression, qu'elle soit sur un mode psychotique. Les données mettant en évidence des effets comparables, quoique différents, à la suite de pertes subies durant la même période de vie, mais pour des causes autres que la mort, n'ont été qu'effleurées jusqu'ici, mais elles sont considérables. Il semble que les pertes précoces peuvent sensibiliser un individu, et le rendre plus vulnérable aux revers qu'il vivra ultérieurement, tout particulièrement à la perte ou à la menace de perte. Néanmoins, en aucun cas, tous les enfants et tous les adolescents qui perdent un parent ne deviennent sensibilisés de cette manière, et il est de ce fait nécessaire de comprendre pourquoi certains ne le deviennent pas. C'est dans cette direction que nous allons maintenant diriger nos pas.

CHAPITRE 18

Conditions responsables des différences dans l'évolution

La beauté de l'amour ne m'a point trouvée
Ses mains ne m'ont point saisie si fort
Car l'obscurité de la haine m'a envahie
Et le jour m'apparaît non comme jour mais comme
[nuit.

Je me languis après le cher amour, qu'il me retrouve
Avec mon cœur, et mon âme, et toute ma force
Car l'obscurité s'est refermée sur moi
Et le jour m'apparaît non comme jour, mais comme
[nuit,
Les enfants jouent et rient
Mais je ne puis trouver d'amour dans la joie
Car un mur de fer m'entoure
Et le jour m'apparaît non comme jour, mais comme
[nuit[1].

Source des données

A partir de tout ce qui a été écrit dans les chapitres précédents, il est clair que de mon point de vue, les variables qui influencent le cours que le deuil prend dans l'enfance et l'adolescence sont d'un type similaire à ceux qui l'influencent à l'âge adulte. Ils appartiennent à trois groupes :

a / Les causes et les circonstances de la perte, et en particulier ce que l'on dit à l'enfant et quand on le lui dit, ainsi que les occasions qui lui sont données par la suite de s'enquérir de ce qui s'est produit ;

1, Par une adolescente de onze ans dont les parents étaient partis à l'étranger pour plusieurs années.

b / Les relations familiales après la perte et en particulier s'il continue de demeurer avec le parent survivant et, dans ce cas, de quelles manières sont modifiés les modèles *(patterns)* de relations familiales à la suite de la perte ;

c / Les modes de relations dans la famille antérieurement à la perte, et tout particulièrement les modes de relation prévalents entre les parents eux-mêmes, et entre chacun d'entre eux et l'enfant endeuillé.

Quelques-unes des données en faveur de cette position théorique ont déjà été mentionnées et d'autres le seront dans ce chapitre et dans les suivants. Elles sont tirées de deux types principaux d'études :

1 / Des études comparant les vécus d'un groupe d'individus ayant évolué de manière satisfaisante malgré un deuil infantile, avec ceux d'un groupe n'ayant pas évolué de manière satisfaisante ; les renseignements sont habituellement obtenus au cours d'un entretien spécial dans le cadre de l'enquête ou au cours d'un entretien clinique de routine ;

2 / Des études décrivant le vécu d'un ou de plusieurs enfants ou adolescents pris individuellement dont les problèmes sont estimés découler de la mort d'un parent ; la plupart des renseignements sont obtenus lors de thérapies, mais dans quelques cas viennent des parents ou d'autres personnes.

Ce qui tend à être la force de l'un de ces types d'études, tend à être la faiblesse de l'autre, et *vice versa.*

Les études du premier type, qui sont sous forme de sondages, comprennent des échantillons relativement grands de sujets et donnent des renseignements utiles (pour la plus grande part d'un caractère assez général), sur le vécu de l'individu à la suite de sa perte, mais ils sont habituellement pauvres d'un point de vue psychopathologique. Les études du deuxième type (celles qui sont thérapeutiques) permettent de combler cette déficience, mais elles peuvent induire gravement en erreur lorsqu'elles sont prises isolément. Dans le cas des sondages, les renseignements sont habituellement obtenus de nombreuses années après les événements ; alors que dans le cas des études thérapeutiques d'enfants ou d'adolescents, l'intervalle de temps est habituellement beaucoup plus bref. Les deux types d'études ont l'inconvénient de reposer massivement sur une seule et unique source pour l'obtention des renseignements : l'individu endeuillé lui-même.

Données provenant de sondages

Parmi tous ceux qui ont conduit des sondages dans différents groupes d'individus ayant perdu un parent durant leur enfance, il existe un accord général sur l'énorme importance du vécu d'un enfant après sa perte. Les individus qui vont par la suite développer des troubles psychiatriques s'avèrent beaucoup plus fréquemment que ceux qui n'auront pas de difficultés, avoir reçu des soins parentaux insuffisants à la suite d'une perte. Des discontinuités dans la prise en charge, notamment le fait d'avoir été élevés dans des familles nourricières ou dans des institutions qui n'étaient pas chaleureuses, et d'avoir été déplacés d'une « maison » à une autre, ont été le sort de bon nombre d'entre eux. Inversement, si un enfant est resté dans son foyer, il y a des chances pour qu'il ait dû prendre un rôle parental prématurément, au lieu que ce soit de lui qu'on s'occupe. Par contre, ceux qui ont évolué de manière satisfaisante bien qu'ils aient perdu un parent durant leur enfance, ont généralement reçus des soins parentaux stables et continus durant les années qui ont succédé à leur perte. Parmi les résultats en faveur de ces conclusions, citons ceux de Rutter (1966), d'Adam (1973) et de Birtchnell (1971[1], 1975) qui ont déjà été évoqués dans le chapitre précédent. Parmi les autres études rapportant des résultats semblables, il faut citer celle très bien conçue de Hilgard et coll. (1960).

Hilgard, qui s'était intéressée depuis de nombreuses années à la place de la perte parentale dans l'enfance de patients

1. Dans cette étude, BIRTCHNELL montrait que lorsqu'on comparaît un échantillon de patients psychiatriques endeuillés précocément, avec un échantillon de contrôle de la population générale, on notait une sur-représentation des aînés de la fratrie du même sexe que le parent perdu qui avaient de jeunes frères ou sœurs dont il fallait s'occuper.

psychiatriques, avec une attention toute particulière aux réactions anniversaires, décida de comparer le vécu de ces patients consécutif à leur perte, avec celui d'autres adultes qui avaient également perdu un parent durant leur enfance mais qui n'étaient pas des patients. Dans cette perspective, elle entreprit un sondage dans la communauté ; à partir de celui-ci, elle isola cent individus âgés entre dix-neuf et quarante-neuf ans qui avaient perdu un parent avant l'âge de dix-neuf ans et qui n'étaient pas à l'époque en traitement psychiatrique. De cet échantillon d'origine, soixante-cinq personnes acceptèrent de se rendre disponibles pour des entretiens directifs qui durèrent de une à deux heures. Les femmes étaient trois fois plus nombreuses que les hommes (en partie parce qu'elles étaient déjà plus nombreuses dans l'échantillon d'origine, et en partie parce qu'elles se rendirent plus facilement disponibles pour l'entretien que les hommes). Parmi les femmes, vingt-neuf avaient perdu leur père et dix-neuf avaïent perdu leur mère ; parmi les hommes, treize avaient perdu leur père et quatre leur mère.

A la suite de l'entretien, un sous-groupe fut isolé, composé de tous ceux qui étaient estimés être « relativement bien adaptés » en fonction des critères suivants : ils appartenaient à une famille intacte, leur mariage paraissait être satisfaisant, leurs relations avec leurs enfants semblaient adéquates, et leurs résultats à un test bref d'adaptation sociale étaient corroboratifs. Des vingt-neuf femmes qui avaient perdu leur père, quatorze satisfaisaient à ces critères.

L'image qu'elles donnaient de leur vie de famille avant et après la mort du père, était à peu près la suivante : avant la perte, les parents avaient constitué un foyer stable où chacun avait un rôle bien défini. Après la perte, la mère avait maintenu le foyer intact, mais avait généralement dû travailler très durement pour y parvenir. Non seulement un soutien avait été fourni à la famille par l'environnement social, mais la mère s'était avérée capable d'en faire le meilleur usage possible. « Forte », « responsable », « dure au travail » étaient les adjectifs les plus utilisés pour la décrire : « affectueuse », moins souvent.

Si un parent était mort des suites d'une maladie, les enfants avaient généralement été avertis de l'issue à venir et préparés d'avance à ce qui les attendait. De cette manière, écrit Hilgard « un parent mourant pouvait communiquer à son enfant l'acceptation de cette séparation complète, et ce faisant, aider l'enfant à l'accepter également ». De plus, après qu'un père soit mort, les mères avaient eu tendance à partager leur chagrin avec leurs enfants ; il semblait que ceci avait tout particulièrement aidé les filles. Ces modèles de familles dans lesquelles les enfants avaient été admis aux confidences des parents avaient contribué, pense Hilgard, à l'absence frappante de culpabilité au sujet de la mort du parent qui caractérisait ces individus, ce qui contrastait vivement avec ce qu'elle devait trouver dans son groupe de patients psychiatriques qui avaient également perdu un parent durant leur enfance.

En plus du sous-groupe d'individus qu'Hilgard avait considérés comme étant « relativement bien adaptés », il y avait un sous-groupe complémentaire d'individus qui ne remplissaient pas ses critères (un groupe analogue aux « cas communautaires » de l'étude de George Brown, mais ne présentant pas nécessairement d'affection susceptible d'être diagnostiquée). Pour les membres du deuxième sous-groupe, le comportement du parent survivant avait été différent de ce qu'il avait été pour les membres du sous-groupe bien adapté. Dans la plupart des cas, le parent survivant avait soumis ses enfants à d'importantes demandes de soutien émotionnel ; ou pour l'exprimer selon la terminologie utilisée dans ce travail : le survivant avait renversé la relation parent-enfants en cherchant à faire de son enfant son soignant. Ce modèle était particulièrement fréquent parmi les enfants dont les pères étaient morts.

De l'échantillon total de soixante-cinq personnes interrogées, treize d'entre elles avaient perdu leur père. Dans trois cas, la mère s'était remariée, laissant dix familles où le fils avait continué à vivre avec sa mère veuve. Dans pas moins de neuf cas, les mères avaient « manifesté une dépendance émotionnelle à l'égard de leurs enfants, tout particulièrement de leur fils ». Certains avaient le sentiment d'avoir été transformés en substituts conjugaux. Ils étaient soit restés célibataires jusqu'à la mort de leur mère, soit s'étaient mariés mais avaient ensuite divorcé pour retourner vivre avec leur mère. Dans un cas, la mère avait menacé de se suicider quand son fils lui annonça son intention de se marier. Malgré ces pressions qui avaient rendu les mariages satisfaisants extrêmement difficiles (et peut-être même à cause de cela), un certain nombre de ces fils avaient bien réussi professionnellement. Certaines filles qui avaient continué à vivre avec leur mère veuve avaient également été soumises à de fortes pressions pour qu'elles continuent de vivre à la maison à s'occuper de leur mère.

Une femme rapportait que sa mère étant morte à vingt-cinq ans, elle s'attendait à mourir également à cet âge. C'est pourquoi elle avait reculé la date de son mariage jusqu'après cette année fatidique ; mais elle avait néanmoins choisi comme date de mariage la même que celle de sa mère. Au moment où elle fut interrogée, elle était âgée de quarante-cinq ans et était mariée depuis vingt ans, apparemment de manière satisfaisante.

En présentant ses résultats, Hilgard exprime sa préoccupation au sujet des membres du sous-groupe des personnes moins bien adaptées. Bien que vivant dans la communauté et considérées comme normales du point de vue psychique, il était évident que pour un certain nombre d'entre elles, la vie avait été extrêmement rétrécie, et que leur santé mentale avait été altérée par les pressions pathogènes auxquelles elles avaient été soumises. Manifestement, certains avaient souffert plus que d'autres, et sans doute une partie des fils qui avaient retardé le moment de leur mariage s'étaient néanmoins mariés de façon satisfaisante par la suite. Cependant, son étude étaye fortement le point de vue suivant lequel l'effet de la mort d'un parent sur un enfant est puissamment influencé par le modèle des relations familiales auquel l'enfant a été soumis après cette mort.

Toutes les études rapportant le vécu infantile de ceux qui, par la suite, étaient devenus des cas psychiatriques, aboutissent à la même conclusion. Un exemple en est l'étude par Arthur et Kemme (1964) de quatre-vingt-trois enfants et adolescents âgés entre quatre ans et demi et dix-sept ans, qui avaient été adressés à l'hôpital psychiatrique pour enfants de Ann Arbor dans le Michigan, en raison de divers problèmes émotionnels et de comportement qui, s'étant développés, ou ayant été considérablement exacerbés à la suite de la mort d'un parent, pouvaient être considérés comme liés à cette perte. Soixante d'entre eux étaient des garçons dont quarante avaient perdu leur père et vingt leur mère ; vingt-trois étaient des filles, dont quatorze avaient perdu leur père et neuf leur mère.

Bien que les détails donnés par Arthur et Kemme soient clairsemés, il est évident que les conditions dans lesquelles se trouvaient ces enfants avant leur perte, et/ou au moment de celle-ci, et/ou après elle, avaient été extrêmement défavorables dans la très grande majorité des cas et il était possible de voir, au moins dans les grandes lignes, comment les conditions auxquelles l'enfant avait été soumis, ou était encore soumis, contribuaient au problème en cause. Parmi les conditions défavorables dominant cette série de cas, on notait : des parents qui s'étaient disputés ou s'étaient séparés, des parents qui avaient menacé d'abandonner leurs enfants, des enfants qui avaient vécu plusieurs séparations antérieures, et des enfants qu'on avait conduit à se sentir responsables de la maladie du parent. Après la mort, une bonne partie de ces enfants n'avaient reçu que peu ou pas de renseignements ; et par la suite, bon nombre d'entre eux avaient également vécu des relations extrêmement instables. Des quatre-vingt-trois morts parentales, dix étaient dues au suicide, une fréquence dont nous reparlerons au début du chapitre 22.

Dans la grande majorité des cas rapportés, des perturbations psychologiques existaient déjà avant la mort et souvent depuis longtemps. Néanmoins, dans la plupart de ces cas, il était évident que le deuil avait accru toutes les perturbatins préexistantes. C'est pourquoi, comme chez les adultes, le vécu de la perte se conjugue aux conséquences psychologiques des expériences défavorables tant antérieures qu'ultérieures pour constituer l'image clinique spécifique observée.

Comme on pouvait s'y attendre, les modes les plus habituels de réaction des enfants et des adolescents à la perte d'un parent comprenaient la tristesse ou l'angoisse chronique ou un mélange des deux ; nombre d'entre eux devaient développer des symptômes somatiques mal définis. Parmi ceux du Michigan, plus d'un quart paraissaient tristes au moment de la consultation, seize des quatre-vingt-trois manifestaient une angoisse de séparation intense, et dix-neuf éprouvaient des terreurs nocturnes très vives. Environ un quart d'entre eux étaient excessivement « collants » *(clinging)* dans la journée, et/ou insistaient pour dormir la nuit avec le parent survivant, ou un frère ou une sœur.

Cependant, bien que nombre d'entre eux paraissaient manifestement tristes et angoissés, nombreux étaient ceux qui ne l'étaient pas. Au contraire, vingt-neuf enfants — environ le tiers — étaient hyperactifs et manifestaient un plus ou moins grand degré d'agressivité. Certains attaquaient leurs pairs ou des adultes sans aucune provocation, ou encore détruisaient des objets inexplicablement.

Dans bon nombre de cas, une explication de la tristesse, de l'angoisse ou de la colère de l'enfant pouvait être trouvée sans aucune difficulté dans son interprétation des causes de la mort de son parent, et/ou de la situation dans laquelle il se trouvait maintenant. Dix-sept d'entre eux interprétaient la mort dans le sens d'un abandon auquel ils se trouvaient soumis. Comme le disait un garçon : « Mon père m'a laissé et je suis très en colère contre lui. » Un nombre double de celui-ci, soit 40 %, attribuaient la cause de la mort soit à eux-mêmes, soit au parent survivant. Certains pouvaient expliquer clairement pourquoi ils le faisaient. Un des garçons, par exemple, avait été averti par sa mère « qu'il finirait par la faire mourir ». Un autre supposait que sa mère s'était suicidée parce qu'il avait été tellement méchant. La plupart de ceux qui considéraient le parent survivant comme responsable de la mort avaient été témoins de disputes violentes entre les parents au cours desquelles l'un d'entre eux avait attaqué l'autre physiquement.

Parmi les plus jeunes enfants, nombreux étaient ceux qui ne croyaient pas à l'aspect définitif de la mort, et s'attendaient à être bientôt réunis avec leur parent, soit ici-bas, soit « là-haut dans le ciel » ; certains parmi les enfants les plus âgés envisageaient le suicide dans l'intention explicite de rejoindre le parent manquant. Treize d'entre eux avaient menacé ou tenté de se suicider.

Dans les comptes rendus de cas individuels donnés dans les chapitres 19 et 21, certaines de ces séquences sont décrites dans le détail.

Données provenant de recherches cliniques

Dans les dernières cinquante années, les revues psychanalytiques ont publié des descriptions de traitements de patients adultes dont les difficultés actuelles avaient été considérées, en partie au moins, comme étant dues à la perte d'un parent par la mort, ou pour une autre raison, durant leur enfance. Comme dans tous ces cas, la perte s'était produite de nombreuses années plus tôt, il n'est guère surprenant que les observations ne donnent que peu ou pas d'informations sur les conditions ayant précédé ou succédé à la perte. Cependant, dans les deux dernières décennies, les articles se sont multipliés qui décrivent le traitement d'adolescents ou d'enfants dont la perte s'est produite relativement récemment ; et dans bon nombre d'entre eux, suffisamment de détails sont donnés à la fois sur les circonstances de la perte elle-même, et sur les modèles d'interaction familiale qui prévalaient avant et après cette perte. Dans les chapitres qui suivent, un certain nombre de ces observations seront présentées. Chacune d'entre elles a été réécrite de façon à constituer un récit continu, débarrassé de toutes les théorisations étrangères à notre propos, avec quelques commentaires rajoutés de ma part.

Ceux qui sont sceptiques quant au statut scientifique d'un matériel obtenu au cours d'une thérapie devront noter que dans pratiquement aucun cas les préjugés théoriques des auteurs n'étaient les mêmes que les miens. Au contraire, la majorité d'entre eux souscrivaient plus ou moins explicitement au point de vue théorique longtemps dominant parmi les psychanalystes et qui, jusqu'à une date récente, ne donnait que peu de poids à l'influence des facteurs environnementaux, et expliquait presque toutes les différences dans le développement de la personnalité par référence à une phase du développement auquel on suppose que l'individu s'est fixé. Ce point de vue, appliqué aux potentialités évolutives consécutives à une perte, aboutit aux affirmations largement admises suivantes :

— du fait de leur immaturité psychologique, les enfants, et même les adolescents, ne peuvent pas faire un travail de deuil, et
— les problèmes émotionnels qui succèdent à la perte d'un parent peuvent être compris comme étant le résultat d'un arrêt du développement, soit à la phase atteinte au moment de la perte (par exemple Fleming et Altschul 1963), soit à une phase antérieure (par exemple Klein, 1948).

Il existe une abondante littérature basée sur ces prémices déjà mentionnée dans les chapitres 1, 2 et 12 (voir également Bowlby, 1960*b*). Les lecteurs qui souhaiteraient approfondir la question pourront se référer à la revue de la littérature faite par Miller (1971) ainsi qu'à une revue plus complète de Furman dans le dernier chapitre de son livre (Furman, 1974, en particulier p. 267-293).

J'estime que les données à présent disponibles ne sont pas en faveur des théories traditionnelles. Si elles étaient exactes, nous devrions nous attendre à ce que le développement de tout enfant et de tout adolescent ayant perdu un parent soit perturbé, alors que nous savons que ce n'est pas le cas. De plus, il est extrêmement significatif que plus on étudie précocement un patient, enfant ou adolescent, après la survenue de sa perte, et plus le nombre de cas qu'un clinicien a pu voir est grand, plus il est vraisemblable, non seulement qu'il va décrire des facteurs environnementaux, mais également qu'il va les impliquer dans son explication de l'évolution. Parmi ceux qui mettent aujourd'hui l'accent sur les facteurs de l'environnement, et tout particulièrement l'influence du parent survivant, il faut citer les cliniciens R. A. Furman (1964), E. Furman (1974), Kliman (1965), Becker et Margolin (1967), et Anthony (1973) ; et également les sociologues Gorer (1965), Glick et coll. (1974) et Palgi (1973). La position d'autres cliniciens semble incompatible avec les données qu'ils présentent. Un exemple en est Wolfenstein (1966, 1969) qui, bien que fortement attaché à la théorie traditionnelle, rapporte des données qui semblent nettement mettre en cause les relations familiales[1]. Nagera (1970) évite de prendre parti

1. Par exemple, dans un long article, WOLFENSTEIN (1969) décrit le cas de Mary qui était venue à l'âge de dix-neuf ans demander un traitement parce qu'elle était déprimée, qu'elle avait des sentiments d'irréalité, et que

en adoptant les deux points de vue simultanément et de façon impartiale. Ainsi dans une discussion de l'origine de la croyance infantile que le père mort va revenir, il écrit : « Dans certains cas, cela se produit sous l'influence directe des mères qui cachent la vérité pour éviter des souffrances à leur enfant ; *dans d'autres cas, des phantasmes de nature identique sont spontanément produits par l'enfant* » (en italiques dans le texte).

Dans les chapitres qui suivent, je vais très régulièrement attirer l'attention sur le rôle des variables environnementales, tant celles que les cliniciens en question désignent comme ayant eu d'après eux des conséquences, qu'à celles dont la lecture de l'observation m'a fait penser qu'elles pouvaient également avoir été opérantes. Le point de vue adopté est bien entendu compatible avec la théorie des cheminements développementaux esquissés dans le dernier chapitre du volume 2 et qui a été adoptée dans tout ce travail.

Pour juger de la validité des descriptions qui suivent, il faut par conséquent garder à l'esprit la notion que si les auteurs présentent des données d'un type favorable à ma théorie, ce n'est nullement lié à leur propre attente théorique. Au contraire, je pense que ce qui les a amenés à le faire, c'est qu'au cours de leur travail clinique, et parfois en dépit de leurs préjugés théoriques, ils ont été impressionnés par l'importance pour la compréhension des problèmes des enfants des événements qu'ils décrivaient.

la meilleure solution pour tous serait qu'elle se tue. Son père était mort cinq années plus tôt. Les relations entre Mary et sa mère n'avaient jamais été heureuses ; la mère est décrite comme ayant des « tendances dépressives », et comme prédisposée à « punir l'enfant par de longs silences » (p. 444). Dans son commentaire, Wolfenstein exprime l'opinion que les problèmes de Mary avec sa mère auxquels s'ajoutaient deux brèves hospitalisations avant l'âge de quatre ans, avaient déjà ébranlé la confiance de Mary dans sa mère avant la mort du père. Cependant, malgré cela, elle conclut son article avec cette généralisation que « le deuil en tant que processus douloureux, mais adaptatif, de désinvestissement progressif de l'objet perdu est un dispositif qui n'est disponible qu'après que l'adolescence se soit terminée » (p. 457). Dans le chapitre 21 de ce volume, une description est donnée d'une autre adolescente traitée par Wolfenstein chez laquelle les facteurs environnementaux paraissent également avoir joué une grande part dans la détermination de l'évolution.

CHAPITRE 19

Les réactions des enfants lorsque les conditions sont défavorables

> C'est quelque chose que vous avez perdu,
> Quelque plaisir de vos premières années.
> Brisez-vous, vase profond de larmes glacées
> Que le chagrin a transformées en givre !
>
> (Alfred, LORD TENNYSON, *in Memoriam*)

Quatre enfants dont le travail de deuil a échoué

Dans le premier paragraphe du chapitre 16, nous notions les conditions dont les données que nous possédons suggèrent qu'elles sont nécessaires pour que le deuil infantile suive un cours favorable : premièrement que l'enfant ait joui d'une relation relativement sûre avec ses parents antérieurement à sa perte ; deuxièmement qu'il ait été informé de manière prompte et précise et qu'on lui ait permis de poser des questions et de participer à l'affliction de la famille ; troisièmement qu'il bénéficie de la présence réconfortante de son parent survivant ou d'un substitut qu'il connaît bien et en qui il a confiance. Si dans le meilleur des cas, ces conditions peuvent être remplies, il n'est guère surprenant que trop souvent elles ne le soient pas. Parfois, le défaut n'existe que dans l'une de ces catégories, parfois dans deux d'entre elles, mais il n'est pas rare que ce soit dans les trois. La forme que prendra la réaction de l'enfant à sa perte dépendra du type de défaut, de leur nombre, et peut-être tout particulièrement de leur combinaison. Du fait que différents types de pathologie peuvent en résulter et du fait que chaque type peut survenir selon différents niveaux de gravité, ce champ de recherches est énorme.

Puisqu'on ne dispose pas encore d'études de groupes représentatifs d'enfants endeuillés, il n'existe aucun moyen d'évaluer la fréquence de chacun de ces différents types de réactoins pathologiques. Le mieux que l'on puisse faire par conséquent, c'est de décrire certains modèles de réactions parmi ceux rencontrés le plus fréquemment dans la pratique clinique, et de préciser les conditions présentes avant, et/ou après la perte, qui jouent un rôle parfois très important dans leur survenue.

Nous allons commencer par présenter dans le détail les observations de quatre enfants dont l'ensemble non seulement constitue un échantillon assez représentatif des divers types de réactions pathologiques, mais également dont les expériences illustrent avec suffisamment de détails les principales conditions qui semblent avoir été responsables de la forme et du degré d'intensité des réactions décrites. Dans certains cas, le lien causal entre les expériences des enfants et les réactions observées paraît clair ; dans d'autres cas, il est plus hypothétique. Des quatre enfants, deux sont des garçons et deux sont des filles. L'un de chaque a perdu son père et l'autre sa mère.

Les cas choisis sont tirés d'observations rédigées par des cliniciens travaillant des deux côtés de l'Atlantique. Alors que tous les cliniciens partagent l'approche analytique, dans le cadre de cette approche ils diffèrent considérablement tant du point de vue théorique que par les techniques thérapeutiques qu'ils se trouvent avoir utilisées dans les cas choisis.

Peter[1], *âgé de onze ans quand meurt son père*

La première observation concernant un garçon de onze ans au moment où il perd son père, est tirée d'une description

1. Dans le récit d'origine, ce garçon est désigné sous le prénom de Patrick. Nous l'avons changé en Peter pour éviter toute confusion avec le garçon de trois ans mentionné dans les chapitres 1 et 23.

clinique beaucoup plus longue de Donald Winnicott (1965 : 212-242), un des principaux pédiatres et psychanalystes britanniques. Ajouté à l'image que ce récit donne du garçon et de sa mère, il permet d'illustrer quelques-unes des pratiques thérapeutiques de Winnicott.

Peter est âgé de onze ans et huit mois quand Winnicott le voit pour la première fois. Huit mois plus tôt, le jour de l'anniversaire de Peter, son père s'était noyé dans un accident de voilier ; Peter lui-même y était mêlé, mais il avait été sauvé. Pendant les quelques mois suivants, Peter avait semblé ne pas être affecté par l'événement ; mais, par la suite, il devait présenter divers maux mal définis et, suivant l'expression de sa mère, était devenu « émotif ». Elle avait commencé à être inquiète à son sujet et un de ses amis lui avait conseillé de demander l'aide de Winnicott. Etant déjà extrêmement occupé, Winnicott intercala les entretiens au mieux de ses possibilités, et se démena pour trouver du temps. Sur une période d'environ deux mois, il eut six entretiens avec Peter dont le premier devait durer deux heures. Les contacts avec la mère furent au début limités à plusieurs longues conversations au téléphone, le premier entretien qu'elle devait avoir avec lui ne se produisant que trois mois après son premier appel téléphonique. Il n'y eut pas d'entretiens conjoints.

Les renseignements sur les relations familiales furent glanés au long des entretiens thérapeutiques avec Peter et sa mère. Dans le compte rendu publié, aucun renseignement n'est donné sur le frère aîné et très peu de chose au sujet du père.

Le père était un homme qui avait bien réussi sur le plan professionnel et les parents avaient un large cercle d'amis. Ils avaient deux enfants, un fils plus âgé qui était à l'Université, et Peter qui était interne dans une école préparatoire*. La famille habitait à Londres et avait également un cottage de vacances au bord de la mer. C'est là que la tragédie avait eu lieu.

Dans le compte rendu publié, peu de détails sont donnés concernant l'accident lui-même. Peter et son père faisaient de la voile ensemble et avaient apparemment chaviré. Ils avaient ensuite tous deux été dans l'eau pendant un long

* Ecole pour élèves de 8 à 13 ans. *(N.d.T.)*

moment. Peter avait une ceinture de sauvetage, mais son père n'en avait pas. A un moment donné son père avait coulé, mais Peter avait été sauvé, presque par hasard alors qu'il commençait à faire nuit. Bien que son père soit déjà mort, on avait dit à Peter que son père était à l'hôpital. Il n'est pas clair quand et comment Peter connut la vérité.

Une autre information livrée par la mère durant la première conversation téléphonique était que Peter avait eu quelque responsabilité dans la tragédie ; mais le compte rendu publié n'en dit pas davantage.

A l'exception de ce dernier point, tous les détails rapportés ci-dessus furent donnés par Peter durant son premier entretien avec Winnicott. Au début de ce qui allait s'avérer être un très long entretien, Winnicott introduisit Peter au jeu du *squiggle** dans lequel chacun à tour de rôle dessine au hasard un *squiggle*, et l'autre est invité à l'utiliser comme base d'une image. Après y avoir joué avec vivacité pendant un certain temps, Peter se mit à parler. Assez rapidement, il se mit à raconter un rêve où il était question d'une personne qui avait disparu bien que nul ne le sache ; il y avait également une église avec une ombre à la place de l'autel. Quand Winnicott lui demanda ce que serait un beau rêve, Peter répliqua : « La béatitude, qu'on s'occupe de vous. Je sais que c'est ça que je veux. » Quand il lui demanda s'il savait ce que c'était qu'une dépression, Peter dit qu'il le savait, tout particulièrement depuis la mort de son père. Il adorait son père mais il ne le voyait pas beaucoup. Puis il se mit à parler de ses parents et de comment leurs relations lui apparaissaient : « Mon père était très gentil. Mais il se trouve que mon père et ma mère étaient tous deux constamment sous tension... J'étais le lien qui les réunissait ; j'essayais d'aider... Ils convenaient vraiment très bien l'un à l'autre, mais à propos de petites choses, ils se mettaient à s'accrocher et la tension s'accroissait de nouveau de plus en plus, et la seule solution à cela c'était que moi je fasse le lien. Papa était très surmené... C'était une grande source de tension pour lui de rentrer à la maison fatigué et que sa femme lui fasse alors défaut. » Dans tout ceci, comme le remarque Winnicott, Peter manifeste un degré inhabituel d'*insight*.

A partir de là, Peter avait poursuivi en décrivant avec

* *N.d.T.* : gribouillis, griffonnage.

force détails, mais d'une façon assez détachée, l'accident dans lequel était mort son père et ce qu'il pensait de cet accident. Il se demandait si son père avait peut-être pu se suicider, ou encore si c'était lui Peter qui était en faute ; il n'était pas possible de savoir. « Au bout d'un long moment dans l'eau, chacun finissait par ne plus lutter que pour soi-même. » Puis il admit qu'il pensait que si son père avait continué à vivre, sa mère se serait suicidée. « L'état de tension entre les deux était si grand qu'il n'était pas possible de penser qu'ils pourraient continuer sans que l'un des deux ne meure. » De ce fait, Peter ressentait quelque soulagement, mais il ajoutait également qu'il en éprouvait une certaine culpabilité.

Vers la fin de l'entretien, Peter devait décrire diverses peurs qu'il avait éprouvées depuis sa plus tendre enfance, en insistant sur le fait que ses difficultés avaient précédé la tragédie.

Après cet entretien, Peter était retourné à l'internat. Mais quinze jours plus tard, sa mère téléphonait pour dire qu'il avait fugué et qu'il était rentré à la maison par le train, chargé de livres de latin. Il avait le sentiment qu'il n'était pas à la hauteur des espérances de l'école et qu'il devait faire un très grand effort pour apprendre le latin. Au cours de l'entretien avec Winnicott qui devait suivre, Peter raconta qu'un autre enfant avait eu des ennuis à propos de son latin et qu'on lui avait dit qu'il n'avait pas un niveau suffisant pour cette école. Cela avait bouleversé Peter et l'avait amené à fuguer. Il apparut alors que Peter avait également eu envie de s'enfuir le trimestre précédent. De plus, après cet entretien, il refusa tout net de retourner à l'école, et de grands efforts furent également nécessaires pour le persuader de revoir Winnicott.

Après l'entretien suivant, Winnicott décida que Peter n'était pas en état de retourner à l'école et qu'il était préférable qu'il reste à la maison avec sa mère.

Comme le dit Winnicott : « Peter se transforma en un petit garçon de quatre ans qui allait partout avec sa mère en lui tenant la main. » Une bonne partie du temps, ils séjournèrent dans le cottage de vacances. Ce régime allait se poursuivre pendant environ neuf mois au bout desquels Peter allait redevenir un peu plus semblable à lui-même et Winnicott jugea qu'il était apte à retourner à l'école. En dehors du fait qu'il se sentait mal à l'aise quand il était au bord de la mer, il progressait de manière satisfaisante.

Pendant les mois où il fut absent de l'école, Peter avait eu six entretiens supplémentaires avec Winnicott, au cours de l'un desquels il lui avait raconté un rêve long et compliqué. Dans l'un des épisodes, il y avait une église dans laquelle étaient trois boîtes dont on savait qu'elles contenaient des cadavres. Un des cadavres se transforma en fantôme et s'assit. Il avait un visage cireux et toutes les apparences de s'être noyé. Dans un autre épisode, les bâtiments d'une école étaient minés par l'eau et trois cents garçons se noyaient. Finalement Peter et sa mère réussissaient à s'échapper dans la voiture de sport de son frère. Winnicott avait l'impression qu'en racontant ce rêve « Peter approchait de près l'angoisse véritable de la situation de noyade ». Du point de vue de l'expression affective, cet entretien était très différent du premier durant lequel Peter avait décrit la tragédie avec force détails mais de manière assez détachée.

Durant ces entretiens, il apparut également que Peter était conscient que les divers maux mal définis pour lesquels il avait demandé des soins à l'intendance de son école, étaient en réalité l'expression de son puissant désir qu'on s'occupe de lui durant les premiers mois après la tragédie quand il était apparemment tout à fait heureux et inaffecté par la mort de son père.

Pendant les mois où elle s'occupa de Peter, la mère eut des conversations téléphoniques avec Winnicott et, par la suite, elle devait avoir un entretien avec lui. Durant l'une de ces conversations téléphoniques, elle voulut tout particulièrement discuter de la manière dont Peter et elle devraient passer le premier anniversaire de la mort du père. Une de ses idées était d'inviter beaucoup de gens pour une fête. Estimant que ce serait loin d'être salutaire, Winnicott usa de son influence sur la mère pour qu'elle passe l'après-midi tranquillement, seule avec Peter. Par la suite, elle devait décrire à Winnicott comment ils étaient restés assis ensemble tout l'après-midi à la fin de laquelle Peter devait s'exclamer : « Oh, Dieu merci, c'est passé. Ça n'a pas été moitié aussi terrible que je pensais que ce serait. » Tout de suite après, il parut être en meilleure santé et son visage se modifia.

Winnicott avait eu son premier entretien avec la mère environ deux mois avant cet anniversaire et il eut un deuxième entretien avec elle huit mois plus tard, à peu près à l'époque où Peter retourna à l'école.

Comme Winnicott estimait que Peter avait besoin d'une période durant laquelle il pourrait recevoir des soins intensifs de la part de sa mère (dans la terminologie traditionnelle utilisée par Winnicott, une période durant laquelle il pourrait « régresser »), Winnicott avait prescrit ce régime bien qu'il sache que la mère avait ses propres difficultés émotionnelles et était, de fait, considérée par le personnel de l'école comme trop perturbée pour être utile à Peter. Néanmoins la mère s'avéra être fiable et utile et ce plan fut rempli de succès. Par la suite, la mère devait raconter comment le fait de s'occuper de Peter l'avait également aidée.

Commentaire

Ce récit rapporte tous les principaux aspects de ce cas, du moment de l'accident jusqu'à environ deux ans plus tard. Avant de nous occuper des divers détails de la biographie de la famille dont il est manifeste qu'ils sont de première importance pour la compréhension des réactions de Peter, il pourrait être utile de faire un commentaire sur quelques-unes des circonstances ayant entouré la perte elle-même et qui exerçèrent une influence défavorable sur Peter dans les mois qui lui succédèrent.

Premièrement, la mort de son père fut à la fois soudaine et prématurée.

Deuxièmement, Peter était lui-même le seul survivant de l'accident. Il n'y avait de ce fait aucune personne ayant une connaissance suffisante des circonstances de cet accident avec laquelle il aurait pu discuter du pourquoi et du comment de cet accident, de comment il aurait pu être évité, et de comment il s'était retrouvé sauvé, soutenu par l'unique ceinture de sauvetage tandis que son père se noyait. Dans de telles conditions, il est évident que le survivant s'inquiétera de ce qu'a pu être sa responsabilité dans la survenue de l'accident, ou se demander dans quelle mesure d'avoir assuré sa propre survie a pu se faire aux dépens de celle de l'autre. Dans ce contexte, le fait que la mère au cours de sa première conversation téléphonique avec Winnicott eut dit que « Peter avait été dans une certaine mesure responsable de cette tragédie » montre le sens pris par les propres pensées de la mère.

Troisièmement, dans un premier temps on ne devait pas

dire la vérité à Peter à propos de la mort de son père, bien qu'en toute probabilité il se soit déjà rendu compte de ce qui s'était passé. Ce qui lui fut dit par la suite, et de quelle manière, n'est pas clair. L'impression donnée est qu'il n'a jamais eu la possibilité de parler librement de cet événement.

Quatrièmement, la première idée qu'avait la mère de demander à des amis de venir pour une fête au moment du premier anniversaire de la mort du père, suggère fortement qu'elle avait de grandes difficultés à accepter son propre chagrin, ou de le partager avec Peter.

Ainsi, on a tout lieu de penser que les conditions ayant entouré la perte, comme celles qui influencèrent Peter par la suite, étaient de nature à inhiber un travail de deuil actif. Cependant, il est également clair qu'il y avait eu des problèmes dans la famille avant la mort du père, et que la forme du modèle d'attachement de Peter à ses parents avait beaucoup contribué à ses difficultés. Des renseignements supplémentaires sur le vécu de Peter et sur les relations de la mère avec sa famille, favorables à ce point de vue, et tirés des entretiens thérapeutiques, sont donnés par Winnicott.

> Un détail de l'histoire familiale raconté par Peter et qui fut par la suite confirmé par la mère se rapporte à un épisode qui avait eu lieu quand Peter était âgé de dix-huit mois. A l'époque, la mère avait dû s'absenter pendant six semaines pour se faire opérer ; Peter avait été pris en charge par des amis, et le père lui rendait visite tous les jours. Durant cette période, « Peter était devenu surexcité, apparemment heureux et tout le temps riant et sautillant... Quand sa mère revint... subitement toute cette excitation disparut et il grimpa sur ses genoux et s'endormit instantanément. On a rapporté qu'il a dormi pendant vingt-quatre heures d'affilée, et que sa mère le garda avec elle tout ce temps »[1].

1. Ce renseignement rapporté ci-dessus dans les termes mêmes de Winnicott, fut donné par Peter durant son deuxième entretien avec Winnicott. Une bonne partie des renseignements furent obtenus par Peter durant une conversation qu'il eut avec sa mère à la suite du premier entretien. La mère, frappée par les modifications chez Peter après son premier contact avec Winnicott s'était mise à penser à des événements de l'enfance de Peter et avait également recherché des informations auprès d'un ami. Elle avait ensuite raconté à Peter ce qui s'était passé et il avait de toute évidence été extrêmement intéressé.

En rapportant cette histoire à Winnicott, Peter prétendait se rappeler un peu cet épisode et de ce qu'il avait éprouvé par la suite. Avec beaucoup d'émotion, il expliqua à Winnicott : « Voyez-vous, je n'ai jamais été capable d'être tout à fait sûr de ma mère depuis, et ceci m'a fait lui coller après ; ce qui veut dire que je l'empêchais d'être avec mon père ; quant à moi, je n'avais pas très envie que mon père soit là. »

Les détails de cet épisode furent confirmés par la mère au cours d'un de ses entretiens avec Winnicott. De plus, en le rapportant, elle se rappelait d'un épisode encore plus antérieur où Peter avait été séparé d'elle. Quand il n'était âgé que de cinq jours, il avait été admis à l'hôpital en raison de vomissements. Il y était resté pendant six semaines, mais son poids avait continué à baisser. Finalement sa mère l'avait ramené à la maison où il s'était immédiatement mis à s'épanouir.

Dans sa première conversation téléphonique, la mère avait décrit Peter comme lui ayant toujours été dévoué, et au cours d'une autre conversation, elle dit de lui qu'il était en danger d'avoir « une fixation à la mère ». Il est donc clair qu'ils avaient été depuis très longtemps très proches l'un de l'autre. Par contre, les relations de la mère avec sa propre mère étaient extrêmement difficiles, et de toute évidence, elle avait également eu des difficultés dans ses relations avec son mari.

Durant son premier entretien avec Winnicott, elle parla beaucoup des difficultés dans ses relations avec sa propre mère depuis ses premières années de vie. Sa mère avait toujours été très exigeante, dit-elle, et l'était devenue encore davantage avec le vieil âge et les infirmités. Winnicott en savait déjà quelque chose grâce à Peter qui, durant l'un de ses propres entretiens, s'était plaint combien sa grand-mère était insupportable avec sa mère et avait demandé à Winnicott de le conseiller pour qu'il puisse la transformer. L'opinion de Peter était que le comportement de la grand-mère rendait compte de la plupart des difficultés de la mère. De plus, les exigences de la grand-mère entraînaient de fréquentes absences de la mère, ce qui le déprimait toujours.

Winnicott raconte comment il a cherché à soutenir la manière intuitive qu'avait la mère de faire les choses. Il le fit tout particulièrement parce qu'elle avait eu le sentiment que son mari l'avait trop peu soutenue dans ses relations avec les enfants. Par la suite, Winnicott devait également s'occuper avec sympathie de la rancœur assez compréhensible de la mère d'avoir été « laissée en plan » par lui à l'époque où il voyait Peter et pas elle.

Commentaires additionnels

Dans son évaluation des difficultés de Peter à la suite de la mort de son père, Winnicott met beaucoup l'accent sur la séparation de Peter pendant six semaines de sa mère à l'âge de dix-huit mois et sur son manque consécutif de confiance dans sa fiabilité. Il me semble cependant qu'il accorde trop peu d'attention à la fois aux circonstances de la perte et aux conditions qui lui succèdent, et également au rôle qu'a joué la mère de Peter pendant tout son développement.

La lecture de l'observation montre que Peter et sa mère présentent de nombreuses caractéristiques dont on sait qu'elles sont typiques des cas de phobie scolaire (voir volume 2, chap. 18). Un garçon anxieux, proche émotionnellement de sa mère, développe divers symptômes somatiques et se met à refuser d'aller à l'école à la suite d'un deuil familial. De plus, le modèle des relatoins à l'intérieur de cette famille de trois générations est tout à fait typique. Ceci m'amène à penser que, bien que la séparation à l'âge de dix-huit mois puisse avoir joué un rôle dans l'anxiété inhabituellement grande de Peter et peut également avoir affecté les sentiments de sa mère à son égard, un facteur plus pesant fut l'attente de la mère que son fils la soutienne et s'occupe d'elle et elle l'avait, probablement sans s'en rendre compte, attaché à elle d'une manière qu'elle regrettait. Il est assez caractéristique qu'elle eut une relation proche mais perturbée avec sa propre mère dont on disait qu'elle était extrêmement exigeante et dont on peut supposer qu'elle lui donnait peu d'attention et de soutien en retour.

Un sujet sur lequel Winnicott dit peu de chose est la mention par Peter de la possibilité que l'un ou l'autre de ses parents se suicide. Bien qu'il affirme (dans une note en bas de page) qu' « il y a de bonnes preuves qu'aucun des deux parents n'était en fait suicidaire », ma propre expérience m'a appris à douter de telles conclusions. Il me semble peu probable que Peter ait eu ces idées sans que l'un des parents ait mentionné le mot de suicide. Les données rapportées me font penser que la mère a bien pu évoquer de telles idées à portée de voix de Peter, peut-être tout particulièrement lorsqu'elle se sentait exaspérée devant les demandes croissantes de sa propre mère. A cet égard, le désir de Peter de recevoir de Winnicott des conseils sur la manière de changer le comportement de sa grand-mère vis-à-vis de sa mère est tout à fait suggestif.

Henry, âgé de huit ans quand meurt sa mère

La description suivante d'un garçon de huit ans qui a perdu sa mère est tirée d'une observation clinique de Benjamin Shambaugh (1961), un psychiatre et psychanalyste d'enfants travaillant à Boston, aux Etats-Unis. Sachant que la mère de l'enfant était en train de mourir, on s'efforça de l'aider à traverser cette épreuve. Ce qui veut dire qu'il fut possible pour les cliniciens à la fois d'obtenir des renseignements sur le parent qui devait par la suite être perdu, et également sur ses relations avec son fils de première main, (au lieu d'être de seconde main).

> Henry était âgé de huit ans et demi quand sa mère mourut d'un cancer. Sa mort était prévue depuis au moins un an et c'est pour cette raison qu'Henry reçut très tôt des soins psychiatriques. Bien qu'Henry soit au courant de la maladie de sa mère et de l'opération sur son sein, on ne lui avait pas dit combien le pronostic était sérieux.
>
> A partir d'un an avant la mort de sa mère, Henry allait être vu une fois par semaine. Il apparaissait comme un garçon de sept ans ouvert, actif, intelligent et amical, qui jouait facilement avec des jeux, des camions et des soldats. Cependant au bout de cinq mois, les séances durent être interrompues pendant les sept mois suivants parce que la mère n'était pas d'accord pour qu'Henry (ainsi que sa jeune sœur) viennent au dispensaire, estimant préférable qu'ils fassent leurs devoirs. Devant l'opposition de sa mère, Henry refusa de continuer à venir. Cependant, après la mort de la mère, Henry devait à nouveau être revu régulièrement chaque semaine pendant les deux années suivantes.

Henry avait une sœur, Dorothy, de quatre ans plus jeune que lui et dont il était souvent jaloux, tout particulièrement quand elle était l'objet de l'attention de son père. La mère donnait l'impression, selon Shambaugh, « d'être une femme quelque peu froide et sévère, qui exigeait une bonne conduite et un bon fonctionnement ». Elle poussait sans arrêt Henry à avoir de meilleurs résultats scolaires, les siens n'étant apparemment pas très bons. Le père, un représentant de commerce qui approchait de la quarantaine, était beaucoup plus détendu. Vis-à-vis d'Henry cependant, il avait tendance à se comporter de façon un peu inconséquente, tantôt affectueux et indulgent, tantôt violemment intolérant à l'égard des comportements de petit garçon d'Henry. Durant la maladie de sa femme et après sa mort, il semble que le père ne sut trop comment s'y prendre avec ses enfants.

Au moment des premières séances, alors que sa mère était malade, Henry évita habituellement d'évoquer son état et, lorsqu'il le fit, affirma à son thérapeute : « Elle est presque bien maintenant », ou bien : « Elle sortira bientôt de son lit. » Ses sentiments à son égard étaient manifestement ambivalents. Tout en admettant qu'il fallait lui obéir, il était souvent en colère contre elle devant ses exigences constantes qu'il améliore son travail scolaire. Cependant, quand son état empira, il cessa d'être en colère contre elle.

Après que la mère soit morte, Henry et Dorothy continuèrent de vivre dans leur maison avec leur père. Il y eut une succession de femmes de ménage dont Henry parlait en des termes insultants et critiques sans jamais se démentir.

Immédiatement après la perte, Henry se mit à « coller » à son père, et était souvent jaloux de Dorothy. « A la fin de chaque entretien, il s'agrippait à son père qui s'adressait à lui dans un parler bébé. » C'est à peu près à cette époque que le père se mit à parler d'aller vivre en Floride avec ses enfants. L'idée qu'Henry en avait était que lui et son père partiraient tous deux ensemble et resteraient allongés au soleil toute la journée : il n'irait pas à l'école, et son père n'irait pas travailler. Il n'aurait pas non plus à s'inquiéter de toutes ces choses pour lesquelles sa mère l'avait ennuyé. Un jeu auquel il jouait parfois dans ses séances était celui d'un garçon avec son père et une femme de ménage. Le garçon et son père mettaient la femme de ménage à la porte, ou bien l'enfermaient. Le garçon restait alors seul avec son père et ils dormaient ensemble dans le même lit.

Au moment de la reprise des séances après la mort de la mère, Henry ne donnait pas l'impression d'être un garçon qui venait d'endurer une perte. Au contraire, il arrivait rempli d'énergie et de joie. Il disait qu'il était content d'être revenu, racontait les blagues et les jeux de mots qu'il avait entendus à l'école et montrait à son thérapeute des tours de magie ainsi que des nouveaux jeux qu'il avait inventés. Il parlait également de ses exploits à l'école dont il prétendait qu'ils amenaient ses amis à l'admirer. Cependant, il était en même temps extrêmement instable et distrait, et il passait constamment d'une activité à l'autre. Durant cette période, Henry ne mentionna jamais la perte de sa mère et il manifestait de la colère si on abordait ce sujet. Lors d'une séance où son thérapeute avait parlé de sa mère, Henry se mit en colère et s'enfuit de la pièce. Par la suite, il devait expliquer son attitude : « Quand elle est morte à l'hôpital, j'ai agité la main et j'ai dit au revoir et j'ai décidé de l'oublier. » Plus tard encore, il devait affirmer que sa mère avait été parfaite ; elle l'emmenait au cirque et elle lui achetait des bonbons. Rien ni personne ne pouvait compenser sa perte.

Les jeux auxquels il jouait avec les objets mis à sa disposition par le thérapeute avaient tendance à finir dans la violence et la destruction. Dans l'un d'entre eux, une famille déménageait d'une maison dans une autre. Le camion de déménagement était d'abord démoli, puis la maison explosait et tout le monde était tué. Dans un autre jeu, quelqu'un de la famille était malade. Une ambulance survenait mais la maison était alors incendiée et l'ambulance explosait. Arrivé à ce point des jeux, Henry paraissait extrêmement anxieux, s'arrêtait de jouer et se tournait vers autre chose. Dans une autre séquence de jeu, la poupée garçon se mettait à détruire puis, dans un effort pour se contrôler, devenait Superman. Alors Superman devenait violent et incontrôlé et diverses tentatives étaient faites pour essayer de contrôler Superman, mais aucune ne réussissait.

Durant ces quelques mois, Henry évoqua divers projets lui permettant de devenir entièrement indépendant. Selon Shambaugh, Henry « parlait de se prendre en charge lui-même, de préparer ses propres repas et de s'acheter ses propres vêtements. Il parlait de se trouver du travail et de gagner sa vie pour ne plus avoir besoin de son père pour sa subsistance. Parfois ses fantasmes étaient plus grandioses et il imaginait qu'il devenait une vedette de la télévision connue dans le monde entier et très riche. Il rabaissait alors son père au rang d'un Supporter et disait qu'il n'avait pas besoin de lui. Il niait avoir besoin de moi et affirmait que je ne pouvais rien pour lui. Mais, néanmoins, alors qu'il exprimait de plus en plus l'idée qu'il n'avait nullement besoin de moi, il multipliait les demandes pour obtenir des choses ou être nourri. Il se mit à développer des fantasmes d'omnipotence et d'invulnérabilité. A un moment donné alors que sa sœur était malade, il affirma qu'il ne pourrait jamais être malade. D'autres personnes pouvaient avoir des rhumes ou une pneumonie, ou bien mourir, mais lui était invulnérable ».

Le comportement d'Henry vis-à-vis de sa sœur révélait quelques-uns de ses propres conflits et sentiments. Parfois il était protecteur à son égard. Par exemple, il parlait souvent de combien Dorothy était triste, et combien sa mère lui manquait. Il raconta également combien elle avait été en colère quand les enfants de l'école s'étaient moqués d'elle parce que sa mère était morte, et comment elle les avait attaqués. Dans ces moments, on pouvait le voir arpentant le couloir du dispensaire, l'entourant d'un bras et la consolant comme aurait pu le faire son père. Pourtant, à d'autres moments, il la rabaissait disant qu'elle était un bébé, et se moquait d'elle quand elle pleurait. Ce comportement correspondait aux moments de ses prétentions grandioses à l'indépendance.

Au bout de sept mois de femmes de ménage successives, Henry apprit qu'il allait avoir une nouvelle maman. Il se mit aussitôt à dénigrer son père et à se moquer de lui d'avoir fait des projets pour partir en Floride, projets dont Henry disait maintenant qu'ils étaient stupides. Quatre mois plus tard, son père se remariait.

Compte tenu des insultes et critiques incessantes d'Henry à l'égard des femmes de ménage, il est surprenant qu'au tout début, il ait pu accepter sa belle-mère avec enthousiasme. Il raconta à son thérapeute combien elle était gentille, quelle mère parfaite elle ferait et combien elle allait l'aimer. Il soutint que c'était lui qui avait fait la demande en mariage au nom de son père, et qu'elle avait accepté sa demande. Très vite il se mit à la désigner sous le nom de Maman, et non plus sous celui de « nouvelle

Maman ». Avec elle, prétendait-il, il aurait des secrets qu'il ne pourrait pas partager avec son père ou son thérapeute.

Cette période de lune de miel dura tout le temps des fiançailles, et se poursuivit quelque temps après le mariage. Cependant, la nouvelle femme du père se découragea très rapidement devant son rôle, et se sentit incapable d'assumer les enfants. Elle était extrêmement irritée devant toute référence à la première femme du père. « Elle se mit à se plaindre, à avoir des accès de colère et, de temps en temps, évoquait ouvertement l'idée de quitter la famille. A d'autres moments, elle s'alitait en prétendant qu'elle était malade. Dans ces moments, Henry était très vite angoissé. Il se mit à accuser sa sœur, puis lui-même, me disant qu'il avait été méchant à la maison, qu'il avait parlé trop bruyamment ou qu'il avait claqué une porte. Ses auto-accusations survenaient par intermittences, mais l'amenaient néanmoins à faire des efforts pour être gentil, comme il avait précédemment essayé d'être gentil avec sa mère mourante. Il me dit une fois qu'il ne pourrait jamais vraiment aimer sa belle-mère avant d'être sûr qu'elle ne partirait pas. Mais comme son angoisse devant ses menaces de départ croissait, il fut de nouveau tenté de renoncer à elle et de souhaiter être resté seul avec son père. » La tension dans la famille était très vive. Henry était furieux contre Dorothy pour avoir, comme il le prétendait, rendu leur belle-mère malade. Il appréhendait également qu'elle puisse partir et était inquiet à l'idée qu'on l'en rende responsable.

« Au cours d'un des entretiens de cette époque, Henry était aussi hyperactif, distrait et inquiet qu'il l'avait été à la suite de la mort de sa mère. Puis il me dit que sa belle-mère était à nouveau très malade et alitée. Subitement, il porta sa main à sa poitrine et dit qu'il avait une douleur terrible et qu'il était en train d'avoir une crise cardiaque... Quand je lui demandai ce qu'il était en train de penser, il me dit qu'il venait de se rappeler de l'opération de sa mère à la poitrine. Puis il devint triste et grave et affirma qu'il ne devrait pas venir au dispensaire pour parler et jouer ; au lieu de cela, il devrait être chez lui, faisant ses devoirs parce que ses notes n'étaient pas très bonnes. » C'était la première fois depuis de nombreux mois qu'il mentionnait quelque inquiétude au sujet de ses devoirs. De toute évidence, il venait subitement de se rappeler les injonctions de sa mère morte.

Durant les quelques entretiens suivants, Henry se mit également pour la première fois à comparer ouvertement sa vraie mère et sa belle-mère. Il décrivait en quoi elles différaient ; par exemple, elles s'habillaient différemment, et alors que sa vraie mère aimait les vieux meubles, sa belle-mère aimait les meubles modernes.

Quelque temps plus tard, la belle-mère d'Henry, résolue à « effacer toute trace dans la maison de la femme qu'elle avait supplantée, décida de se débarrasser de tous les vieux meubles et de faire repeindre l'appartement. Henry était ravi. Il était à nouveau hyperactif et euphorique et il plaisantait. Il dit que c'était bien de se débarrasser des vieux meubles. Tout doit être neuf et on doit oublier tout ce qui est vieux ». Mais, aux entretiens suivants, il était inquiet et triste. Puis, il parla d'animaux en verre dont il prétendait qu'ils valaient 200 dollars. Ils lui avaient été donnés par sa vraie mère et il les chérissait. Il avait peur que sa belle-mère ne s'en débarrasse avec les vieux meubles et les avait donc enfermés sous clef pour qu'elle ne puisse pas les trouver. Subitement, il fut de nouveau triste et grave et, mentionnant ses devoirs, expliqua qu'il travaillait mal et qu'il devrait travailler plus durement, et aussi qu'il devrait rester chez lui pour faire ses devoirs au lieu de venir au dispensaire jouer.

Finalement, il se mit d'accord avec sa belle-mère. Il accepterait le changement de mobilier si elle lui permettait de garder ses animaux en verre « pour toujours ».

Commentaires

Les difficultés qu'Henry éprouvait pour faire le deuil de sa mère étaient tout à fait évidentes longtemps avant que l'arrivée de sa belle-mère ne multiplie les problèmes. Avant d'étudier quelques-unes des circonstances qui ont vraisemblablement été la cause de ses difficultés, nous allons examiner brièvement les formes que ses réactions ont prises.

A la différence de Peter qui avait immédiatement saisi la possibilité de parler de sa perte et de l'accident qui y avait conduit, Henry refusa d'écouter quand son thérapeute mentionna la mort de sa mère et s'enfuit avec colère de la pièce. Par ailleurs, lorsqu'il était présent, il était d'humeur gaie, plaisantait et s'adonnait à des activités incessantes plutôt que de parler de sa perte. Il aimait également rêvasser qu'il pourrait avoir un long moment de bonheur paresseux avec son père. Ce type d'humeur et de comportement souvent dénommé défense maniaque est clairement du même ordre que le comportement euphorique manifesté par certains adultes après une perte et dont nous avons discuté à la fin du chapitre 9. A ces deux extrêmes d'âge, l'humeur et le comportement semblent provenir, en partie du soulagement de ce que les restrictions et les pressions irritantes qui venaient auparavant de la personne perdue soient maintenant supprimées, et en partie de l'effort effréné pour détourner l'attention, à la fois la sienne et celle des autres, de la reconnaissance douloureuse qu'une bonne partie de ce à quoi on tenait est maintenant perdue.

Cependant, comme c'est le cas chez les adultes décrits par Weiss, il y a de bonnes raisons pour penser que cette humeur n'est que superficielle. Les jeux qu'Henry jouait, loin d'aboutir à des conclusions heureuses, conduisaient à des destructions, de l'angoisse et des efforts infructueux pour éviter la poursuite des destructions.

Poursuivant la comparaison entre Henry et Peter, nous notons que, tandis que Peter était heureux de rester près de son parent survivant, Henry était en vif conflit à ce sujet. D'un côté, il souhaitait avoir son père pour lui tout seul ; d'un autre côté, il le dénigrait et prétendait n'en avoir aucun besoin. Ses prétentions à être capable de s'occuper de lui-même, d'être à l'abri de toute maladie et destiné à être riche et célèbre sont typiques des personnes compulsivement autonomes. De même, il se moquait de sa jeune sœur parce qu'elle pleurait et parce qu'elle était, comme il disait, « bébé ».

Pour pouvoir comprendre les réactions d'Henry, nous allons d'abord examiner le modèle des relations d'Henry avec sa mère avant qu'elle ne meure. Elle est décrite comme une femme quelque peu froide et sévère ; on sait qu'elle était constamment inquiète de la réussite scolaire de ses enfants, bien qu'ils ne soient âgés que de huit et quatre ans respectivement. A partir de ces indices, j'en déduis qu'elle était probablement indifférente aux désirs normaux d'amour et de soutien de ses enfants et que lorsque Henry se moquait de Dorothy parce qu'elle était un bébé, il ne faisait rien d'autre que de traiter Dorothy comme sa mère l'avait lui-même souvent traité. Le résultat était qu'il avait grandi en désespérant de jamais recevoir l'amour et le soutien qu'il souhaitait, et il affirmait à la place n'avoir ni besoin ni désir de quelque chose de si bébé. Deuxièmement, je suppose qu'Henry recevait bien plus de critiques de sa mère qu'il n'avait jamais reçus de compliments ou d'encouragements, et qu'il avait ou bien pris ces critiques à cœur et ne pensait pas grand-chose de lui-même, ou bien avait éprouvé beaucoup d'amertume à l'égard de sa mère. L'image qu'il se faisait de lui-même couché paresseusement au soleil avec son père après la mort de sa mère, montre clairement que dans une partie de lui-même il était heureux d'être libéré de ses pressions et critiques.

Je soupçonne que la culpabilité que ces événements avaient engendrée chez Henry était considérablement accrue par les probables affirmations de son père ou de sa mère, ou peut-être des deux, que son comportement bruyant rendait sa mère malade. Mes raisons de le soupçonner sont en partie l'atmosphère générale dans la famille, y compris l'intolérance violente du père à l'égard des activités de son fils, et en partie les accusatoins qu'Henry devait par la suite adresser à sa sœur. Dorothy, prétendait-il avec colère, était en train de rendre leur belle-mère malade.

La culpabilité engendrée chez Henry par des expériences de ce type rend compte, d'après moi, de son refus violent de discuter de la mort de sa mère quand son thérapeute la mentionne pour la première fois. La culpabilité est vraisemblablement également sous-jacente à la terrible douleur dans la poitrine dont il se plaint brièvement avant de se rappeler l'opération qu'a subie sa mère. Il semble que ce ne soit qu'après l'avoir éprouvée qu'il lui est possible de se sentir triste et de renouveler sa relation à sa mère ; le faire comprenait à la fois le chérissement des animaux en verre « précieux » qu'elle lui avait donnés, et également prêter à nouveau attention à ses injonctions de travailler davantage à ses devoirs.

Il est également vraisemblable que les réactions d'Henry furent influencées de manière défavorable par son vécu au moment de la mort de sa mère ainsi que dans les mois suivants. Toute tentative pour évaluer ces facteurs est cependant contrecarrée par l'absence totale de tout renseignement pertinent dans le compte rendu publié. Ainsi, nous n'avons aucun renseignement sur ce qu'on a pu dire à Henry des causes de la maladie de sa mère, des circonstances de sa dernière entrevue avec elle, comment et quand on l'informa de sa mort, s'il assista à l'enterrement ou se rendit sur la tombe. L'on ne nous dit pas non plus comment le père d'Henry réagit à la mort prématurée de sa femme, ni s'il l'acceptait et était capable de parler d'elle à ses enfants. Cependant, l'absence de ces renseignements fait tout de même penser que le père ne favorisait pas ce genre de discussions, et n'encourageait pas les questions d'Henry. Tout en soulignant ces points, on doit cependant rappeler qu'à l'époque où fut publié le rapport de Shambaugh (1961) la signification de telles questions n'avait pas encore été reconnue.

Visha, âgée de dix ans quand meurt son père

Le compte rendu suivant concernant une fille âgée de dix ans quand son père meurt subitement d'une crise cardiaque, est tiré d'un rapport d'Elisabeth Tuters (1974), un travailleur social de l'équipe de la Tavistock Clinic de Londres. Ce cas est une bonne illustration de quelques-uns des avantages à travailler avec un enfant et son parent survivant en séances conjointes.

> La mère de Visha avait téléphoné au dispensaire pour qu'on l'aide avec sa fille âgée de dix ans qui refusait d'aller à l'école. Le père était mort subitement d'une crise cardiaque dix semaines plus tôt et la mère se sentait elle-même trop bouleversée pour pouvoir faire face aux problèmes de Visha. Quelques jours plus tard, un psychiatre d'enfants, Christopher Holland, et un travailleur social, Elisabeth Tuters rencontrèrent Visha et sa mère pour décider ensemble de la meilleure manière de procéder. On se mit d'accord sur le plan suivant : la mère et la fille auraient chacune quatre entretiens avec l'un des membres de l'équipe, Visha avec Holland, et la mère avec Tuters ; après quoi les quatre se retrouveraient pour réévaluer la situation.
>
> Au cours de ces entretiens parallèles qui avaient lieu toutes les semaines, Visha et sa mère présentèrent des

images contradictoires. Bien que le contenu des dessins et des histoires que racontait Visha suggérait qu'elle se sentait accablée et seule, sans personne pour l'aider, auprès de Holland elle affirmait que le monde était rempli de petits oiseaux heureux, et de jardins, et de quantités inépuisables de cornets de glace. Une bonne partie de ses paroles était constituée de critiques amères à l'égard de sa mère à qui elle reprochait son « comportement larmoyant ». Visha notait également que sa meilleure amie de l'école lui manquait, et qu'elle était inquiète au sujet d'araignées noires tapies dans la maison.

Au cours de ses entretiens avec Tuters, la mère était en effet larmoyante et bouleversée. Elle raconta que Visha était rentrée un jour de l'école pour trouver son père mort dans son lit. Il s'était plaint précédemment d'une douleur dans la poitrine que l'on avait considérée comme rhumatismale ; la cause de la mort était une crise cardiaque. La mère se sentait coupable et se reprochait de ne pas avoir insisté pour que son mari voit à nouveau son médecin. Après sa mort, la mère et Visha avaient ensemble réglé la question de l'enterrement avec efficience. Mais maintenant, la mère se sentait incapable de faire face à la situation ; elle était larmoyante, elle ne dormait pas, elle rêvait du corps de son mari étendu sur le lit, elle buvait trop et elle se disputait avec Visha. Elle avait le sentiment de ne pas pouvoir communiquer avec Visha qui la critiquait parce qu'elle était trop faible et qu'elle était stupide, et qu'elle ne se prenait pas en main.

La mère parla douloureusement d'un mariage malheureux. Son mari et elle étaient tous deux musiciens, au milieu de leur quarantaine, et mariés depuis dix ans, elle pour la première fois et lui pour la seconde. Apparemment, ils s'étaient mariés parce qu'ils partageaient le même goût pour la musique classique ; mais après la naissance de Visha, tout avait changé. La mère avait dû rester à la maison avec le bébé et avait été incapable de poursuivre sa carrière, tandis que le père s'intéressait à toutes sortes de musiques et de techniques modernes. Progressivement, la brèche entre eux s'était approfondie. Depuis cinq ans, ils vivaient effectivement des vies complètement séparées, la mère dans sa partie de la maison, le père dans la sienne. Ils ne se parlaient même plus. Visha faisait l'aller et retour entre les deux.

Au cours d'entretiens ultérieurs, la mère décrivit sa

famille d'origine. Elle était l'enfant unique d'une famille d'intellectuels de Ceylan. Ses parents s'étaient mariés tard alors qu'ils étaient tous deux bien établis dans leurs carrières, son père étant administrateur, et sa mère directrice d'école. Quand elle avait quatre ans, son père était mort d'une crise cardiaque et, sa mère travaillant, elle avait été élevée par des serviteurs. Elle craignait sa mère qui lui paraissait stricte, rigide et Victorienne. Elles ne s'étaient jamais entendues l'une avec l'autre. Après des études universitaires, la mère de Visha avait enseigné la musique puis était venue en Angleterre où elle avait rencontré et épousé le père. Il avait été marié précédemment et cela avait également été un mariage malheureux qui s'était terminé par un divorce, et beaucoup d'amertume parce qu'on ne lui confiait pas la garde de ses deux enfants.

Avant la mort du père, les parents de Visha avaient prévu d'aller avec elle visiter Ceylan. Maintenant, Visha et sa mère prévoyaient d'y aller dans environ deux mois.

Après ces quatre entretiens parallèles, Holland et Tuters eurent le sentiment que la meilleure manière d'aider Visha et sa mère dans le court laps de temps qui restait, était que les quatre se retrouvent dans une série d'entretiens hebdomadaires conjoints. Comme le dit Tuters, leur raisonnement était le suivant : « ... Notre but premier était de renforcer la relation mère-fille puisque c'était la seule chose qui leur restait... En les aidant à partager avec nous la douleur de la mort du père, nous espérions pouvoir leur rendre possible le partage de leur douleur l'une avec l'autre et rétablir ainsi le contact entre elles qui semblait s'être perdu au fil des années ». Lorsque les quatre personnes se retrouvèrent au cours de l'entretien prévu antérieurement, Holland et Tuters proposèrent leur plan qui fut immédiatement accepté par la mère et la fille.

Quinze minutes avant le début de la première des séances conjointes, un message téléphonique parvint pour l'annuler. Visha avait eu une crise d'asthme. Soupçonnant qu'il s'agissait là d'une réaction devant la perspective de la séance conjointe, Holland et Tuters proposèrent de prévoir des séances bi-hebdomadaires pendant le reste du temps disponible ; celles-ci furent volontiers acceptées.

Pendant la première de ces séances, la mère paraissait inquiète et déprimée, alors que Visha semblait émotionnellement vide. Après avoir observé qu'elle avait peur que sa mère ne se mette à crier et à hurler, Visha allait donner une description froide, difficile à supporter de son rôle d'intermédiaire dans le mariage de ses parents ; elle ajoutait qu'elle avait toujours eu le sentiment de devoir assumer le bonheur de ses parents, et maintenant de l'état d'esprit de sa mère. « J'étais un volant, allant de l'un à l'autre », devait-elle noter ; à quoi, sa mère ajouta tristement, « elle vivait dans la crainte de perturber cet équilibre bizarre ».

Juste avant que la prochaine séance n'ait lieu, la mère devait à nouveau téléphoner : Visha était en train d'avoir une nouvelle crise d'asthme encore plus violente que la précédente. Considérant ceci comme une situation de crise, Holland et Tuters leur rendirent visite à leur domicile. La mère comprenait déjà que l'asthme était pour Visha sa façon de faire face à ses sentiments douloureux. Visha, dit-elle, avait commencé à avoir des crises d'asthme quand le mariage de ses parents avait commencé à se dégrader. Bien que la mère de Visha prétendait toujours qu'elle n'était pas utile à grand chose, il était manifeste qu'en fait elle s'occupait très efficacement de Visha pensant sa crise.

Durant cette visite, Holland et Tuters purent voir par eux-mêmes le rôle que le père continuait à jouer dans la vie de la mère et de la fille. « Des photographies de lui, sa musique, ses bandes magnétiques, ses disques étaient partout. C'était un peu comme dans une chapelle, y compris le minuscule vase avec des fleurs fraîches devant un grand portrait. Nous percevions les souvenirs du passé et leurs relations au présent, et le fantôme du père semblait les rassembler. L'impact de cette impression nous conduisit à suggérer de continuer à les revoir à leur domicile. »

A partir de ce moment, Holland et Tuters leur rendirent visite à leur domicile deux fois par semaine pendant trois semaines.

Au premier de ces entretiens, Visha dit que ses pires craintes étaient en train de devenir vraies, que sa mère et elle avaient eu une terrible dispute et sa mère avait commencé à crier et à hurler ; Visha n'avait pas pu le supporter et était partie en courant chercher du secours auprès des nouveaux locataires qui s'étaient installés dans la chambre du père. Visha considérait sa mère comme très faible. La mère demanda à sa fille d'être indulgente, reconnaissant qu'elle n'était pas forte. « Si tu savais vraiment comment je suis, nous pourrions être de meilleures amies. » La requête de sa mère parut permettre à Visha de montrer combien elle était également effrayée, et combien elle avait le sentiment qu'elle devait se contenir pour le cas où sa mère aurait un effondrement dépressif. « Même ma grand-mère, le rocher de Gibraltar, est ébranlée ! » Les thérapeutes suggérèrent que la force que Visha manifestait pouvait être coûteuse pour elle et pouvait avoir entraîné son asthme. « Je suis forte, simplement je tombe malade — je ne peux pas pleurer », devait-elle répliquer. Ils suggérèrent qu'ensemble ils pourraient explorer ses pensées et ses sentiments concernant la mort de son père. A ceci, elle répondit : « Je n'y ai jamais pensé — et je ne pouvais pas croire que c'était devenu vrai — je n'y ai jamais pensé comme une sorte de roman policier (pause) je suppose que quelque chose devait arriver. » C'était la fin de la séance et la mère tendit à Holland et Tuters un poème que Visha avait écrit à leur intention pour qu'ils le lisent une fois partis. Il parlait de Jimmy, une amicale araignée qui vivait derrière leur appareil de télévision, qui prenait bien soin de lui-même et ne gênait personne ; mais, continuait le poème, si Jimmy devait être perdu et ne jamais revenir, alors toute la famille serait plongée dans « l'affliction ».

A l'entrevue suivante, Visha souffrait d'une crise d'asthme. Parlant de son poème, Holland et Tuters tentèrent de relier les sentiments de perte de Visha ainsi que son incapacité à ressentir du chagrin, à son asthme, suggérant que ses sentiments semblaient être bloqués en elle. Visha leur dit de cesser de dire des bêtises. La mère se mit alors à parler de la mort par leucémie et combien cela était douloureux ; elle encouragea Visha à évoquer ses idées sur le cancer. Ceci déboucha sur une discussion autour de la manière dont le père était mort. L'idée de Visha était que ce serait mieux d'être tué par une bombe parce qu'alors on ne saurait pas ce qui arrive. Elle pensait : « Une bombe ç'aurait été mieux ; il était tout d'une pièce comme un être humain. » La mère ajouta pensivement « endormi, mort endormi », répétant les mots que Visha avait utilisés quand elle avait trouvé son père mort. Visha poursuivit : « Je pense qu'une crise cardiaque c'est mieux qu'un cancer. »

Il y eut un long silence. Puis la mère ajouta : « Certaines choses sont restées inachevées — tout ce qu'il voulait faire — si l'on pouvait communiquer avec les morts, on lui demanderait s'il voudrait finir certaines choses et la réponse évidente serait oui » ; puis d'une voix presque inaudible, elle ajouta : « Pourquoi est-ce que tout a fini ainsi ? »

La respiration de Visha devint plus difficile. La mère

poursuivit, la regardant : « Papa aurait voulu poursuivre et il fut interrompu — cela me met très en colère ! » Lorsqu'on demanda à la mère d'expliciter, Visha interrompit brutalement : « Moi cela ne me met pas en colère. » La mère décrivit ce que son mari était en train de faire, ajoutant : « Peut-être cela aurait été plus simple si moi j'étais morte. » Visha répondit avec force : « Ça n'aurait pas été plus simple — ça n'aurait pas été bien du tout — ç'aurait été exactement pareil. » Sa respiration devint encore plus pénible comme elle ajoutait : « Papa nous manque à toutes les deux — si Maman était morte, elle m'aurait beaucoup manqué. » La conversation devait se poursuivre dans le même ordre d'idées tandis que l'intensité de l'asthme de Visha diminuait. Quand la séance se termina, tout le monde se dirigea vers la porte en silence.

A l'entrevue suivante, Visha parut heureuse et excitée, souhaitant vivement parler de tests psychologiques qu'elle avait passés avec beaucoup de plaisir. La mère remarqua qu'elle n'avait jamais entendu Visha rire auparavant et qu'elle n'avait jamais non plus été aussi détendue. Elle parla ensuite avec tristesse de son mari et de leurs problèmes conjugaux. Visha évoqua les bons moments qu'elle avait eus avec son père, où elle était la petite fille de Papa qui allait avec lui à des concerts ou au cinéma, laissant Maman à la maison. Visha avoua combien cela l'avait peinée de laisser Maman à la maison et qu'elle s'était inquiétée à son sujet.

Plus tard, la mère évoqua l'intérêt de Visha pour le cinéma, ce que Visha confirma en donnant les noms de ses vedettes favorites. La mère dit qu'elle pensait que pour Visha les films étaient un moyen d'échapper à l'absence de bonheur de la vie familiale. Visha le reconnut et ajouta que sa chanson favorite était *Je cours après un arc-en-ciel.* Elle se lança alors dans une attaque cinglante sur l'aspect déréel de la vie de ses parents : ils lui paraissaient tous deux avoir essayé d'échapper à leurs vies en courant après des « arc-en-ciel » : souhaitant toujours avoir une vie dorée mais ne faisant rien d'efficace pour y parvenir. Elle évoqua toute l'histoire des relations de ses parents, revenant à l'époque où elle estimait qu'ils auraient pu et auraient dû résister. Elle révéla qu'à l'âge de cinq ans, sa mère avait quitté le domicile et l'avait abandonnée parce que son père avait amené une autre femme chez eux. Visha considérait que ses deux parents étaient responsables de cette situation et raconta avec colère combien elle s'était sentie perdue lorsqu'elle s'était réveillée un matin pour découvrir que sa mère était partie.

Les thèmes qui surgirent alors et avec lesquels on devait se débattre concernaient la colère et la responsabilité. Autant la mère que Visha, se rappelaient vivement le jour de la mort du père, et la mère parla de ses crises d'hystérie et de ses tentatives pour ramener son mari à la vie. Visha raconta combien elle s'était sentie en colère à l'égard de son demi-frère et de sa demi-sœur parce qu'ils ne paraissaient pas tristes au moment de l'enterrement. Après quoi, tant la mère que la fille parurent plus capables de supporter les sentiments douloureux, et d'être en colère et tristes. La mère expliqua que maintenant elle pouvait se sentir triste sans se sentir hystérique, et qu'elle pouvait faire face à la réalité de la mort de son mari. Visha se plaignit de ne pas se sentir bien et dit combien elle souhaitait aller à Ceylan vers une nouvelle vie, loin de la vie terne et ennuyeuse sans son père. Elle se mit alors en colère contre sa mère qui essayait de l'aider à comprendre ce qu'elle ressentait. Dans cette séance, « la mère apparut douce et sensible, et il nous sembla qu'elle commençait à s'accepter et à accepter sa tristesse ».

Ce fut ensuite Visha qui annonça un changement. Elle raconta qu'à l'école, elle était capable dese défendre toute seule et pouvait répondre violemment aux enfants qui l'ennuyaient. Ces modifications furent confirmées par ses professeurs. De plus, elle ne s'inquiétait plus au sujet de sa mère qui était restée à la maison : auparavant, elle était inquiète à l'idée que la maison pourrait brûler, ou que sa mère pourrait s'enfuir. Visha dit qu'elle aimait qu'on la traite comme une personne et non comme une chose et que les thérapeutes la traitaient comme une personne en écoutant ce qu'elle avait à dire.

Au cours des séances ultérieures, on devait discuter de nouveau de la question de savoir qui assumait les responsabilités. La mère se sentait coupable de n'avoir pas été une mère suffisamment bonne pour Visha ; elle savait que Visha souhaitait une mère plus forte qu'elle ne l'était. Visha devait le confirmer ; mais réflexion faite, elle ajouta qu'elle pensait que si sa mère avait été plus forte, elle ne serait peut-être pas capable de lui parler. « J'aime ma Maman comme elle est. » Au milieu de ses larmes, la mère confia que Visha ne lui avait jamais dit cela auparavant.

Les séances finales eurent lieu au dispensaire parce que la mère et Visha souhaitaient manifester leur reconnaissance pour l'aide qu'elles avaient reçue. La mère raconta qu'elle avait retardé le moment de débarrasser la chambre du père autant que possible. Maintenant, elle se sentait capable à la fois de lui dire adieu et de le dire à Holland et Tuters. Elle rapporta combien Visha et elle se réjouissaient d'avance à l'idée des séances dans leur domicile, et comment elles avaient cherché à rendre la pièce où elles les recevaient, châleureuse et confortable. Il y eut d'autres épisodes de friction entre la mère et Visha, et l'on discuta également de la tendance qu'avait Visha, au cours des séances, à idéaliser Holland aux dépens de Tuters. A la dernière entrevue, Visha leur offrit à chacun des cadeaux. « Elles nous assurèrent qu'elles ne nous oublieraient jamais et elles espéraient que nous ne les oublierions pas. »

Commentaires

A la lumière de ce qui a déjà été dit plus haut, tout commentaire est presque superflu. Encore une fois, la mort du père fut subite et prématurée. Du fait des mauvaises relations existant entre Visha et sa mère, Visha n'avait personne à qui se confier. De plus, en raison des problèmes personnels de la mère et de la précarité du ménage, Visha s'était sentie contrainte de se prendre en charge elle-même. Sa vie était manifestement basée sur la supposition qu'il n'existait aucune personne au monde de qui elle pouvait recevoir des soins ou un réconfort auxquels elle pourrait se fier. Le résultat était qu'elle manifestait tous les signes d'une personne développant une tendance à l'autonomie compulsive, et peut-être également à être un soignant compulsif.

De nombreux autres détails des relations familiales sont caractéristiques des cas qui se manifestent par un refus scolaire et un échec dans le travail de deuil. A l'âge de cinq ans, Visha avait fait l'expérience d'un abandon par sa mère et, après la mort de son père elle avait peur que sa mère ne s'enfuie. La mère de son côté semble avoir été très peu maternée durant sa propre enfance, et elle avait très probablement cherché à être maternée par Visha. Comme Tuters l'exprime dans son commentaire : « L'une des plus importantes choses que nous ayons fait a été de réétablir la mère et la fille chacune dans son rôle approprié car, lorsque nous avions commencé, ces rôles paraissaient totalement inversés.

Géraldine, âgée de huit ans quand meurt sa mère

Le compte rendu suivant concernant une fille âgée de près de huit ans quand sa mère meurt, est tiré d'un rapport de Marie E. McCann, une thérapeute d'enfants travaillant avec le groupe d'Erna Furman à Cleveland dans l'Ohio et publié dans Furman (1974 : 69 à 87). Bien qu'il y eut un délai de plus de trois ans avant que cette fille et sa famille ne soient vues par McCann, avec pour conséquence qu'une grande partie des renseignements fut obtenue assez tard, l'intérêt des résultats cliniques compense cet inconvénient. Parmi de nombreux autres points, ce récit illustre bien, à la fois les réactions de la patiente aux anniversaires de la mort de sa mère et aux interruptions de séances, et également l'utilisation thérapeutique qui a pu être faite de ces événements.

> La mère de Géraldine était morte d'un cancer à l'âge de quarante-huit ans, une semaine avant le huitième anniversaire de Géraldine. Peu après, Géraldine fut prise en charge par une voisine qui s'en était souvent occupée précédemment lorsque sa mère travaillait ou était malade. Après y être resté un an, et après un été passé en famille, Géraldine devait aller vivre chez un oncle et une tante maternels ; elle allait y rester de l'âge de neuf ans et demi, jusqu'à ce qu'elle commence sa thérapie analytique à l'âge de onze ans et huit mois.
>
> Près d'un an auparavant, à l'âge de dix ans et neuf mois, on avait trouvé Géraldine errant dans un état d'hébétude. Elle ne savait pas qui elle était, ni où elle habitait ; elle se rendait compte qu'elle n'était pas dans le bon autobus et que sa mère n'était pas avec elle. Elle dit qu'elle avait de violents maux de tête et elle demanda à un inconnu de l'emmener à l'hôpital. Avec l'aide de la police, elle fut ramenée chez sa tante ; dans un second temps on l'emmena à l'hôpital pour un examen neurologique qui devait s'avérer négatif. De là, on devait l'adresser à une consultation de psychiatrie infantile, ce qui devait aboutir onze mois plus

tard à la mise en route d'un traitement psychanalytique et, simultanément, à son placement dans un internat pour enfants perturbés.

Depuis son épisode d'errance, Géraldine avait perdu tout souvenir de la phase terminale de la maladie de sa mère et de sa mort, ainsi que de la période de deux ans et neuf mois succédant à la perte et précédant cette errance. La tante donna un récit clair des événements, mais bien entendu, seulement de ce qu'elle connaissait. La mémoire du père était embrouillée et ses renseignements inégaux. Cependant, au fur et à mesure que le traitement progressait, la mémoire de Géraldine revenait et elle put préciser de nombreux détails.

Géraldine était une petite fille noire au teint marron clair qui, à l'époque où le traitement commença, était dans les premières étapes de l'adolescence. Sa mère avait été mariée trois fois, Géraldine étant le seul enfant du troisième mariage. Elle avait un demi-frère et une demi-sœur beaucoup plus âgés qu'elle, tous deux issus du premier mariage.

D'après la tante, la mère de Géraldine était extrêmement intelligente et était employée comme comptable dans une administration gouvernementale. « Elle était décrite comme une femme difficile, exigeante, autoritaire et têtue... avec un caractère vif, parfois incontrôlable. » Le père qui avait près de soixante-dix ans, travaillait sporadiquement comme serveur ; il était alcoolique et lourdement endetté. La grossesse de la mère avait été difficile du fait de fibromes utérins et la naissance s'était faite par césarienne. Au début, la mère s'était occupée de Géraldine, puis pour pouvoir gagner de l'argent s'était occupée d'autres enfants également. Quand elle avait estimé que Géraldine était assez grande pour aller dans une crèche, la mère était retournée à son emploi à plein temps. Les parents avaient eu de nombreuses disputes dont certaines très violentes, et s'étaient également séparés à plusieurs reprises. Le demi-frère de Géraldine avait quitté le domicile très tôt, mais sa demi-sœur était restée.

Le cancer de la mère fut reconnu alors que Géraldine approchait des sept ans. Elle fut opérée à deux reprises et devait également être hospitalisée en vue d'une radiothérapie. La maladie avait progressé rapidement et, finalement elle fut admise dans une unité de réanimation la veille seulement de sa mort.

La tante décrivait Géraldine comme « très volontaire et résolue, avec beaucoup de cran ». Avant l'épisode d'errance et d'amnésie, elle avait été renfermée et distante vis-à-vis de sa tante et n'avait jamais pleuré ; mais par la suite après qu'elle fut absente de l'école pendant un certain temps, Géraldine et sa tante étaient devenues plus proches. Quand on la provoquait, Géraldine exprimait sa colère par des « regards de froide fureur » mais jamais ouvertement. Elle n'avait aucun ami proche et ne se liait qu'avec des enfants qu'elle pouvait dominer. Elle était souvent jalouse. Elle était d'une grande intelligence et elle lisait abondamment ; mais depuis son amnésie, elle avait semblé oublier toutes ses connaissances en mathématiques.

Ce qui précisément avait précédé l'épisode d'errance n'était pas clair au début. Très certainement, Géraldine était en difficulté à l'école. Elle avait falsifié ses résultats en musique, transformant une note basse en une note élevée, et elle avait été réprimandée pour cette tromperie. Elle avait alors fugué pendant quelques heures et, à son retour à la maison, son père avait menacé de l'envoyer dans une école pour « les filles méchantes ». Le lendemain, elle était allée à l'école, n'était pas rentrée à la maison chez sa tante, et avait ensuite été retrouvée errante.

Lorsqu'elle se présenta pour la première fois chez son thérapeute onze mois plus tard, Géraldine apparaissait comme quelqu'un de calme, sûre d'elle-même et maîtrisant la situation. Elle parlait abondamment, avec un vocabulaire souvent très en avance par rapport à son âge, avec des références littéraires appropriées et elle évitait l'argot : il était clair qu'elle souhaitait faire bonne impression. Alors qu'elle était apparemment coopérante, elle restait prudente et un peu raide. En ce qui concernait sa mère, elle exprimait l'évidence mais sans aucun sentiment : « Je sais que ma mère est morte, mais je n'arrive pas à m'en souvenir. »

La thérapie de Géraldine devait se poursuivre pendant six ans et demi. La plupart du temps, particulièrement au début, elle était très polie et se livrait peu. Mais il y eut des exceptions, pratiquement toujours en rapport avec l'absence de son thérapeute, ou encore avec les anniversaires successifs de la mort de sa mère.

Durant les quatre premiers mois de la thérapie avant que ne survienne le quatrième anniversaire de la mort, la thérapeute fut absente à deux reprises. Durant la première absence, Géraldine se lança dans une violente attaque verbale contre son père, l'accusant d'être négligent. Géraldine ne lui ayant jamais parlé ainsi auparavant, il fut abasourdi : c'était comme si sa femme était sortie de sa tombe. Au cours de la deuxième absence quelques mois plus tard, Géraldine fut déprimée, pleura fréquemment et entra dans de violentes disputes avec d'autres filles de l'institution où elle demeurait. Quand la thérapeute revint, tout fut à nouveau calme. Sans manifester d'affect, Géraldine raconta ce qui s'était produit et ajouta sur un ton de reproche : « Je n'y comprends rien... mais je suis tout à fait certaine que rien de tout cela ne se serait produit si vous aviez été là. » La thérapeute demanda si quelque chose de semblable avait pu se produire dans les années précédentes lorsque la mère était absente. Géraldine se moqua de cette idée, mais très vite, elle se mit à décrire ce qui s'était produit dans la semaine suivant la mort de sa mère. La demi-sœur de Géraldine, Joanne, avait voulu faire de son mieux pour distraire Géraldine et avait poursuivi les préparatifs de la mère pour le huitième anniversaire de Géraldine. Alors, sans exprimer aucun sentiment, Géraldine raconta combien sa mère avait toujours été indisponible : « Elle faisait très peu de choses pour moi car elle était toujours à travailler, ou malade. » Par la suite, dans les poèmes et les pièces de théâtre qu'elle écrivit, la solitude et la nécessité de se débrouiller seul étaient des thèmes constamment répétés.

Tandis que le quatrième anniversaire de la mort de sa mère approchait, Géraldine se mit à parler davantage de celle-ci, racontant combien elle lui enviait les chocolats qu'elle mangeait sans jamais en laisser aucun pour sa fille, et combien elle jouait bien du piano comparé à ses propres efforts laborieux. Le jour de l'anniversaire, Géraldine tomba et se blessa un genou.

A l'approche des vacances d'été de la thérapeute, Géraldine affirma ne se sentir aucunement concernée. Mais pendant les vacances, elle fut très bouleversée et eut peur de flancher. Elle écrivit une lettre remplie de reproches à sa thérapeute mais ne la posta jamais. Quand elles reprirent les entretiens, Géraldine décrivit ce qui s'était passé mais, comme d'habitude, sans exprimer d'émotion. Cependant leur relation fut enrichie. Géraldine se mit à lire des contes de fées à sa thérapeute et à chanter des berceuses. Quand sa thérapeute suggéra que sa mère avait pu faire de telles choses avec elle, elle le nia fermement : sa mère avait toujours été trop occupée.

Un échange du même ordre eut lieu à l'occasion de l'enterrement du Président Kennedy. Géraldine ne devait manifester de réaction affective qu'au moment de voir le cercueil descendre dans la tombe. Lorsque son thérapeute lui suggéra qu'elle avait pu voir quelque chose de similaire lors d'un enterrement précédent, Géraldine répliqua avec véhémence : « J'étais trop jeune, je n'ai rien su de l'enterrement de Maman, je n'étais même pas là. » La semaine suivante, Géraldine fit une chute au gymnase et se brisa la jambe gauche.

Par la suite, lorsque la thérapeute évoqua ce que Géraldine avait dû éprouver après la mort de sa mère, celle-ci la rembarra à nouveau. Sa perte n'avait aucune importance, insistait-elle, sa mère n'avait jamais été capable de faire grand-chose pour elle de toute manière. Cette nuit, Géraldine sanglota inconsolablement pendant des heures.

Au cinquième anniversaire de la mort de sa mère, Géraldine fit l'école buissonnière, passa la journée dans une église et rapporta avoir avalé quarante comprimés d'aspirine ce qui fit qu'on la conduisit dans une unité de réanimation[1]. Elle refusa de discuter de ces événements. Peu de temps après, elle se mit à se plaindre amèrement des autres filles du centre où elle vivait : elles la détestaient et aimeraient bien la blesser ou la tuer. Finalement, elle refusa de retourner au centre après l'école, et l'un des membres de l'équipe du centre dut l'y ramener. Elle vint à sa séance « les traits tirés, l'aspect tendu, le visage comme un masque. Entrant avec l'allure d'un robot, elle dit : « J'ai encaissé tout ce que j'ai pu. Je ne peux plus rien supporter. » » Sa thérapeute lui dit que c'était exactement ainsi qu'elle avait dû se sentir à une période précédente de sa vie. Elle se mit à sangloter. « Oui, mais ça fait maintenant plus de cinq ans que Maman est morte. Je devrais déjà avoir surmonté ça, mais je n'y arrive pas. Ce que je souhaiterais le plus au monde, c'est que quelqu'un me tienne serrée dans ses bras et soit vraiment sincère. » Elle raconta alors avec force détails et énormément d'émotion le dernier voyage de sa mère pour l'hôpital, et comment Joanne lui avait raconté que sa mère était morte. Joanne lui avait dit que sa mère était allée rejoindre Jésus, et que Géraldine irait un jour l'y rejoindre. Géraldine avait répliqué : « Oui, Maman

1. Il semble qu'elle ait absorbé ces comprimés d'aspirine sur une période de trois jours.

est morte. » Elle n'avait pas pleuré jusqu'à ce qu'on l'installe pour la nuit chez des voisins, parce qu'elle avait peur de pleurer douze heures ou davantage, seule et sans personne pour la réconforter.

Puis, Géraldine décrivit l'enterrement, les hymnes qu'ils avaient chanté, le trajet jusqu'au cimetière, les adultes discutant de savoir si elle pourrait aller jusqu'à la tombe et décidant finalement qu'elle était trop jeune. C'est ainsi qu'elle était restée assise toute seule dans la voiture. La thérapeute évoqua son désir ardent de se retrouver réunie avec sa mère morte, et le lien avec son absorption de comprimés d'aspirine.

C'est après cela que Géraldine put reconnaître ses sentiments à l'égard de sa thérapeute, et exprimer son désir d'être le chat de la thérapeute, d'être loyale et d'être aimée. Quand survinrent les vacances d'été, Géraldine se mit en colère et assimila le voyage de sa thérapeute aux « voyages » de sa mère pour l'hôpital. Sa mère l'avait toujours trompée ; elle ne lui avait jamais parlé de cancer, mais lui avait simplement dit qu'elle partait pour quelques examens puis était ensuite revenue ayant subi une opération. Géraldine paraissait formuler deux théories sur les causes du cancer de sa mère. L'une était que c'était la conséquence de son inquiétude au sujet de l'alcoolisme du père : elle, au contraire, avait toujours évité d'inquiéter sa mère ; bien plus, elle l'avait aidée à la maison et avait de bonnes notes à l'école. L'autre idée étant que sa propre naissance difficile avait été responsable de la maladie de sa mère.

Quelque temps après, la tante de Géraldine fut gravement malade. Bien qu'au début, Géraldine fit mine de ne pas y prêter attention, elle devait par la suite reconnaître qu'elle était terrifiée. « Voilà que ça recommence, pensa-t-elle, Où est-ce que je vais aller ? Où vont-ils m'envoyer ? » Elle avait envie de s'enfuir, mais pour aller où ? Ce sont ces pensées qui l'amenèrent à se rappeler les événements qui avaient précédé sa fugue initiale et son amnésie. A cette époque, sa tante avait eu une crise d'angine de poitrine et Géraldine était persuadée qu'elle allait mourir. De plus, son père envisageait de l'emmener vivre avec lui dans un autre Etat. Il lui avait également révélé qu'elle était née trois ans avant que ses parents ne puissent se marier, car sa mère était encore mariée à son deuxième mari. Géraldine avait subitement eu le sentiment que plus rien ne lui importait, que sa tête n'était « retenue que par des ficelles », et elle était partie. Ce n'est qu'après avoir raconté cela qu'elle put se souvenir avec qui elle avait vécu durant la première année après la mort de sa mère.

La thérapie se poursuivant, Géraldine se mit à se confier davantage sur l'état de ses relations avec sa mère, et ce qu'elle avait éprouvé. « Avec Maman, j'étais morte de peur à l'idée de m'écarter du droit chemin. Je voyais avec mes propres yeux comment elle attaquait mon père et ma sœur par des mots et des actes et, après tout, je n'étais qu'une petite enfant tout à fait impuissante. » Ou : « Parfois, Maman ne traitait pas Papa comme il aurait fallu. Je me souviens quand j'avais à peu près trois ans, on l'hospitalisa pour une pneumonie. Nous avons déménagé et Maman ne lui avait même pas dit, parce qu'elle était en colère après lui. » Une autre description de son dilemme : « Comment pouvais-je être en colère après Maman : elle était vraiment ma seule source de sécurité. Il faut absolument se ranger du côté du parent qui s'occupe de vous. »

A la fin de son traitement, Géraldine était âgée de dix-huit ans. Réfléchissant à sa vie, elle dit songeusement : « Vous savez, je crois que mon traitement, ou en vérité ma vie, s'est déroulée en quelque sorte en trois phases. Au début, je masquais tous mes sentiments — ce qui se passait était plus que ce que je pouvais endurer — il fallait que je continue d'avancer. Si j'avais vraiment laissé les choses m'atteindre, je ne serais pas là. Je serais morte ou dans un hôpital psychiatrique. Je ne me permettais pas d'éprouver quoi que ce soit, et toutes mes pensées étaient tournées vers des phantasmes, des contes de fées, de la science-fiction. Puis, à la deuxième phase, ce sont mes sentiments qui régnaient et me gouvernaient. Je faisais des choses tout à fait folles. Maintenant, à la troisième phase, mes sentiments sont présents. Je les perçois et je peux les contrôler. L'une de mes possessions les plus précieuses, c'est que je peux vivre les choses avec des sentiments authentiques. Par moments cela fait mal, mais les avantages, le bonheur, l'emportent de loin sur la douleur. »

Sans doute ce résumé très vivant fait par Géraldine était fortement influencé par ce que sa thérapeute lui disait ; pourtant, il a l'accent de la vérité et je pense qu'il témoigne de réels progrès.

Commentaires

En présentant son récit, la thérapeute de Géraldine, Marie E. McCann écrit : « Géraldine était prête du point de vue de son développement à faire un travail de deuil. Mais elle ne pouvait pas l'accomplir en raison de ses problèmes de caractère qui dataient d'avant son deuil, et également en raison d'une aide insuffisante. On ne l'avait jamais aidée à comprendre les réalités d'une maladie fatale, elle n'était pas assurée que ses besoins seraient remplis après la mort de sa mère, et son environnement ne lui avait pas fourni le soutien indispensable à un enfant pour qu'il puisse faire un travail de deuil. » Il n'est pas nécessaire d'ajouter grand-chose à cela. Durant ses premières années de vie, Géraldine semble n'avoir eu aucune autre option possible que de bannir aussi loin qu'elle le pouvait tout espoir ou désir d'amour et de soutien, et de développer à la place une indépendance et une assurance prématurées. Dans le chapitre 21 d'autres exemples sont donnés d'enfants qui se sont développés de manière semblable.

Parmi les aspects marquants du cas de Géraldine, on note son errance loin de son domicile et l'amnésie qui lui était associée, qui sont des symptômes typiques d'un état de fugue. Bien que cet état ne semble se produire que rarement à la suite d'un deuil infantile, il y a lieu de penser que la perte d'un parent durant l'enfance, du fait de sa mort ou pour une autre cause, est un antécédent fréquent chez les adultes qui présentent de tels états. Rapportant trente-six cas semblables, Stengel (1941-1943) note d'abord que l'errance compulsive avec amnésie est habituellement associée à la pseudologie, à la dépression périodique et aux impulsions suicidaires. Il attire ensuite l'attention sur deux caractéristiques étroitement liées de la biographie de ces patients. La première est la grande fréquence des perturbations graves dans les relations des patients à leurs parents durant leur enfance et en particulier des pertes dues à la mort ou à la séparation. Le deuxième aspect est le désir de retrouver le parent perdu, désir souvent actif au cours des épisodes mêmes d'errance. « Pratiquement tous ces patients avaient consciemment soufferts de l'échec de la relation normale parents-enfant. Beaucoup avaient ressenti au cours même de leur enfance que quelque chose leur avait manqué qui ne pourrait jamais être remplacé. Chez un certain nombre d'entre eux, ce sentiment devenait particulièrement aigu au moment de leur dépression périodique, c'est-à-dire au moment où l'errance compulsive survenait. Un certain nombre devinrent conscients de leur désir de retrouver le parent mort ou absent. Certains imaginaient immédiatement avant, ou au cours de cet état, que le parent mort n'était pas vraiment mort mais vivant et qu'ils pourraient peut-être le rencontrer au cours de l'errance » (1939).

Dans le même ordre d'idée, nous notons que lorsqu'on retrouva Géraldine errante dans un état d'hébétude près de trois ans après la mort de sa mère, l'une des rares choses rapportées est qu' « elle se rendait compte qu'elle n'était pas dans le bon autobus et qu'elle savait que sa mère n'était pas avec elle ». Manifestement cela indique, pour le moins, qu'elle s'inquiétait de la localisation de sa mère ; cela peut suggérer aussi qu'elle pensait avoir perdu sa mère parce qu'elle était montée dans le mauvais autobus.

Je souhaite que les quatre observations rapportées dans ce chapitre aient permis au lecteur de se familiariser avec certaines caractéristiques observées lorsque le deuil d'un enfant prend un cours pathologique, ainsi qu'avec certaines conditions dont les données que nous possédons montrent qu'elles sont responsables d'une telle évolution. Dans les chapitres ultérieurs, des données supplémentaires sont présentées concernant à la fois les aspects pathologiques que l'on peut observer, et les conditions tenues pour responsables. En attendant, dans le chapitre suivant, nous allons examiner comment l'état psychologique de Géraldine, ainsi que les modifications de cet état qui se sont produites au cours de sa thérapie, peuvent être décrits et compris par référence à la théorie de la défense esquissée dans le chapitre 4.

CHAPITRE 20

La désactivation et le concept des systèmes ségrégés

« ... celui qui demeure passif alors qu'il est débordé par le chagrin, perd ses meilleures chances de recouvrer la souplesse de son esprit. »

(Charles DARWIN,
The Expression of the Emotions in Man and Animals)

En examinant les implications théoriques du cas de Géraldine, une des principales caractéristiques que l'on doit noter est l'important contraste qui existe entre la Géraldine apparemment tranquille et sûre d'elle-même des deux premières années de thérapie, une fille qui exprimait peu d'émotions et se livrait peu, et la Géraldine des années ultérieures qui, après s'être effondrée émotionnellement, racontait au milieu de ses larmes tous les sentiments douloureux qu'elle avait éprouvés à la mort de sa mère et par la suite ; elle décrivait son sentiment de solitude intense, et combien, plus que toute autre chose, elle souhaitait maintenant que quelqu'un la tienne serrée « et soit vraiment sincère ». Par la suite, au lieu de son attitude distante, elle devint fortement attachée à sa thérapeute, recherchant son amour et sa compagnie, et se mettant en colère chaque fois qu'elle partait.

Parmi les nombreuses façons dont on peut conceptualiser l'état initial de Géraldine, celle qui me paraît la plus proche des données est de la considérer semblable à M. G... (chap. 12), c'est-à-dire en possession de deux « Soi » *(Selves)*, ou Systèmes principaux comme je les appelle. Durant les deux premières années de thérapie, le système qui gouvernait et qui avait un accès libre à la conscience était un système d'où pratiquement tout élément de comportement d'attachement avait été exclu. Non seulement manquaient tous les aspects du comportement lui-même, mais manquaient également tout désir et nostalgie d'amour et de soins, tout souvenir de son lien à sa mère, et toute la déception, la détresse et la colère que n'importe quel être humain ordinaire ressent lorsque de tels désirs restent longtemps sans être assouvis. Cependant, on dispose de preuves abondantes que coexistait à côté de ce Système principal gouvernant, un autre Système Principal, séparé du premier et inconscient, auquel appartenaient tous les éléments manquants, y compris ses souvenirs personnels autobiographiques[1]. Bien que ce système ségrégé soit la plupart du temps dans un état de désactivation, de temps à autre il se manifestait.

Presque constamment durant les deux premières années, quand Géraldine se rendait chez sa thérapeute ce système ségrégé était demeuré inerte. On pouvait néanmoins, à l'occasion, observer des manifestations de son activité. Par exemple, il y eut les deux occasions au cours des premiers mois de la thérapie quand sa thérapeute s'absenta et où Géraldine se mit en colère. Au cours du premier de ces épisodes, elle manifesta sa colère à l'égard de son père qu'elle accusait de la négliger ; au cours du deuxième épisode, ce fut à l'égard de ses camarades de classe. De plus, la deuxième fois, elle fut déprimée et pleura. D'autres manifestations de l'activité du système ségrégé pouvaient également être perçues à l'occasion du quatrième anniversaire de la mort de sa mère, et au moment de l'enterrement du Président Kennedy. Finalement, au cinquième anniversaire de la mort de sa mère, Géraldine fit l'école buissonnière, accomplit un geste suicidaire et enfin, au cours de sa séance de thérapie, s'effondra en larmes. Désormais, le système précédemment désactivé et ségrégé allait progressivement s'éveiller.

1. Dans le chapitre 4, il a été suggéré que ces souvenirs sont stockés de manière séquentielle sous un format distinct, dénommé stockage épisodique par Tulving (1972).

Chaque fois qu'un système qui était désactivé redevient dans une certaine mesure actif, le comportement qui apparaît alors aura tendance à être mal organisé et dysfonctionnel. Les accès de comportement coléreux manifestés par Géraldine quand sa thérapeute part en sont des exemples : au lieu d'être dirigés contre la thérapeute, ils furent dirigés contre des tiers. Il semble probable qu'on puisse en trouver un exemple encore plus dramatique dans son épisode d'errance, qu'à la suite des études de Stengel des états de fugue j'aurais tendance à interpréter comme ayant été l'expression de son désir de retrouver sa mère morte.

La description suivante d'une patiente de Stengel que je désignerai sous le nom de Mlle B..., et tirée de son article de 1941, illustre cette thèse.

> Mlle B... était une jeune fille âgée de dix-sept ans lorsqu' « elle ressentit pour la première fois le besoin irrésistible de quitter son domicile pour rester au-dehors. Elle était toujours obligée de se soumettre à ce besoin, à moins d'être enfermée. Ce besoin allait se manifester quatre ou cinq fois par an pendant les deux années suivantes. En règle générale, elle n'errait pas très loin, mais s'étendait dans un jardin à la périphérie de la ville et dormait pendant huit à douze heures, après quoi elle rentrait chez elle, paraissant aller tout à fait bien. Elle obéissait à ce besoin quelles que soient les conditions météorologiques, dormant au-dehors malgré la neige ou la pluie. A plusieurs reprises, elle pénétra dans un certain jardin où elle savait qu'elle pouvait trouver une auge en bois vide. Elle s'allongeait et s'endormait dans cette auge durant ces crises compulsives qui se produisaient généralement dans l'après-midi, la quittant pour rentrer chez elle juste après l'aube... La patiente était d'intelligence normale et ne manifestait aucun signe de perturbation organique ».
>
> Comme le montrent d'abondantes données, dans ces actes apparemment irrationnels, Mlle B... recherchait encore sa mère perdue, morte quatorze ans plus tôt alors qu'elle était âgée de trois ans[1]. « Sa mère lui apparaît souvent dans des rêves stéréotypés au début de ses périodes

1. Elle n'avait jamais connu son père qui avait été tué peu après sa naissance : il semble qu'après la mort de sa mère, elle ait été élevée par « plusieurs familles nourricières ».

menstruelles. Dans ces rêves, elle voit sa mère allongée et morte. Ce rêve se produit plus fréquemment, mais pas nécessairement, lorsqu'on l'a empêchée de quitter la maison en réponse à sa compulsion. Ce rêve accompagne régulièrement son sommeil au-dehors. Lorsqu'elle dort dehors, elle a généralement le sentiment qu'elle est allongée sur la tombe de sa mère. Lorsqu'elle erre à l'extérieur, elle désire ardemment être morte comme sa mère. Elle a tendance à avoir des rêveries diurnes au cours desquelles elle imagine que sa mère n'est peut-être pas morte, mais vivante, et qu'elle pourrait la retrouver un jour. »

Par référence aux concepts que j'utilise, on peut dire que chez cette fille, comme chez Géraldine, deux Systèmes principaux de comportement, de pensée, de sentiment et de mémorisation sont présents, mais ségrégés. D'un côté existe un système gouvernant sa vie quotidienne, qui considère comme admis qu'elle n'a ni mère, ni peut-être aucune autre figure d'attachement, et que de ce fait, elle n'a pas d'autre possibilité que de se défendre par elle-même. D'un autre côté, existe un système en grande partie désactivé et n'ayant qu'un accès très limité à la conscience, qui est organisé d'après la supposition que sa mère est encore accessible et que d'une manière ou d'une autre elle peut être soit récupérée dans ce monde, soit rejointe dans l'autre. Ce dernier système auquel il semble vraisemblable qu'appartenaient tous ses désirs d'attachement, ses sentiments et ses souvenirs personnels, ne manifestait que des aspects fragmentaires de son existence. Cependant, il n'était pas complètement inerte. Non seulement, il influençait tous les rêves diurnes et nocturnes de Mlle B... mais de temps en temps il influençait également son comportement, et ceci d'une manière telle qu'elle apparaissait comme folle.

Il faut remarquer que chez chacune de ces patientes, le système ségrégé et inconscient est un système organisé et qui n'a pas moins de cohérence interne que le système qui a un accès libre à l'action et à la conscience. De plus, le système ségrégé est caractérisé par tous les éléments cognitifs et affectifs qui le qualifient pour être considéré comme psychique, à savoir le désir, la pensée, le sentiment et la mémoire. De temps à autre, de plus, lorsqu'il prend le contrôle du comportement, le système ségrégé se montre suffisamment organisé par rapport aux personnes et aux objets de l'environnement pour être capable d'esquisser des plans et les exécuter, même si c'est de façon assez maladroite et inefficace. On suppose qu'une des raisons principales de cette inefficacité est que ce système étant en grande partie désactivé (au moment de l'exclusion défensive de pratiquement tout influx sensoriel qui pourrait l'activer), il n'a pas accès à la conscience avec tous les divers bénéfices que cela comporterait.

Une des caractéristiques du Système principal ségrégé chez Géraldine (et probablement également du système ségrégé chez Mlle B...) et qui est d'une grande importance pour les cliniciens, est l'intensité des sentiments suscités une fois que le système redevient à nouveau pleinement actif et accède à la conscience. Quand ceci se produit au cinquième anniversaire de la mort de sa mère, Géraldine s'effondre en larmes, et exprime le désir puissant d'une relation intime avec sa thérapeute dans laquelle elle serait tenue serrée par quelqu'un qui le souhaiterait sincèrement. Pour sa thérapeute si longtemps maintenue à distance, cela est apparu comme si un barrage s'était effondré, et comme si Géraldine était inondée d'émotions.

Quelque expressive que puisse être ce type de métaphore hydraulique lorsqu'elle est utilisée dans une discussion clinique, et quelle que soit sa valeur également pour souligner l'intensité des sentiments suscités, elle est extrêmement trompeuse lorsqu'elle est utilisée comme base d'une construction théorique. D'un côté, cette métaphore a encouragé les théories qui présupposent l'existence de quantités d'énergie psychique et de quantités d'affects qui seraient des agents de causalité dans la vie psychique, mais dont je pense qu'elles se sont avérées improductives d'un point de vue scientifique ; d'un autre côté en se concentrant exclusivement sur l'émotion (ou l'affect) la métaphore a détourné l'attention de toutes les autres caractéristiques du système en train d'être ségrégé, à savoir les modèles *(patterns)* spécifiques de comportement qui composent le comportement d'attachement avec les désirs, les pensées, les modèles de fonctionnement, et les souvenirs personnels qui en font partie intégrante. Par conséquent, dans la théorie maintenant proposée, il n'y a aucune place pour des quantités d'affects non structurés qui seraient en train d'être endigués.

Il a déjà été noté que tant chez Géraldine que chez Mlle B..., une des caractéristiques principales du système ségrégé c'est qu'il n'a pratiquement aucun accès à la conscience. Dans d'autres cas de deuil pathologique cependant, il en est autrement. Chez de telles personnes, le système qui continue d'être dirigé vers la personne perdue et qui cherche à la récupérer, peut être pleinement conscient et dans un état normal d'activation, bien qu'il soit maintenu secret. Un exemple en est Mme Q... qui, après la mort de son père à l'hôpital, organisait ses pensées, ses sentiments et son comportement de deux manières distinctes. D'un côté, elle croyait que son père était mort et organisait sa vie de manière correspondante. D'un autre côté, elle croyait que l'hôpital s'était trompé et que son père était encore vivant ; elle avait fait en secret des plans pour l'accueillir à leur domicile un jour ou l'autre (voir chap. 9). Ainsi, à l'intérieur d'une seule personnalité existaient deux Systèmes principaux organisés sur la base de prémisses contradictoires, et pourtant tous deux actifs et conscients (comme nous l'avons déjà noté précédemment, c'est à cet état que Freud (1927) appliquait le terme de « clivage dans le moi »). Le résultat était que chez Mme Q..., comme chez Géraldine et Mlle B..., tout comportement qui était l'expression appropriée d'un Système principal était, soit hors de propos, soit en conflit avec celui qui était approprié à l'autre.

Arrivé à ce point, le lecteur pourra peut-être objecter que pour illustrer le concept de systèmes mentaux ségrégés, j'ai choisi des exemples particuliers et relativement rares de malades mentaux et que, de ce fait, ce concept ne peut être appliqué que de façon très limitée. Je ne crois pas que ce soit le cas. Au contraire, je pense que ce concept est utile pour comprendre de nombreux cas et peut-être tous les cas d'absence prolongée de deuil illustrés dans ce volume, ainsi que les cas d'indépendance compulsive ou de compulsion à soigner dont d'autres exemples seront trouvés dans le chapitre suivant.

CHAPITRE 21

Variantes pathologiques et certaines conditions y contribuant

« Quand de jeunes lèvres se sont largement abreuvées aux eaux amères de la Haine, de la Suspicion, et du Désespoir, tout l'Amour du monde ne pourra plus leur retirer ce savoir. »

(Rudyard Kipling, *Baa Baa Black Sheep*)

Les quatre longues descriptions d'enfants dont le deuil avait échoué ont été présentées dans le chapitre 19 pour donner une idée de quelques-uns des divers types de deuil pathologique qui peuvent être observés chez les enfants, ainsi que la manière dont certaines conditions influencent la forme prise par ces réactions. Le but de ce chapitre est d'examiner de plus près ces variantes, ainsi que d'autres, de même que les conditions qui tendent à les promouvoir, et de donner quelques exemples supplémentaires pour les illustrer. Ici encore, les exemples sont tirés d'observations de cliniciens travaillant des deux côtés de l'Atlantique : dans l'ensemble, ils représentent pratiquement toutes les approches théoriques actuelles en psychanalyse. Le fait que leurs résultats empiriques, une fois débarrassés des théories divergentes et souvent obscurcissantes, soient mutuellement compatibles permet d'avoir confiance en leur valeur.

Il semble clair que parmi les variantes qui vont être décrites, certaines sont apparentées de près au deuil chronique des adultes, en particulier celles où les auto-accusations sont au premier plan. De nombreuses autres sont caractérisées par une absence prolongée de deuil conscient. Chez ces dernières, il se pourra qu'aucun problème psychiatrique ne soit apparent avant de nombreuses années. Dans d'autres cas, des problèmes vont apparaître assez rapidement durant l'enfance ou l'adolescence, et c'est d'eux que nous allons nous occuper principalement dans ce chapitre.

Pour faciliter l'exposé, nous allons présenter les problèmes en question sous un certain nombre de rubriques. Elles ont été choisies pour refléter la grande diversité de symptômes et de troubles du comportement que manifestent les enfants endeuillés. Nous commencerons par examiner ceux qui constituent visiblement des réactions à la perte, pour passer ensuite à ceux qui, du fait de leur combinaison à une absence prolongée de deuil, peuvent apparaître avant tout examen comme n'ayant aucune relation à la perte.

Nous n'avons aucun moyen de savoir à l'heure actuelle ce que peut être la fréquence de chacun de ces types de problèmes, dans un échantillon représentatif d'enfants endeuillés, d'âges divers, de culture occidentale. Nous ne savons pas non plus quelle est la fréquence relative de chacun par rapport aux autres car les enfants présentant différents symptômes ou problèmes auront tendance à être adressés à différents types de services (par exemple les problèmes somatiques aux services de pédiatrie, et les problèmes de comportement aux services sociaux). Ce qui suit est tiré d'études qui ne concernaient que de petits échantillons ou des cas isolés.

Anxiété persistante

La crainte d'une perte supplémentaire

Toutes les personnes ayant étudié le deuil infantile ont constaté combien il est fréquent que des enfants ayant perdu un parent aient peur de perdre l'autre également, par la mort ou par une désertion. Il n'est pas difficile non plus de voir combien la peur de tels événements assez normale dans ce contexte peut être souvent considérablement accrue. La crainte que le parent survivant ne meure sera forcément exacerbée par des événements inévitables tels que la mort simultanée de deux personnes, ou davantage, de la même famille, ou le fait que le parent survivant tombe effectivement malade. Parmi les conditions évitables, on peut citer le fait de laisser la cause de la mort du parent mystérieuse, et de décourager les questions de l'enfant à ce sujet, et les remarques qui, directement ou indirectement, mettraient en cause la responsabilité de l'enfant, soit dans la mort du parent décédé, soit dans l'état de santé du parent survivant. Une autre condition pouvant facilement être méconnue est l'effet que pourrait avoir sur un enfant d'entendre son parent survivant exprimer l'idée que la vie ne vaut plus la peine d'être vécue, qu'il souhaiterait être mort, ou que le suicide serait la meilleure voie.

La crainte que le parent survivant ne l'abandonne est manifestement inévitable chez un enfant qui, ou bien a déjà vécu une telle expérience, Visha par exemple, ou bien en a été menacé. Elle sera également renforcée si le parent survivant laisse ses enfants chez des parents ou des étrangers pour s'en aller vivre ailleurs quelque temps.

Il n'y a bien entendu rien de fondamentalement pathologique dans le fait qu'un enfant entretienne de telles craintes et qu'il y réagisse. Ce qui aboutit à un état pathologique, c'est que la crainte de l'enfant d'un tel événement reste méconnue, ou plus grave encore, que les circonstances qui ont exacerbé sa peur soient étouffées ou niées par le parent survivant ; car c'est ainsi qu'une réaction compréhensible se transforme en un symptôme mystérieux.

La crainte de mourir également

Qu'un enfant croie qu'il va mourir jeune comme son parent constitue un raisonnement assez naturel, même s'il est erroné. Wendy en est un exemple (chap. 17). On en trouvera d'autres dans les références citées au chapitre 15. Comme un enfant a tendance à s'identifier à son parent de même sexe, il semble vraisemblable que chez les garçons la crainte d'une mort précoce sera plus volontiers suscitée par la mort du père, et chez les filles par la mort de la mère.

Furman (1974 : 101) décrit une petite fille, Jenny, à peine âgée de trois ans lorsque sa mère mourut d'une hémorragie suraiguë. Bien que son père ait fait de son mieux pour informer Jenny de la mort de sa mère et de ses conséquences, il apparut quelques mois plus tard qu'elle restait inquiète à l'idée que son père, ses frères et sœurs et elle-même pourraient bientôt mourir. Cela devint apparent lorsque, après l'y avoir préparée, on l'emmena sur la tombe de sa mère.

Cette visite de Jenny, accompagnée de son père, lui donna l'occasion d'exprimer ses interrogations et à son père l'occasion d'y répondre, permettant ainsi de clarifier la situation. Trop souvent sans doute de telles occasions ne se produisent pas et la crainte très naturelle d'un enfant va persister inutilement. La description suivante d'un enfant de dix ans et demi dont la mère est morte cinq ans plus tôt est tirée de Kliman et coll. (1973).

> Norma était âgée de dix ans et demi lorsqu'elle fut amenée chez un psychiatre en raison de diverses plaintes somatiques (notamment un tremblement, des impressions de fourmillement), des angoisses à l'idée de ne pas être aimée, et un comportement inhibé à l'école tant dans son travail que dans ses relations sociales. Elle ne voulait pas se marier et pensait devenir bonne-sœur. A la même époque, le père eut beaucoup de soucis professionnels.
>
> La mère de Norma était morte d'un cancer lorsque Norma avait cinq ans. Au moment de sa mort, la mère était dans le premier trimestre de sa cinquième grossesse. La maladie avait progressé très rapidement et elle était morte un mois seulement après que le cancer ait été diagnostiqué. Le père, bouleversé et accablé de douleur, s'était retiré de tout contact avec ses enfants et Norma avait été placée chez un oncle et une tante décrits comme durs et aux comportements contradictoires. (Le compte rendu ne précise pas comment avaient été pris en charge les trois autres frères et sœurs.) Quatorze mois plus tard, le père se remariait avec une veuve qui avait six enfants de son côté, et Norma revint vivre avec son père, sa belle-mère, ses trois frères et sœurs, et les six autres enfants — dix enfants en tout. Environ un an après que la famille se retrouve réunie, Norma devait connaître une nouvelle tragédie : un de ses oncles préférés fut tué dans un accident de voiture.
>
> Après une première phase introductive et de soutien qui dura trois mois, le travail thérapeutique avec Norma et ses

parents devait se centrer sur le deuil qui s'était produit cinq ans plus tôt. Norma qui était vue par un thérapeute femme toutes les semaines, se mit à poser des questions au sujet de sa mère et de son oncle, et exprima combien ils lui manquaient. Elle paraissait triste.

Au cours du traitement, la thérapeute de Norma prit soin de relier les réactions de Norma aux interruptions dues aux vacances, ainsi que ses réactions à l'anniversaire de la mort de sa mère, à ce qu'elle avait pu ressentir après la mort de celle-ci.

Les dernières séances s'avérèrent particulièrement utiles. Bien qu'on ait averti Norma dès le début que sa thérapie se terminerait sept mois plus tard, initialement, elle ne s'en rappelait pas. Par la suite, elle se mit à redouter de dire au revoir, une crainte que sa thérapeute relia à l'adieu douloureux précédant, lorsque sa mère était morte. Norma décrivit également un malaise bizarre lorsqu'elle regardait en direction de l'immeuble où se trouvait le bureau de sa thérapeute ; ceci s'avéra être rattaché à son geste d'adieu à sa mère mourante qui, à l'hôpital, était également à un étage élevé. Enfin, dans la toute dernière séance, Norma devait formuler cette question : « Ma mère est-elle morte parce qu'elle attendait un bébé ? » Ce n'est qu'alors qu'il devint clair pourquoi Norma avait décidé de ne pas avoir d'enfant et de devenir bonne-sœur.

Commentaires

Les expériences défavorables que Norma eut à connaître à la suite de la mort de sa mère étaient probablement suffisantes pour induire les troubles dont elle souffrait cinq ans plus tard. D'après l'observation, il semblerait qu'elle ne reçut que peu d'aide de la part de son père, et que son expérience durant les quatorze mois chez son oncle et sa tante avait été malheureuse. A son retour chez elle, de plus, elle était l'une parmi dix enfants et il est peu probable que sa belle-mère ait été en mesure de lui accorder l'affection et l'aide dont elle avait besoin. Parmi les autres facteurs aggravants, on note la mort subite de son oncle et les soucis professionnels de son père.

Il est clair que durant toutes ces années, Norma resta inquiète quant à la cause de la mort de sa mère. Qu'elle l'ait attribué à la grossesse de la mère n'est pas déraisonnable.

Bien qu'on ne nous ait pas précisé les âges des frères et sœurs de Norma, il semble vraisemblable qu'au moins l'un d'entre eux ait été plus jeune que Norma, et de ce fait l'idée que la mère soit à l'hôpital équivalait dans l'esprit de Norma à la naissance d'un nouveau bébé. Il est également possible qu'elle se soit rendu compte de la grossesse de sa mère. Tout ceci illustre combien il est nécessaire de donner à l'enfant endeuillé de nombreuses occasions pour poser des questions sur les causes de la mort de son parent.

Il manque beaucoup d'éléments dans l'observation publiée, notamment sur les relations que Norma entretenait avec sa mère. Cependant, rien dans les quelques détails fournis ne laisse supposer que celles-ci aient été mauvaises.

Espoirs de retrouvailles : désirs de mort

Comme les enfants ont encore plus de difficultés que les adultes à arriver à croire que la mort est irréversible, l'espoir de retrouvailles avec le parent mort est habituel. Il se manifeste sous l'une ou l'autre des formes suivantes : ou bien le parent va revenir à la maison dans ce monde-ci, ou bien l'enfant souhaite mourir pour pouvoir rejoindre son parent mort dans l'autre monde. Sans doute ces espoirs et souhaits sont grandement renforcés par certaines circonstances. Une promesse faite à l'enfant peu avant la mort subite de son parent, et qui reste irréalisée, peut être à l'origine d'espoirs poignants et vivaces. On se rappelle que le père de Kathy (chap. 16) avait promis de l'emmener dans un magasin de bonbons, mais était entré à l'hôpital et n'avait donc jamais pu réaliser sa promesse. Bien des parents au moment d'entrer à l'hôpital en urgence, pour ne jamais revenir, ont dû promettre à leur enfant qu'ils allaient guérir et être bientôt de retour.

D'autres conditions qui renforcent ces espoirs et souhaits se réalisent quand les relations d'un enfant avec son parent mort étaient bonnes, et que la mort de celui-ci le fait se retrouver dans des conditions particulièrement malheureuses.

Le compte rendu qui suit par Marilyn R. Machlup concernant un garçon qui a perdu sa mère alors qu'il était âgé de quatre ans, est tiré de Furman (1974 : 149 à 153).

Durant toute la petite enfance de Seth, sa mère avait souffert d'un état de lassitude; et son état devait s'aggraver après la naissance d'une petite sœur, Sally, alors que Seth était âgé de trois ans et demi. Quelques mois plus tard, la mère tomba du lit et ne put se relever. Ce n'est qu'alors que la maladie fut prise au sérieux, et l'on décida de la faire admettre à l'hôpital en vue d'examens approfondis. Quinze jours plus tard, la mère prépara sa valise, dit au revoir à ses enfants et fut emmenée en voiture à l'hôpital. Le lendemain, elle mourut. La dernière vision que Seth devait avoir d'elle était lorsqu'elle entrait dans la voiture.

La mort de la mère bouleversa profondément le père. Néanmoins, il fit tout ce qu'il put pour informer Seth de ce qui s'était produit. Sa mère, lui dit-il, était morte : « Elle s'était arrêtée de manger, de respirer, de bouger et de sentir, et son corps serait inhumé dans la terre. » Seth était triste et pleura brièvement. Mais il ne fit pas de commentaire, et ne posa pas de question. Il n'alla pas à l'enterrement, et ne se rendit sur la tombe de sa mère que l'année suivante. Lorsque le père fut informé de la cause de la mort (une leucémie), l'occasion de le dire à Seth ne parut jamais se produire, et il ne fut plus question de ce sujet entre eux.

Après la mort de la mère, le père et les deux enfants emménagèrent dans la maison des grands-parents paternels. Les grands-parents étaient des gens chaleureux et affectueux qui firent tout ce qu'ils purent pour les enfants. Ils recherchèrent même l'aide de professionnels pour que Seth puisse parler de ses sentiments et de ses souvenirs de sa mère, mais cela ne devait pas réussir. Le père n'était d'aucune aide car lorsqu'on lui rappelait le souvenir de sa femme, il devenait abattu, et il ne supportait pas de parler d'elle ou du passé.

A l'école maternelle, Seth était décrit comme un garçon gentil et sympathique mais qui manquait de spontanéité. Parfois, il demandait où était sa mère; mais sinon il ne la mentionnait pas.

Lorsque Seth eut six ans, soit deux ans après la mort de sa mère, son père se remaria et la famille emménagea dans un nouvel appartement. Les contacts avec les grands-parents cessèrent, en partie dans le but de renforcer les liens de Seth et de sa belle-mère. Cependant, cette relation allait s'avérer extrêmement malheureuse, en grande partie du fait des propres problèmes émotionnels de la belle-mère. Elle était extrêmement agressive à l'égard de Seth ; et quelques mois après son mariage, elle présenta un épisode aigu de dépression névrotique pour lequel elle fut hospitalisée pendant un mois.

A la suite du déménagement, Seth était devenu perturbé et difficile. En particulier, il était hyperactif, partait en courant dans la rue, et sautait d'endroits élevés, tout ceci sans égard aux dangers que cela pouvait comporter. De plus, il avait des accès de colère, déchirait ses vêtements, et était énurétique et encoprétique. En raison de ces difficultés, il commença une psychothérapie.

Il fut bientôt évident que Seth était très préoccupé de sa mère et se demandait pourquoi elle était morte. Il était également effrayé à l'idée qu'il ait pu être la cause. Entre autres choses, il se souvenait combien il avait été impuissant à aider sa mère quand elle était tombée de son lit. Le père de Seth apprenant qu'il avait ces soucis, prit le temps de lui expliquer la maladie de sa mère avec tous les détails nécessaires ; par la suite, ils se rendirent sur sa tombe.

Comme la belle-mère de Seth était hostile à la relation à son thérapeute, on décida de terminer prématurément la thérapie. Seth en fut bouleversé et il se remit à se comporter de façon hyperactive et dangereuse... Il dit vouloir se blesser, pour pouvoir ensuite être emmené à l'hôpital et mourir. Il exprima également le désir ardent de pouvoir communiquer avec sa mère morte. Il tenait de longues « conversations » avec elle, et il accrocha des « fils » téléphoniques à travers la pièce du psychothérapeute pour pouvoir lui téléphoner. Souvent, sa thérapeute devait l'empêcher de grimper ; mais un jour il grimpa sur le rebord de la fenêtre, tomba et se brisa le coude.

Commentaires

Si l'on se met à la place de Seth, la lassitude croissante de la mère, sa chute alarmante et sa disparition subite à l'hôpital ont dû constituer un grand mystère. Bien que le père ait, de toute évidence, fait de son mieux pour expliquer la mort de la mère, il est clair que l'enfant de quatre ans qu'était Seth n'avait rien compris à la situation : ni ce qui s'était produit, ni pourquoi cela s'était produit. Il semble vraisemblable que le père ait découragé implicitement les questions à cette époque ; nous savons que par la suite, il ne pouvait pas supporter de parler de sa femme ou des circonstances de sa mort. Inévitablement, Seth se retrouvait dans un océan d'incertitudes.

Il faut noter que lorsque la mère de Seth alla à l'hôpital, c'était en vue d'examens approfondis : personne ne s'attendait à sa mort. Nous savons qu'avant son départ, elle avait dit au revoir à ses enfants. Dans de telles conditions, il n'est pas invraisemblable qu'elle leur ait indiqué qu'elle serait bientôt de retour. Dans ce cas, Seth aurait été beaucoup encouragé à espérer son retour. Il n'est pas non plus surprenant qu'après le remariage de son père et la perte de ses grands-parents, et à nouveau à l'approche de la perte imminente de son thérapeute, le désir de Seth de retrouver sa mère soit devenu de plus en plus pressant.

Des détails supplémentaires seront donnés dans la dernière partie de ce chapitre à propos de l'accident qu'il avait subi peu avant de terminer sa thérapie.

Il existe sans doute de nombreuses autres raisons pour qu'un enfant souhaite se mettre en rapport avec son parent mort, même au point de mourir pour être avec lui. Parmi ces raisons, l'une pourrait être le désir de réparer une relation endommagée (par exemple par une dispute) peu avant que le parent ne meure. Le récit suivant d'un entretien thérapeutique avec un garçon de six ans qui avait perdu son père trois mois plus tôt est une illustration de ce point. Ce récit est tiré d'une observation par Martha Harris (1973), une psychanalyste d'enfants de l'équipe de la Tavistock Clinic.

> Le père de James était mort à l'hôpital après une maladie de brève durée. A cette époque, James demeurait chez des amis, et quelques semaines devaient passer avant qu'on ne l'informe de ce qui s'était produit. Il n'avait pas assisté à l'enterrement et ne s'était pas non plus rendu sur la tombe de son père.
>
> James avait un frère aîné, Julian, âgé de huit ans. Des deux, c'était Julian qui avait toujours été le plus facile, et qui avait joui d'une « relation tranquillement affectueuse avec son père ». James par contre est décrit comme ayant

un caractère plus difficile, énergique, vif, intelligent et passionnel, profondément attaché à sa mère. Il ne s'entendait pas toujours très bien avec son père ; la mère pensait qu'ils étaient trop semblables. Quand son père lui criait après, James lui répondait en criant aussi.

Après avoir appris la mort de leur père, les deux garçons réagirent très différemment. Tandis que Julian avait abondamment pleuré et s'était rapproché de sa mère, James était devenu coléreux et « exaspérant » ; en particulier il ne pouvait pas supporter de voir sa mère et son frère avoir l'air triste. A sa mère, il disait sur un ton accusateur : « Tu n'es bonne à rien ! Tu n'es pas capable de garder les gens en vie ! » Julian, abasourdi, avait demandé à sa mère : « Qu'est-ce qui ne va pas avec James ?, Pourquoi cherche-t-il toujours à me faire pleurer ? » A l'école où James aimait autrefois aller, il devint grincheux et inattentif, se querellant sans cesse avec d'autres enfants. Un jour, après un accès de colère contre sa mère, il s'était effondré et s'était exclamé : « Je suis horrible, mais je ne sais pas pourquoi. » Ceci avait amené sa mère à demander conseil. On expliqua à James qu'en venant voir un thérapeute, il parlerait avec une dame qui essaierait de l'aider à comprendre pourquoi il se sentait si horrible après la mort de son père.

James vint volontiers dans la salle de la thérapeute et plongea immédiatement dans un tiroir de jouets qu'on avait préparés pour lui. Il fouilla dedans comme s'il cherchait un objet en particulier. La thérapeute en fit la remarque et lui demanda s'il savait ce que cela pouvait bien être. « Oui » devait-il répliquer, mais il n'en dit pas davantage et continua à fouiller. Puis il s'arrêta et parut intrigué, ce qui conduisit la thérapeute à lui demander s'il était possible qu'il soit à la recherche de son père. « Oui » devait-il répliquer immédiatement. A partir de là, il se mit à déverser toutes ses pensées et sentiments d'une manière telle qu'il n'était pas toujours aisé de le suivre.

Il commença : « Oui, mon père est mort et j'aimerais le voir. Je ne sais pas où il est parti. Si. Je sais où il est. Il est au paradis... Je sais qu'il est au paradis et pas en enfer. » Il se demanda à quoi pouvait ressembler le paradis. Sa thérapeute observa qu'il avait envie que son père fût dans un lieu agréable et qu'il soit heureux. Il approuva vivement cette idée. Un peu plus tard au cours de leur échange, la thérapeute se référa à son incertitude quant à l'endroit où pouvait se trouver son père ; il répliqua : « Mais je sais où il est... mais j'aimerais le revoir de nouveau... Parfois je pense que je devrais me suicider et aller voir mon père. » Quand on lui demanda comment il pensait s'y prendre, il répondit : « Avec un couteau pointu, ou alors en tombant très malade et en mourant... »

Sa thérapeute dit qu'elle pensait qu'il était incertain de ses sentiments à l'égard de son père, qu'il n'avait pas envie de penser à son père en colère, ou de son père dans un endroit mauvais... Au bout d'un moment, James leva la tête et dit avec emphase : « Il y a une chose que je sais... Juste trois mots que je voudrais dire... J'aimais-mon-père. » Sa thérapeute dit qu'elle comprenait bien mais ajouta que peut-être il y avait également des moments où il n'aimait pas son père. A ceci, il répliqua : « J'aurais aimé qu'il ne m'ait pas crié après... Je lui répondais en criant aussi. » Lorsqu'elle demanda s'il pensait que ses cris avaient pu rendre son père malade, il regarda intensément sa thérapeute et affirma : « Quand on est petit on est très très fort, et quand on est vieux, même si on peut crier très fort, on devient de plus en plus faible, et ensuite on meurt. »

Plus tard, il ajouta tristement : « Parfois, j'oublie à quoi il ressemblait... J'essaie de penser à lui et il n'est pas là. » Sa thérapeute évoqua l'inquiétude qu'il pouvait avoir de ne pas être capable de garder dans son esprit une image fidèle du père qu'il aimait. « Dans ma chambre, j'ai deux photos de lui... Sur l'une d'entre elles, il ne sourit pas... Je n'aime pas ça... J'aime celle sur laquelle il est souriant. » A la fin d'une longue séance durant laquelle sa thérapeute avait fait un certain nombre d'interprétations (surtout de type kleinien), James revint au thème du suicide. « Je ne veux pas me suicider... Non, je me suiciderai avec toute ma famille et ainsi nous pourrons tous être avec papa. »

Un nouveau thème fut évoqué juste au moment où la séance se terminait, et où la possibilité d'une nouvelle séance était en train d'être discutée. James se leva du sol où il se trouvait, et s'assit dans le fauteuil. Ceci conduisit la thérapeute à remarquer que peut-être il avait envie d'être le papa qui organisait les choses ; peut-être que c'était cela qui avait entraîné les difficultés entre lui et son père qui les amenaient à crier l'un après l'autre. « Oui, dit James, et c'est ça qui est difficile avec Julian maintenant, parce que lui aussi veut être comme papa. »

Après cette première séance, James se mit à parler avec

sa mère de son père. Il posa des questions sur sa maladie et exprima le souhait de se rendre sur sa tombe. A la maison, les relations avec les différentes personnes devinrent plus faciles. Bien qu'initialement il n'ait eu aucun désir de revenir au dispensaire, il allait revenir pour six séances supplémentaires séparées par des intervalles d'une semaine.

Commentaires

On ne peut douter du désir ardent de James de revoir son père, même si cela signifiait qu'il dut également mourir ; et également que sa préoccupation principale était d'affirmer à son père qu'il l'aimait. Ceci suggère assez fortement l'idée que peu avant que son père ne parte pour l'hôpital, ils s'étaient tous deux disputés, que le père avait peut-être crié après James, et que par la suite James n'avait pas eu l'occasion de faire la paix avec son père. Il est certain qu'à la lecture de l'observation, on a le sentiment que, quelles qu'aient pu être les occasions de friction dans le passé, ils vivaient tous deux en assez bons termes, et habituellement les disputes se résolvaient assez rapidement.

Il n'est pas clair pourquoi, ni comment, ces relations tendues s'étaient développées entre eux. Il est assez vraisemblable que le père avait favorisé son fils aîné aux dépens du plus jeune, et/ou qu'il était irrité de la relation très intime de James avec sa mère.

Comme il est difficile d'imaginer qu'un enfant de six ans parle de se suicider pour revoir son père mort, à moins d'avoir entendu quelqu'un d'autre évoquer ce genre d'idée, il nous reste à chercher qui cette personne a bien pu être. Au travers des renseignements qui nous sont donnés, la personne la plus vraisemblable serait la mère.

Reproches et culpabilité persistante

Il est fréquent qu'un enfant accuse de manière erronée quelqu'un, lui-même compris, d'avoir été la cause de la mort d'un parent, ou d'y avoir contribué. Il existe deux raisons à cela : d'abord, un enfant n'est le plus souvent pas bien au clair sur la manière dont la mort survient ; deuxièmement, les enfants assez naturellement sont surtout impressionnés par ce qu'ils voient, ce qu'ils entendent et ce qu'on leur dit.

Dans l'étude d'Arthur et Kemme (1964), pas moins de 40 % des enfants et des adolescents s'attribuaient la responsabilité de la mort de leur parent, ou encore l'attribuaient au parent survivant et, comme nous l'avons déjà vu, les raisons qu'ils avaient de le faire étaient souvent assez explicites. Un enfant s'accusera d'autant plus que le parent qui est mort (ou le parent survivant) a tenté de le contrôler en lui répétant que son comportement bruyant, sale, difficile, méchant (ou quelque autre expression qui ait pu être utilisée) rend son parent malade, ou encore « le fera mourir ». Un enfant accusera son parent survivant d'être responsable lorsqu'il aura été le témoin des attaques de l'un contre l'autre, ou qu'il aura entendu l'un menacer l'autre.

La description qui suit d'un enfant de six ans dont la mère était morte deux années plus tôt, par Myron W. Goldman, et tiré de Furman (1974 : 140 à 148), est une illustration de cet aspect ainsi que de plusieurs autres points.

> Addie était âgée de cinq ans lorsqu'elle fut emmenée en consultation en psychiatrie en raison d'une raideur complète de la nuque pour laquelle aucune cause organique n'avait été trouvée. De plus, sa grand-mère maternelle se plaignait de ce qu'Addie était entêtée et désobéissante, et qu'elle avait des difficultés pour s'endormir. Bien que la raideur de la nuque ait disparu après que le psychiatre ait parlé avec elle de la mort de sa mère, et de la colère qu'elle ressentait à l'égard de son père qui était parti, il était évident qu'Addie avait encore de nombreuses difficultés. C'est pourquoi elle fut admise au jardin d'enfants thérapeutique et peu avant d'avoir six ans, elle commença une psychanalyse avec un thérapeute masculin à raison de cinq séances par semaine.
>
> La mère d'Addie était morte d'une leucémie deux ans plus tôt après avoir été précédemment hospitalisée à plusieurs reprises. Chaque fois, Addie et ses sœurs plus jeunes de un an et de deux ans et demi, étaient restées chez leurs grands-parents maternels ; depuis la mort de la mère, c'est à nouveau là qu'elles vivaient. Ces grands-parents, chez qui demeuraient également leurs deux fils adolescents (les oncles d'Addie), sont décrits comme ayant maintenu

« une vie familiale honnête et solide, avec des relations unies et chaleureuses ». Ils habitaient dans un quartier noir de la ville.

La mère était âgée d'un peu plus de vingt ans quand elle était morte, s'étant mariée très jeune. Son mari qui était un homme beau et charmeur de deux ans son aîné, s'était avéré être un grand buveur et un marginal délinquant. Il n'avait jamais subvenu aux besoins de sa famille et avait passé un an dans une maison de redressement à l'époque où Addie se mettait à marcher. Avant qu'Addie n'atteigne l'âge de quatre ans, son père n'habitait déjà plus à la maison, mais il y pénétrait parfois de force, pour la quitter à nouveau imprévisiblement. Après la mort de la mère, il quitta la ville ayant dit à la grand-mère que c'était à elle d'élever les enfants.

On n'avait pratiquement rien dit à Addie et à ses sœurs de la maladie et de la mort de leur mère, ni de leur abandon par leur père. La première fois qu'Addie entendit parler de la mort de sa mère fut lorsque, deux semaines plus tard, l'enfant d'un voisin lui dit qu'elle avait été à l'enterrement; ce n'est qu'alors que la grand-mère l'avoua aux enfants. En fait, la grand-mère était extrêmement opposée à l'idée de parler de la mort de sa fille, ou d'en faire le deuil. Par la suite, il devait apparaître qu'une des raisons à cela était qu'elle se sentait très coupable de ne pas s'être occupée plus tôt de la maladie de sa fille.

Compte tenu du silence de la grand-mère, il n'est guère surprenant qu'Addie ait été dans la plus grande confusion au sujet de la maladie et de la mort de sa mère. Une des idées qu'elle exprimait à son thérapeute était que sa mère était encore vivante et qu'elle reviendrait. Une autre était que son père avait tué sa mère ; encore qu'elle devait rapidement se reprendre en disant que sa mère avait été malade et qu'elle était morte. Néanmoins, lorsqu'elle se mit à penser aux vacances d'été de son thérapeute, Addie eut peur qu'il ne soit tué par son père. Par la suite, au cours de la thérapie, Addie se mit à se rappeler combien son père battait sa mère, et de nombreux autres détails effrayants de sa vie familiale : comment son père se saoûlait, comment il mangeait toute la nourriture, ne laissant rien pour le reste de la famille, comment sa mère avait dû faire appel à la police. Plus tard encore, elle devait raconter que la mère d'une de ses amies était morte dans un incendie sans que son amie puisse la secourir. Ceci conduisit Addie à se rappeler avec remords qu'à une occasion elle avait persuadé sa mère de laisser son père rentrer à la maison et qu'il s'était immédiatement mis à battre sa mère.

Environ deux ans après le début de la thérapie, Addie devait présenter une récidive de sa raideur de nuque. Une tante qui ressemblait énormément à la mère d'Addie était subitement apparue à la maison, ce qui avait amené Addie initialement à croire que sa mère était revenue ; pendant les deux mois de séjour de cette tante, Addie s'attacha très profondément à elle. Néanmoins lorsque la tante quitta la maison et que tout le reste de la famille se plaignit combien elle leur manquait, Addie fit exception. C'est alors que se manifesta à nouveau sa raideur de nuque. En discutant de cette séquence, Addie fut conduite à se remémorer les nombreuses visites de sa mère chez le docteur, et combien cela la rendait perplexe. Parmi d'autres interprétations que le thérapeute fit au sujet de la raideur de nuque d'Addie, l'une était qu'elle évoquait la raideur du corps de la mère que l'enfant des voisins avait rapportée avoir vu dans la chapelle funéraire.

Ceci devait déboucher sur une visite d'Addie sur la tombe de sa mère pour la première fois. En permettant à Addie de s'attaquer par la suite au concept de la mort, cette visite devait s'avérer être un point charnière de la thérapie[1]. Cependant, les tentatives pour aider Addie à assumer sa tristesse et sa nostalgie pour sa mère morte s'avérèrent difficiles. L'une des raisons était que la grand-mère était incapable de faire le deuil de la mort de sa fille, et chaque fois qu'on lui rappelait des souvenirs tristes elle se mettait en colère. Une autre raison était l'état des relations dans la famille avant la mort de la mère. La mère d'Addie était chroniquement déprimée et le père d'Addie la rejetait régulièrement. Le résultat était qu'Addie avait conclu que « si l'on manifeste de la sympathie on s'expose à être blessé », et avait, de ce fait, développé ce que le thérapeute décrit comme une « attitude dure et cassante ».

Commentaire

Quand on garde à l'esprit les conditions de vie familiale d'Addie, il est facile de comprendre pourquoi elle avait l'idée

1. L'observation ne précise pas qui a emmené Addie sur la tombe. Mais comme la grand-mère était très opposée à cette idée, il semble probable que ce fut le thérapeute.

que son père avait peut-être tué sa mère, et pourrait également éventuellement tuer son thérapeute. Il est également facile de comprendre pourquoi elle se sentait coupable d'y avoir elle-même pris part. Quand des parents se disputent, un enfant cherchera souvent à protéger celui qui est attaqué, et se sentira coupable si de façon non intentionnelle, il a fait quelque chose qui a mis en danger l'un d'entre eux.

De plus, il n'est pas difficile de comprendre pourquoi Addie avait développé une autonomie compulsive. Non seulement sa mère était malade et déprimée, mais elle devait en plus s'occuper de ses deux autres enfants, dont l'un n'avait qu'un an de moins qu'Addie ; et par ailleurs, les retours brefs et irréguliers du père dans la famille ne faisaient que fournir de nouvelles occasions pour qu'Addie se sente rejetée par lui. Par ces aspects, le tableau clinique global d'Addie ressemble de beaucoup à celui de Géraldine (chap. 19 et 20).

Des commentaires au sujet de la raideur de nuque d'Addie sont renvoyés au paragraphe consacré aux symptômes somatiques.

Hyperactivité : accès agressifs et destructifs

Quand un enfant est triste, le parent survivant n'a aucune difficulté à reconnaître cette tristesse comme une réaction à la perte. Par contre quand un enfant est inattentif et hyperactif, ou encore se lance dans des éclats agressifs et destructifs, il est beaucoup plus difficile de reconnaître cela également comme une réaction à la perte.

De plus, on se trouve en présence ici d'un cercle vicieux. Les enfants qui réagissent de la manière décrite sont, d'après les données, souvent les enfants de parents qui ont eux-mêmes peu de compréhension ou de sympathie pour les désirs d'amour et d'attention, que ce soit les leurs, ou ceux de leurs enfants. Après une perte, par conséquent, ces parents auront généralement tendance à étouffer leur propre chagrin, et à être tout particulièrement insensibles à ce que leurs enfants peuvent éprouver. Ce processus réciproque est bien illustré par le cas d'Arnold, un garçon de cinq ans, décrit par Furman (1974 : 58).

Le père d'Arnold était mort subitement alors que l'enfant était âgé de cinq ans et demi. Peu après, il devint hyperactif, et ne tolérait pas qu'on mentionne cette mort, et il ne pouvait pas rester dans la maison si quelqu'un de la famille pleurait. Ceci le conduisait à s'absenter de la maison pendant des périodes prolongées et à des moments inattendus. Ses explications étaient longues et compliquées mais ne répondaient jamais à la question posée par ses absences.

Les parents d'Arnold, et tout particulièrement sa mère, n'avaient apparemment jamais rien compris à ce que leurs enfants pouvaient éprouver ; la mère avait elle-même tendance à éviter d'exprimer ses sentiments ; au lieu de cela, elle fournissait des explications et des rationalisations. Après la mort de son mari, comme Arnold elle ne devait pas en faire le deuil. Il était inévitable par conséquent qu'elle ne puisse comprendre pourquoi il se comportait comme il le faisait.

Dans de nombreux cas, il est clair que l'éclat de colère, et/ou une attitude de retrait, sont pour l'enfant incapable de faire son deuil, la seule manière de réagir quand la mort est mentionnée. On se souvient d'Henry dont on a parlé au chapitre 19, qui avait réagi à la mort de son père d'une manière semblable à celle d'Arnold. Non seulement, il ne faisait pas son deuil et devenait à la place instable et distrait, mais de plus il réagissait avec colère chaque fois que son thérapeute abordait ce sujet ; et au moins une fois, il quitta la pièce en courant. Les adultes qui ne font pas de deuil ont tendance à réagir d'une manière semblable. Non seulement ils vont éviter toute mention de leur perte, mais ils auront tendance à réagir avec irritation si d'autres le font (voir chap. 9).

L'exemple d'un garçon dont la réaction à la mort de son père n'était pas très différente de celle d'Arnold, et dont le vécu familial avait de toute évidence été du même ordre, (quoique probablement encore plus défavorable) est rapporté par William Halton (1973), un psychothérapeute d'enfants travaillant à la Tavistock Clinic.

Howard était âgé de onze ans quand son père mourut subitement d'une crise cardiaque. Il décida qu'il n'irait pas à l'enterrement et, après avoir pleuré brièvement, annonça qu'il ne repleurerait plus : « On ne pleure qu'une seule fois. » Sa mère était inquiète de son manque de chagrin.

Au moment de la mort de son père, Howard était déjà en traitement depuis deux ans en raison d'un comportement que ses parents considéraient comme « dissipé et incontrôlable ». A la suite de cette perte qui se trouva survenir juste deux semaines avant les vacances de son thérapeute, il devint particulièrement hostile et menaçant à l'égard de celui-ci.

La première fois que Howard vint pour une séance après la mort de son père, il était très pâle et semblait anormalement joyeux. Néanmoins, il était irritable et se mit rapidement à chercher querelle à son thérapeute. Au cours des séances suivantes, parmi les nombreuses autres remarques hostiles qu'il devait adresser à son thérapeute, se trouvaient les menaces suivantes : « Je vais endommager cette pièce de façon permanente. Te briser vaudrait la peine parce qu'ainsi personne ne voudrait te connaître. » Cependant, malgré ces sentiments énergiquement exprimés, le thérapeute crut déceler des manifestations du désir de consolation d'Howard, et aussi de sa croyance que son thérapeute n'en serait guère capable.

Dans ce cas comme dans tant d'autres rapportés dans ce chapitre ainsi que dans les précédents, l'échec à faire le deuil de sa perte, et l'évitement coléreux de ce sujet, étaient le reflet des relations très altérées d'Howard avec ses parents depuis de nombreuses années. Il semble qu'il avait été adopté à l'âge de quatre semaines, mais on ne le lui avait dit qu'à l'âge de neuf ans. Les parents avaient tous deux entretenus de grands espoirs en lui, mais ceux-ci s'étaient ensuite transformés en « désillusions pleines de rancœur ». La mère (qui semble avoir eu des difficultés émotionnelles majeures propres) « ressentait toute démonstration physique d'affection comme gênante », et fut de ce fait très soulagée lorsqu'à un moment donné de son développement, Howard n'en exigea plus. Lorsqu'elle était déprimée et qu'il se montrait difficile, il y avait des moments où « ils ne faisaient que se crier l'un après l'autre ». Les relations d'Howard avec son père semblaient avoir été bien meilleures pendant les premières années de la vie du garçon, puis le père avait été malade et hospitalisé pendant plusieurs mois au cours des quatrième et cinquième années de vie de Howard, et après cela le père avait eu le sentiment qu'il n'avait jamais pu rétablir le contact avec lui.

Commentaires

Chez la plupart et peut-être même chez tous ceux qui, adultes ou enfants réagissent à une perte par une hyperactivité et/ou par la colère, un sentiment de culpabilité pour avoir été peu ou prou responsables joue un rôle. Bien que Halton n'ait pas fait de commentaire à ce sujet, je soupçonne que cela a également été le cas chez Howard. D'abord, le père avait eu des problèmes cardiaques graves depuis la petite enfance de Howard ; ensuite, le comportement de Howard est décrit comme ayant été dissipé et incontrôlable. Implicitement ou explicitement, il semble probable qu'on ait fait comprendre à Howard que son comportement était responsable de l'aggravation de l'état de son père. Si c'était bien le cas et qu'il se reprochait la mort de son père, il n'est guère surprenant qu'il n'ait pas souhaité l'exprimer à un adulte dont il s'attendait, à la lumière de son vécu antérieur, qu'il ne soit pas bienveillant ou pis, qu'il lui soit même hostile. De nombreux enfants difficiles et agressifs fonctionnent suivant le principe que l'attaque est le meilleur moyen de défense.

L'importance du rôle d'un sentiment de culpabilité occulte pour expliquer le comportement difficile d'une personne est bien illustré par le cas d'un garçon de dix ans, Walter, décrit par Wolfenstein (1966). A la différence d'Arnold et de Howard qui ont été décrits ci-dessus, Walter n'était pas gravement perturbé.

> Walter était âgé de huit ans quand sa mère présenta un cancer du sein et fut opérée. A partir de ce moment, sa grand-mère maternelle, qu'il connaissait bien, allait s'occuper de lui de manière croissante ; ces dispositions allaient être maintenues après la mort de la mère deux ans plus tard. Cependant, malgré les soins dévoués de la grand-mère, Walter était devenu chroniquement irrité par elle et, à l'occasion d'une réprimande pour quelque chose qu'il avait fait, il lui répondit avec colère qu'il quittait la maison; puis il sortit avec emportement. Fort heureusement, la grand-mère se rendit compte qu'il était encore bouleversé par la perte de sa mère et après qu'il soit rentré, se mit à lui en parler, notant combien ils étaient tous deux profondément tristes. Après qu'elle lui eut parlé de tous les efforts qui avaient été faits pour tenter de sauver sa mère, Walter lui confia qu'il pensait être en partie fautif. Après

le retour de sa mère, à la suite de sa dernière opération, elle avait été très faible. Malgré cela cependant, elle se levait tous les matins pour lui donner son petit déjeuner avant qu'il ne parte à l'école. Si elle ne l'avait pas fait, pensait-il, elle ne serait peut-être pas morte. Cette conversation qui se poursuivit tard dans la nuit devait permettre de bien clarifier les choses.

Walter avait la chance d'avoir une grand-mère compatissante et pleine d'*insight*, lui fournissant également le maternage substitutif qui est si nécessaire à un enfant endeuillé. Dans cette relation de confiance et l'occasion s'en présentant, il lui fut possible d'avouer ses doutes.

Origines du sentiment oppressant de culpabilité

En disant qu'un sentiment de culpabilité pesant est fréquemment sous-jacent au comportement agressif et hostile, je me conforme aux points de vue exprimés au fil des ans par un grand nombre de psychanalystes. Mon point de vue tend à se différencier des leurs par la manière dont je rends compte du développement du sentiment oppressant de culpabilité. Tandis que la théorie traditionnelle met lourdement l'accent — à l'exclusion de pratiquement tout le reste — sur le rôle des désirs hostiles nourris par le survivant coupable contre la personne morte, à mon avis les données désignent clairement la part essentielle jouée par la manière dont un enfant a été traité par sa famille. Il suffit de considérer par exemple les effets sur l'interprétation que fait un enfant des événements, de son ignorance des véritables causes des infortunes familiales, y compris la maladie et la mort ; et en particulier lorsqu'il est, de plus, influencé par ce que ses parents ou d'autres lui disent. Ainsi des remarques sévères faites dans des moments d'inattention peuvent aisément conduire un enfant à croire que toutes les infortunes sont la conséquence de ses propres « demandes égoïstes », ou de ses « attitudes exaspérantes ». De plus, quand une calamité survient, il n'est pas rare qu'un parent bouleversé adresse, sans vraiment les croire, des reproches à quiconque se trouvera à proximité de lui ; et souvent, il s'agit d'un jeune enfant. Lorsque nous ajoutons à la culpabilité suscitée par ces épisodes, la culpabilité systématiquement induite chez leurs enfants par certains parents pour pouvoir les contrôler, nous ne manquons pas de pressions extérieures pour expliquer le développement du sentiment morbide de culpabilité chez un enfant après qu'un parent soit mort.

L'analyse du problème en ces termes montre, de plus, qu'une personne traitée de cette manière par l'un de ses parents aura tendance, non seulement à se sentir coupable, mais également à éprouver de la rancune — une rancune parfois implacable — à l'égard de ce parent. On rend ainsi compte également de la présence de sentiments hostiles larvés à l'égard de la personne morte. Ce qui veut dire que la théorie proposée ici, non seulement respecte les données sur lesquelles la théorie traditionnelle est basée, mais leur donne également une place de choix à l'intérieur d'un cadre conceptuel beaucoup plus large.

Les compulsions à soigner et à l'autonomie

L'intensification du besoin de soigner compulsivement

La description de Visha dans le chapitre 19 est une illustration de comment une enfant de dix ans a été amenée à se sentir contrainte de s'occuper (de soigner) sa mère, au lieu que ce soit celle-ci qui s'occupe d'elle. Même avant la mort de son père, Visha avait dû se comporter comme un intermédiaire entre ses parents et en était arrivée à se sentir responsable de leur bonheur. Après sa mort subite, elle avait craint que sa mère ne s'effondre et avait par conséquent eu le sentiment que c'était à elle de « contenir » et assumer la responsabilité de l'état mental de sa mère. La toile de fond de tout ceci est évidemment l'enfance malheureuse de la mère : son père était mort quand elle était âgée de quatre ans, et sa mère avait été trop occupée pour pouvoir lui donner du temps ou de l'affection. Bien qu'il soit clair que Visha n'appréciait pas de se trouver dans un rôle de soignant, il semble cependant probable que s'il n'y avait pas eu d'intervention thérapeutique, elle se serait néanmoins retrouvée irrémédiablement piégée dans ce rôle.

Plus haut, dans le chapitre 12, nous avons noté que dans les antécédents des personnes qui ont tendance à être des soignants compulsifs, on retrouve deux types assez différents d'expériences infantiles. Dans un premier cas, l'enfant est amené à se sentir responsable de la prise en charge de son parent : c'était manifestement le cas chez Visha, comme également chez Julia (voir chap. 12). Dans l'autre cas, cette prédisposition succède à un maternage intermittent et inadéquat, qui culmine en une perte totale. Les personnes qui reçoivent les soins sont généralement différentes dans ces deux types de cas. A la suite du premier type de vécu, les soins auront tendance à être adressés à un parent, et ultérieurement à un conjoint. A la suite du vécu de maternage intermittent et inadéquat, les soins seront adressés de façons moins spécifiques, par exemple vers d'autres enfants, voire des étrangers. C'est tout spécialement dans ce cas qu'un enfant ayant perdu tout soin parental efficace va se constituer un mode de fonctionnement dans lequel, au lieu d'être triste et d'éprouver un désir d'amour et de soutien pour lui-même, il va être profondément concerné par la tristesse des autres, et se sentir poussé à faire tout ce qui est en son pouvoir pour les aider et les soutenir. C'est ainsi que la personne soignée vient se substituer à celle qui soigne (voir chap. 9). C'est ce qui paraît s'être produit brièvement avec Kathy, la petite fille âgée de quatre ans qui, peu après la mort de son père, était devenue très préoccupée du bien-être d'un autre enfant qui avait également perdu son père (voir chap. 16).

Un autre exemple du même type est celui de Patricia[1], une jeune fille âgée de dix-neuf ans, décrite par Root (1957) qui avait commencé une thérapie en raison de crises récurrentes de malaises et de nausées, dans un climat d'angoisse et de dépression. Ces symptômes s'étaient développés peu après qu'elle se soit mariée deux ans plus tôt.

> Quand Patricia était âgée de dix ans et demi, sa mère avait été tuée dans un accident de voiture. C'était son père qui conduisait. Au début, on avait dit à Patricia et à son frère plus âgé qu'elle de deux ans, que leur mère était à l'hôpital. C'est le lendemain qu'ils apprirent qu'elle était morte.

1. Dans le compte rendu de Root, aucun pseudonyme n'a été donné à la patiente ; celui utilisé ici l'est pour des facilités d'exposé et de référence.

On nous dit également que Patricia « depuis longtemps avait fait l'expérience de l'absence de sa mère qui poursuivait sa profession d'enseignante et donnait beaucoup de leçons particulières à domicile ». Pour l'essentiel, c'était une domestique qui s'occupait d'elle. La mère qui était le soutien principal de la famille du point de vue financier, est décrite comme ayant été ambitieuse, consciencieuse, et constamment inquiète du comportement et de la santé de ses enfants. On utilisait fréquemment laxatifs et antitussifs et ce n'est que lorsque Patricia était malade que sa mère lui donnait son attention. Comme la mère, le père était très exigeant, et même lorsque Patricia avait de bons résultats, il critiquait tout défaut aussi minime qu'il soit. Les parents paraissaient tous deux avoir préféré le frère aîné.

Après la mort de sa mère, Patricia assuma la responsabilité du fonctionnement de la maisonnée. Comme ni son père ni son frère ne lui donnaient aucune aide, cela devint une besogne fastidieuse qu'elle détestait vivement, tout en continuant consciencieusement à l'accomplir. Ultérieurement, elle se souvint des moments où sa mère lui avait tout particulièrement manqué, par exemple lorsqu'elle avait commencé à avoir ses règles, ou encore lorsque son père s'était montré particulièrement inattentionné et critique.

Dans ces conditions, il n'est pas étonnant qu'au moment de son adolescence, Patricia ait été impatiente de quitter la maison. Ayant bien réussi du point de vue scolaire, elle partit au collège alors qu'elle n'était âgée que de seize ans. Elle était impatiente d'être adulte pour avoir sa propre famille ; et en moins de neuf mois, elle s'était mariée à un autre étudiant.

L'enfance de son mari n'avait guère été plus heureuse que la sienne. Sa mère avait souffert d'une maladie chronique et était morte alors qu'il était âgé de dix ans, c'est-à-dire le même âge que Patricia quand elle-même avait perdu sa mère. Il avait la réputation d'être une personne très amère, et Patricia avait pris sur elle de l'aider à surmonter cette amertume. Le résultat fut qu'elle allait assumer toutes les responsabilités et très vite elle allait ressentir la dépendance de son mari comme un fardeau. Leurs relations sexuelles n'étaient pas heureuses. Peu après s'être mariée, elle se mit à être déprimée, et devint incapable de se concentrer ; elle abandonna ses études, et passa une bonne partie de son temps au lit.

Au cours de son traitement, la première remarque que Patricia devait faire au sujet de sa mère était qu'elle était « une femme merveilleuse ». Comme cette remarque avait été faite avec emphase mais sans émotion, son analyste supposa que les sentiments de Patricia à l'égard de sa mère n'étaient pas univoques, ce qui allait par la suite devenir évident. Il devait également noter que Patricia « ne pouvait pas au début comprendre, même intellectuellement, que sa mère lui manquait ». Néanmoins, elle se sentait profondément concernée par l'infortune des autres, et comme le dit Root « déplaçait souvent sa tristesse sur quelque chose d'autre, ou se sentait triste pour quelqu'un d'autre ». Par exemple, elle pouvait verser des larmes sur une pauvre mendiante orpheline. Par la suite, au cours de l'analyse, il apparut qu'elle n'avait pas cru à la mort de sa mère et n'avait jamais exprimé de chagrin ni à l'époque, ni par la suite. Pourtant il était évident qu'elle était très préoccupée par des pensées concernant sa mère. Par exemple, sa mère apparaissait constamment dans ses rêves ou ses fantasmes. Dans certains d'entre eux, avaient lieu d'heureuses retrouvailles. Dans d'autres, elle voyait sa mère dans un sanatorium, ou bien elle était le témoin d'une scène effrayante où sa mère apparaissait avec des blessures du visage et à la tête. A mesure que le temps passait, elle fut de plus en plus capable de faire le deuil de sa mère, en notant que cela lui paraissait être comme « laisser sa mère partir ». Elle devait également se rappeler ce qu'elle avait éprouvé lorsqu'à l'âge de sept ans une domestique à laquelle elle était très attachée était partie. La séparation s'était faite au milieu des larmes, ce qu'elle se rappela au cours de l'analyse avec beaucoup d'émotion et en pleurant.

Commentaires

Dans ce cas, il y a tant d'aspects déjà rencontrés qu'il n'est pas nécessaire de faire beaucoup de commentaires. L'enfance de Patricia semble avoir été assez semblable à celle de la mère de Visha ; chacune d'entre elles avait une mère très capable qui était tellement occupée par sa carrière d'enseignante qu'aucune des deux ne voyait beaucoup leur fille qui était laissée aux soins de domestiques. Patricia s'était fortement attachée à l'une au moins de ces domestiques, ce qui devait entraîner une douleur proportionnée lorsqu'elle s'en alla. Ainsi, il semble clair que déjà avant la mort de sa mère, Patricia avait souffert des absence fréquentes de celle-ci, et de la perte d'au moins un substitut auquel elle s'était attachée.

Après la mort de sa mère, elle n'avait pas fait son deuil et avait réprimé autant qu'elle l'avait pu sa tristesse et le profond désir qu'elle avait qu'on s'occupe d'elle. Au lieu de quoi, elle avait essayé très fort d'être l'enfant bien élevée et serviable que sa mère aurait souhaitée. Ainsi, elle s'était efforcée d'être adulte et indépendante, avec une composante d'autonomie compulsive. Pourtant, elle était attirée par ceux qui, comme elle, avaient été endeuillés, et elle se retrouvait à la fois éprouver du chagrin pour eux et s'occuper d'eux. L'homme qu'elle avait choisi d'épouser avait besoin qu'elle s'occupe de lui, pensait-elle, et il ne semble guère avoir été capable de pouvoir s'occuper d'elle.

Ce qui avait entraîné l'effondrement de Patricia après son mariage n'est pas clair mais il est évident qu'elle avait assumé des responsabilités bien trop considérables compte tenu de son état psychique antérieur. En ce qui concerne ses symptômes somatiques, il semble vraisemblable, comme le suggère Root, qu'ils étaient liés au fait que lorsqu'elle était enfant, c'était seulement quand elle était malade que sa mère lui avait accordé du temps et de l'attention. Quant à ses difficultés sexuelles, je pense qu'elles étaient vraisemblablement secondaires à ses difficultés interpersonnelles.

L'intensification du besoin d'autonomie compulsive

Certains cas décrits dans le chapitre 19, ceux d'Henry et de Géraldine, illustrent bien comment un deuil intensifie considérablement la tendance d'un enfant à renoncer à son désir d'amour et à proclamer à la place son autonomie complète. Dans les deux cas, les antécédents de relations malheureuses avec la mère indiquent clairement pourquoi chaque enfant avait évolué de cette manière. Le même type d'arrière-plan existe chez Patricia bien que son autonomie consécutive soit moins évidente que son besoin de soigner compulsivement.

Dans sa description du traitement d'une femme mariée de vingt-sept ans, qui avait des difficultés émotionnelles graves, Mintz (1976) cite certaines remarques de la patiente qui montrent la situation dramatique et tragique d'une enfant de quatre ans privée de toute figure d'attachement.

Mme G... entreprit une analyse parce qu'elle se sentait irritable, déprimée, et remplie de haine et de « méchanceté ». De plus, elle était frigide, se sentait détachée émotionnellement, et se demandait si elle était capable d'amour.

Lorsque Mme G... eut trois ans, ses parents divorcèrent. Son père quitta le domicile et sa mère dut travailler de longues heures et disposait donc de peu de temps pour s'occuper de sa fille. Un an plus tard, alors que Mme G... était âgée de quatre ans, elle fut placée dans un orphelinat où elle demeura pendant dix-huit mois. De retour chez sa mère, ses relations familiales se poursuivirent sur un mode perturbé et malheureux. Mme G... quitta la maison très tôt ; avant l'âge de vingt et un ans, elle avait déjà été mariée et divorcée deux fois. Son mari actuel était le troisième.

Dans les premières phases de son analyse, Mme G... était extrêmement réticente à se rappeler les événements douloureux de son enfance ; lorsqu'elle le fit, elle s'effondra en larmes et sanglota. Néanmoins, son analyste l'encouragea à se les remémorer et à le faire avec autant de détails que possible car il pensait que cela l'aiderait. En même temps, il prêtait une attention au moins égale à la relation qu'elle établissait avec lui dans laquelle, comme on pouvait s'y attendre, toutes les difficultés interpersonnelles qu'elle avait eues au cours d'autres relations intimes devaient se reproduire.

Parmi de nombreux autres détails douloureux de son enfance, Mme G... se rappelait combien elle avait été triste lorsqu'elle avait dû se séparer de ses animaux domestiques au moment où elle fut envoyée en orphelinat. Elle rêvait parfois qu'elle s'y retrouvait, avec le sentiment d'être débordée. Elle se rappelait s'être sentie très petite au milieu des autres enfants, de l'absence de jouets, de la dureté de la vie, de comment elle s'était parfois volontairement mal conduite pour recevoir une fessée.

Inévitablement, les conflits émotionnels dans la relation de Mme G... à son analyste devinrent plus aigus lorsque, après quatre ans de traitement, il fut décidé de l'interrompre six mois plus tard en raison de difficultés financières. Mme G... avait maintenant plus ouvertement des rêves nocturnes et des rêveries diurnes qui se rapportaient à son analyste. Elle s'était rendue compte dès le départ que la séparation serait douloureuse. Les séparations la mettaient toujours très en colère, et comme elle le disait, « la colère me rend triste parce qu'elle implique la fin de quelque chose... j'ai peur que vous me laissiez, ou que vous m'envoyiez promener, ou que vous me placiez quelque part ». L'analyste lui rappela ce qu'elle avait éprouvé lorsqu'elle avait été envoyée en orphelinat. S'efforçant de se considérer comme autonome, Mme G... s'exclama : « Je m'accroche à moi-même... je suis capable de me prendre en charge toute seule. »

Quelques mois plus tard comme la fin approchait, elle relia ce qu'elle éprouvait pour son analyste à ce qu'elle avait éprouvé précédemment pour sa mère : « Je ne veux pas libérer ma mère — je ne veux pas la lâcher — elle n'arrivera pas à se débarrasser de moi. » Le désir ardent d'amour et de soins, et la colère contre ceux qui les lui refusaient, étaient revenus.

D'autres épisodes montraient comment à l'intérieur de la relation étayante analytique, elle en était arrivée à être capable d'endurer la douleur de la nostalgie et de l'affliction. Par exemple, au début de l'analyse, le chat de Mme G... était mort, mais elle n'avait éprouvé que de l'indifférence. Elle devait l'expliquer ainsi : « Si je me laissais toucher par ça, tout m'attristerait. Une chose déclencherait tout le reste. » Cependant, vers la fin de l'analyse, lorsqu'un autre chat mourut, elle pleura.

Bien que la thérapie ait permis de rétablir la vie affective de la patiente, et ait eu pour résultat qu'elle devienne capable d'avoir de meilleures relations, y compris avec sa mère, une étude catamnestique cinq ans plus tard montra, comme on pouvait s'y attendre, qu'elle restait vulnérable à des situations qui suscitaient angoisse et tristesse, comme la séparation et la perte.

Il existe, bien entendu, de nombreux autres cas dans la littérature d'autonomie compulsive s'étant développée à la suite d'un deuil infantile, par exemple dans les articles de Deutsch (1937) et de Fleming et Altschul (1963). Mais il est rare, et même exceptionnel, que des renseignements suffisants soient donnés sur le développement de la personnalité et les relations familiales antérieures à la perte, sur les circonstances de la perte, sur ce qui s'est passé après celle-ci, y compris ce qu'on avait dit à l'enfant et quand on le lui avait dit. Les raisons de ces omissions sont, en partie, que ces patients avaient commencé leur traitement de nombreuses années après que leur perte soit survenue, et en partie qu'à l'époque où ils furent pris en traitement, les cliniciens en question ignoraient combien ces notions étaient essentielles.

Néanmoins, certaines de ces observations ont un intérêt qui est loin de n'être qu'historique. En particulier quelques-unes montrent très clairement combien, sous la coquille dure de l'autonomie affirmée d'un adulte, se tient assoupi le désir intense qu'on s'occupe de lui et qu'on l'aime. Ce qui suit est tiré de l'article princeps d'Hélène Deutsch, en 1937 sur l'absence de deuil.

Le patient était âgé d'une trentaine d'années lorsque, sans difficultés névrotiques apparentes, il commença une analyse pour des raisons non thérapeutiques. L'aspect clinique était celui d'un caractère raide et inaffectif. Deutsch décrit comment « il manifestait un blocage complet de l'affect sans le moindre *insight*. Dans son narcissisme sans limites, il voyait son absence d'émotion comme l'expression « d'un contrôle extraordinaire ». Il n'avait aucune relation d'amour, aucune amitié, aucun intérêt réel d'aucune sorte. Vis-à-vis de tous les types divers d'expériences, il manifestait la même réaction terne et apathique. Il n'y avait aucun effort et aucune déception... Il n'existait pas de réaction de chagrin à la perte d'individus proches de lui, aucun sentiment malveillant, et aucun mouvement agressif ».

En ce qui concerne ses antécédents, nous apprenons que sa mère était morte lorsqu'il était âgé de cinq ans et qu'il avait réagi à sa mort sans émotion. Par la suite, il avait refoulé non seulement le souvenir de sa mère, mais également tout ce qui avait précédé sa mort.

« Dans le peu de matériel concernant sa petite enfance qui avait pu être obtenu à la suite d'un travail analytique lent et difficile », poursuit Hélène Deutsch, « on ne découvrait que des attitudes négatives et agressives à l'égard de sa mère, en particulier durant la période oubliée, qui se rapportaient d'évidence à la naissance d'un plus jeune frère. La seule manifestation de nostalgie pour sa mère morte se révélait dans un fantasme qui avait persisté quelques années durant son enfance. Dans ce fantasme, il laissait la porte de sa chambre ouverte dans l'espoir qu'un grand chien viendrait lui rendre visite, serait très gentil avec lui, et réaliserait tous ses désirs. A ce fantasme était associé un souvenir infantile très vivace d'une chienne qui avait laissé ses chiots seuls et sans espoir, parce qu'elle était morte peu après leur naissance ».

L'euphorie et la dépersonnalisation

Une certaine mesure d'euphorie n'est pas inhabituelle chez les enfants et les adolescents qui ne réussissent pas à faire de deuil, Kathy (chap. 16), Henry (chap. 19), et Howard (ce chapitre) en sont tous des exemples. Il n'est pas facile d'expliquer ce type de réaction. Il semble que plusieurs éléments jouent un rôle.

Apparemment, dans certains cas, l'euphorie est l'expression du soulagement que les contraintes ennuyeuses qu'imposait le parent mort soient maintenant levées. Ce facteur semble avoir joué un rôle chez Henry, en rébellion contre une mère disciplinaire, et peut-être bien également chez Howard. C'est également ce qui semble avoir joué un rôle dans le cas de la femme de quarante ans qui s'était séparée de son mari après près de vingt ans de mariage et dont la description (rapportée par Weiss, 1975) est citée dans le chapitre 9.

Dans notre recherche d'autres explications à la réaction euphorique, examinons le cas de la petite Kathy âgée de quatre ans dont l'évolution satisfaisante du deuil de son père a été décrite dans le chapitre 16. Dans les premières semaines alors que Kathy oscillait entre la tristesse et une légère euphorie, elle affirmait avec franchise : « Je ne veux pas être triste. » De plus, quelques mois plus tard, alors qu'elle essayait de comprendre pourquoi son père était mort, il apparut qu'elle avait lié l'apparence de tristesse de son père au fait qu'il était mort : « J'ai toujours pensé que si on était très heureux on ne mourrait pas. » Etre très heureux par conséquent, ou plutôt se convaincre soi-même et convaincre les autres qu'on est heureux, constitue une garantie contre le risque de mourir soi-même.

Il semble bien qu'un certain nombre de cas d'hyperactivité puissent être expliqués, au moins en partie, de la même manière. Mitchell (1966) souligne avec beaucoup de discernement que la caractéristique la plus typique, et également la plus effrayante, d'un animal mort ou d'une personne morte, est leur immobilité. Quoi de plus naturel par conséquent qu'un enfant qui a peur de mourir ne cesse de bouger. L'idée de préserver de la mort d'autres membres de la famille, ou même de ramener les morts à la vie, peut également jouer un rôle dans ces réactions.

Il n'est pas rare d'observer des réactions euphoriques chez des personnes chez qui existe une absence prolongée de deuil conscient ; et elles peuvent également avoir des expériences de dépersonnalisation. Ces deux aspects sont bien illustrés par une observation d'une adolescente qui avait perdu sa mère, rapportée par Wolfenstein (1966).

> Ruth venait d'avoir quinze ans lorsque sa mère mourut subitement d'une hémorragie cérébrale. Peu après l'enterrement, Ruth se trouva incapable de pleurer davantage. Elle avait le sentiment d'un vide interne, comme si un mur de verre la séparait de ce qui se passait autour d'elle.
>
> Au moment de la mort de sa mère, Ruth était déjà en traitement depuis six mois (pour une raison qui n'est pas donnée). Quand elle vint pour une séance la semaine qui suivit la perte de sa mère, elle observa : « Je pense que ça va être assez dur cette semaine », impliquant qu'elle s'attendait à se retrouver bouleversée. Ce fut pourtant souvent le contraire. Par exemple, lors d'une séance où elle était d'humeur exubérante, elle expliqua qu'elle avait écrit avec succès une composition pleine d'humour dans laquelle elle se félicitait de sa réussite à l'école, et où elle avait transformé diverses situations embarrassantes en situations comiques. Chaque fois qu'elle était ainsi disposée, elle saluait cette humeur comme l'annonce de la fin de son vécu de bouleversement.
>
> Cependant la fragilité de cette humeur euphorique était démontrée par quelques uns de ses rêves. Dans l'un d'entre eux, par exemple, son père et elle essayaient d'échapper d'une ville frappée par un désastre, mais ensuite revenaient pour tenter de secourir les mourants et les morts.
>
> Plusieurs mois après la mort de sa mère, Ruth allait se déprimer. Elle se plaignit que rien ne lui donnait plus de plaisir, ni d'être avec des amis, ni d'écouter de la musique ; tout ce qui lui faisait plaisir autrefois avait perdu sa saveur. Elle avait l'impression qu'elle n'avait plus rien à attendre,

que tout effort était au-delà de ses possibilités, et la seule chose qu'elle souhaitait était de rester au lit. Souvent, elle avait envie de pleurer. Cependant pour Ruth, aucun de ces affects n'était associé consciemment de quelque manière que ce soit avec la mort de sa mère. A la place, elle se morigénait d'éprouver des sentiments aussi insensés ; ou encore elle les attribuait à son incapacité d'être à l'aise avec ses camarades de classe. Bien que le thérapeute ait tenté de manière répétée d'aider Ruth à voir, et à sentir, le lien qui existait entre ses affects dépressifs et sa perte, pour Ruth tout ceci restait un exercice intellectuel.

Cependant, on notait les manifestations indiscutables de ce que pouvaient être ses sentiments. Parfois la nuit au lit, disait-elle, elle éprouvait avec désespoir sa frustration, sa rage et sa nostalgie. Dans ces moments, elle arrachait les draps et les couvertures du lit et les enroulait pour qu'ils prennent la forme d'un corps humain qu'elle enlaçait. A d'autres moments, elle avait l'impression quand elle parlait à quelqu'un, qu'elle ne s'adressait pas réellement à la personne se trouvant devant elle. Lorsqu'on lui demandait à qui elle pensait être en train de parler, elle répondait que cela pourrait être sa mère. Mais ceci apparaissait comme une spéculation détachée de la réalité.

Ce n'est que plus de deux ans après sa perte que la nostalgie de Ruth pour sa mère se mit à apparaître plus clairement. Ruth présentait depuis longtemps une obésité, et sa mère lui avait fréquemment suggéré de se mettre au régime. C'est alors qu'elle le fit et au bout de quelques mois elle devint étonnamment mince. La veille de son anniversaire, elle partit faire une longue ballade toute seule, et revint dans un état d'euphorie rêveuse. Mais le soir de son anniversaire, elle se lança dans une « bombance alimentaire » qui allait durer de nombreuses semaines. L'explication de cette séquence n'apparut que plus tard. S'étant conformée au désir de sa mère concernant le régime, il apparut qu'elle s'attendait au retour de sa mère le jour de son anniversaire : c'était un marché qui n'avait pas été tenu.

Pourtant, l'espoir du retour de sa mère persistait. Elle avait l'impression d'être constamment en train d'attendre quelque chose. Elle soutenait qu'il devrait y avoir un arrangement selon lequel les gens seraient morts pendant cinq ans, puis pourraient revenir.

Au bout d'un certain temps, Ruth se mit à ressentir pleinement sa nostalgie pour sa mère, et sa terreur de l'avoir perdue. De même que chez d'autres enfants ou adolescents décrits dans ce chapitre ou dans les chapitres précédents, ce vécu survenait à des moments de séparation, ou de séparation imminente, d'avec son analyste. Lors d'un de ces épisodes, Ruth se plaignit : « Si ma mère était réellement morte, je serais toute seule » ; une autre fois : « Si je devais reconnaitre que ma mère est morte, je serais terriblement effrayée. » Finalement, quatre ans après la mort de sa mère et au moment où elle allait passer chez un autre thérapeute, Ruth écrivit au premier, citant les mots d'une cantate qu'elle avait apprise, et dans laquelle le chœur exprime les sentiments désespérés d'enfants qui se noient : « Mère, chère mère, où sont tes bras pour me tenir ? Où est ta voix pour chasser l'orage par ses grondements ?... N'y a-t-il ici personne pour m'aider ?... Peux-tu m'entendre mère ? » Ceci, disait-elle, exprimait très exactement ce qu'elle ressentait.

Dans sa description de ce cas, Wolfenstein donne peu de détails sur la famille de Ruth, sur la personnalité et les activités de ses parents, sur les relations familiales, ou encore sur la vie de Ruth avec ses parents. Il n'est pas non plus clair qui s'était occupé de Ruth après la mort de sa mère, bien qu'il apparaisse qu'elle ait continué à vivre avec son père au moins jusqu'à son remariage trois ans plus tard. (On ne mentionne pas l'existence d'une fratrie.)

Pour autant que Ruth ait évoqué sa mère au cours des séances succédant à sa perte, elle ne l'avait fait qu'en termes idéalisés, répétant en partie, d'après ce que l'on nous dit, « ce qui se disait dans le cercle familial ». Elle commençait à se rendre compte, soutenait Ruth, quelle femme remarquable sa mère avait été. Elle insistait tout particulièrement sur un incident qui s'était produit durant l'année précédente et qui l'avait énormément bouleversée; sa mère avait alors été très gentille et compréhensive. Dans l'esprit de Ruth, cette image de sa mère allait devenir l'archétype de leur relation, et elle « tendait à glisser sur les nombreuses réelles difficultés et frustrations de sa vie avec sa mère ». Mais en quoi ces réelles difficultés et frustrations avaient pu consister, Wolfenstein ne nous le dit pas.

Commentaire

Il n'est pas nécessaire de chercher très loin pour trouver les raisons de toutes ces omissions. En présentant le matériel clinique, Wolfenstein a l'intention d'illustrer sa thèse selon laquelle, du fait de l'état primitif de développement de leur moi, les enfants et les adolescents sont incapables d'effectuer un deuil. En raison de son désintérêt pour le point de vue impliquant l'existence d'expériences familiales défavorables, aucune donnée se rapportant à cet aspect des choses n'est livrée. Même le fait que Ruth ait eu des problèmes émotionnels avant la mort de sa mère, d'une importance telle qu'ils avaient conduit à une prise en charge psychothérapique, n'est pas mentionné comme étant un fait pertinent.

L'opinion alternative est que les réactions de Ruth ne sont nullement typiques du deuil des adolescents mais en constituent une variante pathologique guère différente des cas d'adultes éprouvant une absence prolongée de deuil conscient, décrits dans le chapitre 9. Pour étayer ce point de vue, je voudrais souligner tout particulièrement les aspects suivants de l'état de Ruth :

— son incapacité prolongée à pleurer ou à éprouver de la nostalgie pour sa mère ;
— ses accès inappropriés d'euphorie ;
— sa dépression consécutive, totalement déconnectée dans son esprit du deuil dont elle avait souffert ;
— les reproches qu'elle s'adressait à elle-même d'avoir de tels affects « insensés » ;
— la terreur qu'elle éprouvait d'avouer que sa mère était morte.

A partir de ces caractéristiques, et en faisant appel aux théories que j'ai proposées dans les chapitres 12 et 13, je pense pouvoir déduire un certain nombre de choses concernant la manière dont la mère de Ruth l'avait traitée. D'abord, je suppose que d'une manière générale, la mère de Ruth était extrêmement impatiente devant les désirs d'amour et d'attention de Ruth et tout particulièrement devant le chagrin ou l'angoisse que Ruth pouvait exprimer à propos des absences de sa mère. J'imagine que le résultat d'un tel traitement a été que Ruth a grandi avec la notion que le chagrin et les larmes entraînent non pas un réconfort mais des réprimandes, qu'être malheureuse parce que sa mère est occupée par toutes sortes de choses sauf sa fille sera considérée comme infantile, stupide ou insensé, et que seule une présentation gaie et joyeuse reçoit l'approbation maternelle. De plus, je suppose que l'image qu'on souhaitait que Ruth ait de sa mère, était celle d'une femme capable, qui donnait à sa fille toute l'attention que l'on pouvait raisonnablement attendre. Elevée de cette manière, un enfant en viendra tout naturellement à craindre de réagir à une perte par du chagrin, de la nostalgie et des larmes[1].

Dépersonnalisation

La description que Ruth faisait de ce qu'elle avait ressenti après l'enterrement de sa mère est typique de l'état diversement dénommé sentiment d'irréalité, de dépersonnalisation, ou de déréalisation : elle avait ressenti un vide interne, comme si un mur de verre la séparait de ce qui se passait autour d'elle.

D'autres exemples de cet état, alternant comme chez Ruth avec des accès d'euphorie, sont décrits par Fast et Chethik (1976). Le récit suivant, tiré de leur communication, montre clairement les divers états d'esprit d'une fillette dont la mère s'était suicidée alors qu'elle était âgée de sept ans.

> A l'âge de dix ans, trois ans après le suicide de sa mère, Esther[1] devait commencer une cure de psychothérapie intensive qui allait durer deux ans. A l'époque, elle vivait avec son père et sa belle-mère. Quant à ses problèmes, on nous dit seulement que de temps en temps elle était sujette à une hyperactivité bruyante qui aboutissait à une « intervention de la part de ceux qui l'entouraient ». Est également mentionnée sa tendance « collante » vis-à-vis de son pro-

1. La théorie de développement de l'adolescent qu'adopte Wolfenstein dans son article de 1966 tend (non intentionnellement) à encourager l'idée selon laquelle un adolescent qui développe une indépendance compulsive (ou un « faux self » selon les termes de Winnicott) est en train d'évoluer de manière satisfaisante. Par exemple, les larmes sont assimilées à un comportement régressif ; et d'autre part, elle pense que durant le développement normal, un adolescent est « obligé d'abandonner un objet d'amour principal », et que « les exigences du développement nécessitent de désinvestir radicalement les parents ». Cette idée que le développement de l'adolescent nécessite un retrait radical de tout attachement aux parents est dérivée d'une théorie de la dépendance encore largement partagée. Comme je le montre dans le chapitre 21 du deuxième volume, elle n'est pas corroborée par les résultats d'études empiriques.

2. Dans l'original, l'enfant reçoit le pseudonyme Ruth qui a été changé pour éviter la confusion avec le cas précédent. Presque aucun renseignement n'est donné concernant les relations familiales, les circonstances du suicide de la mère, ou les raisons ayant amené Esther à recevoir un traitement.

fesseur de classe de 6e qu'elle débordait par son « comportement tumultueux et turbulent ».

Au cours de sa thérapie, Esther décrivit une partie de sa vie fantasmatique. Avant de s'endormir, disait-elle, elle était capable de « vouloir » un rêve particulier. Celui-ci s'était progressivement embelli et avait couramment pris la forme suivante : « Elle s'élevait de son lit, flottait au-dessus de la maison et montait jusque dans un lieu nuageux où se trouvait sa mère. Celle-ci lui apparaissait dans une longue robe scintillante parée de merveilleux bijoux, et enveloppée d'un halo luminescent. Dans le fond, se trouvait la maison de sa mère sur laquelle il y avait un écriteau : « Ici habite Myriam S... ». »

Esther avait également inventé un jeu dans lequel elle s'imaginait être le président d'une grande banque ou entreprise. Elle était extrêmement populaire et considérée comme irremplaçable ; toujours très occupée, elle accumulait des profits énormes. Jouant à ce jeu durant ses séances, elle se tournait par moments vers une foule imaginaire qui se trouvait autour d'elle, saluait profondément ses « admirateurs », puis se serrant les mains loin au-dessus de sa tête, elle murmurait : « Je suis fantastique. »

Cependant, comme chez Ruth, ces sentiments n'étaient que superficiels. La thérapie se poursuivant, Esther se mit à parler de son impression d'être négligée et oubliée. Dans le passé, cela l'avait conduite à s'engager dans une hyperactivité bruyante ; tandis que maintenant elle se lovait sur le divan, suçant son pouce. Elle arriva également à trouver le courage d'évoquer ce qu'elle avait ressenti après la mort de sa mère. « Après que toute la famille soit partie et que l'enterrement soit terminé, elle avait été très effrayée. Tout dans la maison ressemblait à des ombres. Rien autour d'elle ne paraissait réel. » Elle se rappela également comment, rentrant de l'école un jour, elle était restée seule, debout au milieu de la maison, appelant : « Maman, Maman, Maman » et personne n'avait répondu. Sa voix lui avait paru ressembler à un écho. C'était la chose la plus effrayante dont elle se souvienne. Le racontant à l'adulte réconfortant qu'était son thérapeute, elle sanglota abondamment.

Durant tout le traitement d'Esther, il apparut combien tout ce qui se rapportait à ses relations avec sa mère était crucial. Parmi de nombreuses autres choses, Esther devait dire combien après le suicide, elle avait eu l'impression que sa mère l'avait abandonnée. Elle se sentait également déchirée entre sa fidélité à sa mère et ses liens à sa belle-mère.

Commentaire

L'observation donne trop peu de renseignements sur Esther et ses parents pour permettre de faire beaucoup de commentaires. Il n'est guère douteux que la mère avait ses propres problèmes émotionnels, et que ceux-ci avaient vraisemblablement eu des effets défavorables sur la relation mère-fille. La mort d'un parent par suicide soulève de plus des problèmes particuliers, dont le sentiment des survivants d'avoir été abandonnés n'est qu'un des aspects. Dans le chapitre suivant, ces problèmes seront examinés de façon plus détaillée.

Symptômes identificatoires : accidents

Dans le chapitre 9, on a noté que parmi les adultes dont le deuil a pris un cours pathologique, il existe une minorité chez qui se développe le sentiment que la personne morte se trouve à l'intérieur d'eux-mêmes. Les cas où les personnes endeuillées vont développer des symptômes qui sont la reproduction de ceux dont souffrait la personne morte sont particulièrement frappants. Un certain nombre d'exemples de la survenue de ce genre de symptômes également chez des enfants ont été rapportés dans la littérature. Deux cas ont déjà été mentionnés.

Le récit du chapitre 19 concerne Henry dont la mère était morte alors qu'il était âgé de huit ans et demi ; on y décrit comment, au cours d'une séance thérapeutique, il allait subitement porter sa main à sa poitrine, disant qu'il souffrait d'une douleur terrible et qu'il était en train d'avoir une crise cardiaque. Il devait relier immédiatement cette douleur à l'opération que sa mère avait subie pour un cancer du sein. Ceci le conduisit à se rappeler que sa mère insistait pour qu'il fasses ses devoirs plutôt que de venir au dispensaire. Il n'est probablement pas indifférent également que cet épisode soit survenu au moment où sa belle-mère était en train d'avoir une crise cardiaque.

Dans le cas d'Addie, dont la mère était morte lorsqu'elle n'était âgée que de quatre ans (ce chapitre), la raideur de la nuque dont elle avait souffert semblait être clairement liée à la mort de sa mère, bien que le rapport exact avec l'un quelconque des symptômes de la mère reste incertain. Puisque la mère était morte d'une leucémie, et aussi qu'elle avait été blessée au cours des attaques du père, une raideur de la nuque peut bien avoir été l'un de ses symptômes.

Nous pouvons encore donner deux autres exemples de jeunes enfants développant des symptômes qui sont la reproduction de ceux dont souffre un parent ou un grand-parent mourant.

Krupp (1965) rapporte le cas d'un garçon, Paul[1], dont le père était mort subitement d'une hémorragie cérébrale alors que Paul était âgé de six ans. Peu après sa mort, Paul, qui avait été témoin de la mort de son père, se mit également à se plaindre de céphalées et pendant les trois années suivantes, à tout moment de tension, il prétendait éprouver un « mal de tête effroyable » utilisant toujours la même expression. Par la suite, Paul allait présenter de nombreuses autres difficultés et, parmi elles, des conduites antisociales, un important sentiment de culpabilité, et une crainte constante de représailles. Aucune donnée n'est fournie qui permette d'expliquer ce qui aurait pu le conduire à évoluer de cette manière.

Un exemple supplémentaire est tiré d'une description d'Erikson (1950 : 21-27), d'un jeune garçon, Sam, dont la grand-mère paternelle était morte lorsqu'il était âgé de trois ans. La grand-mère qui séjournait en visite prolongée dans la famille n'était pas en bonne santé et on avait averti Sam qu'il lui fallait être gentil avec elle. Un jour, la mère sortit faire des courses laissant Sam avec sa grand-mère. A son retour, la mère trouva Sam auprès de la grand-mère, allongée sur le sol en train d'avoir une crise cardiaque. Elle ne devait survivre que quelques mois, et mourut à la maison. Malgré cela, la mère de Sam fit tout son possible pour lui cacher la vérité. Pour expliquer l'absence subite de la grand-mère, elle lui dit que cette dernière était partie dans une ville lointaine ; et l'on tenta d'expliquer la présence du cercueil en lui racon-

1. Un pseudonyme a été donné à cet enfant pour faciliter les références.

tant qu'il contenait tous les livres de la grand-mère. Sam, de toute évidence, n'avait pas été dupe.

En effet, cinq jours après la mort de sa grand-mère, il allait présenter au cours de la nuit une crise d'essoufflement qui ressemblait apparemment à une crise d'épilepsie. Il faut noter qu'avant d'aller se coucher ce soir-là, il avait empilé ses oreillers comme sa grand-mère avait eu l'habitude de le faire pour éviter d'être congestionnée ; et il avait dormi, comme elle, en position assise.

Accidents

De nombreux cliniciens pensent que les enfants qui sont malheureux, y compris ceux qui ont été endeuillés, sont plus sujets que d'autres à avoir des accidents. Il existe beaucoup de preuves indirectes en faveur de ce point de vue, bien que je n'aie pas connaissance de données épidémiologiques ayant trait à la question.

Parmi les enfants endeuillés décrits dans ce chapitre et les chapitres précédents, deux devaient avoir des accidents au cours de leur thérapie. Peu après avoir observé l'enterrement du Président Kennedy, et avoir fait ses premières allusions à l'enterrement de sa mère, Géraldine tomba au gymnase et se cassa une jambe (chap. 19). Peu avant qu'il ne doive cesser de voir son thérapeute, Seth tomba du rebord de la fenêtre sur lequel il était grimpé, et se cassa son coude. On se rappelle que ce garçon de six ans était présent deux ans plus tôt lorsque sa mère était tombée de son lit et avait été incapable de se relever.

Bonnard (1961) rapporte le cas d'un autre enfant qui se fit une fracture à l'occasion d'un anniversaire très significatif. (Dans le récit d'origine, ce garçon est désigné sous le prénom de John. Sa désignation sous le nom de Jack est fait pour éviter la confusion avec l'enfant mentionné dans le chapitre 24).

> Depuis quelques mois, Jack qui était âgé maintenant de treize ans, n'allait plus à l'école et, pour cette raison, avait été adressé au dispensaire. Au cours des premiers entretiens exploratoires, il allait apparaître que depuis plus d'un an il volait chez lui l'argent destiné aux dépenses ménagères alors que ce détail n'était pas connu de l'école. Jusqu'à ces

difficultés, il avait toujours eu la réputation d'être un garçon bien élevé et raisonnable.

Dix mois avant d'être adressé au dispensaire, alors qu'il était âgé de douze ans, sa mère était morte d'un cancer du sein. Elle avait subi une mastectomie cinq ans plus tôt. Pendant les dix mois précédant sa mort, elle avait été hospitalisée à la suite d'une chute où elle s'était brisée le fémur du fait d'une métastase. Le père n'avait pas été informé de l'aspect terminal de la maladie avant les cinq dernières semaines. On avait maintenu Jack dans l'ignorance jusqu'à ce qu'il apprenne la vérité par hasard peu avant qu'elle ne meure.

Jack était l'un des trois enfants d'une famille très unie. Il avait un frère de quatre ans plus vieux que lui, et une sœur plus jeune de neuf ans, née un an après la mastectomie de la mère. De plus, un enfant était né un an avant l'opération de la mère mais n'avait pas survécu.

Il apparut au cours d'entretiens conjoints avec Jack et son père, que chacun critiquait amèrement l'autre. Le père était dans un état de rage et de désespoir en raison du comportement de son fils, et était effrayé à l'idée qu'il pourrait peut-être devenir un criminel plus tard. De son côté, Jack récriminait parce que son père avait laissé sa mère tout faire chez eux, et qu'elle s'occupait entièrement des enfants pendant que son mari grommelait après elle. Maintenant, poursuivait-il, son père était tout simplement en train de gâter la petite fille qui entre autres choses partageait son lit. Depuis quelques mois c'était Jack qui, la plupart du temps, faisait la cuisine à la maison.

Depuis la mort de sa mère, Jack était très amer d'avoir été maintenu dans l'ignorance à propos de sa maladie, et il était encore très préoccupé de savoir qui, ou quoi, avait pu être responsable de cette maladie. L'une de ses idées était qu'après la mort du bébé, le lait de la mère inutilisé, avait tourné. Une autre idée, venant probablement de ce qu'il avait pu entendre certains membres de sa famille raconter, était que son père avait eu tort de mettre sa femme enceinte si tôt après l'opération. En ce qui concerne la fracture, il avait d'abord blâmé le chien qui lui avait fait perdre l'équilibre, puis blâmé tout le restant de la famille, ce qui bien entendu l'incluait, parce qu'ils étaient restés au lit et avaient laissé la mère leur apporter leur petit déjeuner, alors qu'elle n'était pas bien portante. Il apparut alors qu'au premier anniversaire de la chute de sa mère, Jack s'était lui-même brisé le coude.

Commentaires

Deux remarques que l'on peut faire sur ce cas sont, premièrement le silence observé sur l'état réel de la mère avec les incertitudes qui en découlaient sur les causes, et deuxièmement la forte tendance de chaque membre de cette famille à adresser des reproches aux autres ou à soi-même. Que l'accident de Jack se soit produit le jour anniversaire de ce qui, pour lui, avait probablement été un événement crucial de la maladie fatale de la mère, et au sujet duquel tous les membres survivants de la famille avaient de toute évidence ressenti une grande culpabilité, ne peut guère avoir été une coïncidence.

A partir du nombre assez limité de cas dans la littérature, il n'est pas facile de reconnaître ce que sont exactement les conditions qui conduisent certains enfants et pas d'autres, soit à développer les mêmes symptômes que le parent mort, soit à subir un accident dans des circonstances qui ont un rapport étroit avec la maladie ou la mort du parent. Cependant, ce que l'on peut dire c'est que dans tous les cas mentionnés ici le deuil suivait un cours pathologique. Dans la plupart des cas, l'enfant avait été présent lorsque le parent qui allait par la suite mourir, avait éprouvé une grande crise douloureuse, ou bien avait subi un accident ; dans la plupart des cas également, on s'était efforcé de garder le secret. Au premier plan se trouvent également des sentiments de culpabilité et il se pourrait que dans tous ces cas l'enfant se reprochait, plus ou moins, d'avoir été la cause de la catastrophe. Néanmoins, quelle que soit la fréquence de ces conditions, elles se produisent également dans des cas où les enfants ne vont pas évoluer de cette façon très particulière, de sorte qu'aucune ne peut être considérée comme pathognomonique des développements pathologiques en question.

Dans les cas où un enfant, ou un adulte, développe des symptômes qui sont la reproduction de ceux manifestés par la personne qui est morte, il est évidemment pratique de les considérer comme étant de type identificatoire. Mais cette désignation ne nous mène pas très loin dans l'explication de pourquoi ils surviennent chez certains individus et pas chez d'autres. Cela ne nous indique pas non plus ce que peuvent bien être les processus psychologiques en œuvre. Heureusement, notre manque de compréhension n'est pas un grand handicap dans la mise en œuvre d'un traitement, puisqu'une fois que la perturbation est reconnue comme provenant de l'échec du deuil, la voie thérapeutique est claire.

Il en est de même dans les cas d'accidents. Pour certains d'entre eux, et peut-être pour tous, l'une des principales motivations en œuvre est le désir de retrouvailles avec le parent mort, associé plus ou moins consciemment à des idées suicidaires. Comme nous l'avons vu dans le chapitre 17, et également dans la première partie de ce chapitre, ces idées sont certainement au premier plan chez les individus, enfants, adolescents ou adultes, qui ont perdu un parent durant leur enfance.

Conclusions

Dans ce long chapitre, nous avons tenté de montrer comment un très grand nombre de troubles psychiatriques peuvent être considérés comme constituant la réaction d'enfants à la mort d'un parent, quand cette mort a été précédée ou suivie de certaines conditions déterminées. Pour certains désordres, le lien causal est manifeste ; pour d'autres, il est plus obscur, bien qu'on puisse en discerner les contours. Mais dans tous les cas, des études plus approfondies sont nécessaires.

Dans le passé l'on n'a pas suffisamment étudié de manière systématisée le pouvoir de ces facteurs de l'environnement sur l'évolution du deuil, ce qui a laissé le champ libre à des hypothèses traditionnelles telles que celles de la phase du développement, ou des fantasmes d'autonomie. Mais avec les acquis qui sont maintenant les nôtres, nous savons que plus l'on précise les conditions en cause et plus l'enquête est soignée, plus il est fréquent qu'on les retrouve. Avec nos acquis je pense que la seule hypothèse sûre qu'un clinicien puisse faire, c'est que dans tous les cas, derrière la fumée de l'angoisse, de l'auto-accusation, ou d'un autre symptôme ou problème d'un enfant, brûle un feu allumé par une expérience réelle effrayante ou inductrice de culpabilité. Il n'est guère de situation où cette séquence ne se révèle plus clairement qu'après le suicide d'un parent.

CHAPITRE 22

Effets du suicide d'un parent

Proportion de morts parentales dues au suicide

Dans les chapitres précédents, l'attention a été attirée sur le fait que, bien que les taux de mortalité des hommes et des femmes en âge de procréer soient relativement bas, la proportion de morts dues au suicide est élevée lorsqu'on la compare à celles des hommes et des femmes appartenant à d'autres groupes d'âges. Ceci veut dire que comparée aux morts dues à d'autres causes, la mort du parent d'un enfant du fait d'un suicide n'est pas une chose rare. De fait, des statistiques britanniques suggèrent que pour des enfants nés alors que leurs parents étaient âgés d'une vingtaine d'années, le risque de perdre son père serait de un sur quinze, et sa mère de un sur dix-sept[1].

1. Les chiffres pour l'Angleterre et le Pays de Galles pour 1973 tirés de la *Revue statistique du Conservateur des Actes d'état civil* (HMSO, 1975) donnent les pourcentages suivants de morts dues au suicide dans trois groupes d'âges.

Groupe d'âge	*Hommes*	*Femmes*
15 à 24 ans	6,2	7,1
25 à 44 ans	7,0	5,8
45 à 64 ans	1,1	1,5

Ces chiffres suggèrent que l'estimation de 2,5 % faite par Shepherd et Barraclough (1976) comme proportion de morts parentales dues au suicide est trop basse. Leur estimation est basée sur le nombre d'enfants survivants laissés par cent individus s'étant suicidés ; mais bon nombre de ces individus avaient dépassé l'âge où existait une probabilité qu'ils aient des enfants de moins de dix-sept ans.

Compte tenu des conditions traumatiques de la mort par suicide et de la forte tendance à cacher ce fait aux enfants, il ne serait guère surprenant que la mort d'un parent du fait d'un suicide aboutisse à une fréquence (ou peut être un degré) de psychopathologie considérablement plus élevée que dans le cas de morts dues à d'autres causes. Nous manquons de données suffisantes, mais celles qui sont disponibles indiquent que ces propositions sont toutes deux vraisemblables.

Les données sont tirées à la fois de sondages et d'études thérapeutiques.

Résultats provenant de sondages

Il existe trois sondages, dont deux ont été décrits dans le chapitre 18, et dont les résultats suggèrent que la fréquence des perturbations psychiatriques à la suite du suicide d'un parent est inhabituellement élevée.

Dans une étude d'un groupe de sujets sans trouble pathologique ayant perdu un parent durant l'enfance et vivant dans la région californienne, Hilgard et coll. (1960) notent que dans aucun des cas la mort du parent n'avait été due à un suicide. On notait par contre une fréquence de 6, 3 % dans un groupe comparable de patients psychiatriques. Dans une deuxième étude de quatre-vingt-trois enfants et adolescents du Michigan qui avaient perdu un parent du fait de sa mort, et qui avaient été adressés en consultation en raison de problèmes psychiatriques, Arthur et Kemme (1964) notent que pour 10 d'entre eux (12 %), la mort du parent avait été due à un suicide. Mais sans les statistiques des taux de suicides pour la Californie et le Michigan, on ne peut faire de commentaire. Néanmoins pour le groupe du Michigan la fréquence paraît élevée.

Le troisième sondage rapportant des résultats pertinents est une étude catamnestique des conjoints de quarante-quatre suicidés d'une commune du sud de l'Angleterre, entreprise par Shepherd et Barraclough et qui a été décrite en partie dans le chapitre 10. Parmi les quarante-quatre survivants se trouvaient treize mères qui avaient un total de vingt-huit enfants âgés de deux à dix-sept ans quand leur père s'était suicidé, et cinq pères avec un total de huit enfants du même âge au moment du suicide de leur mère. Les renseignements sur les enfants étaient obtenus du parent survivant au cours de deux entretiens, le premier quelques semaines après le suicide, et le deuxième cinq à sept ans plus tard. Les données sur les trente-six enfants (quatorze garçons et vingt-deux filles) sont rapportées dans Shepherd et Barraclough (1976).

Lorsqu'on tentait d'évaluer globalement ces enfants à partir des renseignements catamnestiques, en utilisant les critères de santé, de réussite scolaire ou professionnelle, de relations avec le parent survivant et d'appartenance à un groupe familial stable, seuls quinze d'entre eux étaient estimés fonctionner de manière satisfaisante. Seize d'entre eux étaient considérés comme fonctionnant de manière non satisfaisante ; et quant aux cinq restants les renseignements étaient insuffisants. Parmi ceux qui fonctionnaient de manière non satisfaisante, se trouvaient cinq enfants qui avaient été en traitement du fait de perturbations psychologiques consécutives au suicide du parent ; la mère d'un sixième disait que son fils avait été en consultation chez un psychiatre avant le suicide, et elle prévoyait de l'y ramener. Ceci donne une fréquence de perturbations psychiatriques manifestes de l'ordre de 15 % dans ce groupe.

Cette fréquence était significativement plus élevée que celle dans un groupe de comparaison d'enfants vivant dans le même cadre communautaire. On peut penser qu'elle aurait été également plus élevée que celle d'un groupe d'enfants dont l'un des parents était mort autrement que par suicide, mais on ne peut l'affirmer, cette comparaison n'ayant pas été faite ; mais compte tenu de la fréquence élevée (15 %) parmi les enfants de suicidés, cela ne paraît pas invraisemblable.

Les perturbations chez les enfants apparaissaient principalement sous forme d'angoisse ou de troubles du comportement. Quinze d'entre eux étaient devenus plus angoissés à la suite du suicide, et bien que chez neuf d'entre eux l'angoisse n'était plus apparente cinq ans plus tard, chez six d'entre eux elle persistait. Elle se manifestait par des questions incessantes sur la santé du parent survivant, et la crainte qu'il quitte le domicile ou ne meure. Les parents de ces quatorze enfants se plaignaient de leur comportement ;

quatre d'entre eux étaient connus de la police. Quelques-uns de ces enfants se reprochaient le suicide de leur parent ; d'autres le reprochaient au parent survivant. Aucun enfant n'avait tenté de se suicider mais l'un d'entre eux avait menacé de le faire.

Les parents de la moitié de ces enfants (soit dix-huit d'entre eux), principalement des plus jeunes, avaient tenté de garder le secret sur le suicide. Néanmoins, quatre enfants l'avaient découvert peu après grâce à un journal, à un membre de la famille, ou en surprenant une conversation ; deux autre devaient l'apprendre de la même manière un peu plus tard ; les parents de douze enfants pensaient qu'ils ne le savaient toujours pas. Les parents des dix-huit autres enfants avaient fait un effort pour les informer, mais ils ne l'avaient pas toujours fait d'une manière telle qu'on puisse penser que l'enfant ait compris.

On compara les enfants qui évoluaient de manière relativement satisfaisante au moment de l'étude catamnestique, à ceux qui n'évoluaient pas favorablement. En ce qui concerne l'âge, le sexe, le niveau social, la dimension de la famille et le sexe du parent perdu, on ne constatait pas de différence. Les différences les plus notables concernaient les conditions prévalentes avant la survenue du suicide. Les enfants qui évoluaient le moins bien avaient plus tendance à avoir eu des parents qui s'étaient séparés, ne serait-ce que de façon temporaire, ou qui avaient présenté une personnalité anormale.

Résultats provenant d'études thérapeutiques

On peut conclure à partir de l'étude de Shepherd et Barraclough, que malgré la fréquence élevée des perturbations psychiatriques après le suicide d'un parent du point de vue psychopathologique, il n'y a rien d'inhabituel. Cependant, il faut se rappeler que leurs données ont été obtenues de deuxième main, du parent survivant. Si les enfants eux-mêmes avaient été vus, et si les interactions familiales avaient été examinées avec plus de minutie, l'image qu'on en aurait tirée aurait peut-être été bien différente.

Il est donc utile de se tourner vers une étude par Cain et Fast (1972) de l'Université du Michigan d'une série de quarante-cinq enfants âgés de quatre à quatorze ans, qui avaient tous perdu un parent par le suicide, et qui étaient tous perturbés d'un point de vue psychiatrique. Dans tous ces cas, on possède des données provenant d'évaluations faites en dispensaire ; dans de nombreux cas, on possède également des renseignements tirés d'entretiens thérapeutiques, et dans neuf cas ils ont été recueillis lors d'une cure prolongée à l'hôpital. L'intervalle entre le suicide du parent et l'examen a varié de quelques jours à plus de dix ans.

Environ 60 % des enfants appartenaient aux deux groupes suivants : *a*/ enfants tristes, culpabilisés, renfermés, craintifs et inhibés ; *b*/ enfants en colère, brutaux et provocants, et ayant tendance à se comporter de manière désorganisée et agressive. Le degré de gravité de la psychopathologie observée était très variable, allant de troubles névrotiques peu sévères à des psychoses graves. La fréquence des psychoses, onze cas sur quarante-cinq enfants, était exceptionnellement élevée, comparée à celle chez des enfants provenant d'autres milieux. A tort ou à raison, les auteurs attribuent cette grande fréquence à la combinaison de l'impact du suicide avec sa chaîne de conséquences, et de l'histoire familiale antérieure au suicide qui, comme dans les cas rapportés par Shepherd et Barraclough, était fréquemment très perturbée.

En plus de la fréquence élevée de psychopathologie grave dans cette série de cas, Cain et Fast notaient parmi ces enfants la fréquence de leur exposition à deux types particuliers de situations pathogènes. L'une concernait les situations susceptibles d'engendrer une intense culpabilité, et l'autre des situations où les communications étaient gravement déformées. Nous allons examiner les effets de chacune de ces situations.

Dans les cas où le parent était gravement perturbé et tout particulièrement lorsqu'il y avait eu des menaces de suicide, ou même une tentative, l'enfant avait souvent été grondé et mis en garde par son autre parent, ou par le médecin de famille, qu'il « bouleversait Maman », qu'il « la rendait folle », qu'il fallait qu'il soit très calme et très gentil, et qu'il ne devait pas se disputer avec elle ni la bouleverser. Dans des conditions aussi inductrices de culpabilité, presque inévitablement si le suicide succédait à un quelconque désaccord entre l'enfant et le parent, quelque insignifiant qu'il ait pu être, l'enfant était convaincu que c'était cet épisode qui avait causé le suicide. Tout particulièrement si le parent avait réagi à cet épisode comme si c'était la goutte d'eau qui faisait déborder le vase.

Dans d'autres cas, l'enfant en était arrivé à penser avant le suicide, que tout ce qui allait mal entre ses parents était de sa faute. Parfois, de plus, il en était venu à avoir le sentiment que c'était sa responsabilité que de s'assurer que le parent menaçant ne réalise pas ses menaces, avec comme conséquence un lourd sentiment de responsabilité si le suicide avait finalement eu lieu alors qu'il était dehors en train de jouer, ou absent pour quelque autre raison de son domicile. Il existait également des cas où les menaces et les gestes répétés du parent avaient conduit un enfant de plus en plus effrayé et exaspéré, à souhaiter consciemment et avec colère que le parent réalise ses menaces. Nombre de ces enfants au cours d'une thérapie confiaient à quel point ils s'estimaient responsables et continuaient à affirmer que c'était le cas, quoi que le thérapeute puisse dire. Le cas de Dan et de sa famille rapporté par Arthur (1972) fournit un exemple détaillé et révélateur d'une séquence de ce type[1].

> Dan était l'aîné des six enfants d'un père laborieux, et d'une mère perturbée et instable. Les parents avaient eu tous deux des enfances difficiles. Le père avait perdu son propre père lorsqu'il était très jeune, et sa mère qui avait travaillé très dur pour subvenir aux besoins de la famille, avait été « une femme difficile à vivre ».
>
> La mère de Dan avait été élevée par un oncle et une tante chez qui elle avait été extrêmement malheureuse ; elle semble avoir grandi avec « le sentiment profond de son inutilité, une soif d'être aimée, et une détermination à

1. L'âge de Dan n'est pas donné. Le fait qu'il soit l'aîné de six, ainsi que d'autres renseignements laissent penser qu'il avait entre dix et quatorze ans au moment du suicide de sa mère. Comme Dan fut pris en charge par des professionnels quelques semaines seulement après le suicide, on obtint beaucoup de renseignements du père de Dan, ainsi que d'autres membres de la famille, et de Dan lui-même, tant sur la séquence des événements que sur les problèmes émotionnels de la mère.

avoir une vie plus heureuse ». Les parents de Dan s'étaient mariés impulsivement, chacun espérant trouver avec l'autre la sécurité qu'aucun des deux n'avait jamais eue. Ils devaient très vite se mettre à se disputer. La mère allait se sentir progressivement plus assujettie par sa famille grandissante, tandis que le père travaillait toujours davantage et était absent de la maison de manière croissante. Le temps passant, la mère se sentait de plus en plus seule et non aimée. « Prise dans ce dilemme d'être incapable d'accepter l'amour qui lui était offert, tout en ayant un excessif besoin de preuves qu'elle était aimée, elle allait devenir de plus en plus souvent déprimée, avec des exigences croissantes à l'égard de son mari et de ses enfants, une implication décroissante dans sa maisonnée. » Finalement, elle se mit activement à chercher l'amour ailleurs. Bien que le père ait des soupçons, il ne devait rien dire.

Cependant, les disputes empirèrent, assorties de cris, de menaces de séparation ou de divorce, et de jets d'objets. Dans ces moments, chaque parent recherchait le soutien des enfants, et exigeait qu'ils choisissent avec qui ils resteraient si leurs parents devaient se séparer. De temps à autre, la mère menaçait de se suicider.

Un soir, le père absent en voyage d'affaires, la mère entreprit de se tuer, ainsi que ses six enfants, en exposant tout le monde au gaz d'échappement de la voiture. Tous moururent, à l'exception de l'aîné, Dan. Et s'il ne mourut pas, c'est parce qu'il entendit la sonnerie du téléphone. Allant répondre (à son père qui appelait sa mère), Dan trébucha sur le corps de l'un de ses frères et il en parla à son père qui, soupçonnant apparemment le pire, dit au garçon de regarder dans le garage. Apprenant ce que le garçon y avait trouvé, le père lui dit d'appeler les voisins et la police.

Le soir que la mère avait choisi pour agir était l'anniversaire de son mariage. Elle avait espéré qu'il y aurait une fête, mais au lieu de cela son mari était absent en voyage.

Quand la police le trouva, Dan avait des nausées et souffrait de vertiges et d'importantes céphalées. Il fut emmené à l'hôpital où il allait rester vingt-quatre heures. Après quoi, il demeura pendant une semaine chez des amis, puis son père et lui s'installèrent chez un oncle et une tante. Ce n'est que progressivement qu'il se mit à comprendre ce qui s'était passé.

Assez rapidement, Dan se mit à se plaindre à nouveau

de nausées, de vertiges et de céphalées ; et lorsque aucune base organique ne fut trouvée, on l'adressa en consultation psychiatrique.

Durant les premiers entretiens, Dan contesta que sa mère et ses frères et sœurs soient morts ; ils étaient tout simplement partis en voyage quelque part, prétendait-il. Quand on lui rappela qu'ils avaient été enterrés, il décida qu'ils devraient être exhumés pour voir s'ils étaient réellement dans leurs cercueils. Par la suite, lorsqu'il se mit à accepter la vérité, il oscillait entre se considérer lui-même comme entièrement responsable, ou considérer les autres comme responsables ; à un moment donné, il pensa que l'employé de la Compagnie de Gaz était en cause ; à un autre moment que c'était son père ; mais la plupart du temps, il s'accusait lui-même.

Peu avant le suicide de sa mère, devait-il expliquer, alors que ses parents se disputaient et que les autres enfants avaient choisi de rester avec la mère, il avait dit qu'il resterait avec son père. Cela l'avait tellement rendue malheureuse, pensait-il, qu'elle avait décidé de se supprimer. Comme ses frères et sœurs avaient choisi de rester avec la mère, ils étaient maintenant avec elle tandis que lui n'avait pas été emmené. En vérité, il voulait lui aussi rester avec elle, mais il avait choisi son père dans l'espoir que cela la pousserait à rester à la maison ; mais elle avait seulement pleuré. Maintenant, il souhaitait être avec elle, comme les autres enfants. De plus, il méritait d'être puni et donc ferait mieux d'être mort.

Tandis que Dan parlait de sa mère, il devint clair que les relations entre eux n'avaient jamais été faciles et que ses sentiments à son égard étaient profondément ambivalents. Lorsqu'elle allait bien, elle avait été une mère aimante et lui avait donné, ainsi qu'à ses frères et sœurs beaucoup de plaisir. Mais elle les avait souvent négligés, de sorte qu'ils avaient dû se débrouiller par eux-mêmes, le plus dur incombant à Dan puisqu'il était l'aîné. De temps à autre, avouait-il, il avait été très en colère contre elle, et au moins une fois il lui avait dit qu'il souhaitait qu'elle soit morte. Mais sans cesse il revenait à son propre sentiment de culpabilité. Si seulement au moment crucial, il n'avait pas choisi de rester avec son père, sa mère et ses frères et sœurs seraient encore vivants.

Le père vint au dispensaire uniquement pour fournir des renseignements biographiques, n'ayant pour sa part aucun désir d'être pris en charge. Il était cependant évident qu'il avait de nombreuses difficultés. « Tour à tour, il faisait l'éloge de sa femme puis la critiquait. Il alternait également entre dire qu'il avait essayé très fort de la satisfaire, et sous-entendre qu'elle ne pouvait pas, ou ne voulait pas, être satisfaite... Il avouait qu'il l'avait parfois traitée avec une grande dureté, en négligeant de reconnaître ses besoins d'attention, en la frappant, et en refusant délibérément de lui donner raison. Lui aussi se sentait responsable de sa mort. Il l'avait obligée à rester mariée et il avait été cruel en exigeant des enfants qu'ils choisissent entre eux. Cela l'avait profondément blessée, il en était certain. » Il était également tourmenté d'avoir été absent si souvent, et en particulier le soir de l'anniversaire de leur mariage.

Le traitement de ce cas n'allait pas se poursuivre de manière satisfaisante. Le père se mit à menacer de lui aussi se suicider. Il manifesta des colères violentes tant à l'égard de Dan que de l'oncle et de la tante chez lesquels ils vivaient. De plus, Dan se mit à se bagarrer avec d'autres enfants. Puis un jour sans avertissement, le père quitta la ville emmenant Dan avec lui.

Commentaires

Compte tenu des difficultés de la famille, il n'est pas surprenant que Dan ait été abasourdi, et perturbé par la mort de sa mère. Cependant, son besoin persistant de se faire des reproches, et son insistance toute particulière sur cet épisode au cours duquel il avait choisi de rester avec son père plutôt qu'avec sa mère, méritent réflexion.

A partir des indices qui nous sont donnés, il est clair que des trois (Dan, sa mère et son père) c'était Dan lui-même qui était le moins coupable. Pourquoi, pouvons-nous alors demander, insistait-il qu'il l'était ? L'explication la plus vraisemblable, je pense, est qu'il nourrissait de profonds sentiments de colère vis-à-vis de ses parents, qu'il tenait tous deux pour coupables ; mais pour diverses raisons, il n'était pas possible qu'il se sente en colère contre eux, et à la place il dirigeait la colère contre lui-même. A l'égard de sa mère, il avait souvent été protecteur, la consolant en particulier quand son père était absent, et qu'elle se sentait déprimée et seule. De son père, il avait visiblement peur, à la fois quand il se mettait en colère, et quand il menaçait de se suicider. Si cette évaluation est correcte, la réaction de Dan à la mort de sa mère peut être considérée comme un deuil chronique ; et le pronostic pour son avenir inquiétant.

Le deuxième type de situation pathogène que Cain et Fast trouvaient être prévalent dans leurs séries de familles impliquait des communications extrêmement perturbées. Dans pratiquement tous les cas, le parent survivant, non seulement évitait de parler avec les enfants de ce qui s'était passé, mais avait également activement proscrit ce sujet de toute discussion. Certains espéraient ardemment que leurs enfants ne leur demanderaient jamais rien. D'autres furent très en colère contre les cliniciens qui fouillaient dans leur passé. D'autres encore, quand leurs enfants leur posaient effectivement des questions, refusaient d'écouter. Cependant, la plupart des enfants avaient très rapidement compris qu'il s'agissait là d'un sujet interdit, de sorte que le parent pouvait par la suite affirmer en toute honnêteté, mais avec soulagement, « qu'ils n'avaient jamais posé de questions ».

Dans environ un quart des cas, l'enfant avait été le témoin de quelque aspect de la mort de son parent et avait ensuite entendu son parent survivant lui affirmer que cette mort n'avait pas été due à un suicide mais à une maladie ou à un accident.

« Un garçon qui avait vu son père se tuer avec un fusil... fut informé plus tard le même soir par sa mère que son père était mort d'une crise cardiaque ; on dit à une fillette qui avait découvert le corps de son père pendu dans un placard, qu'il était mort dans un accident de voiture ; et deux frères qui avaient trouvé leur mère avec les veines du poignet ouvertes furent informés qu'elle s'était noyée au cours d'une baignade » (Cain et Fast, 1972 : 102). Lorsqu'un enfant décrivait ce qu'il avait vu, le parent survivant cherchait à semer le doute, soit en ironisant, soit en affirmant qu'il confondait avec quelque chose qu'il avait vu à la télévision, ou avec un cauchemar. Cette confusion était encore intensifiée par la multiplicité des versions que l'enfant entendait sur la mort de son parent de personnes différentes, ou même du parent survivant lui-même.

Une grande partie des difficultés psychologiques de ces

enfants semblaient directement liées au fait qu'ils avaient été exposés à des situations de ce type. Leurs difficultés comprenaient la méfiance chronique à l'égard des autres personnes, l'inhibition de leur curiosité, la méfiance à l'égard de leurs propres perceptions, et une tendance à trouver tout irréel. Au cours des thérapies, il s'avéra que certains d'entre eux possédaient au moins deux systèmes distincts et incompatibles de croyances, d'idées, et de programmes, chacun avec ses affects correspondants. La description suivante concerne un garçon de onze ans, Bob, dont le père s'était suicidé deux ans plus tôt ; ce garçon allait s'avérer être sous l'influence de trois séries séparées de systèmes de croyances (Cain et Fast, 1972 ; 104).

> Le premier était que son père était mort d'une crise cardiaque, ce qui correspondait à ce qu'on lui avait dit. A ce système appartenaient quelques préoccupations hypochondriaques et des symptômes éphémères, ainsi que la conviction que son propre comportement bruyant pourrait avoir été la cause de la crise cardiaque, conduisant à des efforts de sa part pour rester calme et soumis, et au puissant désir de devenir un médecin capable de pratiquer des opérations urgentes.
>
> Le deuxième système de croyance était que son père était mort dans un accident de voiture. S'y rattachaient certains cauchemars répétitifs et une tendance à s'engager dans des activités dangereuses, et à se faire des blessures légères.
>
> Le troisième système de croyance était que son père s'était tué. Lui appartenaient sa conviction qu'il avait été responsable du suicide de son père, un sentiment de dégoût vis-à-vis de lui-même, et également de son père, et une méfiance à l'égard de toute autorité masculine.

Dans ce très précieux article, Cain et Fast mentionnent également la forte tendance à se suicider que certains de ces enfants vont eux-mêmes manifester par la suite. L'idée proposée dans le passé qu'une propension suicidaire pouvait être transmise par les gènes, est vivement remise en question par les conditions de l'action de l'enfant qui est parfois reliée de façon presque étrange aux circonstances du suicide du parent. Des nombreux exemples décrits par Cain et Fast, nous en choisirons deux. Dans le premier, une jeune fille de dix-huit ans se noie toute seule la nuit, d'une manière assez semblable, et sur la même plage que sa mère de nombreuses années plus tôt ; dans l'autre, un homme âgé de trente-deux ans fait basculer sa voiture par-dessus la même falaise que son père vingt et un ans plus tôt. Il semble que certains de ces individus vivent pendant de nombreuses années avec une conviction profonde proche de la certitude, qu'ils vont eux-mêmes mourir un jour par le suicide. Certains d'entre eux se résignent doucement à leur sort. D'autres recherchent une aide.

Inévitablement, on a recours au concept d'identification pour comprendre ces cas étranges. Il existe une autre approche mais qui doit encore être étudiée : le besoin de copier le parent, ressenti par ces personnes, proviendrait littéralement du besoin de suivre le chemin tracé par le parent mort, pour enfin, éventuellement, le retrouver. Le discours d'un patient donne quelque crédit à cette hypothèse : il avait en effet affirmé qu'avant l'âge de trente ans il suivrait son père — semblable au joueur de flûte d'Hamerlin — dans la noyade. En temps voulu, il se tua laissant une note banale qui n'expliquait rien.

CHAPITRE 23

Réactions à la perte au cours de la troisième et quatrième années

« J'ai pleuré, mais rien ne s'est produit, et tu n'es pas venue. »

(Sarah FERGUSON. *A Guard Within*)

Les questions en suspens

Dans les chapitres précédents, des données ont été présentées qui montrent que les enfants et les adolescents réagissent à la perte d'un parent, d'une manière peu différente des adultes après la perte d'un parent ou d'un conjoint. Pour autant qu'il y ait des différences, elles résident essentiellement dans le fait que les enfants et les adolescents sont encore plus sensibles aux conditions qui précèdent, entourent et suivent une perte que ne le sont les adultes.

Les questions encore en litige concernent la manière dont les enfants ayant moins de quatre ans vont réagir à la perte. Dans des conditions favorables, réagissent-ils de façon semblable à celle des enfants plus âgés et des adolescents ? Et si c'est le cas, à quel âge commencent-ils à réagir ainsi ? Dans le cas contraire, comment pouvons-nous comprendre les différences ? L'influence de conditions défavorables sur leurs réactions est-elle semblable ou différente de ce qu'elle est sur les réactions d'enfants plus âgés ? Il s'agit, bien entendu, précisément des questions par lesquelles ce volume a débuté ;

mais maintenant nous pouvons les examiner dans une perspective beaucoup plus large.

Dans ce chapitre, nous allons considérer les enfants dans leurs troisième et quatrième années de vie, un âge auquel il est vraisemblable qu'ils ont acquis une bonne compréhension et un bon maniement de la langue, laissant pour le chapitre suivant le problème bien plus difficile des enfants dans leurs première et deuxième années.

Réactions lorsque les conditions sont favorables

Dans le chapitre 16, nous avons vu que lorsque les conditions sont favorables, des enfants n'ayant que quatre ans sont aussi capables que le sont des adultes de conserver des souvenirs et des images de la personne morte, et d'endurer les retours fréquents d'affects nostalgiques ou tristes. En utilisant cette capacité à conserver, distincts du présent, leurs souvenirs de la relation perdue, ainsi que les sentiments intenses qui lui sont liés, ils sont à même, comme les adultes dans des circonstances similaires, de tirer le meilleur profit d'une nouvelle relation qui leur serait proposée. Bien que les descriptions de la manière dont des enfants encore plus jeunes réagissent à la mort d'un parent soient extrêmement rares, on a tout lieu de penser que si leurs questions et leurs remémorations ne sont pas découragées, les réactions d'enfants d'un âge aussi jeune que deux ans et demi seront peu différentes de celles de leurs aînés. Nous sommes redevables à Marion J. Barnes (1964) de la description détaillée qui suit de comment une petite fille allait réagir à la mort de sa mère.

Winnie fait le deuil de sa mère

Dans le chapitre 16, une description a été donnée de la manière dont la sœur aînée de Winnie, Wendy âgée de quatre ans, avait réagi à la mort subite de leur mère due à une flambée subite d'une sclérose en plaques en rémission pendant les sept précédentes années. Non seulement, on disposait de beaucoup de détails sur la famille avant cette tragédie inattendue, mais il avait également été possible de rester en contact étroit avec les deux enfants, Wendy âgée de quatre ans et Winnie âgée de deux ans et demi, et avec le père endeuillé et la grand-mère maternelle, pendant les douze mois suivants. Pour des détails sur la famille et sur les conditions de vie des enfants après la mort de la mère, le lecteur se référera à la description donnée de Wendy.

Durant ses premiers deux ans et demi de vie, le développement de Winnie avait été sans particularité, et elle était devenue une « petite fille heureuse et ouverte, très avancée pour son âge à tous points de vue ». Elle était extrêmement bavarde, n'arrêtant pas de parler depuis son lever jusqu'à son coucher.

Au moment de la mort de la mère, le père décida de dire aux enfants ce qui s'était passé, que la mère serait enterrée dans le sol, et que ceci constituait la fin. Nous savons qu'à un certain niveau, Winnie avait enregistré cette information de façon correcte puisque trois semaines plus tard, lorsque Wendy chantonnait : « Ma mère revient, je sais qu'elle revient », Winnie répliqua : « Maman est morte et elle ne revient pas. Elle est dans le sol, près du « château d'eau ». » Winnie devait énoncer d'autres affirmations aussi formelles : « Ma Maman est morte. Je sais qu'elle ne reviendra jamais. »

Pourtant il est également clair qu'à un autre niveau, Winnie était loin d'être convaincue que sa mère ne reviendrait jamais. Pendant quelques semaines, elle allait garder son apparence joyeuse habituelle. Elle ne mentionnait pas spontanément sa mère, et elle paraissait soigneusement éviter toute référence à l'absence de celle-ci. Par exemple, alors que précédemment elle avait été extrêmement précise quant à savoir à qui appartenait telle ou telle voiture, elle désignait maintenant la voiture de sa mère comme : « La voiture de mon Papa. » Néanmoins, il existait des preuves évidentes que sa mère n'était jamais très loin des pensées de Winnie. Par exemple, un soir que la grand-mère portait le tablier de sa mère, Winnie la réprimanda : « Enlève ce tablier », lui ordonna-t-elle. A une autre occasion, six semaines après la mort de leur mère, alors qu'elle fabriquait des cartes pour la Saint-Valentin, Winnie affirma : « J'en fabrique une pour Maman. » Wendy la corrigea : « Tu ne peux pas faire ça. Elle est morte. » A quoi Winnie répliqua : « Chut ! ne dit pas ça ! » Enfin, une nuit où elle avait mouillé son lit, Winnie appela sa mère.

Bien que durant cette période Winnie n'exprime pas de

tristesse et ne mentionne jamais l'absence de sa mère, il était manifeste qu'elle lui manquait. Par exemple, elle cherchait plus souvent que par le passé à se consoler avec sa couverture, et elle se mit également à tirer sur son oreille droite au point qu'elle devint rouge et enflée. Son appétit était médiocre et elle perdit un peu de poids. Au lieu d'apparaître comme une petite dame outragée quand on lui demandait de faire quelque chose qui ne lui plaisait pas, elle était maintenant soumise et accommodante ; et elle était exagérément satisfaite de jouer tranquillement toute seule.

Pendant ce temps, le père et la grand-mère avaient des entretiens réguliers au sujet de l'évolution des enfants avec le thérapeute. Préoccupé par l'état de Winnie, le thérapeute conseilla à la grand-mère et à la domestique de lui accorder des soins de maternage physiques intensifs : « Je leur conseillais de parler à Winnie et de la tenir comme la mère avait eu l'habitude de le faire et de suivre autant que possible la routine journalière de la mère. Je leur suggérais également dans ces moments de mentionner avec à-propos la mère, par exemple : « Maman et toi vous aviez l'habitude « d'aller faire les courses. Maintenant elle est partie et « c'est moi qui vais t'y emmener. » « Maman te lisait un « conte tous les après-midi. Maintenant c'est moi qui vais « le faire. » Je suggérai au père de dire à Winnie que certaines petites filles pensent que leurs mères vont être malades ou même mourir si leurs enfants sont méchants mais que ce n'est pas vrai. Avec ces quelques modifications de la prise en charge, Winnie redevint comme avant et les symptômes disparurent. Mais elle ne mentionnait toujours pas spontanément sa mère. La principale caractéristique de son comportement était qu'elle recherchait des substituts maternels : sa grand-mère, la domestique, le père, et quelquefois sa sœur Wendy. Elle paraissait heureuse et satisfaite, et ne manifestait aucun signe de perturbation tant qu'on s'occupait d'elle et qu'on l'aimait, ce qui était le cas. »

Sept mois après la mort de sa mère alors que Winnie était âgée de trois ans un mois, elle se mit subitement à parler de sa mère absente. S'adressant un jour à son père, elle s'exclama : « Papa, je suis si triste ! Maman me manque terriblement. » Durant les jours et les semaines qui suivirent, elle parla abondamment de sa mère, posa des questions sur la mort, et s'interrogea sur sa santé et celle d'autres membres de la famille. Il s'agissait là d'une modification tellement étonnante que la question qui se pose est de savoir pourquoi elle se produisit à ce moment-là.

L'explication donnée par le thérapeute, Marion J. Barnes, est que Winnie fut capable d'exprimer son chagrin d'avoir perdu sa mère seulement après que la grand-mère eut été capable d'exprimer son propre chagrin d'avoir perdu sa fille. La grand-mère n'avait pas trouvé possible de le faire précédemment, car elle estimait devoir donner toute son attention au bien-être des enfants. Elle pensait que la coïncidence d'une fête religieuse et des débuts de Winnie au jardin d'enfants avaient pu agir comme déclencheur.

Il y eut plusieurs occasions à l'école maternelle où Winnie mentionna qu'elle n'avait pas de mère. Ceci surtout quand elle se comparait à d'autres enfants. Parfois l'accent était mis sur le fait que sa mère était morte. Par exemple, lorsqu'une autre enfant dit à Winnie : « Quand ta mère viendra te chercher... », Winnie la corrigea : « Ma mère est morte, elle ne viendra pas. » A d'autres occasions, elle exprimait le désir nostalgique du retour de sa mère. Lorsqu'une autre petite fille mentionna sa mère en disant qu'elle allait venir la chercher, Winnie répliqua : « Moi aussi — mais pas vraiment, parce que ma Maman est morte » ; une autre fois alors qu'une maîtresse aidait un autre enfant à écrire une carte de vœux pour ses parents, Winnie dit avec force : « J'aimerais bien que ma mère revienne. » A une autre occasion, alors que Wendy et Winnie avaient mentionné le fait que leur mère était morte, Winnie se retira dans un coin et s'assit dans une chaise à bascule ; pendant peut-être une seconde, elle pleura, puis elle revint jouer.

Durant ses six premiers mois à l'école maternelle, Winnie fut extrêmement sensible aux séparations. Dès le début, elle attendait de Wendy qu'elle la sécurise, et lorsque Wendy n'allait pas bien, elle était inhabituellement silencieuse et ne mangeait pas son déjeuner. Un jour que la jardinière d'enfants était absente, Winnie resta près de Wendy toute la journée et apparut triste et abattue.

Winnie appréhendait également de perdre les autres personnes qui s'occupaient d'elle. Un matin, le père et la domestique avaient eu un échange de propos très vifs au sujet d'une question mineure. Lorsque Winnie arriva à l'école avec sa grand-mère, elle refusa d'y rester et on la ramena à la maison. Lorsqu'on lui demanda ce qui n'allait pas, elle expliqua qu'elle avait peur qu'à son retour à la maison la domestique soit partie. Winnie fut également bouleversée lorsque sa grand-mère partit en vacances ; elle se mit à se gratter le nez et se fit bientôt une lésion. Toute référence à la mort de quelqu'un entraînait également de l'angoisse.

Bien qu'au bout de douze mois, Winnie semblait être en train de se développer de manière assez satisfaisante, Barnes exprime ses préoccupations sur sa capacité à réagir à des situations de tension, en particulier les séparations longues, et elle note son recours trop prompt à des symptômes somatiques.

Commentaires

Cette observation montre que lorsque les conditions sont favorables, une enfant qui n'est âgée que de deux ans et demi quand sa mère meurt, est capable de passer par un processus de deuil qui présente apparemment toutes les caractéristiques typiques du deuil normal d'enfants plus âgés ou d'adultes. Il est vrai qu'il y eut un délai de six mois entre le moment où Winnie exprima verbalement son acceptation de la mort de sa mère et le moment où elle exprima ouvertement sa nostalgie. L'explication donnée par Barnes de ce retard, à savoir qu'il était le reflet du deuil retardé de la grand-mère, n'est pas invraisemblable ; mais sans de nombreuses autres observations, il n'est pas possible d'en être sûr.

De même, il n'est pas facile de dire ce qui, parmi les conseils donnés au père, à la grand-mère et à la domestique, a pu être à l'origine des progrès consécutifs de l'état de Winnie. Il semble très probable cependant que la modification ayant eue la plus grande valeur fut le maternage actif physique qu'on lui donna.

Le refus de Winnie de rester à l'école après avoir entendu l'échange de propos très vifs entre le père et la domestique (et sa crainte qu'à son retour à la maison elle trouve la domestique partie), peut être considéré comme un exemple de refus scolaire (« phobie » scolaire) survenant chez un enfant de trois ans. On notera que ce modèle d'interaction familiale est l'un de ceux dont nous avions estimé (dans le chapitre 18 du volume 2) qu'il était caractéristique du refus scolaire.

Sans l'aide de nombreuses autres observations descriptives d'enfants endeuillés dans leur troisième année de vie dont on se soit occupé avec compréhension, il n'est pas possible de savoir à quel point les réactions manifestées par Winnie sont habituelles. Il existe cependant des données disponibles quant à la manière dont les enfants de cet âge réagissent à une séparation de quelques jours à quelques semaines d'avec leur figure maternelle et qui suggèrent que les réactions de Winnie sont assez typiques. Voici deux exemples :

Thomas, âgé de deux ans et quatre mois, et Kate âgée de près de deux ans et demi, étaient les plus vieux des quatre enfants que James et Joyce Robertson avaient pris en nourrice pendant que leurs mères accouchaient (Robertson et Robertson, 1971)[1]. Thomas allait être absent de chez lui pendant seulement dix jours, mais Kate allait rester vingt-sept jours. Dans les conditions extrêmement favorables de garde fournie, les deux enfants bénéficiaient d'une excellente compréhension de ce qui leur arrivait, et tous deux allaient manifester très explicitement leur nostalgie pour leur mère absente. Cependant, il y eut également des différences significatives. Les Robertson les attribuent, et je pense avec raison, aux manières très différentes dont ces deux enfants avaient été traités par leurs parents chez eux, tant en ce qui concerne le comportement qu'on attendait d'eux que par les méthodes disciplinaires utilisées.

> Le père de Thomas était chaleureux et ouvert, et sa mère était douce et affectueuse. Tous deux étaient compréhensifs à l'égard de leur fils et fiers de ses réussites. Thomas était un enfant actif, sûr de lui et affectueux, qui s'exprimait bien.
>
> Ayant visité à plusieurs reprises la maison nourricière avant d'y être pris en charge, Thomas s'installa rapidement et avec plaisir. La plupart du temps, il paraissait de bonne humeur, affectueux et il était capable de prendre plaisir aux jeux et aux autres activités proposées. Au bout de deux jours cependant, il se mit à exprimer à la fois sa

1. Cette étude a été décrite dans le premier chapitre du volume 2, où l'on trouvera des descriptions plus détaillées des quatre enfants. Des extraits en sont donnés ici en raison de la pertinence des données dans la discussion en cours.

tristesse de l'absence de ses parents, et également sa colère à ce sujet. Il parlait beaucoup de sa mère, et parfois étreignait sa photo. Par moments, il restait longuement à songer rêveusement à sa maison, à ses jouets et à ses parents. D'humeur larmoyante un jour, il dit : « Je pense à mon cheval à bascule chez moi. » Ma Maman dit : « Comme il fait beau aujourd'hui Thomas. » « C'est ma Maman que je préfère. » Parfois, il rejetait les attentions de sa nourrice et affirmait que c'était à sa mère de s'occuper de lui : « Ne me câline pas, c'est Maman qui me câline. » Cette distinction très claire entre sa relation avec sa mère et celle avec la nourrice fut conservée, comme on pouvait s'y attendre, après son retour chez lui. Quelque temps après, lorsque sa nourrice lui rendit visite chez lui, bien qu'il ait été amical à son égard, il allait également être très prudent et rester durant toute cette visite près de sa mère.

Dans leur commentaire, les Robertson notent que durant tout son séjour, Thomas fut capable d'exprimer ses sentiments librement : « Dès le troisième jour, il exprimait sa tristesse et son angoisse avec une compréhension quasiment adulte de la situation. »

Le séjour de la deuxième de ces enfants, Kate, âgée de deux ans et demi, fut différent de plusieurs manières de celui de Thomas, bien qu'elle vienne comme lui d'une famille stable et affectueuse.

Kate avait été élevée, comme le disent les Robertson, « de manière plutôt rigide. Son père avait recours aux gifles, mais également à des interdits exprimés d'une voix douce mais menaçante. Bien que sa mère soit plus tendre... ses exigences étaient grandes ». Comme on pouvait s'y attendre avec un tel traitement, Kate était plus contrôlée qu'il n'est habituel chez un enfant de cet âge.

Durant les vingt-sept jours de son séjour nourricier, Kate, comme Thomas, fut la plupart du temps joyeuse, active et coopérante. Mais tout comme lui, elle exprima sa nostalgie pour ses parents absents et, de temps en temps, se mit en colère contre eux parce qu'ils ne la reprenaient pas à la maison.

Durant les tous premiers jours, Kate allait faire de grands efforts pour être coopérante et joyeuse, et on l'entendit se répétant à plusieurs reprises les instructions et les interdits de ses parents : « Avale bien toutes tes pommes de terre », ou bien « Sois une gentille petite fille et ne pleure pas. » Elle devait si bien réussir qu'elle ne pleura pas avant le sixième jour, et alors ce ne fut que parce qu'à un moment donné elle se retrouva avec sa nourrice dans un endroit inconnu et avec des personnes inconnues. Peu après, au cours de la deuxième semaine, elle exprima sa crainte de se perdre, et elle fut alors plus « collante » qu'habituellement. Elle se mit également à pleurer plus souvent et, par moments, elle paraissait préoccupée et rêveuse. Au cours d'un de ces moments, elle murmura : « Qu'est-ce que Kate cherche ? », une remarque qui semble indiquer qu'elle avait temporairement perdu la notion de l'identité de la personne pour laquelle elle éprouvait de la nostalgie, et qu'elle recherchait.

Durant les troisième et quatrième semaines de son mois de séjour, bien que la relation de Kate à sa nourrice devienne plus profonde, sa nostalgie pour sa mère se poursuivit et se mêla de manière croissante à de la colère. D'abord elle se mit à dire tristement : « Je veux mon Papa et ma Maman » ; puis un peu plus tard son humeur changea et elle annonça : « Je n'aime pas ma Maman. Ma Maman est méchante. » Elle eut également peur que ses parents ne l'aiment plus et ne souhaitent pas la reprendre, craintes que sa nourrice allait tenter de calmer de son mieux.

Ultérieurement, lorsque arriva le jour de son retour chez elle, Kate était tendue et agitée. Durant tout le trajet en voiture à travers Londres, elle nia être en train de rentrer chez elle et elle chantait des chansons gaies et stupides. Ce n'est que lorsqu'elle reconnut sa rue qu'elle cessa de « faire semblant » en s'exclamant : « Voilà la maison de ma Maman. » Dès qu'elle entra, elle salua sa mère, et pendant l'heure qui suivit elle s'occupa à reconstruire leur relation. Par contre, elle négligea complètement sa nourrice qui s'était occupée d'elle continuellement pendant quatre semaines, et qui resta assise silencieusement.

Durant toute la durée de son séjour, Kate devait être beaucoup plus inhibée que Thomas dans l'expression de ses sentiments ; et même durant le trajet pour rentrer chez elle, elle évitait encore d'avouer son espoir. Ceci, je pense, était dû au fait que l'espoir de Kate était mêlé de peur : la peur qu'elle puisse se perdre, et aussi la peur que ses parents pourraient ne pas souhaiter la reprendre. Je crois que cela était une conséquence de la manière dont ils la traitaient. Non seulement, ils insistaient pour qu'elle soit une gentille petite fille et qu'elle ne pleure pas, mais je suppose aussi que dans le but de lui former son caractère, ses parents avaient souvent dû utiliser la menace de ne plus l'aimer. Un exemple pourrait en être : « Nous ne voulons pas / n'aimons pas les petites filles quand elles ne sont pas sages ! », ce qui, exprimé dans les « tons calmes et menaçants » notés par les Robertson, et pris au sens littéral, pouvait être effrayant pour cette enfant de deux ans et demi.

De la description que les Robertson font de ces deux enfants, il est clair qu'en dehors de la défaillance transitoire de Kate (dont nous discuterons plus loin dans ce chapitre), ces deux enfants avaient chacun conservé pendant leur séparation, une image nette de leur mère absente et, grâce à l'aide de la nourrice, ni l'un ni l'autre n'eut de difficulté pour distinguer sa mère de sa nourrice. Il est vrai que la durée de leur séparation fut relativement brève (dix jours et vingt-sept jours respectivement), et que des réassurances que la mère reviendrait pouvaient leur être données de manière répétée. Cependant, les réactions des deux enfants étaient suffisamment semblables à celles de Winnie pour pouvoir affirmer que celles-ci n'étaient nullement atypiques.

Ces résultats conduisent à proposer quelques conclusions. La première, c'est que des enfants n'ayant pas plus de deux ans et demi peuvent, dans des conditions favorables, faire le deuil d'un parent perdu d'une façon qui ressemble de très près à celle d'enfants plus âgés ou adultes ; la deuxième c'est que, comme pour des enfants plus âgés ou des adultes, le type de réaction manifesté est très influencé par les expériences qu'ils ont vécues avec leurs parents avant que la perte n'ait eu lieu.

Nous allons maintenant examiner comment les enfants de ce groupe d'âge réagissent quand les conditions sont défavorables, ce qui est trop souvent le cas.

Réactions lorsque les conditions sont défavorables

C'est le sort de nombreux jeunes enfants séparés de leurs familles que de n'avoir aucune mère substitutive pour s'occuper avec amour d'eux. De plus, même si un enfant devait recevoir ce genre de soins, sa mère nourricière pourrait ne pas se rendre compte qu'il la considère comme n'étant qu'un pis-aller, ou qu'il continue de se languir pour sa mère absente ; et même si elle devait le reconnaître, il se pourrait bien qu'elle n'ait aucune indulgence pour ses sentiments et qu'elle n'encourage pas leur expression, particulièrement si cela devait impliquer la possibilité de pleurs prolongés, de phases d'irritation et d'insatisfaction, ou des accès de colère. S'occuper d'un enfant dans l'affliction est un travail astreignant et ingrat ; il n'est pas étonnant que les personnes qui s'en occupent puissent devenir impatientes et irritables. De ce fait, après qu'un jeune enfant ait perdu un parent, il n'est pas du tout inhabituel qu'il soit soumis à de fortes pressions pour qu'il « oublie » son chagrin, et qu'à la place il s'intéresse à tout ce que son soignant actuel pense devoir le distraire.

Il n'est pas rare que les conditions de soins diffèrent suivant que la mère de l'enfant est morte ou qu'elle est absente pour quelque autre raison. Il est extrêmement regrettable que n'existe aucune observation détaillée de première main disponible sur la manière dont les enfants dans leur troisième et quatrième années réagissent lorsque les conditions sont défavorables après la mort de leur mère. C'est pourquoi, dans ce qui suit, j'ai fait appel uniquement à des observations sur les réactions de jeunes enfants de cet âge lorsqu'ils sont placés en pouponnière, en internat ou à l'hôpital. Ce sont là des situations dans lesquelles les conditions de soins sont souvent tout particulièrement défavorables car, en règle générale, non seulement un enfant ne reçoit pas de soins d'une infirmière spécifique mais, de plus, il se peut bien qu'il soit concurrencé dans sa demande d'attention par de nombreux autres enfants du même âge.

Bien qu'à cet égard les conditions des enfants dont la mère est morte ne soient guère différentes de celles des enfants que leur mère reprendra sans doute, ceux qui sont seulement temporairement séparés de leur mère vont plus vraisemblablement se trouver dans des circonstances particulières que les enfants qui l'ont perdue de façon permanente. Par exemple, un enfant à l'hôpital est généralement confiné dans un berceau et est l'objet de divers examens médicaux qui sont toujours étranges, parfois douloureux, et très certainement effrayants. D'autre part, avant qu'une mère ne laisse son enfant temporairement à l'hôpital, ou en pouponnière, elle peut exercer sur lui des pressions qu'une mère mourante n'exercerait probablement pas. Un exemple de ce type d'un intérêt tout particulier, est la mère qui exhorte de façon répétée son enfant à ne pas pleurer pendant qu'elle est absente, et qui lui donne pour instructions d'être un gentil garçon, ce qui signifie qu'il doit accepter son sort sans se plaindre. Par ailleurs, un enfant endeuillé va probablement susciter plus de sympathie de la part d'adultes qu'un enfant qui se languit pour une mère qui va bientôt revenir.

En lisant ce qui suit, par conséquent, il est nécessaire de garder à l'esprit que certaines des conditions défavorables décrites concerneront vraisemblablement moins les enfants ayant perdu un parent du fait de la mort, que ceux qui sont soumis à ce qui ne sera qu'une séparation temporaire.

Nous allons commencer par l'observation d'un enfant âgé d'un peu plus de deux ans, qui ne devait pas voir sa mère pendant les onze semaines où il fut placé en pouponnière[1]. Elle illustre combien, malgré les nombreux facteurs défavorables, un enfant de cet âge peut continuer d'espérer le retour de sa mère. Elle illustre également beaucoup d'autres choses ; par exemple, combien il est difficile pour un enfant placé dans ces conditions de conserver une relation de confiance ou même d'amitié, avec son père au moment de ses visites, et l'énorme tension émotionnelle qui va s'exercer sur toutes ces personnes au moment des retrouvailles.

1. Ce garçon est l'un des dix jeunes enfants dont les réactions durant leur séjour à la pouponnière, et après celui-ci furent observées de façon systématique par mes collègues, Christoph Heinicke et Ilse Westheimer. La description extrêmement condensée qui est donnée ici est tirée de celle particulièrement détaillée que l'on trouvera pages 112 à 158 de *Brief separations* (1966).

Owen continue d'éprouver de la nostalgie pour sa mère

Owen était âgé de deux ans et deux mois quand il fut placé dans une pouponnière parce que sa mère allait être hospitalisée pour être opérée, en raison d'une vieille blessure au dos. Bien qu'elle ait pu quitter l'hôpital au bout de cinq semaines, Owen lui-même ne devait retourner chez lui que six semaines plus tard, ce qui faisait en tout onze semaines et quatre jours, bien davantage que ce qui avait été prévu. Durant tout ce temps, il reçut des visites régulières de son père mais ne devait pas voir sa mère. Des messages de la mère lui furent transmis les neuf fois que le travailleur social participant à l'étude et qui rendait visite à la mère vit Owen à la pouponnière ; mais la mère ne lui fit pas parvenir de jouet ni aucune autre manifestation tangible de son existence.

La famille. — Owen était le deuxième enfant d'une famille de la moyenne bourgeoisie ; sa sœur aînée Sheila avait six ans de plus que lui. La mère s'occupait de sa famille et de sa maison à temps complet ; le père était fonctionnaire.

La mère avait eu une enfance assez malheureuse et était devenue une adulte qui se sentait incompétente et qui manquait de confiance en elle-même. Elle le masquait grâce à un comportement très sociable et elle était très populaire auprès de ses connaissances. Chez elle, cependant, elle exerçait une maîtrise excessive. Incapable de compromis, elle avait l'impression qu'il lui fallait gagner toutes les disputes qui survenaient. Le résultat était qu'elle avait tendance à commander son mari et ses enfants.

Le père, qui avait également eu une enfance difficile, paraissait toujours calme et consciencieux et, à l'égard de la mère et des enfants, il se montrait toujours remarquablement patient et indulgent. On ignore si d'autres sentiments existaient derrière cette façade placide.

De ce que la mère raconta, au cours d'une série d'entretiens, devait apparaître l'image suivante : elle s'était toujours occupée de son fils, mais bien que leurs relations soient proches, elles n'avaient jamais été faciles. Elle le décrivait comme ayant été un bébé toujours mécontent et qui pleurait sans cesse. Dans sa deuxième année, bien qu'il soit plus gai dans la journée, il pleurait encore beaucoup après avoir été couché pour la nuit. Maintenant, alors qu'il avait tout juste un peu plus de deux ans, elle en parlait de manière très critique comme d' « un petit enquiquineur » qui avait une forte volonté. Les disputes entre eux étaient assez fréquentes. Récemment, après qu'elle l'ait visiblement traité de manière injuste, sa colère avait duré plus de deux heures. Décidée à gagner, elle l'avait mis dans sa chambre et lui avait dit d'y rester jusqu'à ce qu'il se calme. Plus tard, s'étant calmé, il était descendu cherchant à être rassuré qu'elle l'aimait toujours.

Le séjour à la pouponnière. — Après que son père l'ait laissé à la pouponnière, Owen pleura amèrement et s'agrippa désespérément aux infirmières. Le restant de l'après-midi, il continua à pleurer amèrement et refusa de manger. Dans la nuit, il se réveilla et appela : « Maman, Papa. » Le lendemain matin, il s'arrêta de pleurer et parut faire de son mieux pour se contrôler ; il semblait désorienté et se frottait les yeux. Quand on lui demandait quelque chose, il s'effondrait en larmes, et généralement refusait avec colère.

Durant la première semaine, il parut ouvertement tourmenté. A la suite d'une visite de son père, le troisième jour, il pleura abondamment et voulut partir avec lui. Il fit peu d'avances aux infirmières, et aucun des efforts de celles-ci pour le réconforter ne réussit.

Au cours de la deuxième semaine, il pleura moins, et parut souvent émotionnellement détaché. Par exemple lorsque son père lui rendit visite, il ne dit pas un mot ; et après le départ de son père il sanglota silencieusement pendant quelques instants, puis resta assis le regard dans le vague.

Les semaines suivantes, ce comportement devint encore plus marqué. Parfois il accueillait son père avec un sourire superficiel ; à d'autres moments il semblait ne pas le reconnaître. La seule chose qui l'intéressait étaient les bonbons qu'il apportait. De même quand son père était sur le point de partir, Owen se renfermait et refusait de le regarder malgré les efforts répétés du père pour dire au revoir avec chaleur. Après l'une de ces visites, Owen parut deux fois au bord des larmes mais chaque fois il se contrôla.

Durant les deuxième et troisième mois, aux moments des visites de son père, Owen continuait de le traiter de la même manière distante. Vis-à-vis de l'une des infirmières cependant, il devint plus affectueux, et il paraissait beaucoup souhaiter être réconforté lorsqu'il se pelotonnait contre elle. Il était très possessif avec ses jouets ainsi que d'autres objets, et se mettait vite en colère si on lui retirait quelque chose.

Durant tous ces mois, bien qu'il n'ait pas vu sa mère, il était clair qu'il ne l'avait pas oubliée. Périodiquement, on pouvait l'entendre dire « Maman » d'une voix très douce. Une fois, six semaines après être entré à la pouponnière, il entendit une voix dans le couloir. Se tournant vers le plus proche adulte, il s'exclama « Maman » ; d'évidence il pensait que sa maman était enfin venue le chercher.

Les retrouvailles. — Le matin du retour d'Owen chez lui, il sanglota d'abord amèrement, puis il fut docile, soumis et triste. Lorsqu'on lui dit que son père était venu pour le ramener chez lui, il ne manifesta aucune réaction ; il ne devait pas non plus réagir quand son père le salua. Il ne fit que s'agripper très fort à toutes ses possessions. Durant la première moitié du trajet d'une heure et demie pour rentrer chez lui, Owen était assis silencieusement sur les genoux de son père ; ce ne fut que vers la fin du trajet qu'il devint plus vif et se mit à faire des commentaires sur ce qu'il voyait à travers la vitre de la voiture. Pourtant lorsque son père annonça : « Nous arrivons maintenant à la maison, chez Maman », il parut ne pas entendre. Lorsqu'ils arrivèrent à la maison, de plus, il parut désorienté et ne voulut pas quitter la voiture. Il accepta cependant que son père le porte.

Lorsque sa mère l'accueillit avec un « Bonjour Owen », il parut à nouveau ne pas entendre ; bien plus, il continua à demeurer silencieux et sans expression, assis sur les genoux de son père. Quand sa mère lui offrit une nouvelle petite voiture, il la prit sans enthousiasme puis affecta de l'ignorer ; il accepta et grignota le biscuit qu'elle lui offrit, mais sans y porter d'intérêt. Sa seule préoccupation était de rester près de son père. Et même lorsque vingt minutes plus tard sa sœur aînée entra brusquement pour l'accueillir, sa seule réaction fut de se détourner. Comme sa mère, Sheila fut profondément troublée par son expression : « Ce n'est pas le visage d'Owen, répétait-elle, c'est un autre visage. »

Cinquante minutes devaient passer avant qu'Owen ne manifeste la première étincelle de vie. Ceci se produisit quand sa mère lui présenta son livre favori qu'il regarda avec elle, paraissant le reconnaître et s'y intéresser. Puis il se mit à rassembler tous ses jouets et ses possessions ; il demanda également un jus d'orange. Par la suite, il accepta que sa mère lui mette son manteau et voulut bien accompagner son père qui allait faire des courses. Le soir, son père dut rester assis près de lui pendant vingt minutes avant qu'il ne s'endorme.

Au cours des premiers jours chez lui, Owen se tournait continuellement vers son père lorsqu'il voulait être réconforté et affectait d'ignorer les avances de sa mère. Mais au deuxième jour, il lui fit quelques discrètes avances, et au quatrième jour il accepta qu'elle le réconforte. Tandis que la semaine passait, il se tournait de façon croissante vers elle ; mais ce ne fut pas avant le onzième jour après son retour chez lui que la plénitude de ses affects pour elle se manifesta. Par moments, on put alors l'entendre se murmurer à lui-même : « Ma Maman, ma Maman, ma Maman » ; et il se mit progressivement à lui montrer des choses en s'exclamant : « Regarde Maman ! », et également à s'adresser à elle quand il avait besoin d'être consolé.

Au cours du deuxième mois après son retour chez lui, il devint plus spontané avec elle : il demandait qu'elle embrasse « mieux » son bras lorsqu'il se l'était blessé, l'embrassait avant de sortir avec son père, venait auprès d'elle brièvement avant de recommencer à jouer. Mais il pouvait également être extrêmement obstiné (comme sa mère) et les conflits entre eux recommencèrent. Il pleurait également énormément avant de s'endormir, à moins que quelqu'un ne reste assis auprès de lui. Les relations avec son père étaient proches ; le père l'emmenait promener et le mettait au lit le soir et chacun paraissait apprécier la compagnie de l'autre.

Au bout du troisième mois, les relations entre Owen et sa mère paraissaient s'être rétablies. Cependant il n'avait pas oublié son expérience comme devait le montrer un incident qui survint seize semaines après son retour chez lui. Une personne participant à la recherche et qu'il avait vue régulièrement pendant son séjour à la pouponnière, se rendit chez lui, et par hasard quitta la maison au moment où Owen la quittait également pour aller se promener avec son père. Owen se mit à hurler ; ce n'est qu'après qu'on lui eut assuré qu'il ne retournerait pas à la pouponnière qu'il se calma.

Commentaire

Lorsqu'on compare les réactions d'Owen à celles de Winnie, de Thomas et de Kate, deux caractéristiques ressortent clairement. La première est l'intensité de son instabilité anxieuse au cours des premiers jours d'absence de chez lui ; la deuxième est l'importance de son détachement émotionnel de ses parents. Ces deux types de réactions, et dans ce même ordre, surviennent très régulièrement chez les enfants de ce groupe d'âge placés, comme Owen le fut, dans un endroit qui leur est inconnu avec des personnes inconnues sans qu'aucune de ces personnes ne joue le rôle de mère substitutive.

Le phénomène du détachement émotionnel est particulièrement intéressant. Au bout de dix jours après son arrivée à la pouponnière, toutes les réactions qu'il manifestait habituellement en voyant son père avaient disparu et il semblait totalement détaché et inintéressé par lui. Il en fut de même lorsqu'il vit sa mère pour la première fois. Cependant, on notait également des signes qui témoignaient de ce que son attachement pour eux demeurait. Par exemple, à plusieurs reprises, après le départ de son père à l'issue d'une visite, on put observer Owen pendant quelques instants au bord des larmes ; et après son retour chez lui, il restait près de son père et s'adressait à lui pour se faire consoler. De plus il y a lieu de penser que durant tout son séjour à la pouponnière, il se rappelait de sa mère et qu'il n'avait pas entièrement perdu l'espoir de son retour comme en témoignent les nombreux épisodes où il la mentionnait en chuchotant, et également l'espoir qu'il exprima lorsqu'il entendit une voix dans le couloir. De fait, bien que sa relation à sa mère fut beaucoup plus lente à se rétablir qu'avec son père, elle se ranima au bout de dix jours et, désormais, elle allait reprendre une forme assez semblable à ce qu'elle avait été avant la séparation.

A bien des égards, l'état d'Owen ressemble à celui de l'absence prolongée de deuil et peut être compris en termes similaires. En utilisant le cadre conceptuel préconisé, le comportement étrange d'Owen peut être considéré comme le résultat de ce que les systèmes gouvernant son comportement d'attachement tant à l'égard de sa mère que de son père ont été désactivés au moyen de l'exclusion défensive de la plupart mais non de la totalité des influx sensoriels qui les activeraient normalement. De même, sa récupération peut être considérée comme liée à l'acceptation croissante de tels influx sensoriels.

Bien que l'étude de Heinicke et Westheimer (1966), ainsi que des études antérieures de Robertson, montrent que les réactions d'Owen sont assez typiques de celles d'enfants de son âge placés dans les mêmes conditions que lui, il est probable que les conflits fréquents qu'il avait eus avec sa mère avant la séparation ont contribué à l'intensité de ses réactions. Compte tenu de la manière dont sa mère le traitait, on peut imaginer qu'il ait interprété son placement à la pouponnière comme une punition qu'elle lui infligeait. Une remarque faite par sa mère à l'un des travailleurs sociaux qui participait à la recherche est très significative, et permet d'apprécier la vraisemblance d'un tel mode de pensée chez lui. La mère se plaignait amèrement des crises de colère persistantes d'Owen ; elle poursuivit en racontant qu'elle en était si éprouvée qu'elle avait menacé son mari de « faire ses valises » et d'envoyer les enfants en pension.

Si dans le cas d'Owen on peut estimer insuffisantes les preuves qui permettent d'avancer l'idée qu'il était profondément influencé par ses échanges antérieurs avec sa mère, dans d'autres descriptions d'enfants, les données sont indiscutables. Par exemple dans le chapitre 1, de brèves descriptions ont été données de deux jeunes enfants, Patrick âgé tout juste de trois ans, et Laura âgée de deux ans et cinq mois, dont les réactions au cours d'une séparation temporaire d'avec leur mère et leur maison montrent clairement quelques-uns des effets de ce genre d'échanges. Les mères de ces deux enfants leur avaient ordonné de ne pas pleurer, et ils firent tous deux de grands efforts pour s'y conformer mais comme aucun des deux n'y réussit entièrement, des aspects évocateurs du comportement et de l'affect qu'ils tentaient de réprimer allaient transparaître. Dans chacune de ces observations (l'une par Anna Freud et Dorothy Burlingham, et l'autre par James Robertson), suffisamment de détails ont été donnés pour qu'il soit possible de saisir les deux composantes du conflit dans lequel était pris l'enfant ; d'une part sa nostalgie intense pour sa mère absente, et sa forte envie de pleurer après elle et de supplier qu'on la trouve ; d'autre part ses efforts énergiques pour ne pas exprimer de tels sentiments ou de tels comportements, et pour accepter cette situation sans faire de difficultés.

Patrick s'efforce d'étouffer sa nostalgie

La mère de Patrick, un garçon âgé de trois ans et deux mois, l'avait exhorté avant de le laisser dans une pouponnière en internat, d'être un gentil garçon et de ne pas pleurer. Elle avait de plus ajouté la menace de ne pas lui rendre visite s'il ne se conformait pas à cette demande. D'après son comportement consécutif, il est évident, non seulement qu'il avait pris cette menace très au sérieux, mais également qu'il avait probablement compris que s'il n'était pas gentil, elle le laisserait là pour toujours. Pendant plusieurs jours, ses principales préoccupations furent d'éviter de pleurer, et s'assurer lui-même, ainsi que toute personne acceptant de l'écouter, que sa mère *allait* venir le chercher, et qu'elle *allait* l'emmener à la maison, affirmations qu'il rendait plus emphatiques par un hochement affirmatif de sa tête. Tandis que les jours passaient, ces tentatives de s'assurer lui-même que sa mère viendrait devinrent « plus compulsives et automatiques », et se compliquèrent de la mention de tous les objets vestimentaires qu'il imaginait qu'elle lui mettrait avant de l'emmener avec elle à la maison.

C'est alors que des pressions supplémentaires s'exercèrent sur lui par l'intermédiaire de l'un des membres du personnel qui lui dit de cesser de répéter de façon monotone ses affirmations que sa mère viendrait. Encore une fois Patrick tenta de se conformer à ce qu'on lui demandait et il cessa de répéter son discours à voix haute. Pourtant, comme son comportement devait le montrer, il restait toujours aussi préoccupé, essayant de s'assurer lui-même que sa mère viendrait ; mais au lieu d'utiliser des mots, il leur substitua des mouvements qui décrivaient comment sa mère viendrait, comment elle l'habillerait de son manteau et de son bonnet, et l'emmènerait avec elle à la maison. Quelques jours plus tard, les mouvements eux-mêmes furent réduits à « de simples ébauches de gestes avec ses doigts ».

Je pense que les modifications observées dans le comportement de Patrick étaient le reflet fidèle des processus psychologiques qui se déroulaient en lui. La nostalgie pour sa mère absente resta sans cesse vivace ; mais progressivement, son expression allait en être étouffée jusqu'à ce que tout signe en ait presque disparu. Dès le début, pleurer après sa mère fut interdit sous la menace, pensait-il, d'être abandonné. Néanmoins, il était encore capable de trouver quelque réconfort, non seulement en s'affirmant à lui-même que sa mère allait venir le chercher, mais également en invitant ceux qui s'occupaient de lui à partager ses espoirs et à les confirmer. Par la suite cependant, même cette mesure de réconfort lui fut interdite. Il n'eut plus désormais le droit de communiquer ses chagrins et ses espoirs. Le résultat fut qu'il se renferma en lui-même, seul dans un coin, tentant encore de se rassurer par des mouvements ébauchés de ses mains et de ses lèvres, accompagnés d'une « expression parfaitement tragique de son visage ».

Je ne pense pas qu'on puisse imaginer une description plus vive de comment un état de chagrin normal se transforme en un deuil pathologique. Non seulement, l'espérance de Patrick s'évanouit, mais plus important encore, il lui est interdit, d'abord par sa mère, puis par une infirmière, de prendre les seules mesures qu'il connaisse qui puissent l'aider à récupérer sa mère manquante. Aucune protestation n'est permise puisqu'il doit être « gentil ». Pleurer est également interdit, et par la suite demander l'aide de ses soignants le sera également. Le résultat est qu'il devient impuissant ; et c'est ainsi qu'il va devenir de plus en plus désespéré et sans ressources. Son état final aurait été considéré, s'il s'était agi d'un adulte, comme un état dépressif.

Cette description de Patrick montre comment la nostalgie est inhibée et comment un sentiment d'impuissance est engendré ; elle éclaire également l'origine et la fonction de l'identification avec la personne perdue. Il était visiblement de la plus grande importance pour Patrick de pouvoir communiquer, tant à lui-même qu'aux infirmières, ce qu'étaient ses espoirs et ses attentes. Il était également vital pour lui que ces espoirs lui soient confirmés, comme en témoigne le fait qu'il éclatait violemment en sanglots chaque fois que quelqu'un le contredisait. Initialement, il s'exprimait directement et par la parole. Ultérieurement cependant la parole lui fut interdite ; c'est alors qu'il eut recours à des gestes, utilisant à cette fin les actions maternelles qu'il imaginait que sa mère accomplirait lorsque finalement elle viendrait le chercher.

Dans ce cas, par conséquent, il semble qu'on puisse tout à fait dire que le comportement dénommé très correctement identificatoire, servait de moyen de communication : Patrick y recourait à la place de la parole parce que c'était le seul moyen qui lui restait pour exprimer, soit à lui-même, soit à ceux qui l'entouraient, les espoirs et les attentes auxquels il s'accrochait. En tant que tels, ils faisaient clairement partie d'un état pathologique.

Nous ne pouvons dire si le comportement identificatoire qui succède à une perte sert souvent de moyen déviant de communication ; mais il serait utile que des exemples soient examinés à la lumière de cette possibilité.

La nostalgie de Laura se camoufle

Le deuxième enfant mentionné dans le chapitre 1 chez qui on peut observer un conflit entre une nostalgie désespérée et des tentatives d'être une « gentille » enfant en ne pleurant pas, est Laura, la petite fille de deux ans et cinq mois, observée et filmée par James Robertson durant son séjour de huit jours à l'hôpital (Robertson, 1952). Ici encore, les injonctions de la mère que son enfant ne pleure pas, et les efforts des infirmières pour détourner son attention de sa mère absente, jouèrent des rôles de premier plan dans l'engendrement du conflit et dans l'étouffement de la nostalgie de l'enfant et de son expression[1].

> Laura était âgée de deux ans et cinq mois et devait aller à l'hôpital pendant huit jours pour le traitement d'une

1. Le compte rendu qui suit est tiré du commentaire du film de James Robertson (1953), et d'une discussion de la signification psychologique du comportement de Laura par Bowlby, Robertson et Rosenbluth (1952). En plus de l'observation filmée de l'enfant au moment des visites de ses parents et avec les infirmières, on dispose d'observations du comportement de l'enfant non filmées. Les détails sur comment le film a été fait, pourquoi Laura fut choisie, les méthodes et les horaires du filmage sont donnés dans le commentaire.

hernie ombilicale[1]. Elle n'avait jamais été précédemment séparée de sa mère. Elle était pour le moment la seule enfant mais sa mère était enceinte de cinq mois du deuxième. Le ménage parental paraissait stable et les relations familiales heureuses. La mère donnait beaucoup de son temps à Laura et elle attendait beaucoup de sa fille. En particulier, elle insistait pour que Laura ne pleure pas. Sans doute à cause de la combinaison des soins affectueux et de cette insistance pour qu'elle se contrôle, Laura pleurait rarement et, en général, manifestait un degré de contrôle de l'expression de ses sentiments, inhabituel pour son âge. L'impression qu'elle donnait était d'une petite fille intelligente et relativement mûre.

Bien que les parents de Laura aient tenté de la préparer à son hospitalisation, il semble peu probable qu'elle ait compris qu'elle resterait seule. Au début, elle fut aimable avec l'infirmière, puis prudente, et lorsqu'on la déshabilla elle se mit à crier en appelant sa mère et tenta de fuir. Au bout de dix minutes cependant, elle avait réussi à reprendre son contrôle et elle paraissait calme. A partir de ce moment, elle oscilla entre la résignation silencieuse, et la nostalgie ouverte pour sa mère, exprimées plus ou moins fortement selon les circonstances.

La plupart du temps, Laura était seule dans son lit. Elle paraissait souvent tendue et triste, étreignant d'une main son ours en peluche, et de l'autre sa couverture qu'elle appelait son bébé, deux choses qu'on lui avait permis d'apporter de chez elle. Puisqu'elle ne pleurait pas et ne réclamait pas l'attention, il aurait été facile pour une personne non avertie de considérer qu'elle s'était « apaisée ». Pourtant chaque fois qu'une infirmière apparaissait pour un échange bref (prévu spécialement en vue de cette étude), les sentiments de Laura se manifestaient. Le visage bouleversé par les larmes, elle répétait avec plus ou moins d'emphase : « Je veux ma Maman, je veux ma Maman maintenant. » Elle ne criait ni ne hurlait jamais comme tant d'enfants le font ; il existait toujours une certaine retenue bien que l'intensité de ses sentiments ne soit jamais en doute. Lorsque l'infirmière la quittait, Laura reprenait le

1. Il s'agit d'un état indolore dont on sait maintenant qu'il s'arrange souvent de lui-même. En 1951, on intervenait beaucoup plus fréquemment qu'on ne le fait aujourd'hui. L'opération elle-même est un acte relativement simple qui est souvent fait en ambulatoire.

contrôle triste qu'elle avait exercé auparavant ; mais le grattage constant de son visage et de son nez, qui avait commencé deux heures après son admission à l'hôpital témoignait de la tension à laquelle elle était soumise.

Bien qu'elle-même ne pleure que très peu, Laura était souvent très préoccupée lorsque d'autres enfants pleuraient. A une occasion, un petit garçon criait pitoyablement. Laura fut immédiatement pleine de sollicitude et demanda qu'on amène la mère du garçon. Un peu faussement, Laura s'exclama : « Regarde, je pas pleurer ! » et puis avec emphase : « Va chercher la maman du garçon ! » Deux jours plus tard, la nostalgie de Laura pour sa mère s'était déguisée lorsqu'elle insista auprès d'une infirmière : « Ma Maman pleure après moi — va la chercher ! » Un jour ou deux plus tard, lorsqu'un enfant nouvellement admis pleura fortement, Laura elle-même très contrôlée, le regarda avec une expression tendue, puis tenta de le rassurer : « Tu pleures parce que tu veux ta maman. Ne pleure pas. Elle viendra demain. »

La mère de Laura put lui rendre visite environ tous les deux jours. Bien que Laura reconnaisse sa mère instantanément, il y eut chaque fois un petit délai avant qu'elle ne la salue. Au moment des deux premières visites, Laura éclata en larmes lorsqu'elle vit sa mère et, à la première d'entre elles, elle se détourna. Suivit alors un intervalle de quelques minutes (environ deux minutes à la première visite, et dix minutes à la seconde) avant qu'elle ne puisse commencer à exprimer quelque plaisir. Puis elle redevint très rapidement la petite enfant heureuse qui jouait très intimement avec sa mère comme elle l'avait fait chez elle. Lorsque la mère dit qu'elle devait partir, Laura devint anxieuse ; et comme sa mère s'éloignait, elle se détourna. Bien qu'elle ne pleura pas, l'expression de son visage se modifia et elle devint agitée. Alors qu'on était encore au milieu de l'après-midi, elle demanda qu'on la borde dans son lit avec ses différentes possessions, et elle interdit à l'infirmière de déplacer la chaise sur laquelle sa mère s'était assise.

Aux troisième et quatrième visites, Laura ne pleura pas mais eut l'air absente et ne fit aucune tentative pour entrer en contact avec sa mère. Au bout d'un moment, elle s'anima. Pendant la quatrième visite, le père arriva dix minutes après la mère et reçut un accueil plus chaleureux ; et lorsqu'il partit, Laura murmura doucement : « Je pars avec toi. » Mais elle ne devait pas insister davantage et lorsque ses parents partirent, elle semblait indifférente au fait qu'ils l'aient laissée.

Le dernier matin, Laura sanglotait : la veille, sa mère lui avait dit qu'elle rentrerait à la maison le lendemain. Laura avait gardé cette nouvelle pour elle ; mais son contrôle s'était temporairement relâché. Pourtant lorsque sa mère vint pour l'emmener, Laura resta prudente et ne manifesta pas d'espoir jusqu'à ce que sa mère lui présente ses vêtements ; elle se permit alors de sauter de joie. Elle rassembla toutes ses précieuses possessions et elle se mit en route avec sa mère. En sortant, elle laissa tomber un livre et une infirmière le ramassa pour elle. Supposant apparemment que l'infirmière le garderait, Laura hurla de rage et lui arracha le livre — de loin l'affect le plus violent qu'elle ait manifesté au cours de ces huit jours.

Commentaire intermédiaire

L'observation de Laura ne permet pas de douter que durant toute la durée de son séjour elle pensa constamment à sa mère et se languissait après elle. Néanmoins sans la sensibilité de l'observateur, ces données auraient pu ne pas être notées et leur importance aurait été méconnue. Souvent, le désir intense de Laura pour sa mère était camouflé ; comme par exemple quand elle prétendait que c'était sa mère qui pleurait après elle et non pas le contraire. A plusieurs reprises, on put l'entendre intercaler sans émotion, et apparemment sans aucun rapport avec ce qu'elle disait, les mots : « Je veux ma Maman, où est partie ma Maman ? » au milieu de sa phrase. Un épisode de ce genre a déjà été rapporté dans le chapitre 1 : elle exprimait son intense désir de voir le rouleau compresseur qu'elle avait pu observer de la fenêtre de l'hôpital et qui venait de disparaître hors du champ de sa vue. Elle émaillait son monologue, « Je veux voir le rouleau compresseur, je veux voir le rouleau compresseur », de la phrase « Je veux voir ma Maman ! », d'une voix lointaine.

On se rappelle que la mère de Laura attendait beaucoup d'elle, et insistait tout particulièrement pour qu'elle ne pleure pas. Les infirmières avaient également dû faire clairement voir ce qu'étaient leurs préférences. Aucun adulte ne voulait voir une petite fille malheureuse, pleurant pitoyablement après sa mère et remplie d'un profond ressentiment pour la manière dont on la traitait. Laura comprenant sans doute cela, fit de son mieux pour se conformer à ce qu'on attendait d'elle et garder pour elle ses désirs et ses sentiments. Même lorsque vint le moment de son retour chez elle, comme Kate, elle évita de trop espérer de peur d'être encore déçue. Ses appels ayant été faits à plusieurs reprises en vain, elle apprit que les efforts pour amener un changement étaient inefficaces et qu'elle devait donc se résigner au désespoir. Ainsi, comme Patrick, Laura, jour après jour, était amenée à se sentir de plus en plus impuissante et sans espoir.

Un autre aspect manifeste dans l'observation de Laura est sa forte tendance à s'occuper des autres. Bien qu'elle-même ne pleure que très peu, elle était toujours préoccupée lorsque d'autres enfants pleuraient et faisait alors tout ce qu'elle pouvait pour les consoler. Cette tendance qu'ont de jeunes enfants, éloignés de leur mère et de ses attentions, à se materner l'un l'autre, fut notée par Dorothy Burlingham et Anna Freud durant les années de guerre (Burlingham et Freud, 1944 : 32-33). Bien qu'il soit évident qu'en réconfortant d'autres, un jeune enfant trouve un certain degré de réconfort pour lui-même, les opinions divergent quant à savoir dans quelle mesure cela peut être profitable pour son développement futur ; nous évoquerons à nouveau ce point à la fin de ce chapitre.

Nous allons examiner maintenant comment Laura allait se comporter après son retour chez elle.

> Au cours des premiers jours chez elle, Laura fut instable et irritable, inquiète chaque fois que sa mère était, même temporairement, hors de sa vue. Après quoi cependant, elle parut être redevenue pareille à elle-même, et on aurait pu supposer que les huit jours d'hôpital, bien qu'ils aient été bouleversants à l'époque, étaient maintenant passés et oubliés. Cependant, deux épisodes devaient survenir qui firent clairement voir que cela n'était pas le cas.
>
> Le premier survint par malchance. Un soir, six mois après le retour de Laura chez elle, le film fut montré à ses parents. Sans que personne s'en rende compte, Laura s'était glissée dans la pièce et avait pu voir les dernières séquences sur l'écran. Quand on ralluma, agitée et enfié-

vrée, elle s'exclama avec colère : « *Où* étais-tu pendant ce temps Maman ? *Où* étais-tu ? » Puis elle éclata violemment en larmes, se détourna de sa mère et se dirigea vers son père pour se faire consoler. Assez naturellement, ses parents furent abasourdis par la force des sentiments qu'elle manifestait et ils furent également bouleversés de ce qu'elle ait pu se détourner avec colère de sa mère.

Le deuxième épisode survint trois mois plus tard, peu après le troisième anniversaire de Laura. Ses parents l'avaient emmenée à une exposition et Laura avait paru satisfaite de rester dans une salle de jeux mise à la disposition des enfants, malgré la présence de moniteurs en blouse blanche qui auraient pu lui rappeler les infirmières de l'hôpital. Par contre, quand un photographe apparut, elle fut prise d'une crise de nerfs et il fallut plus d'une heure à ses parents pour la calmer. Apparemment la caméra lui avait subitement rappelé son expérience antérieure.

Commentaire additionnel

Ces deux épisodes tendent à suggérer que, bien que Laura se soit apparemment remise de son expérience bouleversante, elle restait susceptible de réagir à des rappels, à la fois par de la colère et de l'angoisse.

Il y eut encore un autre épisode dans la vie de Laura où ses réactoins pourraient bien avoir été influencées par son séjour de huit jours à l'hôpital. Il s'agit de la période de quatre semaines durant laquelle sa grand-mère maternelle s'occupa d'elle pendant que sa mère accouchait. Les réactions de Laura ne furent pas observées et les informations furent données par ses parents et sa grand-mère. L'intérêt réside dans la manière dont elle allait traiter ses parents au moment de son retour chez eux.

Quatre mois après que le film ait été tourné, alors que Laura avait deux ans et neuf mois, sa mère dut partir à l'hôpital pour avoir son nouveau bébé. Elle fut absente pendant quatre semaines durant lesquelles Laura ne la vit pas, ni son père non plus. Selon la grand-mère, dont il faut cependant traiter le récit avec prudence, Laura s'agita quelque peu au début, mais par la suite elle fut « très heureuse ».

Les retrouvailles de Laura et de sa mère commencèrent

lorsque cette dernière, de retour chez elle, lui parla au téléphone. Laura fut excitée en entendant la voix de sa mère et impatiente de rentrer ; une demi-heure plus tard, elle arriva chez elle et sa mère put l'entendre cognant la porte d'entrée et appelant : « Maman, Maman ! » Mais quand la mère ouvrit la porte, Laura la regarda d'un air absent et dit : « Mais je veux *ma* Maman. » Les deux jours suivants, Laura parut ne pas reconnaître sa mère, et sans toutefois être désagréable, semblait tout à fait détachée. Ceci, bien entendu, bouleversa la mère.

Laura traita son père d'une manière très différente. Quand il rentra à la maison une heure ou deux après le retour de Laura, elle fut muette pendant quelques minutes mais elle se rétablit rapidement et devint affectueuse. Son père s'était arrangé pour être en vacances à partir de ce jour-là et au cours des jours suivants, Laura et lui s'entendirent fort bien. Intrigués par son attitude envers sa mère, ses parents pensèrent qu'elle avait peut-être perdu la mémoire. Ils firent donc quelques expériences pour voir si elle reconnaissait ses poupées favorites et divers objets domestiques, ce que bien entendu elle était tout à fait en mesure de faire.

Deux jours après être rentrée à la maison, la relation de Laura à sa mère semblait s'être rétablie, bien que par moments, elle s'adressât à elle en l'appelant « Nana », ce que la mère trouvait très irritant. Pendant ce temps, Laura ne manifesta aucun autre signe de perturbation, aucune crise de colère, aucun trouble du sommeil ou de l'alimentation.

Distorsions dans le développement de la personnalité

Les descriptions des réactions de Laura et Patrick à leur séjour dans un lieu inconnu, sans personne pour les materner ou leur manifester de la sympathie dans cette situation difficile, montrent combien intensément et de manière continue, un jeune enfant va se languir pour sa mère absente, et également avec quelle ardeur il suivra les instructions qu'elle lui aura données de ne pas protester, même si cela signifie qu'il doit exercer un effort sans relâche pour inhiber ses réactions les plus naturelles, à savoir : protester bruyamment et vigoureusement contre ce qu'on lui inflige et exiger avec force le retour de sa mère. En se soumettant au désir de leur mère, il est clair que chacun de ces enfants s'efforçait d'éviter la punition qu'il pensait être implicite dans les ordres qu'elle lui avait donnés : pour Patrick la menace qu'elle l'abandonne, pour Laura la menace qu'elle la désapprouve et ne lui donne plus son amour.

On a tout lieu de penser que chez chacun de ces enfants, sa perception de la nostalgie et de la colère suscitées en lui par la situation dans laquelle il se trouvait était en train d'être déconnectée de sa perception de ce qui constituait cette situation. Ou si on l'exprimait en termes traditionnels, que certains processus de refoulement étaient opérants. Les désirs de Laura se cristallisèrent sur le rouleau compresseur. Patrick à qui l'on avait reproché de répéter sans cesse la même chose, ne parla plus de sa mère absente et, à la place, se concentra sur une série de mouvements qui se mirent rapidement à perdre tout sens. Ceci me conduit à soupçonner que les deux enfants étaient menacés de ne plus savoir quel était l'objet de leur désir comme cela paraît être arrivé à Kate, même si ce ne fut que brièvement au moment où elle demanda : « Qu'est-ce que Kate cherche ? »

Les distorsions dans le développement de la personnalité produites chez ces deux enfants se présentaient sous des formes assez différentes. Sans quelqu'un pour approuver sa nostalgie et l'aider à conserver sa perception de qui ou de quoi il avait envie, la compréhension que Patrick avait de ce qui le rendait malheureux était probablement en train de s'affaiblir d'heure en heure. Si cette appréciation est exacte, Patrick évoluait vers un état de deuil chronique. Laura par contre tendait vers l'autonomie et le besoin de soigner compulsifs. Il est certain qu'elle paraissait beaucoup plus heureuse lorsqu'elle consolait d'autres enfants que lorsqu'elle s'affligeait de l'absence de sa propre mère. Cependant, je pense qu'il serait dangereux de supposer que sa capacité à trouver une consolation dans le réconfort qu'elle apportait aux autres pouvait représenter une étape favorable dans le développement de sa personnalité. En effet, il n'est pas difficile de voir comment, dans une situation d'absence prolongée de soins, la préoccupation de Laura pour les malheurs des autres, ajoutée à une forte tendance à inhiber l'expression de son propre désir qu'on s'occupe d'elle, auraient pu aboutir à l'établissement d'un fonctionnement de soignant compulsif.

En considérant le comportement de soignant que Laura présentait, comme potentiellement pathologique, ma position est différente de celle de beaucoup d'autres. Par exemple, McDevitt (1975) qui appartient au groupe de Margaret Mahler, dans un article récent soutient un point de vue traditionnel et opposé. D'abord, McDevitt observe que depuis l'âge de seize mois un enfant dont la mère est absente « va materner sa poupée, dans un jeu symbolique pour se consoler... », et il ajoute ce commentaire : « Ce transfert de la relation mère-enfant au monde intérieur permet la poursuite d'une relation avec l'objet d'amour pendant l'absence de ce dernier. » En disant cela, il sous-entend que ce « transfert » est une étape du développement normal. Comme je l'ai déjà indiqué, je ne partage pas cet optimisme. Par référence à la théorie proposée ici, le comportement en question doit être considéré comme une *alternative* à la recherche d'attention. De plus, comme il s'agit là d'un type de comportement incompatible avec la recherche d'attention, et du fait même qu'il amène une certaine mesure de réconfort et qu'il reçoit généralement l'approbation des adultes, le risque existe de recourir à la tendance à soigner les autres chaque fois que la réaction appropriée serait une demande d'attention pour soi-même.

CHAPITRE 24

Réactions à la perte durant la seconde année

Une période transitionnelle

Plus un nourrisson est jeune, et plus il est difficile de savoir comment le mieux conceptualiser ses réactions à la perte de sa mère. Une revue des données suggère ce qui suit : avant l'âge de six mois, ses réactions sont si différentes de ce qu'elles seront par la suite que le concept même de deuil semble très certainement inapproprié. Entre l'âge de sept mois et dix-sept mois environ, les réactions ont des allures suffisamment ressemblantes aux réactions d'enfants plus âgés pour que leur relation au deuil appelle une discussion attentive. A partir de dix-sept mois environ et au-delà, les réactions sont de plus en plus semblables à celles décrites dans les chapitres précédents, de sorte que les conclusions qui y ont été proposées peuvent également s'appliquer.

Pour maintenir la discussion dans des limites raisonnables, j'ai décidé, avec regret, de ne traiter que très superficiellement des réactions qu'on peut observer chez les enfants de moins de seize mois. Ceci nous permet de centrer l'attention essentiellement sur les réactions que l'on peut observer au cours des huit derniers mois de la deuxième année. Non seulement il s'agit d'une période transitionnelle très intéressante sur laquelle les controverses ne manquent pas, mais il s'agit également d'une période au sujet de laquelle existe suffisamment de données. De plus, ces données ont été réunies par des chercheurs travaillant suivant deux traditions distinctes : des cliniciens étudiant les problèmes d'attachement, de séparation et de perte, et des psychologues intéressés par le développement cognitif. Comme je pense que les données de ces deux sources sont mutuellement compatibles, et comme la théorie développée par les psychologues cognitifs est à la fois plus proche des données, et mieux formulée que ne l'est celle développée par les cliniciens, je me référerai autant à la théorie cognitive, qu'à la théorie de l'attachement dans l'interprétation des résultats. Mais avant de considérer les questions théoriques, il est nécessaire d'examiner les données.

Réactions lorsque les conditions sont favorables

Nous allons commencer par l'observation d'une petite fille de dix-sept mois placée en nourrice chez les Robertson pendant dix jours.

> Jane, âgée de dix-sept mois au moment de son placement, était la plus jeune des quatre enfants que James et Joyce Robertson devaient garder en nourrice pendant que leur mère accouchait (Robertson et Robertson, 1971). Il s'agissait d'une enfant vive et attachante dont la jeune mère s'était occupée assidûment et avec imagination. Les parents avaient tous deux une conception stricte de l'obéissance et Jane comprenait déjà bon nombre de leurs interdits.
>
> La familiarisation de Jane avec la famille nourricière s'étendit sur plusieurs semaines et s'avéra plus difficile que pour les deux enfants plus âgés de cette étude, Thomas et Kate (voir chap. 23). Lorsque vint le moment de son installation, cependant, Jane était relativement à l'aise dans son nouvel environnement, et elle accepta de recevoir tous les soins de maternage du substitut disponible.
>
> Pendant les trois premiers jours, Jane fut joyeuse et vive. Mais tant la gaieté que les sourires intenses qu'elle adressait à ses parents nourriciers paraissaient assez artificiels, et étaient supposés susciter des sourires en retour ; lorsqu'elle cessait de sourire, son visage devenait tendu et inexpressif.

L'impression des Robertson que ces sourires étaient artificiels et destinés à les amadouer, fut confirmée ultérieurement par la mère de Jane. Après avoir vu l'enregistrement filmé de ces premiers jours, elle observa : « Jane sourit tout à fait comme ça lorsque je me suis mise en colère après elle, et qu'elle essaie de m'amadouer. »

Le quatrième jour, l'humeur de Jane s'était modifiée. Elle avait cessé d'être gaie, elle était souvent agitée et grincheuse, elle avait tendance à sucer son pouce, et voulait être bercée. L'impression qu'elle donnait à ses parents nourriciers était celle d'une enfant « soumise à un état de tension et... par moments désorientée ».

Il se trouvait que les parents nourriciers habitaient dans le même pâté de maisons que les parents de Jane, de sorte que lorsque Jane allait jouer dans le jardin public que les familles partageaient (avec d'autres), elle n'était pas loin du portillon du jardin de ses parents. Pendant les quatre premiers jours, elle ne parut pas remarquer le portillon. Le cinquième jour cependant, elle s'avança jusqu'à lui, tenta de l'ouvrir mais n'y parvint pas. Jetant un coup d'œil dans le jardin vide par-dessus le muret, elle secoua la tête, revint en courant au jardin public, puis donna l'impression de ne pas savoir dans quelle direction se diriger. Le lendemain, elle essaya à nouveau d'ouvrir le portillon et cette fois y parvint. Elle remonta en courant l'allée qui menait jusqu'à la porte de la maison de ses parents et tenta de l'ouvrir. N'y parvenant pas, elle revint en arrière, ferma le portillon du jardin avec soin puis passa quelques minutes à regarder fixement la maison vide. En revenant au domicile de sa nourrice ce même jour, elle résista au moment d'y rentrer et, pour la première fois depuis qu'elle avait quitté sa mère, prononça le mot « Mama ».

Le père vint la visiter chaque jour pendant ces dix jours d'absence de chez elle et resta chaque fois une heure. Au début elle jouait gaiement avec lui et pleurait quand il partait. Mais vers la fin de son séjour, elle paraissait faire exprès de l'ignorer pendant qu'il était là, pour s'agripper à lui et pleurer dès qu'il paraissait sur le point de partir.

Quand la mère vint pour la ramener chez elle, Jane la reconnut immédiatement. Tout d'abord, un peu hésitante et timide, elle fut bientôt souriante d'une manière charmante, et peut-être amadouante. Elle se mit discrètement à jouer avec sa mère le jeu qu'elle avait été en train de jouer avec sa nourrice et qui consistait à mettre des pièces de monnaie dans un porte-monnaie ; elle semblait s'attendre dès ce moment à ce que sa mère la prenne en charge.

Pendant quelque temps après le retour de Jane chez elle, les relations entre ses parents et elle furent tendues. Parfois elle se conformait à leurs désirs, à d'autres moments elle faisait exactement le contraire. Leurs tentatives de la corriger par des gifles conduisirent à des explosions de pleurs d'une violence qu'ils n'avaient jamais encore observée chez elle.

A la fin des dix jours chez sa nourrice, Jane paraissait lui être très attachée et peu désireuse de s'en séparer. C'est pourquoi la nourrice se rendit chez elle en visite plusieurs fois au cours des premières semaines. Au début elle fut accueillie avec chaleur par Jane, mais au fur et à mesure que la relation renouée de Jane à sa mère devenait plus sûre, les visites devinrent la source d'un conflit et Jane paraissait ne plus guère savoir vers qui se diriger.

Commentaire

Malgré les conditions très favorables de la prise en charge et son apparente gaieté pendant les premiers jours, le comportement de Jane fut dès le début celui d'un enfant en état d'insécurité, et peut-être aussi de désorientation. Bien que n'étant âgée que de dix-sept mois, et n'ayant que quelques rudiments de langage, elle était néanmoins capable de distinguer clairement entre sa mère et sa nourrice. D'abord, elle reconnut sa propre maison et son jardin ; plus tard, elle se rappela sa « Mama » ; et d'un bout à l'autre, elle fit clairement voir où se situaient ses préférences. De plus, quand sa mère arriva pour l'emmener, elle passa instantanément de la nourrice à la mère. Ces observations montrent que durant ses dix jours d'absence, Jane fut capable de conserver le souvenir de sa mère absente sous une forme aisément accessible, et put réagir par des actions bien organisées, non seulement quand elle vit à nouveau sa mère, mais également lorsqu'elle reconnut le portillon du jardin. De plus, sa mention consécutive de « Mama», est la preuve qu'à l'aide de ce rappel elle était capable de se remémorer l'image de sa mère absente.

A bien des égards, le comportement de Lucy âgée de un an et neuf mois, la quatrième des enfants nourriciers des Robertson, ressemblait à celui de Jane. Bien qu'âgée de quatre mois de plus que Jane, Lucy ne connaissait aucun mot. Néanmoins, certains indices permettent de penser qu'elle fut également capable de conserver le souvenir de sa mère absente sous une forme aisément accessible, de réagir rapidement devant un événement qui lui rappelait sa mère pendant la période de séparation[1], et également à la mère elle-même au moment des retrouvailles.

Une des questions soulevées par les Robertson est de savoir si en l'absence de tout rappel tangible de la mère, Jane ou Lucy avaient la capacité cognitive de se remémorer une image[2] de la mère, sans laquelle on peut penser qu'un enfant ne pourrait ni ressentir, ni exprimer l'ardent désir de la retrouver. Alors qu'il est clair que chez les deux enfants plus âgés, Thomas et Kate, cette capacité est bien développée (voir chap. 23), chez les deux enfants plus jeunes elle est sûrement plus incertaine. Cependant, les observations des deux enfants constituent à elles seules une assise insuffisante pour pouvoir conclure, comme le font les Robertson, que les enfants au milieu de leur deuxième année n'ont aucune capacité de remémoration. Certains enfants la possèdent indéniablement à cet âge comme le font clairement ressortir plusieurs observations faites par Piaget (voir le chapitre suivant). Néanmoins, de nombreuses autres questions liées à celle-ci restent sans réponse. Pendant combien de temps par exemple, un enfant dans sa deuxième année, peut-il conserver sous une forme récupérable un modèle de sa mère absente, que ce soit pour la reconnaître ou pour s'en souvenir ? Pendant combien de temps continue-t-il de se languir pour elle ? Qu'advient-il du modèle quand il cesse d'être récupérable ? Nous n'avons aucune réponse certaine.

Ce qui est sûr, c'est que de grandes modifications se produisent dans les capacités cognitives d'un enfant au cours de sa seconde année, de sorte que des opérations qui sont bien au-delà de ses possibilités au début de celle-ci, sont tout à fait à sa portée vers la fin de cette deuxième année. Pour

1. Une description de Lucy est donnée dans le chapitre 1 du volume 2. L'événement qui lui rappela sa mère était une promenade dans un parc où elle avait souvent été avec elle.

2. Utilisé dans ce contexte, le terme « image » se réfère à la même notion que le terme « modèle de représentation » utilisé dans cet ouvrage.

l'illustrer, voici l'observation assez courte de Furman (1974 : 55) d'un petit garçon, Clive, qui venait d'atteindre son deuxième anniversaire lorsque son père mourut. Elle montre très clairement qu'à cet âge, un enfant n'a aucune difficulté pendant une période d'au moins quelques semaines à se remémorer un parent absent et à s'affliger de cette absence.

> La mère de Clive l'avait aidé, avec succès pensait-on, à comprendre que son père ne reviendrait pas. Dès ce moment et pendant plusieurs semaines, Clive allait passer de longs moments à répéter les activités de jeu quotidiennes qu'il avait partagées avec son père ; et « il insistait également sans arrêt pour aller se promener comme il l'avait fait avec son père, s'arrêtant aux magasins où son père s'était arrêté et se rappelant des détails très précis ». La mère de Clive, note Furman, trouvait ces signes manifestes de la tristesse et de la nostalgie de Clive, difficiles à supporter.

Nous avons noté de manière répétée dans les chapitres précédents combien il est difficile pour des adultes de supporter la nostalgie prolongée d'un enfant endeuillé, tout particulièrement lorsqu'ils sont eux-mêmes endeuillés ; et également que les difficultés des adultes accroissent les difficultés propres de l'enfant. Malgré l'attitude de sa mère, cependant, Clive allait continuer à conserver ses liens à son père mort d'une façon qui ressemble à celle d'une personne plus âgée engagée dans un travail de deuil normal.

Réactions lorsque les conditions sont défavorables

Nous allons maintenant examiner des observations d'enfants qui ont à peu près le même âge que Jane et Lucy, mais qui, ayant été placés dans une pouponnière en internat, comme Owen, l'enfant plus âgé décrit dans le chapitre précédent, n'ont pas reçu de soins continus d'une seule et même personne. Nous utiliserons les descriptions de deux enfants observés longuement par des observateurs très expérimentés dans ce domaine et qui les considèrent comme assez typiques. L'une de ces descriptions, celle de John, âgé de dix-sept mois, a été rapportée par James et Joyce Robertson (1971). L'autre, celle de Dawn, âgée de seize mois, a été rapportée par Christoph Heinicke et Ilse Westheimer (1966). Les réactions de ces deux enfants présentent beaucoup de ressemblances frappantes. Pour simplifier l'exposé cependant, la description des réactions de John et la comparaison avec celles de Jane et aussi de Laura (chap. 23), sont données d'abord, et la description de Dawn est remise à plus tard.

John, désespéré qu'on ne s'occupe pas de lui

John était âgé d'un an et cinq mois lorsqu'il passa neuf jours dans une pouponnière en internat, parce que sa mère accouchait ; le père était à un moment critique de sa carrière professionnelle, et aucun autre membre de la famille n'était disponible. La pouponnière avait une bonne réputation et servait de lieu de formation pour les infirmières de pouponnière ; mais à cette époque, on assignait les infirmières à des tâches, et non à des enfants. La conséquence était qu'aucune infirmière n'était nommément responsable de la prise en charge de John. De plus, John se retrouva au milieu de nombreux autres enfants dont la plupart, ayant été dans cette pouponnière depuis leur naissance, étaient « bruyants, agressifs, autoritaires et exigeants ».

Le séjour en pouponnière. — Le travail d'accouchement de la mère commença au milieu de la nuit, et elle laissa John à la pouponnière en route pour l'hôpital. Lorsque le lendemain matin, Mary, une jeune infirmière souriante le salua, il réagit de manière amicale, et eut des interactions avec elle tandis qu'elle l'habillait. Il fut également amical avec les autres jeunes infirmières tandis qu'elles allaient et venaient ; mais il ne reçut d'attention prolongée d'aucune d'entre elles. A la tombée de la nuit, Mary le mit au lit, mais elle ne resta pas auprès de lui. Déçu, John cria en manière de protestation.

Le second jour commença également assez bien. Une bonne partie du temps, John joua tranquillement dans un coin à l'écart des autres enfants et, de temps à autre, il allait à la recherche d'une infirmière susceptible de le materner ; mais ses approches hésitantes furent méconnues, et il avait tendance à être écarté par les autres enfants. Il resta calme et sans se plaindre la plus grande partie de la journée ; mais tout changea quand son père lui rendit visite. Comme le père partait pour rentrer chez lui, John se mit à crier et se débattit pour l'accompagner. L'infirmière, Mary, put le consoler, mais lorsqu'à son tour elle dut partir, il fut à nouveau en larmes.

A partir du troisième jour, John fut de plus en plus désespéré, par moments debout seul dans un coin sans rien faire, à d'autres moments en proie à de longues crises de larmes. Bien que de temps à autre, il tentât encore de s'approcher de l'une ou de l'autre des infirmières, la plupart du temps il jouait seul, silencieusement dans un coin, ou bien il rampait sous une table pour y pleurer seul. Vers le cinquième jour, ses tentatives d'ouverture vers les infirmières étaient devenues plus rares et, même, lorsque l'une d'entre elles tentait de le consoler, il avait tendance à ne pas réagir. Désormais, il allait se tourner vers un ours en peluche géant qu'il serrait dans ses bras. Mais il pleurait également énormément « avec un désespoir silencieux, se balançant par moments en se tortillant les mains. De temps à autre, il se mettait à crier avec colère sans que cela soit adressé à quelqu'un en particulier, et au cours d'un bref échange, il gifla le visage de l'infirmière Mary ».

Lorsqu'au sixième jour son père lui rendit visite à nouveau après avoir manqué deux jours, John se mit à le pincer et à le gifler. Puis son visage s'éclaira, il alla chercher ses chaussures de ville et se dirigea plein d'espoir vers la porte ; sa déception fut grande lorsque son père partit sans l'emmener. S'approchant de l'infirmière Mary, il regarda partir son père avec une expression remplie d'angoisse. Puis il se détourna de Mary également, et s'assit seul dans un coin en agrippant sa couverture.

Durant les deux jours suivants, John fut l'image du désespoir. « Il ne jouait pas, il ne mangeait pas, il ne faisait aucune demande, il ne réagissait que quelques instants aux tentatives passagères des jeunes infirmières pour l'égayer. » Lorsqu'un autre enfant tenta de le déloger des genoux d'une infirmière, sa voix prit un ton coléreux. Mais pendant de longues périodes « il était couché sur le sol, dans un silence apathique, sa tête reposant sur le grand ours en peluche... ».

Lorsqu'au huitième jour, le père vint à l'heure du thé, John pleura avec désespoir et ne put ni manger ni boire. A la fin de cette visite, il s'était abandonné au désespoir ; et nul ne put le consoler. Se laissant couler des genoux de l'infirmière Mary, il rampa dans un coin et resta étendu à pleurer auprès du grand ours en peluche sans réagir aux efforts de la jeune infirmière inquiète.

Le retour à la maison. — Le matin du neuvième et dernier jour, l'état de John était inchangé ; lorsque sa mère vint pour l'emmener à la maison, il était affalé sans mouvement sur les genoux d'une infirmière. Lorsqu'il vit sa mère, il se mit à gesticuler en tous sens et à crier très fort. Plusieurs fois, il coula un regard vers elle, mais chaque fois il se détourna « avec de grands cris et une expression de désespoir ». Au bout de quelques minutes, elle le prit sur ses genoux mais il s'agita et hurla, le dos arqué, puis il s'éloigna en courant de sa mère, tout en pleurant, pour se diriger vers Joyce Robertson (qui était là comme observatrice). Cette dernière le calma, et au bout d'un moment le rendit à sa mère. Il resta alors sans bouger sur ses genoux mais sans une fois la regarder.

Lorsque le père arriva peu après, John se débattit à nouveau pour s'écarter de sa mère. Dans les bras de son père, il s'arrêta de pleurer, et pour la première fois regarda sa mère directement. « Ce fut un long regard empreint de dureté, devait commenter sa mère il ne m'avait jamais encore regardée comme cela. »

Chez lui durant toute la première semaine, John allait pleurer énormément : il se montrait impatient devant le moindre délai et avait de nombreux accès de colère. « Il rejetait ses parents à tous les niveaux : n'acceptant pas leur affection ni qu'ils le consolent, n'acceptant pas de jouer avec eux, et se retirant physiquement en s'enfermant dans sa chambre. » Au cours de la deuxième semaine, il fut plus calme ; mais au cours de la troisième, il parut plus bouleversé que jamais. Les accès de colère réapparurent ; il refusa de manger, perdit du poids et dormit mal ; mais maintenant il se mit à s'agripper. Ses parents choqués par son état lui donnèrent toute leur attention et firent tout leur possible pour restaurer sa confiance. Leurs efforts eurent quelque succès et sa relation à sa mère s'améliora.

Ce progrès s'avéra précaire cependant, comme cela apparut à deux reprises lorsque Joyce Robertson qui l'avait observé en pouponnière, lui rendit visite. Après la première visite, quatre semaines après le retour de John à la maison, il se remit pendant quelques jours à ne plus manger et à refuser l'attention de ses parents. La même chose se produisit après la deuxième visite trois semaines plus tard : pendant cinq jours John fut extrêmement perturbé, et pour la première fois, ouvertement hostile à l'égard de sa mère.

Catamnèse. — Lors d'une visite chez lui trois ans plus tard, quand John était âgé de quatre ans et demi, il apparaissait comme un garçon beau et vif et qui donnait beaucoup de plaisir à ses parents. Pourtant, d'après ceux-ci, il avait encore exagérément peur de perdre sa mère et il était toujours bouleversé lorsqu'elle n'était pas où il s'attendait à la trouver. Il y avait également des jours où, apparemment sans raison, il devenait subitement hostile et provocant à l'égard de sa mère.

Commentaire

Pour apprécier les réactions de John à son éviction hors des soins de ses parents, il est nécessaire de faire deux comparaisons. Dans la première, l'âge est constant et on examine l'influence des variations des conditions ; dans la seconde, les conditions sont constantes et l'influence de la variation de l'âge est examinée.

Dans le premier cas, les réactions de John peuvent être comparées à celles de Jane décrites plus haut. John et Jane avaient le même âge, dix-sept mois, et furent absents pendant la même durée, respectivement neuf et dix jours. Cependant, alors que Jane était prise en charge par des parents nourriciers très compétents, John ne disposait d'aucune infirmière nommément désignée pour s'occuper de lui.

John et Jane allaient tous deux rechercher la compagnie de tout personnage substitutif disponible, et tous deux réagirent avec satisfaction à l'attention qu'on leur accorda. Dans le cas de Jane, on permit à cette relation de se développer, de sorte que son comportement en vint rapidement à présenter quelques-unes des caractéristiques typiques d'un attachement stable. Dans le cas de John, malgré tous ses efforts, ceci s'avéra impossible. A plusieurs reprises, il fit des ouvertures à une infirmière, attendant et espérant une réaction maternelle, mais il fut très régulièrement déçu.

Ainsi, chacun des enfants chercha à recréer avec une mère substitutive (ou une mère substitutive potentielle) une version de la relation dont il avait joui avec sa propre mère. En même temps, cependant, chacun des enfants faisait clairement la distinction entre le substitut et l'original, et chacun des enfants reconnut sa mère immédiatement. Jane, chaque fois qu'on lui permit de choisir, fit clairement voir ses préférences pour sa mère, tout en gardant des sentiments favorables à l'égard de sa nourrice. Les réactions de John à l'égard de sa mère furent beaucoup plus complexes, mais il n'y eut jamais de doute que c'était elle qui suscitait chez lui les émotions les plus intenses.

Ceci nous conduit aux différences entre les réactions de John et celles de Jane. Jane, disposant d'une figure substitutive à laquelle elle avait pu s'attacher fut relativement heureuse durant son absence et manifesta immédiatement du plaisir dès qu'elle retrouva sa mère. John, ne disposant pas de figure substitutive capable de lui donner temps et attention, perdit tout espoir qu'on s'occupe de lui. Il cessa progressivement de manifester un comportement d'attachement aux infirmières et se tourna à la place vers le nounours inanimé. Il joua peu et pleura beaucoup. Au bout d'une semaine de cette expérience, de plus, il ne trouvait aucune consolation même quand son père ou une infirmière cherchait à le réconforter. Il en fut de même lorsque enfin sa mère réapparut. Au lieu de l'accueillir et d'accepter ses offres d'amour et de soin, il lutta pour lui échapper, en prenant un air courroucé. Sa rancœur profonde pour la manière dont elle l'avait traité et son angoisse persistante que cela se reproduise étaient clairement visibles.

Ainsi, il est clair que chacun des enfants conservait en mémoire un modèle immédiatement disponible de la mère absente, et conservait également le potentiel pour réagir à son égard avec des sentiments intenses aussitôt qu'il la rencontrait à nouveau. La question de savoir si durant son absence, John fut capable de se rappeler sa mère et d'éprouver activement de la nostalgie pour elle, doit être laissée sans réponse.

Pour la deuxième comparaison, les réactions de John peuvent être rapprochées de celles de l'une des enfants plus âgées, Laura. John et Laura furent absents pendant la même durée (respectivement neuf et huit jours) et, ni l'un ni l'autre, ne reçut de soins d'une infirmière nommément désignée. Mais tandis que John n'était âgé que de dix-sept mois et ne disposait pratiquement d'aucun langage, Laura était âgée de deux ans et quatre mois et avait une bonne utilisation du langage pour son âge.

Les deux enfants présentaient beaucoup de similitudes dans leurs réactions. Tous deux furent malheureux pendant cette absence, pleurèrent beaucoup et se tournèrent vers un ours en peluche pour se consoler. Ils ne jouèrent tous deux que par intermittence. Tous deux firent une distinction marquée entre les infirmières de l'institution et leurs propres parents. Lorsque la mère réapparut, tous deux manifestèrent fortement leurs sentiments, en témoignant à son égard d'une rancœur profonde pour ce qui s'était passé, John le faisant immédiatement et à l'exclusion de pratiquement toute autre chose, Laura plus tardivement et seulement après que l'épisode où elle quitte l'hôpital avec sa mère lui ait été rappelé par l'intermédiaire du film tourné à l'époque. Auparavant, l'intensité de la rancœur de Laura avait été complètement masquée.

Le contraste entre John qui exprimait ouvertement sa rancœur et Laura qui masquait la sienne n'est qu'un aspect des différences plus générales entre les deux enfants. Laura visiblement influencée par les pressions exercées par ses parents qu'elle soit une gentille petite fille et ne pleure pas, s'efforça durant toute son absence de retenir ses larmes ainsi que toute autre expression active de nostalgie pour sa mère et de colère d'avoir été abandonnée ; la plupart du temps, son contrôle fut efficace. John par contre parut peu ou même pas du tout tenté de contrôler l'expression de ses affects. Cette différence est le reflet de la différence dans l'organisation mentale caractéristique des niveaux d'âges concernés. Laura qui avait dépassé de quatre mois son deuxième anniversaire était relativement bien équipée pour retenir, lorsque c'était nécessaire, les formes de comportement fortement éveillées en elle ; tandis que John qui n'était âgé que de dix-sept mois avait encore à développer un tel équipement mental. Laura n'est pas la seule à montrer qu'un enfant qui a dépassé son deuxième anniversaire est capable d'un contrôle : chacun des cinq autres enfants décrits dans le chapitre 23, y compris le plus jeune d'entre eux, Owen, le prouve également.

Outre cette différence marquée dans le degré de contrôle de l'expression de leurs affects et du comportement les accompagnant, Laura et John se différenciaient également nettement par l'importance de leur préoccupation à l'égard de leur mère absente. John ne montra aucun signe clair de cette préoccupation (ce qui n'exclut pas qu'il ne l'ait pas été). Laura par contre laissa clairement voir qu'elle pensait constamment à sa mère, et qu'elle se languissait après elle. Néanmoins, il faut noter que sans la présence d'un observateur informé et sensible, ces données auraient été méconnues ainsi que leur signification.

En comparant les réactions de John avec celles de Jane et celles de Laura, on peut faire l'hypothèse que les réactions de John sont relativement typiques de celles d'un enfant de son groupe d'âge, pris en charge dans les conditions décrites. La confiance qu'on peut avoir dans cette hypothèse est consolidée par la comparaison des réactions de John à celles de Dawn [1].

Dawn devient triste et déprimée

Dawn était âgée de seize mois lorsqu'elle vint passer quinze jours dans une pouponnière en internat. Elle était issue d'une famille ouvrière, et elle avait un frère aîné âgé de six ans. Le père faisait une nette différence en faveur de Dawn et contre le garçon qui n'était pas de lui. La mère qui avait un caractère à l'emporte-pièce, entretenait une maison impeccablement propre, et était tout entière dévouée à ses enfants. Elle était irritée par l'attitude du père à l'égard de son fils, ce qui conduisait à des disputes entre eux.

Le séjour en pouponnière. — Durant la première journée, Dawn fut active et assez gaie, méconnaissant apparemment la situation. Le lendemain matin cependant, elle pleura désespérément après « Maman, Papa ». Pendant de longues périodes, elle se tint près de la porte par laquelle était parti son père. Les tentatives du personnel pour la consoler furent sans succès. Durant les trois jours suivants, elle continua à se tourmenter inconsolablement et on l'observa, la plupart du temps, debout près de la porte.

Le cinquième jour, le père lui rendit une unique visite. Dawn le reconnut immédiatement et lorsqu'il la prit dans ses bras, elle s'agrippa fortement à lui en pleurnichant. Un peu plus tard, elle accepta qu'il la repose à terre, mais aussitôt qu'il partit, elle se jeta sur le sol en hurlant.

1. Ce compte rendu est une version très abrégée de celle donnée par HEINICKE et WESTHEIMER (1966 : 84 à 112).

Le coucher était toujours un moment difficile pour les infirmières jusqu'à ce qu'elles découvrent que Dawn acceptait qu'on la laisse à condition qu'on lui donne un biberon rempli de lait. A d'autres moments, elle suçait sa tétine, ne s'interrompant que brièvement pour pleurer après son père. On la vit souvent également serrer son ours en peluche.

Par moments, Dawn pouvait être tout à fait active et était contente de promener une poussette. A d'autres, elle paraissait errer, et donnait l'impression qu'elle cherchait quelque chose.

Durant les cinq derniers jours de son séjour, Dawn fut souvent silencieuse et le regard vide. Dans ces moments, elle paraissait triste et désolée et les deux observateurs utilisèrent le terme de « dépression » pour la décrire. Ces moments de dépression étaient cependant interrompus de temps à autre par de brusques éclats de rire.

A plusieurs reprises, il y eut des manifestations claires que Dawn était préoccupée par l'absence de ses parents. Le onzième jour, elle annonça à l'un des observateurs « Papa venir aujourd'hui. » Bien que sur le moment, elle ne parut pas bouleversée quand on lui dit qu'il ne viendrait pas, plus tard lorsque la maman d'une autre petite fille arriva, elle éclata en sanglots désespérés. Le treizième jour, aussitôt qu'elle aperçut l'observatrice, une femme, elle cessa de jouer et se mit à pleurer après sa mère.

Pendant ces derniers jours, bien que Dawn parut parfois joyeuse, elle continuait de pleurer énormément et arborait une expression triste sur son visage. De temps à autre, elle était consolée par une infirmière mais elle n'allait jamais à leur recherche ; il semblait d'ailleurs peu lui importer qui était l'infirmière qui s'occupait d'elle.

Le retour à la maison. — Lorsque dix jours après son unique visite, le père vint la chercher, Dawn pleura bruyamment et tendit ses bras pour qu'il la prenne. Une fois dans ses bras elle se calma, pour se remettre à pleurer fortement lorsqu'il la reposa un instant à terre. Après quoi, elle s'agrippa fortement à lui.

Malheureusement, on ne put observer comment Dawn aurait accueilli sa mère, car aussitôt que cette dernière l'aperçut, elle se précipita pour la prendre au père et la serrer contre elle en pleurant. Durant le trajet en voiture pour rentrer à la maison, Dawn fut silencieuse, assise sur les genoux de sa mère. Arrivée chez elle, elle se mit vite à explorer cet environnement familier et commença à jouer intensément avec ses jouets favoris. L'apathie et la tristesse qu'on avait pu observer à la pouponnière avaient disparu pour être remplacées par une activité vive et joyeuse.

Au cours des premiers jours chez elle, Dawn parut un peu distante vis-à-vis de sa mère. Par exemple, ce ne fut pas avant le sixième jour qu'elle prononça le mot « Maman », et alors seulement après qu'on l'ait sollicitée. Comme les jours passaient cependant, elle devint plus affectueuse et se mit à grimper sur les genoux de sa mère ; mais elle était suffisamment inquiète pour devoir rester à proximité d'elle et elle faisait une crise de colère si on l'en empêchait. Par ce comportement, ainsi que par beaucoup d'autres, Dawn était très semblable à d'autres jeunes enfants qui ont passé quelque temps dans un lieu inconnu avec des personnes inconnues.

Commentaire

Puisque les similitudes entre les réactions de Dawn et celles de John sont tellement évidentes, il n'y a pas lieu de faire beaucoup de commentaires. Tous deux manifestent une grande détresse, tous deux souhaitent ardemment rentrer chez eux lorsque le père leur rend visite, aucun des deux n'est vraiment consolé par les attentions des infirmières, tous deux passent une bonne partie de leur temps à agripper un nounours. Au terme de la séparation, cependant les relations de Dawn avec ses parents sont beaucoup moins détériorées que celles de John avec les siens ; la raison n'en est pas très claire.

Alors que John ne donne aucune indication qu'il est en train de penser à ses parents absents, Dawn le laisse clairement voir. D'abord elle annonce que son père va lui rendre visite, et plus tard le même jour, elle sanglote désespérément lorsqu'un autre enfant reçoit une visite. Deux jours plus tard, elle se met à pleurer après sa mère dès qu'elle remarque l'observatrice. Ceci suggère que Dawn a pu penser pendant un court instant que l'observatrice était sa mère, comme Owen avait cru reconnaître une voix dans le couloir.

On dispose d'autres observations d'enfants du même âge, et même plus jeunes, qui ont manifesté leur préoccupation au sujet de leurs parents absents. L'une d'entre elles, rapportée par Anna Freud et Dorothy Burlingham (1974 : 39) concerne une petite fille de dix-sept mois qui ne dit rien d'autre que « Mam, Mam, Mam » pendant trois jours et qui, alors qu'elle aimait être assise sur les genoux d'une infirmière entourée de ses bras, insistait pour avoir le dos tourné à cette infirmière, de façon à ne pas la voir. Une autre observation rapportée par James Robertson a déjà été mentionnée dans le chapitre 1. Agé de treize mois, et donc encore trop jeune pour pouvoir utiliser les mots, Philip, malheureux d'avoir été laissé dans une pouponnière en internat, faisait les gestes habituellement associés à la comptine « Tout autour du jardin » que sa mère utilisait pour le calmer chez lui lorsqu'il était mécontent.

A la lumière de ces observations, je pense qu'on peut prudemment affirmer que de nombreux enfants de seize mois et plus ont la capacité de conserver en mémoire le modèle de leur parent manquant sous une forme accessible, de se rappeler ce modèle par intervalles durant un séjour chez des personnes étrangères ; et que, de plus, ils peuvent le faire, non seulement devant une manifestation qui rappelle ce parent, mais également à d'autres moments. Compte tenu des découvertes de Piaget (mentionnées dans le chapitre suivant), il n'y a pas de raison d'en être surpris. Néanmoins, nous devons garder à l'esprit qu'il existe peut-être d'autres enfants chez qui cette capacité n'est pas présente au cours de la première moitié de la deuxième année, et chez qui elle ne va se développer que plus tard.

Dans ce chapitre, les conditions défavorables sur lesquelles l'attention a été attirée se sont limitées à l'absence d'une mère substitutive stable. On peut se demander quelle part les nombreuses autres conditions défavorables mentionnées dans les chapitres précédents jouent au cours de la deuxième année de vie d'un enfant. En particulier, ce que l'on dit (les injonctions à ne pas pleurer, les menaces de rejet ou d'abandon, les attributions de responsabilité) a-t-il sur les enfants dans leur deuxième année de vie l'effet qu'il a manifestement sur ceux qui ont trois ans et plus ? On peut penser que cela n'est pas possible car les enfants de moins de deux ans, étant déficients en langage, ne peuvent comprendre le sens de ce qui est en train d'être dit. Mais on peut penser le contraire en notant combien à travers sa compréhension des gestes, un enfant est capable de saisir le sens profond de ce qu'on lui dit, avec une très grande avance sur sa capacité à s'exprimer. Un problème semblable surgit chez les enfants qui ont perdu un parent du fait de sa mort. L'information que le parent ne va jamais revenir, peut-elle être comprise de quelque manière que ce soit par un enfant aussi jeune ?

De mon point de vue nous ne sommes absolument pas en position de répondre à ces questions avec certitude. Il est clair que la compréhension d'un très jeune enfant est limitée, mais elle peut ne pas être nulle. De plus, il existe de grandes différences dans les vitesses de développement des enfants, et de grandes différences entre les parents quant à leur désir de communiquer et leur talent à le faire. En attendant de disposer de nombreuses autres données, il serait sage de garder notre esprit en éveil.

Ceci nous ramène encore une fois aux controverses par lesquelles nous avons commencé : à savoir si de jeunes enfants sont capables d'un deuil. Puisqu'une grande partie du désaccord tourne autour de la manière dont les différentes écoles de pensée conçoivent la forme et la vitesse du développement cognitif précoce, nous allons examiner dans notre dernier chapitre ce que nous en savons maintenant, et également ce qu'en semblent être les implications pour notre débat.

CHAPITRE 25

Les réactions de jeunes enfants à la lumière du développement cognitif précoce

Le développement du concept de la permanence de la personne

Durant les premières décennies de la psychanalyse, on connaissait très peu de chose du développement des capacités cognitives d'un enfant, ou des relations avec ses parents durant ses deux ou trois premières années de vie. Le résultat en fut qu'un certain nombre de conjectures assez arbitraires furent faites, dont une grande partie était influencée par la supposition que l'intérêt qu'un enfant porte aux personnes est nécessairement secondaire à, et dérivé de, son désir de nourriture. Ainsi à une extrême, on pensait avec assurance qu'un enfant d'un âge aussi avancé que deux ans est encore tellement dominé par ses besoins physiologiques, qu'il transférera rapidement son affection à quiconque les comblera. A l'autre extrême, des capacités cognitives complexes, et des relations avec le sein en tant qu'objet partiel, furent attribuées à des nourrissons qui n'étaient âgés que de quelques mois. Sur la base de ces idées, au moins deux théories extrêmement différentes de développement social furent élaborées par des psychanalystes, aboutissant inévitablement à de très divergentes théories du deuil.

Aujourd'hui, grâce aux études systématiques conduites par un groupe de plus en plus nombreux de psychologues du développement, il n'est plus nécessaire de s'en tenir uniquement aux suppositions. Alors qu'il reste encore beaucoup à apprendre, on commence à disposer d'un schéma fiable du développement cognitif et socio-émotionnel des premières années. Dans ce chapitre, je montrerai brièvement comment les réactions des enfants à la séparation et à la perte peuvent être comprises à la lumière de ces résultats.

Dans cet abord du développement cognitif, je ferai appel d'abord et avant tout aux travaux de Piaget (voir tout particulièrement *La construction du réel chez l'enfant*, 1937 et *Le jeu, les rêves et l'imitation dans l'enfance*, 1951), et également au travail de Bower (1974), dont les expériences pleines d'imagination l'ont conduit, non seulement à soutenir fermement les concepts de Piaget, mais également à les développer et à les clarifier. Les travaux de Bower suggèrent que pendant la première année de vie, un nourrisson est considérablement plus avancé dans son développement cognitif que ne le supposait Piaget initialement, et beaucoup d'autres travaux vont dans le même sens (voir la *Revue critique* par Gracht, 1977). Le terme de développement cognitif désigne les étapes au travers desquelles un nourrisson va progresser et dont le résultat sera que son comportement ne dépendra plus exclusivement des stimuli entrants du moment, mais à la place commencera à être guidé par des règles qui lui permettront de combiner les informations perceptuelles aux informations provenant de sa mémoire. Grâce à ces règles, il va commencer à être capable de prévoir avec plus ou moins de précision ce qui va vraisemblablement se produire dans son monde, et en fonction de cela préparer des plans et réagir.

Piaget fut le premier à montrer que ce n'est pas avant la moitié de la première année de vie qu'un nourrisson tente de rechercher quelque objet intéressant qu'il a vu disparaître. Avant cet âge, non seulement il ne fait aucune tentative pour le rechercher, mais lorsque par la suite, le même objet réapparaît, il le traite comme s'il était différent (comme en témoignent le retard de réaction et d'autres mesures du même ordre). Hors de la vue semble, par conséquent, être véritablement hors de l'esprit. La raison en est, suggère Bower, qu'avant l'âge de cinq mois, un nourrisson ne paraît capable de reconnaître un objet qu'au moyen de deux des nombreuses caractéristiques qui l'identifient, à savoir qu'il reste à la même place ou qu'il suive une trajectoire régulière. Des caractères aussi évidents que la forme, la dimension ou la couleur sur lesquels les adultes se fondent habituellement pour reconnaître un objet donné, ne sont pas utilisés durant ces premiers mois.

A partir de cinq mois, une modification notable survient. Désormais, la forme, la dimension et la couleur vont être significatives. Une des conséquences en est qu'un objet qui réapparaît après un intervalle est reconnu et traité comme étant le même objet. Une autre est qu'il lui est attribué la qualité de continuer à exister, même quand il est hors de la vue, comme en témoigne le fait que le nourrisson le recherche. Il est vrai que pendant de nombreux mois, les recherches d'un nourrisson sont désastreusement mal dirigées, et qu'il fait de nombreuses erreurs étranges. Par exemple, au début, même après qu'on l'ait laissé regarder où l'on cachait un objet, par exemple sous un chiffon, il va néanmoins le rechercher, non pas où il a vu qu'on l'a placé, mais où il l'a vu en dernier, ou bien dans un endroit où il l'avait trouvé précédemment. Ultérieurement, étant parvenu à comprendre que des objets manquants peuvent être cachés dans de nombreux endroits, il a encore de la difficulté à comprendre que les objets cachés peuvent être déplacés d'un endroit à l'autre grâce à un récipient. Par exemple, si une pièce de monnaie est cachée sous l'un des deux gobelets qui se trouvent devant lui, et que l'on fasse glisser un gobelet à la place de l'autre en sa présence, il va néanmoins chercher la pièce de monnaie sous le mauvais gobelet, c'est-à-dire celui qui se trouve maintenant à l'endroit où il a vu la pièce en dernier. Ce n'est qu'après avoir dépassé l'âge de quinze mois qu'il pourra vraisemblablement être capable de résoudre ce problème.

Ainsi, même après qu'un nourrisson a commencé à rechercher un objet qu'il a vu disparaître, ce n'est que pas à pas qu'il arrive à mieux comprendre où il doit chercher et finalement déboucher sur un fonctionnement efficace. A partir de ces observations, Piaget ainsi que d'autres chercheurs ayant étudié le développement cognitif, concluent que durant les derniers mois de la première année, et les premiers mois de la seconde, les nourrissons deviennent progressivement plus capables de concevoir un objet comme étant une entité qui existe indépendamment d'eux. Durant ces étapes du développement, on dit du nourrisson qu'il parvient au concept de la permanence de l'objet.

Piaget conduisit ses propres expériences essentiellement grâce à de petits objets tels que des clés ou des boîtes d'allumettes, et la question se pose de savoir si ses conclusions concernant le développement du concept d'un objet s'appliquent également au développement du concept de la personne. Les données disponibles actuellement suggèrent qu'elles peuvent en principe s'appliquer, bien qu'il existe certaines différences ; par exemple, la connaissance des personnes d'un nourrisson se développe beaucoup plus tôt que sa connaissance des choses comme Piaget lui-même l'avait prédit avec assurance. Cependant, ce qui est particulièrement intéressant, c'est que, également comme Piaget l'avait prédit, sa compétence dans la recherche et dans la découverte des personnes au cours de situations de plus en plus compliquées, semble progresser pas à pas au travers des mêmes étapes que sa compétence dans la recherche des choses (Decarie, 1965 ; Bell, 1970 ; Brossard *in* Decarie, 1974).

L'attachement d'un nourrisson à une figure maternelle reconnue se développe rapidement entre le quatrième et le septième mois. La reconnaissance perceptuelle commence tôt ; mais du fait qu'avant l'âge de cinq mois, son concept de l'objet est encore rudimentaire, des comportements bizarres pourront être observés. Par exemple, comme nous l'avons vu, les données suggèrent qu'un nourrisson d'environ douze semaines pense qu'un objet est défini soit par l'endroit qu'il occupe, soit par la trajectoire qu'il suit, mais non par les deux. Jusqu'alors par conséquent, il ne semble pas se rendre compte qu'un objet peut d'abord être dans un endroit, puis se déplacer dans un autre endroit ; ni qu'il ne peut être dans deux endroits simultanément. L'expérience suivante témoigne en faveur de cette idée : on montre à un nourrisson de moins de cinq mois simultanément plusieurs images de sa mère (présentées au moyen d'un système optique quelconque). Il n'en est pas perturbé, mais entre en interaction joyeuse avec chacune des « mères » tour à tour. Cependant, si on remplace l'une ou l'autre de ces images de la mère par celles d'étrangers, il saura très bien à qui vont ses préférences. Par contre, une fois qu'il a dépassé l'âge de cinq mois, sa compréhension des propriétés des objets est telle que la vue d'images multiples simultanées de sa mère devient extrêmement perturbante : il sait maintenant qu'il n'a qu'une seule mère, et qu'elle ne peut pas être visuellement présente dans deux ou trois endroits à la fois (bien que comme nous le verrons plus tard il n'en soit pas toujours certain).

On peut déduire de ces observations ainsi que d'autres, que durant les mois du milieu de sa première année, un nourrisson développe une sorte de représentation élémentaire de sa figure maternelle. Cependant, qu'il soit capable de la reconnaître lorsqu'elle est présente n'est pas la même chose que d'être capable de se la remémorer lorsqu'elle est absente ; et il y a lieu de penser que cette dernière capacité ne se développe pas avant les derniers mois de la première année. Pour illustrer cette étape du développement, rappelons les données rapportées par Schaffer (1971), et déjà décrites dans le chapitre 3 du volume 2. Lorsqu'un nourrisson de six mois est placé de telle sorte que sa mère soit assise derrière lui, hors de sa vue, et qu'on le mette alors en présence d'un objet bizarre, il va se comporter comme si sa mère n'était pas là. Quand, par contre, un nourrisson de douze mois est placé dans la même situation, il va habituellement se retourner pour la consulter avant de décider comment réagir. Ainsi dans ces limites certes étroites de temps et d'espace, des nourrissons âgés de un an élevés dans leur famille n'ont aucune difficulté à savoir où se trouve leur mère visuellement absente, et à utiliser ce savoir.

C'est ce qui explique que vers les trois derniers mois de la première année, un nourrisson qui se sent en sécurité, et dont la mère répond à ses signaux, sera capable de jouer seul joyeusement pendant un certain temps, ayant manifestement compris que sa mère, bien que visuellement absente, est disponible à proximité s'il en avait besoin (Stayton et Ainsworth, 1973).

Il n'est pas étonnant qu'il y ait de grandes différences entre les nourrissons quant à l'âge auquel ils vont développer ces capacités cognitives, que cela s'applique à des objets inanimés ou à une personne aussi importante que la mère. En ce qui concerne la recherche de la mère, certains nourrissons sont en partie déjà capables vers l'âge de sept mois de pouvoir la retrouver, et résolvent complètement ce problème vers neuf mois. D'autres ont un retard de quelques mois (Bell, 1970 ; Brossard *in* Decarie, 1974). Il n'est également pas surprenant que l'âge auquel un nourrisson va développer ces capacités soit très influencé par ses expériences. Un nourrisson dont la mère réagit à ses signaux et qui s'engage dans beaucoup d'interactions sociales avec lui, sera vraisemblablement plus avancé qu'un nourrisson dont la mère est moins attentive. Comme il existe de grandes variations dans l'âge auquel les nourrissons parviennent au concept de permanence de la personne, ou plus précisément, de permanence de la mère, toute affirmation liant les étapes de développement cognitif ou émotionnel à l'âge chronologique doit être considérée avec prudence.

A mesure qu'un enfant développe son concept de permanence de la personne, il devient de plus en plus capable de se représenter la localisation et les actions de personnes absentes. Ainsi, au cours des premiers mois de la deuxième année, un enfant qui se développe normalement devient capable de faire appel à ses connaissances générales pour pouvoir déduire où une personne qui a disparu a pu passer et comment elle y est parvenue. Pour illustrer cette acquisition, Piaget donne comme exemple un épisode où l'on avait demandé à l'un de ses enfants, Laurent, quelques jours avant qu'il n'atteigne l'âge de dix-huit mois, où il pensait que se trouvaient les différents membres de sa famille. Pour chacun d'entre eux, il désigna l'endroit où il supposait qu'il se trouvait, influencé de toute évidence dans son opinion, soit par sa connaissance de l'endroit où il se trouvait une heure plus tôt, soit par ce qu'il savait de ses occupations habituelles.

A partir d'observations telles que celles-ci, les psychologues cognitifs concluent que la plupart des enfants âgés de dix-huit mois et plus, élevés dans des familles attentives, sont capables non seulement de se représenter le monde extérieur symboliquement, mais également de manipuler leurs représentations. En le faisant, un enfant peut se remémorer des actions du passé et anticiper des actions du futur, et notamment aboutir à la solution d'un problème par des moyens purement cognitifs sans recourir à l'action. Ces acquisitions cognitives, pense Piaget, et avec lui beaucoup de linguistes, fournissent à l'enfant la base nécessaire (bien que peut-être non suffisante) pour pouvoir commencer à comprendre et à produire du langage (Cromer, 1974)[1].

Bien que les travaux de Piaget, ainsi que ceux d'autres travaillant dans la même lignée, suggèrent qu'un enfant n'est pas capable de se remémorer et d'utiliser son modèle de représentation du monde de toutes ces façons plus complexes avant le milieu de la seconde année, ils montrent aussi qu'il est néanmoins capable de divers degrés embryonnaires de représentation durant les douze mois précédents. Ainsi, il serait tout à fait erroné de parler comme si le modèle de représentation d'un enfant de sa figure d'attachement était absent avant un certain âge, ou étape du développement, et présent après cela. En fait, on doit concevoir le modèle comme se développant dans les mois du milieu de la première année, moment à partir duquel il sera disponible pour la reconnaissance et la recherche élémentaire ; et tandis que les mois passent, il va devenir disponible de façon croissante, également pour des remémorations et des opérations cognitives. Je pense que cette façon de conceptualiser le développement précoce a une valeur explicative potentiellement bien plus grande que celle proposée traditionnellement par les psychanalystes. Nous discuterons sous peu des sérieuses imperfections du concept souvent évoqué de « constance de l'objet libidinal ».

Les sujets sur lesquels nous savons encore trop peu de choses concernent notamment l'étendue de la mémoire d'un nourrisson ou d'un jeune enfant ; les conditions qui lui permettent de reconnaître ou de se remémorer des personnes ou des lieux significatifs après des laps de temps variables.

1. Du fait que l'utilisation du langage par un enfant est très retardée par rapport à son utilisation de moyens non verbaux de représentations, les adultes ont une tendance persistante à sous-estimer les capacités cognitives du jeune enfant.

Ce que l'on connaît cependant, suggère que durant les premiers mois, un nourrisson a une étendue de mémoire pour les informations visuelles beaucoup plus longue qu'on ne le suppose habituellement (voir les revues de Cohen et Gelber 1975, et Olson 1976)[1]. Par exemple, Fagan (1973) montre qu'un nourrisson de cinq mois à qui l'on présente la photographie d'un visage pendant deux minutes seulement, peut encore la reconnaître quand on la lui présente deux semaines plus tard. A la lumière de cette observation, il n'est guère surprenant que Bower (1974) ait pu constater que des nourrissons âgés de cinq et six mois, que l'on amenait au laboratoire pour une deuxième visite, manifestaient souvent qu'ils se souvenaient de ce qui s'était produit au cours de leur première visite la veille, ou deux jours plus tôt, et se mettaient à préparer leurs réponses avant le début des tests ; ni que Ainsworth et ses collègues (Ainsworth et coll., 1978) aient pu observer que des nourrissons âgés de douze mois, placés dans la même séquence de situations étranges pour la deuxième fois, deux semaines après la première, aient manifestement prévu ce qui allait se passer, et y réagissaient en conséquence. En ce qui concerne le développement de la remémoration spontanée, nos renseignements sont encore négligeables et par conséquent il ne serait pas prudent de tirer des conclusions. En particulier, en attendant d'en savoir davantage, il serait imprudent de conclure, comme certains cliniciens, qu'un enfant de moins de dix-huit mois est totalement incapable, sans l'aide de rappels par les adultes, de se remémorer des personnes ou des lieux après des intervalles supérieurs à un jour ou deux.

En conclusion, il faut noter que les études expérimentales sur la compétence des jeunes enfants à reconnaître des *choses* après un laps de temps, nous conduiraient très certainement à attendre de la capacité d'un enfant à reconnaître ou à se remémorer sa mère, qu'elle se développe des semaines et probablement des mois, avant sa capacité à reconnaître

1. Après avoir passé en revue les données, Olson conclut : « La généralisation la plus simple est que les nourrissons âgés de trois à six mois n'oublient pas les stimulis visuels très rapidement s'ils ont été exposés suffisamment longtemps aux stimulus initiaux et s'il y a relativement peu d'ingérences spécifiques. »

ou à se remémorer quelque chose ou quelqu'un d'autre. Les raisons en sont pour une part que sa mère a pour lui un impact émotionnel bien plus grand que n'importe quoi d'autre et en partie qu'il a des expériences beaucoup plus grandes et beaucoup plus diversifiées d'interactions avec elle (par la vue, l'audition, l'odorat et le toucher) qu'avec n'importe quoi ou n'importe qui d'autre.

La constance de l'objet libidinal : un concept insatisfaisant

Lorsqu'ils discutent des problèmes du deuil dans l'enfance, de nombreux psychanalystes font appel au concept de « constance de l'objet », qui est quelquefois étendu à celui de « constance de l'objet libidinal ». Comme j'estime qu'il s'agit là d'un concept tout à fait insatisfaisant, je ne l'emploie pas. Ainsi que Fraiberg (1969) l'a souligné, ce terme est maintenant employé de manières très diverses, ces variations étant le reflet, en partie de l'origine mixte du concept et en partie du déplacement de sens donné au mot « constance ».

Le concept fut introduit par Hartmann (1952) par référence au contraste qui existait entre ce qui était — et pour certains analystes est encore — considéré comme une phase de développement où un nourrisson ne prend aucun intérêt dans quelque « objet » (personne) que ce soit, excepté aux moments où il satisfait ses besoins physiologiques, et une phase beaucoup plus tardive où on peut le considérer comme s'attachant émotionnellement à une personne déterminée : comme l'exprime Hartmann : « Il y a un long chemin de cet objet qui n'existe qu'autant qu'il satisfait les besoins, à cette forme de relation d'objet satisfaisant qui comprend la constance de l'objet... » L'année suivante, Hartmann (1953) liait son nouveau concept à celui déjà établi de Piaget de la permanence de l'objet. En partie à cause de cette liaison et en partie pour d'autres raisons, les psychanalystes en sont arrivés à utiliser le terme de constance de l'objet d'au moins trois manières différentes.

a/ La première consiste à tout simplement assimiler la constance de l'objet à la permanence de l'objet de Piaget. C'est ainsi que Spitz (1957) l'utilise, et c'est également ainsi que Furman l'utilise (1974).

b/ Une deuxième pratique rejette toute liaison à la psychologie cognitive, et réserve l'usage du terme pour signifier « la capacité d'un enfant à maintenir l'investissement de l'objet indépendamment de la possibilité de frustration ou de satisfaction », une phase dont on postule qu'elle contraste fortement avec la phase précédente pendant laquelle on pense que l'enfant considère l'objet comme « inexistant et inutile » tant « qu'aucun besoin libidinal n'existe... » (A. Freud, 1968). Cet usage est en accord avec la proposition première d'Hartmann, et a été adopté par Anna Freud et ceux qui sont influencés par elle.

c/ Un troisième usage, qui s'est développé à partir du second, mais qui n'est pas identique, applique la constance de l'objet à l'étape du développement où un enfant peut « rester éloigné de sa mère pendant un certain temps tout en continuant à fonctionner sans déséquilibre émotionnel, à condition qu'il soit dans un environnement suffisamment familier » (Mahler, 1966). Dans le schéma de développement de Mahler, cette capacité est considérée comme se développant au cours de la quatrième sous-phase de séparation-individuation, qui s'étend du vingt-cinquième au trente-sixième mois environ. En plus de Mahler, cet usage a été adopté par ses compagnons Pine (1974) et McDevitt (1975).

Selon ces différents usages, l'âge auquel un enfant est considéré comme ayant atteint la constance de l'objet libidinal varie de six mois à la fin de sa troisième année.

Examinons maintenant ces trois usages à la lumière du schéma de développement proposé dans ce travail.

Puisque le premier usage est synonyme des termes « permanence de l'objet » et « permanence de la personne », déjà établis dans le champ de la psychologie cognitive, le nouveau terme est redondant. De plus, l'utilisation de la constance de l'objet dans ce sens risque d'entraîner une confusion avec le terme « constance perceptuelle », qui se réfère à la capacité de percevoir qu'un objet conserve la même forme, dimension et couleur malgré les modifications de son orientation et de son éclairage, qui ont altéré la manière dont il apparaît à l'œil (d'après Bower (1974) cette capacité est déjà apparente vers vingt-deux semaines).

Le deuxième usage sous-entend l'existence de deux phases distinctes du développement, une phase précoce qui s'étend jusque dans la deuxième année, au cours de laquelle on peut penser qu'un « objet » n'existe pour un enfant que pour autant qu'il satisfait à ses besoins, et une phase plus tardive, celle de la constance de l'objet, quand ceci n'est plus le cas. Cependant, comme cette hypothèse de l'existence de deux telles phases ne concorde pas avec les données dont on dispose, il n'est guère utile d'introduire un terme spécial.

Le concept auquel le troisième usage s'applique paraît à première vue être l'équivalent du concept de « l'attachement sûr » qui se manifeste dans le comportement des enfants vers la fin de leur troisième année, et que j'ai examiné dans les volumes précédents, notamment dans le chapitre 21 du volume 2. Il est, cependant, un peu différent.

Dans la pensée de Mahler, on a tendance à supposer que ce n'est que lorsqu'un enfant commence à être capable d'endurer avec tranquillité de courtes séparations (par exemple, une matinée dans un groupe de jeux) que l'on peut effectivement le créditer d'avoir développé la capacité de l'évocation de la représentation mentale de sa mère manquante (par exemple : Mahler, 1966). Ceci semble impliquer que dès qu'il est capable d'évoquer la représentation mentale de sa mère, il va être capable d'endurer de courtes séparations avec tranquillité. Je ne vois aucun indice qui permette de penser que ces deux étapes du développement se produisent simultanément. Au contraire, les données dont nous disposons montrent que la capacité à évoquer un modèle de représentation se développe indépendamment de la capacité à endurer des séparations du type proposé, et précède habituellement cette dernière d'un an ou deux ; et même, dans le cas d'un développement pathologique, le décalage peut être indéfinissablement long. Ceci signifie que, bien que cette capacité à pouvoir évoquer un modèle de représentation soit nécessaire pour qu'un enfant qui approche de son troisième anniversaire soit capable d'endurer de telles séparations avec tranquillité, elle est loin d'être une condition suffisante (ce qui est également souligné par McDevitt, 1975). Pour que les conditions soient suffisantes, il faut non seulement que la situation extérieure du moment soit familière et l'enfant en bonne santé et reposé, mais aussi que le modèle de la mère manquante qu'il évoque la représente comme raisonnablement accessible, et bien disposée à son égard. Il s'agit là d'un développement dont les données montrent qu'il dépend non seulement du degré de maturation de certaines compétences cognitives, mais également de la forme prise par le modèle que l'enfant a de sa mère, qui dépend à son tour dans une large mesure de la manière dont elle le traite. Ainsi, le développement d'un attachement solide est conçu non seulement comme un stade de maturation, mais aussi comme une étape le long d'une partie seulement de la pléiade des cheminements développementaux qui sont initialement à la disposition d'un enfant[1].

Alors que dans la perspective d'une élaboration théorique, les différences entre ces formulations sont d'importance considérable, pour le traitement des patients elles ne le sont pas nécessairement. Il est intéressant de noter, par exemple, que les principes thérapeutiques proposés par Fleming (1975) qui sont issus du schéma de développement de Mahler, sont extrêmement voisins de ceux que j'ai moi-même tirés de la théorie de l'attachement (Bowlby, 1977).

Le rôle de la permanence de la personne dans la détermination des réactions à la séparation et à la perte

Lorsqu'on examine comment des nourrissons et de très jeunes enfants réagissent à l'absence temporaire de la figure maternelle à la lumière des résultats décrits plus haut, aucune incompatibilité n'est apparente. En fait, chaque série de données éclaire l'autre.

Vers l'âge de six mois, un nourrisson, s'il est mobile, va tenter de suivre sa mère hors de la pièce, et va l'accueillir à

1. Un enfant qui développe une indépendance compulsive peut également manifester une capacité à endurer de brèves séparations avec ce qui apparaît être de la tranquillité ; mais le modèle de représentation de sa mère qu'il a vraisemblablement développé est bien entendu très différent.

son retour. Pourtant, à cet âge il n'y a aucune raison de penser que durant son absence, il accède au bourgeon de représentation de sa mère qu'il est en train de développer. Par exemple (bien qu'il ne s'agisse pas d'une preuve) nous notons que dans l'expérience de Schaffer (1971) mentionnée précédemment, les nourrissons de six mois se comportaient très différemment de ceux de douze mois. Lorsqu'ils étaient confrontés à un objet qui leur était inconnu, aucun des plus jeunes nourrissons ne se retournait pour consulter sa mère debout derrière lui, et ils semblaient complètement absorbés par l'objet devant eux, au point d'ignorer complètement la proximité de leur mère.

Comme autre illustration, nous observons que lorsque des nourrissons âgés de vingt-six semaines au plus sont placés dans un lieu qui leur est inconnu sans leur mère, ils paraissent accepter des étrangers comme substituts maternels sans modification notable de la qualité de leurs échanges, et en ne manifestant que peu, ou pas du tout, les protestations et l'agitation typiques de l'enfant légèrement plus vieux. A partir de l'âge de sept mois et au-delà, un enfant placé dans cette situation va non seulement remarquer le changement mais, par ses protestations et ses pleurs ainsi que par une agitation persistante, et son rejet des infirmières inconnues, montrera son extrême aversion pour cette situation. De plus, à leur retour chez eux après des périodes d'hospitalisation allant jusqu'à trois semaines, environ la moitié des nourrissons âgés de sept à neuf mois, et pratiquement tous ceux de plus de dix mois, étaient extrêmement « collants », et pleuraient exagérément lorsque leur mère s'absentait[1]. Ces observations sont manifestement conformes à l'hypothèse selon laquelle, durant le troisième quart de la première année de vie, le modèle de représentation qu'un nourrisson a de sa mère lui devient plus aisément accessible en vue de comparaisons pendant l'absence de sa mère et pour la reconnaître à son retour. Elles sont conformes également au point de vue selon lequel, durant ces quelques mois, un nourrisson

1. Ces observations rapportées par H. R. Schaffer (SCHAFFER, 1968, SCHAFFER et CALLENDER, 1959) sont conformes à celles rapportées par SPITZ (1946*a*) dans son travail de pionnier. Voir également YARROW (1963) sur les réactions de nourrissons après leur transfert chez des parents adoptants

développe la capacité de concevoir sa mère comme étant une personne qui existe indépendamment de lui.

Avant qu'il ne puisse parler, les seuls preuves que nous avons qu'un enfant est en train de penser à son parent absent proviennent de l'observation de son comportement. Cependant, comme très peu d'observateurs se sont rendu compte de l'importance de telles observations, nos connaissances restent insuffisantes. Les rares observations disponibles sont de ce fait d'un grand intérêt. L'une d'entre elles tirée d'une étude longitudinale entreprise par Margaret Mahler, est rapportée par McDevitt (1975). Elle décrit le comportement assez typique d'un nourrisson qui avait atteint un certain degré de permanence de la personne, et qui fut laissé par sa mère dans ce qui (pour le nourrisson) était un endroit relativement inconnu.

> Un matin lorsque Donna était âgée de neuf mois et deux semaines, son expression devint soudain très solennelle en observant que sa mère quittait sa chambre. Lorsque la porte se referma, elle se mit à s'affairer ; elle s'assit vivement et porta un jouet à sa bouche. Durant la demi-heure d'absence de sa mère, Donna fut constamment au bord des larmes et on ne parvint pas à la distraire ; elle regardait sans arrêt en direction de la porte, souvent avec une expression inquiète[1].

On ne manque pas d'observations sur des enfants dans leur deuxième année de vie laissés à l'hôpital ou en pouponnière, observant la porte par laquelle sont partis leurs parents et le faisant de façon persistante pendant plusieurs jours dans l'espoir évident de les voir revenir. Un exemple en est la petite Dawn âgée de seize mois qui, placée dans une pouponnière, était restée pendant plusieurs jours près de la porte, à se tourmenter inconsolablement (chap. 24). Les espoirs suscités tant chez Jane (âgée de dix-sept mois) lorsqu'au cinquième jour de son absence de chez elle, elle remarque le portillon du jardin de ses parents, que chez Dawn lorsqu'à son treizième jour à la pouponnière, apparemment par erreur

1. Bien que McDevitt note que Donna était plus sensible aux allées et venues de sa mère que d'autres enfants, il considère la forme de sa réaction comme typique de la phase du développement dans laquelle elle se trouvait.

elle prit l'observatrice pour sa mère (voir le chapitre précédent), sont entièrement en accord avec ce que notre connaissance actuelle du développement cognitif précoce nous conduirait à attendre.

Personnes et lieux : conséquences d'un lien psychique intime

Nous avons vu plus haut dans ce chapitre qu'un nourrisson de moins de douze mois à la recherche d'un objet manquant, aura généralement tendance à le chercher là où il l'a vu en dernier, ou bien là où il l'aura retrouvé précédemment, et à se comporter de manière identique avec sa mère lorsqu'elle est manquante. Bien que cette tendance à situer les personnes dans des lieux particuliers, et à trouver difficile d'imaginer qu'ils puissent être ailleurs, va en diminuant au cours du développement, elle semble ne pas disparaître complètement. De fait, l'expérience quotidienne suggère que cette tendance persiste chez les personnes durant toute leur vie[1]. C'est, d'après moi, à sa persistance que l'on peut rattacher certaines caractéristiques habituelles du deuil.

L'une d'entre elles est la forte tendance des personnes en deuil, quel que soit leur âge, à ressentir vivement l'impression qu'elles voient ou qu'elles entendent un parent mort dans un endroit où il se trouvait souvent. Une autre est la tendance peut-être universelle qu'ont les personnes en deuil à situer la personne disparue dans un lieu défini : que ce soit la tombe, au ciel, dans un de ses lieux de prédilection, ou, comme au Japon, dans un autel spécial ; et c'est pourquoi le fait de le faire donne habituellement un sentiment de stabilité et de réconfort. Une autre caractéristique est la tendance étonnante qu'a parfois une personne en deuil à penser à la personne perdue comme se trouvant dans deux endroits

1. Des expériences conduites par von WRIGHT et coll. (1975) suggèrent qu'une caractéristique fondamentale du traitement humain de l'information serait que la localisation d'un détail *(item)* soit codée et stockée dans la mémoire, de façon routinière et automatique, avec d'autres renseignements sur ce détail. Ces expériences conduites à l'aide d'images auprès d'enfants et de jeunes adultes d'âges divers (depuis cinq ans jusqu'à dix-huit-vingt-trois ans) donnèrent des résultats similaires aux différents niveaux d'âges. Il est possible par conséquent que la forte association d'une personne avec un lieu soit un exemple particulier d'une tendance générale.

simultanément. Un exemple en est l'enfant endeuillé qui, à la fois, sait que son parent est parti pour toujours, et s'attend à son retour imminent.

Dans sa discussion du développement de la permanence de la personne, Piaget (1937) rapporte des observations qui éclairent la manière dont des systèmes de croyance aussi incompatibles peuvent se développer. Les observations qui suivent (1) concernent sa plus jeune fille, Lucienne.

> A l'âge de quinze mois, Lucienne est dans le jardin avec sa mère. Son père s'approche. Elle le voit venir, le reconnaît et sourit. Sa mère demande alors : « Où est Papa ? » Assez étrangement, au lieu de montrer son père, Lucienne se tourne vers la fenêtre du bureau où elle a l'habitude de le voir et la désigne du doigt. Un instant plus tard, l'expérience est répétée. Bien qu'elle vienne de voir son père à moins d'un mètre, quand sa mère prononce le mot « Papa », Lucienne à nouveau et immédiatement, se tourne vers son bureau.
>
> Trois mois plus tard, alors qu'elle est âgée de dix-huit mois, Lucienne se comporte de manière semblable, cette fois avec sa sœur aînée. Depuis une semaine, Jacqueline était malade, confinée au lit, et Lucienne lui avait rendu visite régulièrement. Ce jour-là, Jacqueline avait pu se lever, et Lucienne avait donc joué avec elle dans une pièce du rez-de-chaussée. Cependant, malgré cela, Lucienne un peu plus tard monte l'escalier, s'attendant visiblement à retrouver Jacqueline à nouveau dans sa chambre.
>
> D'autres épisodes semblables surviennent quand Lucienne est âgée de deux ans et demi, et à nouveau à l'âge de trois ans et demi. Dans ce dernier cas, après avoir vu son parrain partir après une visite, Lucienne revient à la maison et monte directement jusqu'à la pièce où il avait dormi. « Je veux voir si Parrain est parti », annonce-t-elle. Puis entrant seule dans la pièce, elle se confirme à elle-même : « Oui, il est parti. »

Non seulement ces observations montrent à quel point, dans le monde d'un jeune enfant, une personne peut être intimement liée à une localisation particulière, mais également

1. Les descriptions données sont des résumés du matériel présenté dans l'*Observation 51*, p. 58 et 59 de la traduction anglaise de 1955.

comment ceci amène facilement l'enfant à concevoir qu'une personne puisse virtuellement être dans deux endroits au même moment. De plus, elles remettent vivement en question la notion que de tels « clivages dans le moi » sont nécessairement aussi pathologiques que les théoriciens cliniques ont l'habitude de le supposer, ou que leurs origines remontent aux premiers mois de la vie. Au contraire, les observations et les conclusions de Piaget étayent fortement le point de vue, exprimé dans les chapitres précédents, selon lequel des croyances incompatibles de cette sorte sont normales à tous les âges et que leur aboutissement ou non à un état pathologique dépend essentiellement de la possibilité que l'enfant ou l'adulte endeuillé aura eu de discuter de ses incertitudes avec un compagnon compréhensif en qui il ait confiance.

Relation à une théorie du deuil

A la lumière de ces idées et des observations rapportées plus haut, il semble exister une assise suffisante pour pouvoir attribuer aux jeunes enfants de seize mois et au-delà, un début de capacité au deuil. Ceci implique que, comme c'est le cas chez Jane, ils ont une aptitude à construire et à retenir une image de leur mère absente, à distinguer leur mère de leur nourrice, et à bien savoir à qui va leur préférence. Ceci implique également qu'ils ne renoncent à la figure manquante qu'avec regret et que, si on leur en donne l'occasion, ils ne s'attacheront à la nouvelle figure que progressivement.

Au début, il semble vraisemblable que le temps pendant lequel la distinction entre l'ancien et le nouveau, et la préférence pour l'ancien peuvent être maintenus, se compte en semaines plutôt qu'en mois ; et jusqu'au deuxième anniversaire à peu près, ce maintien peut exiger la coopération active de la nourrice. Ce qui nous pousse à employer les mêmes concepts pour les enfants de cet âge, les enfants plus âgés et les adultes, c'est qu'on souligne ainsi la continuité ontogénétique des réactions, de sorte que les différences de réactions aux différents âges peuvent être comprises comme des variantes sur un même thème.

Quant à décrire les réactions d'enfants âgés de six à seize mois, cela reste bien problématique. Si les psychologues cognitifs ont raison lorsqu'ils affirment qu'un enfant de moins de dix-sept mois n'a qu'une capacité extrêmement limitée de fonctionnement symbolique, le terme de deuil est inapproprié. Pourtant pendant toute la durée de cette période d'âge, un enfant va manifester clairement son bouleversement lorsque sa figure familière d'attachement est absente, et les mois passant, il la recherchera avec un degré de compétence croissant. Même lorsqu'il reçoit des soins nourriciers de qualité, son bouleversement devant la séparation, et des ébauches de recherche sont notés ; après les retrouvailles, il manifeste un degré de récupération dont la vitesse et l'étendue dépendent de la durée de la séparation et de la qualité des soins durant celle-ci. Parce que le bouleversement est si manifestement une réaction à l'absence d'une personne très nettement définie, il y a au moins une bonne raison de continuer la pratique de s'y référer en tant que deuil comme cela est depuis longtemps la coutume (voir chap. 1).

En abordant ces questions, je me rends bien compte que de toute évidence une bonne partie des débats sur la question de savoir si de jeunes enfants sont capables d'éprouver un deuil, ont été suscités par les opinions que j'avais exprimées dans des articles publiés à la fin des années cinquante et au début des années soixante. Dans ces articles, mon objectif était de souligner que l'attachement d'un enfant à une figure maternelle se développe durant la première année de vie, pour une large part indépendamment de quiconque a pu le nourrir ; qu'après six mois il est manifestement bouleversé quand il perd sa mère, et que quelles que soient les différences notées entre les réactions au cours des premières années et celles des années ultérieures, les similitudes sont à la fois évidentes et importantes. Rien dans les débats qui ont suivi, ni les observations empiriques, ni les arguments théoriques, ne me conduisent à modifier cette opinion.

Par contre, je donne maintenant beaucoup plus de poids qu'auparavant à l'impact sur les réactions d'un enfant de la qualité des soins qu'il a reçus pendant sa séparation de sa mère, que cette séparation ait été temporaire ou définitive. A cet égard, les travaux des Robertson avec des enfants dans leurs deuxième et troisième années ont été d'une très grande valeur en attirant l'attention sur les effets atténuants des bons soins nourriciers. Pourtant, ici encore, je suis autant frappé par les similitudes entre les réactions de très jeunes enfants, d'enfants plus âgés et d'adultes que par les différences. En effet, ce n'est pas que dans les cas des très jeunes enfants que la perte est influencée par les conditions familiales prévalentes après la perte. Comme nous l'avons vu dans les chapitres 15, 19 et 21, il en est de même pour les enfants plus âgés et les adolescents ; et comme nous l'avons vu dans le chapitre 10, il en est également de même en ce qui concerne les adultes. En vérité, rien ne m'a plus profondément impressionné tandis que je rédigeais ce volume, que les données montrant l'influence déterminante à tous les âges du modèle *(pattern)* de vie familiale sur les réactions à la perte d'un être humain.

Épilogue

Ainsi se termine un travail déjà bien trop long. La plupart des problèmes par lesquels j'ai débuté ont été explorés et, pour pouvoir les résoudre, un nouveau cadre conceptuel a été proposé.

Durant tout ce travail, je me suis centré sur les problèmes d'étiologie et de psychopathologie, estimant que ce n'est que lorsque nous aurons bien compris ce que sont les causes des perturbations psychiatriques, et comment elles opèrent, que nous serons en mesure de mettre au point des actions efficaces, soit pour les traiter, soit pour les prévenir. Ma stratégie a été de choisir une série de facteurs de causalité possibles (la dislocation ou la menace de dislocation d'un lien affectif) et d'en décrire les conséquences ; et ce faisant, d'identifier autant que possible les autres conditions qui, survenant avant, pendant ou après la dislocation, influent sur ces conséquences pour le meilleur ou pour le pire. A partir d'une étude des données provenant de diverses disciplines et de nombreux pays, il a été possible de montrer comment certaines combinaisons de conditions aboutissent à certaines formes de perturbations de la personnalité, et comment celles-ci affectent non seulement l'individu, mais pratiquement toujours également les membres de sa famille. Parmi ces perturbations, on note certains troubles cliniques fréquents, notamment des états d'angoisse et de phobie, de dépression et de suicide, et également des perturbations de la fonction parentale, et du mariage. L'un dans l'autre, il s'agit-là des divers types de troubles dont se plaignent la majorité de ceux qui attirent l'attention des soignants de la société occidentale d'aujourd'hui.

Néanmoins, bien que les dislocations de liens et les expériences liées à, ou conséquence de la dislocation, jouent indéniablement un rôle causal dans ces états ainsi que dans d'autres états voisins, nous ignorons encore l'étendue du rôle causal qu'elles jouent et les circonstances précises dans lesquelles elles le jouent. Pour pouvoir le découvrir, il est nécessaire que les recherches se poursuivent en utilisant un éventail très large de méthodes. Ce n'est que ceci fait et le cadre conceptuel lui-même affiné, exploré et vérifié, que nous pourrons savoir combien la recherche décrite s'avèrera avoir été féconde.

En attendant, j'estime que nous pouvons nous fier à certaines conclusions. Les attachements intimes à d'autres êtres humains sont le pivot autour duquel la vie d'une personne tourne, non seulement lorsqu'on est un nourrisson, qu'on commence à marcher, ou qu'on va à l'école, mais aussi tout au long de l'adolescence, des années de maturité et jusque dans la vieillesse. De ces attachements intimes, une personne tire sa force et sa jouissance de la vie, et en retour elle donne force et jouissance à d'autres. Il s'agit là de domaines où la science actuelle et la sagesse traditionnelle ne font qu'un.

Nous pouvons par conséquent espérer que, malgré leurs insuffisances, nos connaissances actuelles sont suffisamment solides pour nous guider dans les efforts que nous faisons pour aider ceux déjà assaillis par les difficultés, et surtout pour éviter à d'autres de le devenir.

Bibliographie

ABLON, J. (1971), Bereavement in a Samoan Community, *Brit. J. med. Psychol.*, *44*, 329-337.

ABRAHAM, K. (1911), Notes on the Psycho-analytical Investigation and Treatment of Manic Depressive Insanity and Allied Conditions, *in* ABRAHAM, *Selected Papers on Psychoanalysis*, London, Hogarth, 1927. New edition, London, Hogarth, 1949 ; New York, Basic Books, 1953. (Préliminaires à l'investigation et au traitement psychanalytique de la folie maniaco-dépressive et des états voisins, *Œuvres complètes*, *1*, Paris, Payot, 1965.)

— (1924*a*), A Short Study of the Development of the Libido, *in* ABRAHAM, *Selected Papers on Psycho-analysis*, London, Hogarth, 1927. New edition, London, Hogarth, 1949 ; New York, Basic Books, 1953. (Esquisse d'une histoire du développement de la libido, *Œuvres complètes*, *2*, Paris, Payot, 1966.)

— (1924*b*), The Influence of Oral-erotism on Character Formation, *in* ABRAHAM, *Selected Papers on Psycho-analysis*, London, Hogarth, 1927. New edition, London, Hogarth, 1949 ; New York : Basic Books, 1953. (Contribution de l'érotisme oral à la formation du caractère, *Œuvres complètes*, *2*, Paris, Payot, 1966.)

— (1925), Character-formation on the Genital Level of Libido-development, *in* ABRAHAM, *Selected Papers on Psycho-analysis*, London, Hogarth, 1927. New edition, London, Hogarth, 1949 ; New York, Basic Books, 1953. (La formation du caractère au stade génital du développement, *Œuvres complètes*, *2*, Paris, Payot, 1966.)

ADAM, K. S. (1973), Childhood Parental Loss, Suicidal Ideation and Suicidal Behaviour, *in* E. J. ANTHONY and C. KOUPERNIK (eds.), *The Child in his Family ; The Impact of Disease and Death*, New York and London, John Wiley. (*L'Enfant dans sa famille*, vol. 2 : *L'Enfant devant la maladie et la mort*, Paris, Masson, 1974.)

AINSWORTH, M. D. and BOSTON, M. (1952), Psychodiagnostic Assessments of a Child after Prolonged Separation in Early Childhood, *Brit. J. med. Psychol.*, *25*, 169-201.

AINSWORTH, M. D., BLEHAR, M. C., WATERS, E., and WALL, S. (1978), *Patterns of Attachment : Assessed in the Strange Situation and at Home*, Hillsdale, NJ, Lawrence Erlbaum.

ALBINO, R. C., and THOMPSON, V. J. (1956), The Effects of Sudden Weaning on Zulu Children, *Brit. J. med. Psychol.*, *29*, 177, 210.

ANDERSON, C. (1949), Aspects of Pathological Grief and Mourning, *Int. J. Psycho-Anal*, *30*, 48-55.

ANTHONY, E. J. (1973), A Working Model for Family Studies, *in* E. J. ANTHONY and C. KOUPERNIK (eds.), *The Child in his Family : The Impact of Disease and Death*, New York and London, John Wiley. (*L'enfant dans sa famille*, vol. 2 : *L'enfant devant la maladie et la mort*, Paris, Masson, 1974.)

ANTHONY, S. (1971), *The Discovery of Death in Childhood and After*, London, Allen Lane, The Penguin Press.

ARTHUR, B., Parent suicide : A Family Affair, *in* A. C. CAIN (ed.), *Survivors of Suicide*, Springfield, Illinois, C. C. Thomas.

— and KEMME, M. L., Bereavement in Childhood, *J. Child Psychol. Psychiat.*, *5*, 37-49.

AVERILL, J. R. (1968), Grief : Its Nature and Significance, *Psychol. Bull.*, *70*, 721-748.

BALINT, M. (1952), New Beginning and the Paranoid and the Depressive Syndromes, *in* BALINT (ed.), *Primary Love and Psycho-Analytic Technique*, London, Hogarth, 1953. (*Amour primaire et technique psychanalytique*, Paris, Payot, 1972.)

— (1960), Primary Narcissism and Primary Love, *Psychoanal. Quart.*, *29*, 6-43.

BARNES, M. J. (1964), Reactions to the Death of a Mother, *Psychoanal. Study Child*, *19*, 334-357.

BARRY, H. jnr, BARRY, H. III, and LINDEMANN, E. (1965), Dependency in Adult Patients following Early Maternal Bereavement, *J. Nerv. Ment. Dis.*, *140*, 196-206.

BECK, A. T. (1967), *Depression : Clinical, Experimental and Theoretical Aspects*, London, Staples Press ; New York, Harper & Row. Nouvelle publication par University of Pennsylvania Press, avec sous-titre modifié, *Depression : Causes and Treatment*, 1972.

— and RUSH, A. J. (1978), Cognitive Approaches to Depression and Suicide, *in* G. SERBAN (ed.), *Cognitive Defects in the Development of Mental Illness*, New York, Brunner Mazel.

BECKER, D., and MARGOLIN, F. (1967), How Surviving Parents Handled their Young Children's Adaptation to the Crisis of Loss, *Amer. J. Orthopsychiat.*, *37*, 753-757.

BECKER, H. (1933), The Sorrow of Bereavement, *J. Amer. Soc. Psychol.*, *27*, 391-410.

BEDELL, J. (1973), *The Maternal Orphan : Paternal Perceptions of Mother Loss*, présenté au Symposium sur le Deuil, New York, Nov. 1973, Foundation of Thanatology.

BELL, S. M. (1970), The Development of the Concept of Object as related to Infant-Mother Attachment, *Child Dev.*, *41*, 291-311.

BEMPORAD, J. (1971), New Views on the Psycho-dynamics of the Depressive Character, *in* S. ARIETI (ed.), *World Biennial of Psychiatry and Psychotherapy*, vol. 1, New York, Basic Books.

BENDIKSEN, R., and FULTON, R. (1975), Death and the Child : An Anterospective Test of Childhood Bereavement and Later Behaviour Disorder Hypothesis, *Omega*, *6*, 45-59.

BERG, I. (1976), School Phobia in the Children of Agoraphobic Women, *Brit. J. Psychiat.*, *128*, 86-89.

— BUTLER, A., and HALL, G. (1976), The Outcome of Adolescent School Phobia, *Brit. J. Psychiat.*, *128*, 80-85.

BERNFELD, S. (1925, Eng. trans. 1929), *The Psychology of the Infant*, London, Kegan Paul.

BIBRING, E. (1953), The Mechanisms of Depression, *in* P. GREENACRE (ed.), *Affective Disorders*, New York, International Universities Press.

BINGER, C. M., ABLIN, A. R., FUERSTEIN, R. C., KUSHNER, J. H., ZOGER, S., and MIKKELSEN, C. (1969), Childhood Leukemia : Emotional Impact on Patient and Family, *New England J. Med*, 280, 414-418.

BINION, R. (1973), Hitler's Concept of Lebensraum : The Psychological Basis, *History of Childhood Quarterly*, *1*, 187-215.

BIRTCHNELL, J. (1971), Early Death in relation to Sibship Size and Composition in Psychiatric Patients and General Population Controls, *Acta Psychiatrica Scandinavica*, *47*, 260-270.

— (1972), Early Parent Death and Psychiatric Diagnosis, *Social Psychiat.*, *7*, 202-210.

— (1975*a*), The Personality Characteristics of Early-bereaved Psychiatric Patients, *Social Psychiat.*, *10*, 97-103.

— (1975*b*), Psychiatric Breakdown following Recent Parent Death, *Brit. J. med. Psychol.*, *48*, 379-390.

BOND, D. D. (1953), The Common Psychological Defense to Stressful Situations and the Patterns of Breakdown when they Fail, in *Symposium on Stress*, sous le parrainage conjoint de la Division of Medical Sciences National Research Council et de l'Army Medical Service Graduate School, Walter Reed Army Medical Center, Washington DC, March 1953.

BONNARD, A. (1961), Truancy and Pilfering associated with Bereavement, *in* S. LORAND and H. SCHNEER (eds.), *Adolescents*, New York, Hoeber.

BORNSTEIN, P. E., CLAYTON, P. J., HALIKAS, J. A., MAURICE, W. L. and ROBINS, E. (1973), The Depression of Widowhood after Thirteen Months, *Brit. J. Psychiat.*, *122*, 561-566.

BOWER, T. G. R. (1974), *Development in Infancy*, San Francisco, W. H. Freeman.

BOWLBY, J. (1944), Forty-four Juvenile Thieves : Their Characters and Home Life, *Int. J. Psycho-Anal.*, *25*, 19-52 and 107-127.

— (1951), *Maternal Care and Mental Health*, Geneva, WHO ; London, HMSO ; New York, Columbia University Press. Version abrégée, *Child Care and the Growth of Love*, Harmondsworth, Middx, Penguin Books, second edition, 1965.

— (1953), Some Pathological Processes Set in Train by Early Mother-Child Separation, *J. ment. Sci.*, *99*, 265-272.

— (1954), Psychopathological Processes Set in Train by Early Mother-Child Separation, in *Proceeding of Seventh Conference on Infency and Childhood* (March 1953), New York, Jos. Macy Jnr Foundation.

Bowlby, J. (1957), An Ethological Approach to Research in Child Development, *Brit. J. med. Psychol.*, *30*, 230-240. Republié dans Bowlby, 1979.
— (1958), The Nature of the Child's Tie to his Mother, *Int. J. Psycho-Anal.*, *39*, 350-373.
— (1960*a*), Separation Anxiety. *Int. J. Psycho-Anal.*, *41*, 89-113. (L'Angoisse de séparation, in *Psychiatrie de l'Enfant*, Paris, 1962, t. V, 1.)
— (1960*b*), Grief and Mourning in Infancy and Early Childhood, *Psychoanal. Study Child*, *15*, 9-51.
— (1960*c*), Ethology and the Development of Object Relations, *Int. J. Psycho-Anal.*, *41*, 313-317.
— (1961*a*), Separation Anxiety : A Critical Review of the Literature, *J. Child Psychol. and Psychiat.*, *1*, 251-269. (L'Angoisse de Séparation : revue critique des articles la concernant, in *Psychiatrie de l'Enfant*, Paris, 1962, t. V, 1.)
— (1961*b*), Processes of Mourning, *Int. J. Psycho-Anal.*, *42*, 317-340.
— (1961*c*), Childhood Mourning and its Implications for Psychiatry, *Amer. J. Psychiat.*, *118*, 481-498. Republié dans Bowlby, 1979.
— (1963), Pathological Mourning and Childhood Mourning, *J. Am. psychoanal. Ass.*, *11*, 500-541.
— (1977), The Making and Breaking of Affectional Bonds, *Brit. J. Psychiat.*, *130*, 201-210 and 421-431. Republié dans Bowlby, 1979.
— (1979), *The Making and Breaking of Affectional Bonds*, London, Tavistock Publications.
— Robertson, J., and Rosenbluth, D. (1952), A Two-year-old Goes to Hospital, *Psychoanal. Study Child*, *7*, 82-94.
Bozeman, M. F., Orbach, C. E., and Sutherland, A. M. (1955), Psychological Impact of Cancer and its treatment. III The Adaptation of Mothers to the Threatened Loss of their Children through Leukemia : Part I. *Cancer*, *8*, 1-19.
Brown, F. (1961), Depression and Childhood Bereavement, *J. Ment. Sci.*, *107*, 754-777.
Brown, G. W., and Harris, T. (1978*a*), *The Social Origins of Depression : A Study of Psychiatric Disorder in Women*, London, Tavistock Publications.
— (1978*b*), Social Origins of Depression : A Reply, *Psychol. Med.*, *8*, 577-588.
Brown, G. W., Harris, T., and Copeland, J. R. (1977), Depression and Loss, *Brit. J. Psychiat.*, *130*, 1-18.
Bunch, J. (1972), Recent Bereavement in Relation to Suicide, *J. Psychosomat. Res.*, *16*, 361-366.
Bunney, W. E., and others (1972), The « Switch Process » in Manic-depressive Illness. Parts I, II and III, *Arch. Gen. Psychiat.*, *27*, 295-319.
Burlingham, D., and Freud, A. (1942), *Young Children in Wartime*, London, Allen & Unwin.
— (1944), *Infants Without Families*. London : Allen & Unwin. (*Enfants sans Famille*, Paris, PUF, 1949.)

Cain, A. C. (ed.) (1972), *Survivors of Suicide*, Springfield, Illinois, C. C. Thomas.

Cain, A. C., and Cain, B. S. (1964), On Replacing a Child, *J. Amer. Acad. Child Psychiat.*, *3*, 443-456.

Cain, A. C., and Fast, I (1972), Children's Disturbed Reactions to Parent Suicide, *in* Cain (ed.), *Survivors of Suicide*, Springfield, Illinois, C. C. Thomas.

Caplan, G. (1964), *Principles of Preventive Psychiatry*, New York, Basic Books.

Casey, K. L. (1973), Pain : A Current View of Neural Mechanisms, *Amer. Scientist*, *61*, 194-200.

Cecil, D. (1969), *Visionary and Dreamer*, London, Constable.

Chodoff, P., Friedman, S. B., and Hamburg, D. A. (1964), Stress, Defenses and Coping Behaviour : Observations on Parents of Children with Malignant Disease, *Amer. J. Psychiat.*, *120*, 743-749.

Clayton, P. J. (1975), The Effect of Living Alone on Bereavement Symptoms, *Amer. J. Psychiat.*, *132*, 133-137.

— Desmarais, L., and Winokur, G. (1968), A Study of Normal Bereavement, *Amer. J. Psychiat.*, *125*, 168-178.

Clayton, P. J., Halikas, J. A., and Maurice, W. L. (1972), The Depression of Widowhood, *Brit. J. Psychiat.*, *120*, 71-78.

— and Robins, E. (1973), Anticipatory Grief and Widowhood, *Brit. J, Psychiat.*, *122*, 47-51.

Clayton, P. J., Herjanic, M., Murphy, G. E., and Woodruff, R., Jnr (1974), Mourning and Dreams : Their Similarities and Differences, *Can. Psychiat. Ass. Journal*, *19*, 309-312.

Cohen, M. B., Baker, G., Cohen, R. A., Fromm-Reichmann, F., and Weigert, E. (1954), An Intensive Study of Twelve Cases of Manic-depressive Psychosis, *Psychiatry*, *17*, 103-137.

Cohen, L. B., and Gelber, E. R. (1975), Infant Visual Memory, *in* L. B. Cohen and P. Salapatek (eds.), *Infant Perception : From Sensation to Cognition*, Vol. I : *Basic Visual Processes*, New York, Academic Press.

Corney, R. T., and Horton, F. J. (1974), Pathological Grief following Spontaneous Abortion, *Amer. J. Psychiat.*, *131*, 825-827.

Cromer, R. F. (1974), The Develoment of Language and Cognition : The Cognition Hypothesis, *in* B. Foss (ed.), Harmondsworth, Middx, Penguin Books.

Darwin, C. (1872), *The Expression of the Emotions in Man and Animals*, London, Murray. (*L'expression des émotions*, Paris, 1890.)

Decarie, T., and Gouin, 1965, *Intelligence and Affectivity in Early Childhood*, New York, International Universities Press.

— (1974), *The Infant's Reaction to Strangers*, New York, International Universities Press.

Deutsch, H. (1937), Absence of Grief, *Psychoanal. Quart.*, *6*, 12-22.

Dixon, N. F. (1971), *Subliminal Perception : The Nature of a Controversy*, London, McGraw-Hill.

DUNBAR, J. (1970), *J. M. Barrie : The Man Behind the Image*, London, Collins.
DURKHEIM, E. (1915), *The Elementary Forms of the Religious Life*, London, Allen & Unwin. (*Les Formes élémentaires de la Vie religieuse*, Paris, Félix Alcan, 1937.)

ELIOT, T. D. (1930), The Bereaved Family, *Ann. Amer. Political and Social Sciences*, *160*, 184-190.
— (1955), Bereavement : Inevitable but not Insurmountable, *in* H. BECKER, and R. HILL (eds.), *Family, Marriage and Parenthood*, Boston, Heath.
ENGEL, G. (1961), Is Grief a Disease ? *Psychosomat. med.*, *23*, 18-22.
— and REICHSMAN, F. (1956), Spontaneous and Experimentally Induced Depressions in an Infant with a Gastric Fistula, *J. Amer. Psychoanal. Ass.*, *4*, 428-452.
ERDELYI, M. H. (1974), A New Look at the New Look : Perceptual Defense and Vigilance, *Psychol. Rev.*, *81*, 1-25.
ERIKSON, E. H. (1950), *Childhood and Society*, New York, W. W. Norton. Nouvelle édition, Harmondsworth, Middx : Penguin Books, 1965. (*Enfance et Société*, Delachaux & Niestlé, 1959.)

FAGAN, J. F. (1973), Infants'Delayed Recognition Memory and Forgetting, *J. Experimental Child Psychol.*, *16*, 424-450.
FAST, I., and CHETHIK, M. (1976), Aspects of Depersonalization-derealization in the Experience of Children, *Int. Rev. Psycho-Anal.*, *3*, 483-490.
FAIRBAIRN, W. R. D. (1941), A Revised Psychopathology of the Psychoses and Psychoneuroses, *Int. J. Psycho-Anal.*, *22*. Egalement publié dans *Psychoanalytic Studies of the Personality*, London, Tavistock Publications, 1952. Ainsi que dans *Object-relations Theory of the Personality*, New York, Basic Books, 1954.
— (1952), *Psychoanalytic Studies of the Personality*, London, Tavistock Publications. Publié sous le titre *Object-relations Theory of the Personality*, New York, Basic Books, 1954.
FENICHEL, O. (1945), *The Psychoanalytic Theory of Neurosis*, New York, Norton. (*La théorie psychanalytique des névroses*, PUF, 1953.)
FERGUSON, S. (1973), *A Guard Within*, London, Chatto & Windus.
FIRTH, R. (1961), *Elements of Social Organization*, 3e éd., London, Tavistock Publications.
FLAVELL, J. H. (1974), The Development of Inferences about Others, *in* T. MISCHEL (ed.), *On Understanding Other Persons*, Oxford, Blackwell.
FLEMING, J. (1975), Some Observations on Object Constancy in the Psychoanalysis of Adults, *J. Amer. Psychoanal. Ass.*, *23*, 742-759.
— and ALTSCHUL, S. (1963), Activation of Mourning and Growth by Psycho-analysis, *Int. J. Psycho-Anal.*, *44*, 419-431.
FRAIBERG, S. (1969), Libidinal Object Constancy and Mental Representation, *Psychoanal. Study Child*, *24*, 9-47.

Frazer, J. G. (1933-1934), *The Fear of the Dead in Primitive Religion*, 2 vol., London, Macmillan.

Freud, A. (1949), Certains Types and Stages of Social Maladjustment, *in* K. R. Eissler (ed.), *Searchlights on Delinquancy*, London, Imago.

— (1960), A discussion of Dr. John Bowlby's Paper « Grief and Mourning in Infancy and Early Childhood », *Psychoanal. Study Child*, *15*, 53-62.

— (1968), Contribution to Panel Discussion, 25th IPA Conference, Amsterdam, 1967, *Int. J. Psycho-Anal.*, *49*, 506-512.

— and Burlingham, D. (1943), *War and Children*, New York, International Universities Press.

— (1974), *Infants Without Families and Reports on the Hampstead Nurseries 1939-1945*, London, Hogarth. (*Enfants sans famille*, Paris, PUF, 1949.)

Freud, A., and Dann, S. (1951), An Experiment in Group Upbringing, *Psychoanal. Study Child*, *6*, 127-168.

Freud, E. L. (ed.) (1961), *Letters of Sigmund Freud*, London, Hogarth, New York, Basic Books.

Freud, S. (1912), The Dynamics of the Transference, *SE*, *12*, 97-108[1]. (La dynamique du transfert, in *De la technique psychanalytique*, Paris, PUF, 1953.)

— (1912-1913), *Totem and Taboo*, *SE*, *13*, 1-162. (*Totem et Tabou*, Paris, Payot, 1947.)

— (1917), Mourning and Melancholia, *SE*, *14*, 243-258. (Deuil et Mélancolie, in *Métapsychologie*, Paris, Gallimard, 1952.)

— (1920), A Case of Homosexuality in a Woman, *SE*, *18*, 147-172. (Psychogenèse d'un cas d'homosexualité féminine, in *RFP*, 1933, *6*, n° 2.)

— (1921), *Group Psychology and the Analysis of the Ego*, *SE*, *18*, 67-143. (Psychologie collective et Analyse du Moi, in *Essais de Psychanalyse*, Paris, Payot, 1951.

— (1923), *The Ego and the Id.*, *SE*, *19*, 12-66. (Le Moi et le Soi, in *Essais de Psychanalyse*, Paris, Payot, 1951.)

— (1926), *Inhibitions, Symptoms and Anxiety*, *SE*, *20*, 87-172. (*Inhibition, Symptôme et Angoisse*, Paris, PUF, 1965.)

— (1927), Fetichism, *SE*, *21*, 149-157.

— (1933). *New Introductory Lectures on Psycho-Analysis*, *SE*, *22*, 7-182. (*Nouvelles Conférences sur la Psychanalyse*, Paris, Gallimard, 1936.)

— (1938), Splitting of the Ego in the Defensive Process, *SE*, *23*, 271-278.

— (1954), *The Origins of Psychoanalysis : Letters to Wilhelm Fliess 1887-1902*, London, Imago. (*La naissance de la Psychanalyse : lettres à Wilhelm Fliess, notes et plans*, Paris, PUF, 1956.)

1. L'abréviation *SE* désigne la Standard Edition des *Complete Psychological Works of Sigmund Freud*, publiés en 24 volumes par Hogarth Press Ltd, London et distribués aux Etats-Unis par W. W. Norton, New York.

FRIEDMAN, R. J., and KATZ, M. M. (eds.) (1974), *The Psychology of Depression*, New York and London, John Wiley.
FRIEDMAN, S. B., MASON, J. W., and HAMBURG, D. A. (1963), Urinary 17-hydroxycorticosteroid Levels in Parents of Children with Neoplastic Disease, *Psychosom. Med.*, *25*, 364-376.
FRIEDMAN, S. B., CHODOFF, P., MASON, J. W., and HAMBURG, D. A. (1963), Behavioral Observations on Parents Anticipating the Death of a Child, *Pediatrics*, *32*, 610-625.
FURMAN, E. (1974), *A Child's Parent Dies : Studies in Chilhhood Bereavement*, New Haven & London, Yale University Press.
FURMAN, R. A. (1964*a*), Death and the Young Child : Some Preliminary Considerations, *Psychoanal. Study Child*, *19*, 321-333.
— (1964*b*), Death of a Six-year-old's Mother during his Analysis, *Psychoanal. Study Child*, *19*, 377-397.
— (1968), Additional Remarks on Mourning and the Young Child, *Bull. Philadelphia Ass. of Psychoanalysis*, *18*, 51-64.
— (1969), Sally, *in* R. A. FURMAN and A. KATAN (eds.), *The Therapeutic Nursery School*, New York, International Universities Press.
— (1973), A Child's Capacity for Mourning, *in* E. J. ANTHONY and C. KOUPERNIK (eds.), *The Child in his Family : The Impact of Disease and Death*, New York, John Wiley. (*L'Enfant dans sa Famille*, vol. 2 : *L'Enfant devant la maladie et la mort*, Paris, Masson, 1973).

GARDNER, A., and PRITCHARD, M. (1977, Mourning, Mummification and Living with the Dead, *Brit. J. Psychiat.*, *130*, 23-28.
GARNETT, D. (ed.) (1970), *Carrington : Letters and Abstracts from her Diaries*, London, Jonathan Cape.
GARTLEY, W., and BERNASCONI, M. (1967), The Concept of Death in Children, *J. Genet, Psychol.*, *110*, 71-85.
GERO, G. (1936), The Construction of Depression, *Int. J. Psycho-Anal.*, *17*, 423-461.
GLICK, I. O., WEISS, R. S., and PARKES, C. M. (1974), *The First Year of Bereavement*, New York, John Wiley, Interscience.
GLOVER, E. (1932), A Psycho-analytic Approach to the Classification of Mental Disorders, *J. ment. Sci.*, *78*. Egalement paru dans *On the Early Development of Mind*, par E. GLOVER, London, Imago (ultérieurement par Allen & Unwin).
GORER, G. (1965), *Death, Grief and Mourning in Contemporary Britain*, London, Tavistock Publications.
— (1973), Death, Grief and Mourning in Britain, *in* E. J. ANTHONY and C. KOUPERNIK (eds.), *The Child in his Family : The Impact of Disease and Death*, New York, John Wiley. (*L'Enfant dans sa Famille*, vol. 2 : *L'Enfant devant la maladie et la mort*, Paris, Masson, 1974).
GRANVILLE-GROSSMAN, K. L. (1968), The Early Environment of Affective Disorders, *in* A. COPPEN and A. WALK (eds.), *Recent Development of Affective Disorders*, London, Heardley Bros.

GRATCH, G. (1977), Review of Piagetian Infancy Research ; Object Concept Development, *in* W. F. OVERTON and J. H. GALLAGHER (eds.), *Knowledge and Development*, vol. 1, New York and London, Plenum Press.

GREAT BRITAIN (1975), Office of Population Censuses and Surveys, *The Registrar-General's Statistical Review of England and Wales for the Year 1973*, Part I (A), tables, medical. London, HMSO.

— (1976), Office of Population Censures and Surveys, *The Registrar-General's Statistical Review of England and Wales for the Year 1973*, Part I (B), tables, medical, London, HMSO.

GREER, S., GUNN, J. C., and KOLLER, K. M. (1966), Aetiological Factors in Attempted Suicides, *Brit. Med. J.*, *2*, 1352-1355.

HALTON, W. (1973), A Latency Boy's Reaction to his Father's Death, *J. Child Psychotherapy*, *3*, n° 3, 27-34.

HALPERN, W. I. (1972), Some Psychiatric Sequelae to Crib Death, *Amer. J. Psychiat.*, *129*, 398-402.

HAMBURG, D. A., HAMBURG, B. A., and BARCHAS, J. D. (1975), Anger and Depression in Perspective of Behavioral Biology, *in* L. LEVI (ed.), *Parameters of Emotion*, New York, Raven Press.

HANSBURG, H. G. (1972), *Adolescent Separation Anxiety. A Method for the Study of Adolescent Separation Problems*, Springfield, Illinois, C. C. Thomas.

HARRIS, M. (1973), The Complexity of Mental Pain Seen in a Six-year-old Child following Sudden Bereavement, *J. Child Psychotherapy*, 3, n° 3, 35-45.

HARRISON, S. I., DAVENPORT, C. W., and MCDERMOTT, J. F., Jnr (1967), Children's Reactions to Bereavement : Adult Confusions and Misperceptions, *Arch. Gen. Psychiat.*, *17*, 593-597.

HARTMANN, H. (1952), The Mutual Influences in the Development of Ego and Id, *Psychoanal. Study Child*, *7*, 9-30 ; également paru dans *Essays on Ego Psychology* par H. HARTMANN, New York, International Universities Press, 1964. (Influences réciproques du Moi et du Ça dans le Développement, in *Revue française de Psychanalyse*, t. XXXI, n° 3, 1967).

— (1953), Contribution to the Metapsychology of Schizophrenia, *Psychoanal. Study Child*, *8*, 177-198 ; également paru dans *Essays on Ego Psychology* par H. HARTMANN, New York, International Universities Press, 1964.

HEINICKE, C. M. (1956), Some Effects of Separating Two-year-old Children from their Parents : A Comparative Study, *Hum. Rel.*, *9*, 105-176.

— and WESTHEIMER, I. (1966), *Brief Separations*, New York, International Universities Press ; London, Longmans.

HILGARD, E. R. (1964), The Motivational Relevance of Hypnosis, *in* D. LEVINE (ed.), *Nebraska Symposium on Motivation*, vol. 12, Lincoln, Neb., University of Nebraska Press.

— (1973), A Neodissociation Interpretation of Pain Reduction in Hypnosis, *Psychol, Rev.*, *80*, 396-411.

HILGARD, E. R. (1974), Toward a Neo-dissociation Theory : Multiple Cognitive Controls in Human Functioning, *Perspectives in Biology and Med.*, *17*, 301-316.
HILGARD, J. R., and NEWMAN, M. F. (1959), Anniversaries in Mental Illness, *Psychiatry*, *22*, 113-121.
— NEWMAN, M. F., and FISK, F. (1960), Strength of Adult Ego following Childhood Bereavement, *Amer. J. Orthopsychiat.*, *30*, 788-798.
HOBSON, C. J. (1964), Widows of Blackton, *New Society*, 24 sept. 1964.
HOFER, M. A., WOLFF, C. T., FRIEDMAN, S. B., and MASON, J. W. (1972), A Psychoendocrine Study of Bereavement, *Psychosomat. Med.*, *34*, 481-504.
HORN, G. (1965), Physiological and Psychological Aspects of Selective Perception, *in* D. LEHRMAN, R. A. HINDE, and E. SCHAW (eds.), *Advances in the Study of Animal Behaviour*, vol. 1, New York, Academic Press.
— (1976), Physiological Studies of Attention and Arousal, *in* T. DESIRAJU (ed.), *Mechanisms in Transmission of Signals for Conscious Behaviour*, Amsterdam, Elsevier.

JACOBSON, E. (1943), Depression : The Œdipus Conflict in the Development of Depressive Mechanisms, *Psychoanal. Quart.*, *12*, 541-560.
— (1946), The Effect of Disappointment on Ego and Superego. Formation in Normal and Depressive Development, *Psychoanal. Rev.*, *33*, 129-147.
— (1957), Denial and Repression, *J. Amer. Psychoanal. Assoc.*, *5*, 61-92.
— (1965), The Return of the Lost Parent, *in* M. SCHUR (ed.), *Drives, Affects, Behaviour*, New York, International Universities Press.
JEFFCOATE, W. J. *et al.* (1978), β-endorphin in Human Cerebrospinal Fluid, *Lancet*, *2*, 119-121.
JONES, E. (1953), *Sigmund Freud : Life and Work*, vol. 1, London, Hogarth, New York, Basic Books. (*La vie et l'œuvre de Sigmund Freud*, vol. 1, Paris, PUF, 1958.)

KAPLAN, D. M., and MASON, E. A. (1960), Maternal Reactions to Premature Birth Viewed as an Acute Emotional Disorder, *Amer. J. Orthopsychiat.*, *30*, 539-547.
KAPLAN, D. M., SMITH, A., GROBSTEIN, R., and FISCHMAN, S. E. (1973), Family Mediation of Stress, *Social Work*, *18*, 60-69.
KAY, D. W., ROTH, M., and HOPKINS, B. (1955), Aetiological Factors in the Causation of Affective Disorders in Old Age, *J. ment. Sci.*, *101*, 302-316.
KEDDIE, K. M. G. (1977), Pathological Mourning after the Death of a Domestic Pet, *Brit. J. Psychiatr.*, *131*, 21-25.
KENNARD, E. A. (1937), Hopi Reactions to Death, *Amer. Anthropologist*, *29*, 491-494.
KLAGSBRUN, M., and BOWLBY, J. (1975), Responses to Separation from Parents : A Clinical Test for Young Children, *Brit. J. Projective Psychology and Personality Study*, *21*, n° 2, 7-27.

KLAUS, M. H., and KENNELL, J. H. (1976), *Maternal-infant Bonding*, Saint-Louis, Mo, C. V. Mosby.

KLEIN, M. (1926), The Psychological Principles of Infant Analysis, in *Love, Guilt and Reparation and Other Papers, 1921-1946*, London, Hogarth, 1947. Boston, Seymour Lawrence/Delacorte. (Les Principes psychologiques de l'analyse des jeunes enfants, *Essais de psychanalyse*, Paris, Payot, 1968.)

— (1932), *The Psycho-analysis of Children*, New edition, London, Hogarth, Boston, Seymour Lawrence/Delacorte. (*La psychanalyse des enfants*, Paris, PUF, 1959.)

— (1935), A Contribution to the Psychogenesis of Manic-Depressive States, in *Love, Guilt and Reparation and Other Papers, 1921-1946*, London, Hogarth, 1947 ; Boston, Seymour Lawrence/Delacorte. (Contribution à l'étude de la Psychogenèse des états maniaco-dépressifs, *Essais de psychanalyse*, Paris, Payot, 1968.)

— (1936), Weaning, *in* J. RICKMAN (ed.), *On the Bringing up of Children*, London, Kegan Paul. Egalement paru dans *Love, Guilt and Reparation and Other Papers, 1921-1946*.

— (1940), Mourning and its Relation to Manic-Depressive States, in *Love, Guilt and Reparation and Other Papers, 1921-1946*. (Le deuil et ses rapports avec les états maniaco-dépressifs, *Essais de Psychanalyse*, Paris, Payot, 1968.)

— (1945), The Œdipus Complex in the Light of Early Anxieties, in *Love, Guilt and Reparation and Other Papers, 1921-1946*. (Le Complexe d'Œdipe éclairé par les angoisses précoces, *Essais de psychanalyse*, Paris, Payot, 1968.)

— (1948), *Contributions to Psycho-analysis, 1921-1945*, London, Hogarth. Egalement publié avec d'autres articles dans *Love, Guilt and Reparation and Other Papers, 1921-1946*.

— HEIMANN, P., ISAACS, S., and RIVIÈRE, J. (1952), *Developments in Psycho-analysis*, London, Hogarth. (*Développements de la psychanalyse*, Paris, PUF, 1966.)

KLIMAN, G. (1965), *Psychological Emergencies of Childhood*, New York, Grune & Stratton.

— FEINBERG, D., BUCHSBAUM, B., KLIMAN, A., LUBIN, H., RONALD, D., and STEIN, M. (1973), Facilitation of Mourning During Childhood. Présenté au Symposium sur le Deuil à la New York Foundation of Thanatology.

KLUCKHOHN, C. (1947), Some Aspects of Navaho Infancy and Early Childhood, in *Psychoanalysis and The Social Sciences*, vol. I, New York, International Universities Press.

KNOX, V. J., MORGAN, A. H., and HILGARD, E. R. (1974), Pain and Suffering in Ischemia : The Paradox of Hypnotically Suggested Anesthesia as Contradicted by Reports from « The Hidden Observer », *Arch. Gen. Psychiat.*, *30*, 840-847.

KOLLER, K. M., and CASTANOS, J. N. (1968), The Influence of Parental Deprivation in Attempted Suicide, *Med. J. Australia*, *1*, 396-399.

KOVACS, M., and BECK, A. T. (1977), An Empirical-clinical Approach toward a Definition of Childhood Depression, *in* J. G. SCHULTERbrandt and A. RASKIN (eds.), *Depression in Childhood : Diagnosis, Treatment and Conceptual Models*, New York, Raven Press.
KRIS, E. (1956), The recovery of Childhood Memories in Psychoanalysis, *Psychoanal. Study Child*, *11*, 54-88.
KRUPP, G. (1965), Identification as a Defense against Anxiety in Coping with Loss, *Int. J. Psycho-Anal.*, *46*, 303-314.
KRUPP, G. R., and KLIGFELD, B. (1962), The Bereavement Reaction : A Cross-cultural Evaluation, *J. of Religion and Health*, *1*, 222-246.

LEFF, M. J., ROATCH, J. F., and BUNNEY, W. E. (1970), Environmental Factors Preceding the Onset of Severe Depressions, *Psychiatry*, *33*, 293-311.
LEHRMAN, S. R. (1956), Reactions to Untimely Death, *Psychiat. Quart.*, *30*, 564-568.
LEVINSON, P. (1972), On Sudden Death, *Psychiatry*, *35*, 160-173.
LEWIS, C. S. (1955), *Surprised by Joy : the Shape of my Early Life*, London, G. Bles (réimpression Fontana, 1956).
— (1961), *A Grief Observed*, London, Faber.
LEWIS, E. (1976), The Management of Stillbirth : Coping with an Unreality, *Lancet*, *2*, 619-620.
— and PAGE, A. (1978), Failure to Mourn a Stillbirth : An Overlooked Catastrophe, *Brit. J. med. Psychol.*, *51*, 237-241.
LEWIS, W. H. (ed.) (1966), *Letters of C. S. Lewis : with a Memoir by W. H. Lewis*, London, G. Bles.
LIEBERMAN, S. (1978), Nineteen Cases of Morbid Grief, *Brit. J. Psychiat.*, *132*, 159-163.
LIND, E. (1973), From False-self to True-self Functioning : A Case in Brief Psychotherapy, *Brit. J. med. Psychol.*, *46*, 381-389.
LINDEMANN, E. (1944), Symptomatology and Management of Acute Grief, *Amer. J. Psychiat.*, *101*, 141-149.
— (1960, Psycho-social Factors as Stressor Agents, *in* J. M. TANNER (ed.), *Stress and Psychiatric Disorder*, Oxford, Blackwell.
LIPSON, C. T. (1963), Denial and Mourning, *Int. J. Psycho-Anal.*, *44*, 104-107.
LONGFORD, E. (1964), *Victoria R. I.*, London, Wiedenfeld & Nicolson.
LORD, R., RITVO, S., and SOLNIT, A. J. (1978), Patients' Reactions to the Death of the Psychoanalyst, *Int. J. Psycho-Anal.*, *59*, 189-197.

Mac CURDY, J. T. (1925), *The Psychology of Emotion*, London, Kegan Paul.
MCDEVITT, J. B. (1975), Separation-individuation and Object Constancy, *J. Amer. Psychoanal. Ass.*, *23*, 713-742.
MCDONALD, M. (1964), A Study of the Reaction of Nursery School Children to the Death of a Child's Mother, *Psychoanal. Study Child*, *19*, 358-376.

Mac Kay, D. M. (1972), Formal Analysis of Communicative Processes, *in* R. A. Hinde (ed.), *Non-verbal Communication*, Cambridge, Cambridge University Press.
Mac Kay, D. G. (1973), Aspects of the Theory of Comprehension. Memory and Attention, *Q. J. Exp. Psychol.*, *25*, 22-40.
McKinney, W. T., Jnr (1977), Animal Behavioral/biological Models relevant to Depressive and Affective Disorders in humans, *in* J. G. Shulterbrandt and A. Raskin (eds.), *Depression in Childhood : Diagnosis, Treatment and Conceptual Models*, New York, Raven Press.
Maddison, D. (1968), The Relevance of Conjugal Bereavement to Preventive Psychiatry, *Brit. J. Med. Psychol.*, *41*, 223-233.
— and Viola, A. (1968), The Health of Widows in the Year following Bereavement, *J. Psychosomat. Res.*, *12*, 297-306.
— and Walker, W. L. (1969), Further Studies in Bereavement, *Aust. & NZJ Psychiat.*, *3*, 63-66.
Maddison, D., and Walker, W. L. (1967), Factors Affecting the Outcome of Conjugal Bereavement, *Brit. J. Psychiat.*, *113*, 1057-1067.
Magee, B. (1977), *Facing Death*, London, Kimber.
Mahler, M. S. (1961), On Sadness and Grief in Infancy and Childhood, *Psychoanal. Study Child*, *16*, 332-351.
Mahler, M. (1966), Notes on the Development of Basic Moods : The Depressive Affect, *in* R. M. Loewenstein, L. M. Newman, M. Schur and A. J. Solnit (eds.), *Psychoanalysis : A General Psychology. Essays in Honor of Heinz Hartmann*, New York, International Universities Press.
Main, M. B. (1977), Analysis of a Peculiar Form of Reunion Behavior in Some Day-care Children : Its History and Sequelae in Children who are Home-reared, *in* R. Webb (ed.), *Social Development in Childhood : Day-care Programs and Research*, Baltimore, Johns Hopkins University Press.
Malinowski, B. (1925), Magic, Science and Religion, *in* J. Needham (ed.), *Science, Religion and Reality*, London, The Sheldon Press. Egalement paru dans *Magic, Science and Religion and Other Essays* par B. Malinowski, Boston, Mass, Beacon Press, 1948.
Mandelbaum, D. (1959), Social Use of Funeral Rites, *in* H. Feifel (ed.), *The Meaning of Death*, New York, McGraw-Hill.
Mandler, G. (1975), *Mind and Emotion*, New York, John Wiley.
Marris, P. (1958), *Widows and their Families*, London, Routledge & Kegan Paul.
— (1974), *Loss and Change*, London, Routledge & Kegan Paul.
Marsden, D. (1969), *Mothers Alone*, London, Allen Lane, The Penguin Press.
Mattinson, J., and Sinclair, I. A. C. (1979), *Mate and Stalemate : Working with Marital Problems in a Social Services Department*, Oxford, Blackwell.
Mendelson, M. (1974), *Psychoanalytic Concepts of Depression*, 2e éd., New York, Halsted Press (John Wiley).

MILLER, J. B. M. (1971), Children's Reactions to the Death of a Parent : A Review of the Psychoanalytic Literature, *J. Amer. Psychoanal. Ass.*, *19*, 697-719.
MILLER, S. I., and SCHOENFELD, L. (1973), Grief in the Navajo : Psycho-dynamics and Culture, *Int. J. Soc. Psychiat.*, *19*, 187-191.
MINTZ, T. (1976), Contribution to Panel Report on Effects on Adults of Object Loss in the First Five Years, rapporté par M. Wolfenstein, *J. Amer. Psychoanal. Ass.*, *24*, 662-665.
MITCHELL, M. E. (1966), *The Child's Attitude Toward Death*, London, Barry and Rockliff, New York, Schocken Books.
MOSS, C. S. (1960), Brief Successful Psychotherapy of a Chronic Phobic Reaction, *J. Abnorm. and Soc. Psychol.*, *60*, 266-270.
MURRAY, H. A. (1937), Visceral Manifestations of Personality, *J. Abnorm. and Soc. Psychol.*, *32*, 161-184.

NAGERA, H. (1970), Children's Reactions to the Death of Important Objects : A Developmental Approach, *Psychoanal. Study Child*, *25*, 360-400.
NAGY, M. (1948), The Child's Theories Concerning Death, *J. Genet. Psychol.*, *73*, 3-27.
NEISSER, U. (1967), *Cognitive Psychology*, New York, Appleton-Century-Crofts.
NORMAN, D. A. (1976), *Memory and Attention : Introduction to Human Information Processing*, 2e éd., New York, John Wiley.

OLSON, G. M. (1976), An Information Processing Analysis of Visual Memory and Habituation in Infants, *in* T. J. TIGHE and R. N. LEATON (eds.), *Habituation : Perspectives from Child Development, Animal Behavior and Neurophysiology*, Hillsdale, NJ, Lawrence Erlbaum.
O'NEILL, E. (1956), *Long Day's Journey into Night*, London, Jonathan Cape.
ORBACH, C. E., SUTHERLAND, A. M., and BOZEMAN, M. F. (1955), Psychological Impact of Cancer and its Treatment. III The Adaptation of Mothers to the Threatened Loss of their Children through Leukemia, *Cancer*, *8*, 20-33.

PALGI, P. (1973), The Socio-cultural Expressions and Implications of Death, Mourning and Bereavement arising out of the War Situation in Israel, *Israel Ann. Psychiatry*, *11*, 301-329.
PANTIN, C. F. A. (1968), *The Relation between the Sciences*, London, Cambridge University Press.
PARKER, G. (1979), Parental Characteristics in Relation to Depressive Discorders, *Brit. J. Psychiat.*, *134*, 138-147.
PARKES, C. M. (1964*a*), Recent Bereavement as a Cause of Mental Illness, *Brit. J. Psychiat.*, *110*, 198-204.
— (1964*b*), The Effects of Bereavement on Physical and Mental Health : A Study of the Case-Records of Widows, *Brit. Med. J.*, *2*, 274-279.

PARKES, C. M. (1965), Bereavement and Mental Illness, *Brit. J. med. Psychol.*, *38*, 1-26.
— (1969), Separation Anxiety : An Aspect of the Search of a Lost Object, *in* M. H. LADER (ed.), *Studies of Anxiety*, British Journal of Psychiatry Special Publication n° 3. Publié sous la responsabilité de la World Psychiatric Association et de la Royal Medico-Psychological Association.
— (1970*a*), The First Year of Bereavement, *Psychiatry*, *33*, 444-467.
— (1970*b*), « Seeking » and « Finding » a Lost Object : Evidence from Recent Studies of the Reaction to Bereavement, *Soc. Sci. & Med.*, *4*, 187-201.
— (1970*c*), The Psychosomatic Effects of Bereavement, *in* O. W. HILL (ed.), *Modern Trends in Psychosomatic Medicine*, London, Butterworth.
— (1971), Psycho-social Transitions : A Field of Study, *Soc. Sci. & Med.*, *5*, 101-115.
— (1972), *Bereavement : Studies of Grief in Adult Life*, London, Tavistock Publications, New York, International Universities Press.
— (1975*a*), Unexpected and Untimely Bereavement : A Statistical Study of Young Boston Widows, *in* B. SCHOENBERG *et al.* (eds.), *Bereavement : Its Psychosocial Aspects*, New York, Columbia University Press.
— (1975*b*), Determinants of Outcome following Bereavement, *Omega*, *6*, 303-323.
— (1975*c*), What Becomes of Redundant World Models ? Contribution to the Study of Adaptation to Change, *Brit. J. med. Psychol.*, *48*, 131-137.
— (en préparation) *Stress of Illness.*
— BENJAMIN, B., and FITZGERALD, R. G. (1969), Broken Heart : A Statistical Study of Increased Mortality among Widowers, *Brit. Med. J.*, *1*, 740-743.
PARKES, C. M., and BROWN, R. (1972), Health after Bereavement : A Controlled Study of Young Boston Widows and Widowers, *Psychosomat. Med.*, *34*, 449-461.
PAUL, N. L. (1966), Effects of Playback on Family Members of their own Previously Recorded Conjoint Therapy Material, *Psychiat. Res. Reports*, *20*, 175-187.
— and GROSSER, G. (1965), Operational Mourning and its Role in Conjoint Family Therapy, *Community Mental Health J.*, *1*, 339-345.
PAYKEL, E. (1974), Recent Life Events and Clinical Depression, *in* E. K. E. GUDERSON and R. D. RAHE (eds.), *Life stress and Illness*, Springfield, Illinois, C. C. Thomas.
PAYKEL, E. S., PRUSOFF, A. B., and KLERMAN, G. L. (1971), The Endogenous-neurotic Continuum in Depression : Rater Independence and Factor Distributions, *J. Psychiat. Res.*, *8*, 73-99.
PETERFREUND, E. (1971), *Information, Systems, and Psychoanalysis*, Psychological Issues, Vol. VII, Monogr. 25/26, New York, International Universities Press.

PETERFREUND, E. (sous presse), On Information and Systems Models for Psychoanalysis, *Int. Rev. Psycho-Anal.*

PIAGET, J. (1937, Eng. trans. 1954), *The Construction of Reality in the Child*, New York, Basic Books. Egalement publié sous le titre *The Child's Construction of Reality*, London, Routledge & Kegan Paul, 1955. (*La construction du réel chez l'enfant*, Paris, Delachaux & Niestlé, 1967.)

— (1951), *Play, Dreams and Imitation in Childhood*, London, Routledge & Kegan Paul ; New York, Norton. (*La formation du symbole chez l'enfant*, Paris, Delachaux & Niestlé.)

PINE, F. (1974), Libidinal Object Constancy : A Theoretical Note, *in* L. GOLDBERGER and V. H. ROSEN (eds.), *Psychoanalysis and Contemporary Science*, vol. 3, New York, International Universities Press.

POLLOCK, G. H. (1961), Mourning and Adaptation, *Int. J. Psycho-Anal.*, *42*, 341-361.

POLLOCK, G. (1972), On Mourning and Anniversaries : The Relationship of Culturally Constituted Defense Systems to Intra-psychic Adaptive Processes, *Israel Ann. Psychiat.*, *10*, 9-40.

PRUGH, D. G., and HARLOW, R. G. (1962), « Masked Deprivation » in Infants and Young Children, in *Deprivation of Maternal Care : a Reassesment of its Effects*, WHO Public Health Papers, 14. Geneva : WHO.

PURISMAN, R., and MAOZ, B. (1977), Adjustment and War Bereavement : Some Considerations, *Brit. J. med. Psychol.*, *50*, 1-9.

RADO, S. (1928*a*), An Anxious Mother, *Int. J. Psycho-Anal.*, *9*, 219-226.

— (1928*b*), The Problem of Melancholia, *Int. J. Psycho-Anal.*, *9*, 420-428.

RAPHAEL, B. (1973), Care-eliciting Behaviour of Bereaved Children and their Families. Paper presented at Section on Child Psychiatry, Australian and New Zealand College of Psychiatrists.

— (1975), The Management of Pathological Grief, *Aust. and NZJ Psychiat.*, *9*, 173-180.

— (1976), Preventive Intervention with the Crisis of Conjugal Bereavement. Thèse en vue de l'obtention du Doctorat en Médecine, University of Sydney.

— (1977), Preventive Intervention with the Recently Bereaved, *Arch. Gen. Psychiat.*, *34*, 1450-1454.

— FIELD, J., and KVELDE, H. (1978), *Childhood Bereavement : A Prospective Study*. Texte présenté au 9th International Congress of Child Psychiatry and Allied Professions, Melbourne, 1978.

RAPHAEL, B., and MADDISON, D. C. (1976), The Care of Bereaved Adults, *in* O. W. HILL (ed.), *Modern Trends in Psychosomatic Medicine*, London, Butterworth.

REES, W. D. (1971), The Hallucinations of Widowhood, *Brit. Med. J.*, *4*, 37-41.

— and LUTKINS, S. G. (1967), Mortality of Bereavement, *Brit. Med. J.*, *1*, 13-16.

RICKARBY, G. A. (1977), Four Cases of Mania associated with Bereavement, *J. Nerv. and Ment. Dis.*, *165*, 255-262.
RICKMAN, J. (1951), Methodology and Research in Psychopathology, *Brit. J. med. Psychol.*, *24*, 1-25.
ROBERTSON, J. (1952), Film : *A Two-year-old Goes to Hospital* (16 mm, 45 mn, accompagné d'un commentaire imprimé ; également en version abrégée, 30 mn), London, Tavistock Child Development Research Unit ; New York, New York University Film Library.
— (1953), *A Guide to the Film « A Two-year-old Goes to Hospital »*, London, Tavistock Child Development Research Unit, 3e éd., 1965.
— and ROBERTSON, J. (1971), Young Children in Brief Separation : A Fresh Look, *Psychoanal. Study Child*, *26*, 264-315.
ROCHLIN, G. (1953), Loss and Restitution, *Psychoanal. Study Child*, *8*, 288-309.
— (1967), How Younger Children View Death and Themselves, *in* E. A. GROLLMAN (ed.), *Explaining Death to Children*, Boston, Beacon.
ROOT, N. (1957), A Neurosis in Adolescence, *Psychoanal. Study Child*, *12*, 320-334.
ROSENBLATT, A. D., and THICKSTUN, J. T. (1977), *Modern Psychoanalytic Concepts in a General Psychology*, Parts 1 et 2. Psychological Issues Monogr. 42/43, New York, International Universities Press.
ROSENBLATT, P. C. (1975), Uses of Ethnography in Understanding Grief and Mourning, *in* B. SCHOENBERG *et al.* (eds), *Bereavement : Its Psychosocial Aspects*, New York, Columbia University Press.
ROTH, M. (1959), The Phobic Anxiety-depersonalisation Syndrome, *Proc. Royal Soc. Med.*, *52*, 587-595.
RUTTER, M. (1966), *Children of Sick Parents*, London, Oxford University Press.
— (1972), *Maternal Deprivation Reassessed*, Harmondsworth, Middx, Penguin Books.
— (1976), Separation, Loss and Family Relationships, *in* M. RUTTER and L. HERSOV (eds), *Child Psychiatry*, chap. 3, Oxford, Blackwell.
RYNEARSON, E. K. (1978), Humans and Pets and Attachment, *Brit. J. Psychiat.*, *133*, 550-555.

SACHAR, E. J., MACKENZIE, J. M., BINSTOCK, W. A., and MACK, J. E. (1967), Corticosteroid Responses to the Psychotherapy of Reactive Depressions. I. Elevations during Confrontation of Loss, *Arch. Gen. Psychiat.*, *16*, 461-470.
SACHAR, E. J., MACKENZIE, J. M., BINSTOCK, W. A., and MACK, J. E. (1968), Corticosteroid Responses to the Psychotherapy of Reactive Depressions. II. Further Clinical and Physiological Implications, *Psychosomat. Med.*, *30*, 23-44.
SCHAFFER, H. R. (1958), Objective Observations on Personality Development in Early Infancy, *Brit. J. med. Psych.*, *31*, 174-183.
— (1971), *The Growth of Sociability*, Harmondsworth, Middx, Penguin Books.
— and CALLENDER, W. M. (1959), Psychological Effects of Hospitalization in Infancy, *Pediatrics*, *24*, 528-539.

SEARLES, H. E. (1958), Positive Feelings between a Schizophrenic and his Mother, *Int. J. Psycho. Anal.*, *39*, 569-586.
SELIGMAN, M. E. P. (1975), *Helplessness : on Depression, Development and Death*, San Francisco, W. H. Freeman.
SHALLICE, T. (1972), Dual Functions of Consciousness, *Psychol. Rev.*, *79*, 383-393.
SHAMBAUGH, B. (1961), A Study of Loss Reactions in a Seven-year-old, *Psychoanal. Study Child*, *16*, 510-522.
SHAND, A. F. (1920), *The Foundations of Character*, 2e éd., London, MacMillan.
SHEPHERD, D., and BARRACLOUGH, B. M. (1974), The Aftermath of Suicide, *Brit. Med. J.*, *1*, 600-603.
SHEPHERD, D. M., and BARRACLOUGH, B. M. (1976), The Aftermath of Parental Suicide for Children, *Brit. J. Psychiat.*, *129*, 267-276.
SIGGINS, L. D. (1966), Mourning : A Critical Survey of the Literature, *Int. J. Psycho-Anal.*, *47*, 14-25.
SMITH, J. H. (1971), Identificatory Styles in Depression and Grief, *Int. J. Psycho-Anal.*, *52*, 259-266.
SPERLING, S. J. (1958), On Denial and the Essential Nature of Defence, *Int. J. Psycho-Anal.*, *39*, 25-38.
SPITZ, R. A. (1953), Aggression : Its Role in the Establishment of Object Relations, *in* R. M. LOEWENSTEIN (ed.), *Drives Affects and Behaviour*, New York, International Universities Press.
— (1957), *No and Yes*, New York, International Universities Press. (*Le Non et le Oui*, Paris, PUF, 1973.)
— (1964*a*), Anaclitic Depression, *Psychoanal. Study Child*, *2*, 313-342.
— (1964*b*), *Film : Grief, a Peril in Infancy*, New York, New York University Film Library.
STAYTON, D. J., and AINSWORTH, M. D. S. (1973), Individual Differences in Infant Responses to Brief Every day Separations as related to Other Infant and Maternal Behaviors, *Developmental Psychol.*, *9*, 226-235.
STENGEL, E. (1939), Studies on the Psychopathology of Compulsive Wandering, *Brit. J. med. Psychol.*, *18*, 250-254.
— (1941), On the Aetiology of the Fugue States, *J. Ment. Sc.*, *87*, 572-599.
— (1943), Further Studies on Pathological Wandering, *J. Ment. Sc.*, *89*, 224-241.
STRACHEY, J. (1957), Note de l'éditeur à l'ouvrage de Freud « Deuil et Mélancolie » dans la Standard Edition, *SE*, *14*, 239-242.
SULLIVAN, H. S. (1953), *Conceptions of Modern Psychiatry*, 2e éd., New York, Norton.

TANNER, J. M. (ed.) (1960), *Stress and Psychiatric Disorder*, Oxford, Blackwell.
TENNANT, C., and BEBBINGTON, P. (1978), The Social Causation of Depression : A Critique of the Work of Brown and his Colleagues, *Psychological Medicine*, *8*, 565-575.

TESSMAN, L. H. (1978), *Children of Parting Parents*, New York, Jason Aronson.

TOOLEY, K. (1975), The Choice of Surviving Sibling as « Scapegoat » in Some Cases of Maternal Bereavement : A Case Report, *J. Child Psychol. and Psychiat.*, *16*, 331-341.

TRIVERS, R. L. (1971), The Evolution of Reciprocal Altruism, *Quart. Rev. Biol.*, *46*, 35-57.

TULVING, E. (1972), Episodic and Semantic Memory, *in* E. TULVING and W. DONALDSON (eds), *Organization of Memory*, New York, Academic Press.

TUTERS, E. (1974), Short-term Contracts : Visha, *Social Work To-day*, *5*, 226-231. Republié dans J. HUTTEN (ed.), *Short-term Contracts in Social Work*, London, Routledge & Kegan Paul, 1977.

VOLKAN, V. (1970), Typical Findings in Pathological Grief, *Psychiat. Quart.*, *44*, 231-250.

— (1972), The Linking Objects of Pathological Mourners, *Arch. Gen. Psychiat.*, *27*, 215-221.

— (1975), « Re-grief » Therapy, *in* B. SCHOENBERG *et al.* (eds), *Bereavement : Its Psychosocial Aspects*, New York, Columbia University Press.

WALLER, W. W. (1951), *The Family : A Dynamic Interpretation*, New York, Dryden.

WARD, A. W. M. (1976), Mortality of Bereavement, *Brit. Med. J.*, *1*, 700-702.

WEAR, L. E. (1963), Disorders of Communion : Some Observations on Interpersonal Tensions in General Practice, *Lancet*, janv. 1963, 103-104.

WEISS, R. S. (ed.) (1974), *Loneliness*, Cambr. Mass., MIT Press.

— (1975*a*), The Provisions of Social Relationships, *in* Z. RUBIN (ed.), *Doing Unto Others*, New York, Prentice Hall.

— (1975*b*), *Marital Separation*, New York, Basic Books.

WING, J. K., COOPER, J. E., and SARTORIUS, N. (1974), *The Measurement and Classification of Psychiatric Symptoms : An Instruction Manual for the Present State Examination and CATEGO Programme*, London, Cambridge University Press.

WINNICOTT, D. W. (1945), Primitive Emotional Development, *Int. J. Psycho-Anal.*, *26*, 137-143. Republié dans *Through Paediatrics to Psycho-Analysis* par D. W. WINNICOTT, London, Hogarth, 1957 ; New York, Basic Books. (Le développement affectif primaire, in *De la pédiatrie à la psychanalyse*, Paris, Payot, 1969.)

— (1953*a*), Psychoses and Child Care, *Brit. J. med. Psychol.*, *26*, 68-74. Republié dans *Through Paediatrics to Psycho-Analysis*. (Psychoses et Soins maternels, in *De la pédiatrie à la psychanalyse*, Paris, Payot, 1969.)

— (1953*b*), Transitional Objects and Transitional Phenomena, *Int. J. Psycho-Anal.*, *34*, 89-97. Republié dans *Through Paediatrics to Psycho-Analysis*. (Objets transitionnels et phénomènes transitionnels, in *De la pédiatrie à la psychanalyse*, Paris, Payot, 1969.)

WINNICOTT (D. W.) (1954), Mind and its Relation to Psyche-soma, *Brit. J. med. Psychol.*, *27*, 201-209. Republié dans *Through Paediatrics to Psycho-Analysis.* (L'esprit et ses rapports avec le psyché-soma, in *De la pédiatrie à la psychanalyse*, Paris, Payot, 1969.)
— (1960), Ego Distortion in Terms of True and False Self. Republié dans *The Maturational Processes and the Facilitating Environment* par D. W. WINNICOTT, London, Hogarth, 1965, New York, International Universities Press. (Distorsion du moi en fonction du vrai et du faux « self », in *Processus de maturation chez l'enfant*, Paris, Payot, 1978.)
— (1965), A Child Psychiatry Case Illustrating Delayed Reaction to Loss, *in* M. SCHUR (ed.), *Drives, Affects, Behavior*, vol. 2, New York, International Universities Press.
WOLFENSTEIN, M. (1966), How Is Mourning Possible ?, *Psychoanal. Study Child*, *21*, 93-123.
— (1969), Loss, Rage and Repetition, *Psychoanal. Study Child*, *24*, 432-460.
WOLFF, C. T., FRIEDMAN, S. B., HOFER, M. A., and MASON, J. W. (1964*a*), Relationship between Psychological Defenses and Mean Urinary-17-Hydroxy-corticosteroid Excretion Rates. I A Predictive Study of Parents of Fatally Ill Children, *Psychosomatic Med.*, *26*, 576-591.
WOLFF, C. T., HOFER, M. A., and MASON, J. W. (1964*b*), Relationship between Psychological Defenses and Mean Urinary 17-Hydroxy-corticosteroid Excretion Rates. II Methodologic and Theoretical Considerations, *Psychosomatic Med.*, *26*, 592-609.
WOLFF, J. R., NIELSON, P. E., and SCHILLER, P. (1970), The Emotional Reaction to a Stillbirth, *Am. J. Obstet. and Gynaecol.*, *108*, 73-76.
WRETMARK, G. (1950), A Study in Grief Reaction, *Act. Psychiat. et Neurol. Scand. Suppl.*, *136*.
WRIGHT, J. M. von, GEBHARD, P., and KARTTUNEN, M. (1975), A Developmental Study of the Recall of Spatial Location, *J. Exp. Child Psychol.*, *20*, 181-190.

YAMOMOTO, J., OKONOGI, K., IWASAKI, T., and YOSHIMURA, S. (1969), Mourning in Japan, *Am. J. Psychiat.*, *125*, 1660-1665.
YARROW, L. J. (1963), Research in Dimensions of Early Maternal Care, *Merrill-Palmer Quart.*, *9*, 101-111.

Index des auteurs

Index des matières

Index des cas cités

Achevé d'imprimer
sur les presses numériques de Dupli-Print (95)

Imprimé en France